U0325010

全国高等中医药院校成人教育教材

中 药 学

国家中医药管理局人事教育司委托修订

主编单位：成都中医药大学

主　　编：张廷模

副 主 编：陈先难　王　建

编　　者：孙晓波　邹文俊
　　　　　许利平　刘贤武

主　　审：雷载权

参　　审：徐治国　周祯祥　钟赣生

湖南科学技术出版社

　　根据中医事业发展需要，为促进中医人才的培养，进一步提高全国中医院校函授教育的质量，1983 年，卫生部中医司指定成都、湖南、湖北、江西、浙江、长春、辽宁、陕西、南京、黑龙江、河南十一所中医院校联合编写《全国高等中医院校函授教材》，并确定了教材编审组成员。1984 年元月，各参编单位在长沙举行了第一次编写会议，会议讨论了教材的编写原则和编写体例。会议一致认为，教材的编写要根据中医高等函授教育的目标，切实做到"体现中医特色，确保大专水平，突出函授特点"。为此，在内容分配上要和全日制大专教材相当；在编写过程中要坚持"一家编，多家审"的原则，广泛征求意见，力求重点明确，通俗易懂。为方便函授教学，教材统一设置了一些指导函授教学的栏目，如"自学指导"、"复习思考题"，考虑基层学员查阅文献有所不便，教材各章附有"参考文献摘录"，将与教学内容密切相关的经典著述附录在课文后，供学员借鉴，加深对课文理解。会议确定全套教材共设 19 门课程，按函授教学需要的先后顺序，于 1985 年陆续出版，1988 年 2 月出齐。尔后，根据中医临床的需要和函授师生的反映，经国家中医药管理局同意，决定在 19 门中医课程教材的基础上，增设 5 门西医课程教材，分别由北京、广州、南京、河南、湖南 5 所中医院校主编，并于 1998 年 4 月在长沙举行了编写会议，在坚持整套教材编写原则和体例风格的基础上，会议商讨了有关中医学习西医知识教材编写出版事宜。西医课程教材于 1990 年全部出版。

　　《全国高等中医院校函授教材》的出版对规范函授中医专业教学内容及人才知识结构起到十分重要的作用。因其有重点突出，内容丰富，编写形式适合在职中医人员业余学习等优点，多年来一直被多数中医院校选用。1995 年全国普通高等院校函授部、夜大学教材评估时对这套教材的编写质量有较高的评价。

　　10 多年来，随着医药科学的发展，知识更新，医学模式转变和中医药教育改革的不断深入，教材内容也需要作相应的修订和完善。1999 年 12 月在成都召开的全国中医药成人教育学会第四届一次会议上，全体理事讨论了湖南科学技术出版社提出的《关于修订高函教材的报告》；2000 年 5 月国家中医药管理局本着政府职能转变的原则要求，为充分发挥学会及中介组织作用，决定委托全国中医药成人教育学会高等教育研究会负责组织《全国高等中医院校函授教材》的修订和编写工作。同时，为适应中医药成人教育的需求，决定将本套教材更名为《全国高等中医药院校成人教育教材》。紧接着在长沙举行了教材修订主编会议，成都、广州、南京、北京、山东、湖南、河南、辽宁、浙江、黑龙江、湖北、长春、陕西、江西14所院校出席了会议。会议进一步明确了《全国高等中医药院校成人教育教材》是在1983年编写的《全国高等中医院校函授教材》基础上的修订和补充编写，要求这次修订编写在原《函授教材》的基础上保持基本架构不变，重在充实完善，要根据教学实践中发现的问题和新形势下成人教育的需要来修订编写。考虑到成人教育主要是培养基层实用型人才，成人教育要求做到"理论够用为度，便于自学，重在实用"。作为教材要注意紧扣大纲，不成熟的进展，专家个人见解，不在本教材中体现。

修订新版的《全国高等中医药院校成人教育教材》由国家中医药管理局人事教育司（原科技教育司）委托组织编写（修订），实行主编负责制，坚持"一家编，多家审"的原则，强调质量第一。修订后的教材保留适应成人教育，方便业余学习的体例形式，同时结合中医药成人教育改革与发展的趋势，进一步改进完善。在课程设置上新教材增设了《推拿学》、《医学心理学》、《药理学》、《预防医学》、《急诊医学》5门课程。为了满足不同层次的教学需要，修订新版教材采用"一书两纲"的形式，即一本教材内容定位在本科教学水准，同时考虑专科教学需要，两本大纲分别指导本科大专两个层次的教学。教学时数分配本科部分在中医本科成人教育教学计划未发布以前，暂时参照全日制本科教学计划安排，专科部分按国家中医药管理局确定的中医药成人大专教学计划安排。

中医药成人教育是中医人才队伍建设的一个重要组成部分，尽管我们已经取得了相当的成绩，积累了许多宝贵经验，前进的道路仍十分漫长，还有许多课题需要我们去探索，还有许多困难有待我们去克服。教材编写是教育事业的一项基础工作，直接关系到教学质量的提高，编好教材不仅需要作者们呕心沥血，更需要教学师生的关心和支持，诸如课程体系设置是否合理，教学内容详略是否恰当，大纲安排是否切合实际等等，都有待广大师生提出批评和建议，以便今后修订再版时逐步完善。

最后，我们要感谢参编院校的领导和各位主编，他们为教材的修订编写做出了无私的贡献和积极的努力；感谢使用教材的院校领导和师生，他们一直关心教材的编写修订，并提出了许多宝贵的建议。我们深信，有编者、读者和出版者的共同努力，《全国高等中医药院校成人教育教材》必将成为祖国医药大花园中一朵绚丽的奇葩。

湖南科学技术出版社

中药学，是研究应用中药的基本理论，以及各种具体药物的来源、采制、性能、功效、临床应用等有关知识的一门学科。中药学是中医学的重要组成部分，充分反映了我国历史、文化、哲学和自然资源诸方面的若干特色。

在与疾病斗争和保健养生的实践中，我国人民以其聪明的智慧，采用特殊的方式，认识了中药。自古以来，中药一直被单称为"药"，或谓之为"毒药"，大约在19世纪后期，西方医药学全面传入我国以后，人们为了与西药相区别，将我国传统药物称为"中药"。中药虽然大多为我国原产之物，但亦有若干外来的品种，所以不能将中药的"中"字理解为单纯的地域概念。准确地讲，中药应当是在中医理论指导下认识和使用的药物。

本草，是中药学的传统称谓，这种习惯已沿用了两千多年。现代亦有将中药学称为本草者，可见此二者之间并无实质上的区别。长期以来，人们对"本草"二字的理解不尽一致，但大多数赞同"诸药中草类最众"的说法，意思是中药的来源以植物类居多。

中药学是人们对中药认识水平的集中体现和应用经验传播的载体。由于中药有关知识的日趋丰富，与中药学相关的多种学科的发展和相互渗透，中药学不断分化，形成了专门研究中药品种、采制、化学成分和药理作用等方向的一系列分支学科。

这次修订的成人教育教材《中药学》，严格按照全国高等中医药院校成人教育教材主编会议制定的教材体例、样稿的编写要求进行编写，全书保持了原函授教材的基本构架，并以全国普通高等教育中医药类规划教材《中药学》的教学大纲、课程内容为指导，注意吸取其精华，并力求符合成人教育的特点，使教材层次清楚，便于学习和掌握。全书以中医药内容为主，保持中药特色，兼顾创新，既保持《中药学》的完整性，又尽量体现"理论够用为度，便于自学，重在实用"的原则。

本教材在总论部分主要介绍中药学的基本理论，各论部分收载临床常用或有代表性中药456味（其中附药48味），分22章介绍各药的性能、功效和应用知识。附篇有3套模拟试题和参考答案，供学习时自我测试。索引部分以笔画顺序排列药名，方便查阅。

在总论部分，注意明确了中药、中药学、本草、道地药材、中药的性能、药物的病证禁忌等含义，充实了当代中药学成就等内容。对中药的性能等重点章节，分列其含义、确定依据、临床意义等项目逐一介绍，希望增强其条理性和可读性。基于同样的想法，在各论每一章的概述部分，亦分含义、功效与主治、性能特点、配伍应用和使用注意5项为说。根据认识的发展，将历版教材中的化痰止咳平喘药，分为化痰药与止咳平喘药两章；将平肝熄风药分为平肝潜阳药与熄风止痉药两章；这些分类方面的变动，不知是否更为允当？各药之下，均未标明其来源的拉丁名，并精简一般的产地及产地常规的加工、修制内容；结合古今的用药情况，紧密联系中医药基本理论，对各药的性能亦逐一厘正；在应用项下，注重概括该药在同类药中的个性特点；在特殊用法和使用注意之中，注意补充其所以然的缘由。

中药学作为中医药专业的前期基础课程之一，自学时具有较大的难度，考虑到成人教育的实际情况，本教材对所涉及的中医药名词术语，要求规范准确；删除冷僻的，或适用性小的功效主治；对不属于本课程的方剂和临床学科知识，务使精练。其用意是减少学习和记忆的困难。

本教材充分吸收了各种中药学教材成功的编写经验和精华内容，我们衷心感谢对这些中药学教材作出贡献的前辈同行；同时感谢本书的主审雷载权教授、参审徐治国教授、周祯祥教授、钟赣生教授，感谢他们的支持和帮助。

由于付印时间提前，任务紧迫，更加之我们水平所限，书中不当之处实难避免，敬请使用本书的老师和同学提出宝贵的意见。

编者

2001 年 4 月于成都

目　录

总　论

各　论

附　篇

总　　论

第一章　中药知识的初步积累和中药学的发展

【目的要求】

1. 通过本章的学习，了解中药的起源，中药知识的积累和秦汉以来各历史时期主要的药学成就。

2. 熟悉重要本草（或中药）著作的成书时代、作者（《神农本草经》除外）、主要内容和价值。

【自学时数】

3 学时。

中药的起源，秦汉以来各个历史时期的主要的药学成就；重要本草（或中药）著作的成书时代、作者、主要内容和价值，了解中药品种数量增加，对中药性能、应用的认识过程及对中药分类科学化、系统化的过程，了解《中华人民共和国药典》的法律地位。

第一节　中药知识的初步积累

中药知识起源于原始社会。当时，我们的祖先为了生存，不断地采集食用植物和进行渔猎活动，在长期的生活实践中逐步了解到这些植、动物对人体的影响。开始由于缺少辨别能力，不可避免地会出现一些中毒遭遇和药效反应，因而很自然地使先民们在觅食时有所选择和避忌。在罹患疾病时，上述经验启示人们对这些植物和动物的药效作用加以利用，通过反复试验和观察，逐步成为简单药物知识的萌芽。关于伏羲"尝味百药"和"神农尝百草之滋味……一日而遇七十毒"的传说，生动而形象地概括了药物知识的起源，是与人类寻求食物的生活实践密切相关的。也反映出在这一过程中，充满艰辛与危险，祖先们并为此付出过巨大的代价。

据有关研究的结论，人类早期主要以植物性食物充饥，并最先发现和使用了植物药。在广泛的渔猎活动开展之后，又相继认识了某些动物药物。进入原始社会后期，随着采矿和冶炼生产的出现，才掌握了矿物药的加工和应用知识。在这一时期，我们的祖先还将有毒植物用于狩猎，并从野果与谷物的自然发酵现象中，发明了酒的酿制，这对日后的医药产生了深远影响。

早期萌芽的药物知识，经历了漫长的由零星分散而逐渐集中和系统的积累过程。进入奴隶社会后，随着文字的出现和使用，药物知识也由口耳相传到书面记载，其传播速度得以大大加快。

殷商时期，酿酒除了作为饮料之外，由于酒还具有祛寒邪，通血脉，行药势，消毒和助溶等多方面的医疗作用，故古人将酒誉为"百药之长"。从繁体医（醫）字的汉字结构中，亦体现了酒对早期中医药的影响。在当时青铜器上的钟鼎文中，又开始出现了"药"字。东汉时的《说文解字》将其训释为："治病草，从草，乐声。"不仅明确了药为治病物质的基本含义，而且反映了药物以草类为最多的客观事实。

从现有文献可知，先秦时期认识的药物品种已十分可观。如《诗经》一书，涉及植物140多种和动物100余种，后世作为药物的植物有50多种，如萑（益母草）、匏（葫芦）等还记述了产地和采收常识。《山海经》收录了植物、动物及矿物药127种，所言各物产地更加具体，还介绍了若干品种的药用知识。1977年安徽阜阳出土的汉简《万物》，其中载有药物70余种，主治疾病30多种，如"姜叶使人忍寒"、"商陆、羊头之已鼓张（臌胀）"等，十分准确。在20世纪70年代初，长沙出土的西汉人墓的《五十二病方》，记载方剂达280多个，涉及药物242种。当时使用药物的数量，由此可见一斑。在《五十二病方》中，不仅以复方为主，而且对药物的储藏、炮制、制剂、服法或外用方法、禁忌等，均有涉及，充分反映了当时积累的药学成就。《周礼》称西周的医师"聚毒药以共医事"，并以"五味、五谷、五药养其病"，可谓日后药物分类及五味理论的先声。这些药学知识，为本草专著的产生，奠定了基础。

第二节　中药学的发展

中药专著在古代称为本草。本草的出现，是中药学形成的重要标志。各个历史时期的主要本草著作，又是中药学发展的集中体现。现将其简述如下：

一、秦汉时期

根据现有史料记载，西汉时已有药学专著流行于世，而且达到了相当水平和规模。这一时期的本草和医经、方术一样，已独立成为医生必修的学科。当时还拥有一批被称为"本草待诏"的药学人员，有的还被国家录用。

从典籍中可知汉代的药学书目可达20种以上，大多假托神农等传说中人物而为名，至东汉后期，才有署名为真实作者的本草出现。当时，通过境内外的交流，中药品种增加，西域的胡麻、大蒜，越南的薏苡仁等相继传入中国；边远地区的麝香、羚羊角等大量进入内地。炼丹术的兴起，开创了化学药物的制作和使用。《黄帝内经》、《伤寒杂病论》等对中医基础医论和临床用药的发展，以及对药学理论的补充，都在不同程度上促进了本草的发展。

成书不晚于东汉末年的《神农本草经》（简称《本草经》或《本经》），是在长期的流传过程中经过多人充实和修饰而成，其作者已无法考证。本书是该时期最重要的本草，代表了秦汉两代最高的药学成就。经后人重新整理而成的《神农本草经》是我国现存最早的药学专著，其"序例"部分，总结了中药采造时月、真伪陈新、四气、五味、有毒无毒、配伍法度、药物对剂型的选择等多方面的内容，初步奠定了药学理论的基础。各论载药365种，以有毒无毒，以及养身延年与祛邪治病的作用为标准，分为上、中、下三品。各药之下，着重介绍性、味、主治等内容。所记麻黄平喘、黄连治痢、茵陈退黄疸、苦楝驱蛔虫、半夏止呕……大多朴实有验，历用不衰，至今亦为临床常用之药。本书为研究秦汉医药情况，留下了宝贵的资料。其编写体例和内容，成为后世本草的范例和基础。

二、三国、两晋、南北朝时期

这一时期，我国古代科学成果和科学人才大量涌现，由于相关科学发展的影响，南北融合及中外交往的扩大，以及医学自身的进步，因而本草的内容更加丰富，学术水平更加提高。现知此间的本草著作有近百种之多，形式多样，有综合性的，也有炮制类的、专科用药类的、配伍忌宜类的、食物类的，以及单味药专论、采药、药图和药名音义等。对后世影响较大者，有《吴普本草》、《名医别录》、《本草经集注》、《炮炙论》及《药对》诸书。

公元500年左右，陶弘景辑成《本草经集注》（简称《集注》）。书中"序例"部分，不仅对《神农本草经》原文逐一注释、发挥，而且补充了许多医药发展史料的内容及药物采收、鉴别、加工、炮制、制剂、配伍、合理配方取量方面的理论和操作原则，从而大大丰富了药学总论的内容。其增列的"诸病通用药"，实为病证用药索引，便于临床医生查阅。各论采用按药物自然属性分类的方法，列为玉石、草木、虫兽、果、菜、米食及有名未用七类，收录药物730种。该书代表了南北朝时期的药学成就，初步确立的综合性本草的合理模式，其编排体例和内容，一直为后世本草学家沿袭使用。所以，《本草经集注》是我国药史上一部承上启下的划时代药学专著。

《炮炙论》出自南朝刘宋时雷敩之手。书中介绍了近300种药物的炮制方法，涉及了水飞、蒸、煮、炙、煨、制霜等十多种炮制技术；其对辅料选用十分考究，主张淫羊藿用羊脂炙、厚朴用姜汁炙、茜草忌铁等内容，均有较高的实用性和科学性。该书是我国第一部炮制专著，标志着本草中一种新兴分支学科的出现，对中药的炮制产生了重要影响。

三、隋唐时期

隋唐的较长时期，由于政权的统一和稳定，经济、文化、交通和海外交往的进一步发展，药学和医学一样，又有了明显的进步。这一时期的本草内容更加丰富，其数目已达百种之多。由封建王朝主持编修的综合性本草，其规模更大，水平更高。药图、食疗、外来药等专门性本草的出现，又构成了此时本草的另一特色。隋唐宫廷医药教育的开设，唐代药材交易的活跃，又促进了种药、采药、辨药、贮药和制药知识的提高。当时十分重视特效药的应用，如以常山、蜀漆治疟，昆布、海藻及羊靥、鹿靥治瘿，动物肝脏治夜盲，粳米治脚气，人胞补虚，等等。

在唐王朝"普颁天下，营求药物"的基础上，根据原有文献及全国各地方收集的药物调查资料，于显庆4年（公元659年）颁行了由苏敬等23人编纂的《新修本草》，成为我国历史上第一部官修本草。书中载药844种（现统计为851种），新增的苏木、胡椒等至今仍十分常用。除正文之外，《药图》部分的彩色图谱绘制考究，并辅以文字说明的《图经》以介绍各药形态特征，这种图文对照的方法，开创了世界药学的先例。该书以其崭新的形式和内容很快传入日本等国，并成为这些地区医生的必修课本。该书由国家颁行，为当时最高的药学水平，虽然没有完全符合现代药典的要求和特征，但仍被学术界多数人视为世界上最早的药典专著。《新修本草》还以其丰富的药材基原考证和临床用药经验，一直受到中外医药界的高度重视。

在《新修本草》成书70余年后的开元年间，陈藏器又广泛收集资料及民间新的用药经验，著成《本草拾遗》10卷。该书依据药物性能，提出药有宣、通、补、泻、轻、重、滑、涩、燥、湿十类，成为日后药物和方剂按功效分类的发端。其收录《新修本草》未载之药达690余种，因其资料广博，考订精细，内容实用，被后世多种医药书籍引用而得以传世。

此外，由孟诜原著，张鼎增补的《食疗本草》，较全面地总结了唐代的食疗经验。李珣所辑《海药本草》，则为介绍外来药的专书。

四、宋、金元时期

雕版印刷等先进技术的应用，宋初统治者又利用国家权力，组织进行了药材来源和品种的全面考订，结合本草文献的广泛汇集和整理，相继刊行了《开宝本草》、《嘉祐补注本草》及《本草图经》等大型官修本草。《本草图经》由苏颂辑成，内容广泛，图文合一，尤其在辨识药物方面成绩卓著。所附的900多幅药图，是现存最早的版刻本草图谱，至今仍是本草考证的重要依据。

1076年，在京城开封创办了由国家专卖成药和饮片的"熟药所"，其后发展为出售药物的"惠民局"和修合药物的"和剂局"。这些机构的出现，促进了药材检验、处方优选、成药生产及药政管理，因而成为我国药学史上的一件大事。

宋代由私人著述的本草，成绩斐然。如唐慎微的《经史证类备急本草》（简称《证类本草》），载药1 500余种，药后附列单方3 000余首，至北宋政和6年（公元1 116年），医官曹孝忠重加修订，药物增至1 746种。尤其可贵的是唐氏转引了大批北宋以前的方药资料，而这些原书其后大多早已佚失，全凭该书摘录而得以流传后世，故具有极高的文献价值。

金元时期的本草，一般出自医家之手，药味不多，内容简要，具有明显的临床药学特征。这些本草发展了升降浮沉、归经等理论，并使之系统化，进一步完善了中药性能的内容。而且根据中医理论，结合药物主治经验，总结各药功效，提高了本草的学术性、临床实用性和可读性，并促进了明清本草家的求实风格；但这些本草的作者以体、色、气、味等阐述药效机理的法象药理模式，又导致了消极影响。

五、明朝时期

明代，封建经济高度发展，资本主义开始萌芽，药学知识与其他科学技术同步提高。因受南宋和金元风气的影响，明代前期，以临床实用性节要本草及便读歌括类药书为主。其后期的本草十分繁荣，形式多样，内容丰富，本草数量大增，达百种以上。以《本草纲目》为代表的一批本草，将药学推上了一个新的高峰，为医药史谱写了光辉的一页。

弘治 16 年（公元 1503 年）由刘文泰等人修订的《本草品汇精要》，收药 1 815 种，其内容立足于文献改编，缺乏创新，且分项过于繁杂，但所绘彩色药图中不乏精美的珍品。该书是我国封建社会最后一部大型官修本草，稿成后因刘文泰获罪而放置内库，直至 1936 年才由商务印书馆出版，未能在历史上发挥其应有作用。

1552～1578 年，伟大的医药学家李时珍在通考 800 余种文献的基础上，又进行了广泛地实地考察、采访和亲自实践，采取多学科综合研究的方法，历时近 30 载，三易其稿，完成了《本草纲目》这一不朽的巨著。全书 52 卷，载药 1 892 种（新增 374 种），附方 11 000多首，附图 1 109 幅。前 4 卷对中药基本理论进行了全面、系统、深入地总结和发挥，创见颇多。各论按自然属性分药为 16 部 60 类。各药项下，又分正名、释名、集解、正误、修治、气味、主治、发明、附方诸项，逐一介绍，析族区类，纲振目张。该书集我国 16 世纪之前药学之大成，在文献整理、品种考辨、药性理论、功效应用等方面，均有卓著贡献。其卷帙之大，内容之广，体例之新，见地之高，无不光前裕后，本草学因此进入了以《本草纲目》为核心的时期。该书在语言文学及其他自然科学方面，亦有突出贡献，被国外学者誉为"16 世纪中国的百科全书"。

这一时期较有特色的重要本草还有：朱橚的《救荒本草》，着重介绍可供灾荒时食用之物，对医药、农学、植物学均有一定参考价值。兰茂的《滇南本草》，以收载云南地区为主的药物，成为内容最丰富的古代地方性本草。缪希雍的《神农本草经疏》及《炮炙大法》，则分别为阐释药理及专论炮制的代表著作。

六、清朝时期

清代的本草数量是空前的，达 400 种之多，但未能产生一部大型的综合性本草。这些本草虽然内容单薄，但其主流是由博返约的，更加富有临床实用的特征，尤其是功效内容的分立，增强了本草的学术性，成为药学的核心及新的增长点。

清代的临床节要性本草，大多筛取《本草纲目》精粹，旁引众家，兼抒己见，并予以补正，故质量较高，影响较大。如汪昂的《本草备要》、吴仪洛的《本草从新》、黄宫绣的《本草求真》等。受考据和崇古思想的影响，清人辑复《神农本草经》等古典文献并加以阐释之风盛行，前者有孙星衍等人的多种辑本，后者有《本草崇原》、《本经逢原》、《神农本草经百种录》、《本经疏证》等等。这些著作多出自名家，虽带有明显的尊古偏见，但在继承前人用药经验，发展药性理论，精炼药物功用方面，亦不乏实效。

18 世纪著名的本草学家赵学敏，博览群书，广泛收集，注重实践，辑成《本草纲目拾遗》10 卷，载药 921 种，新增品种达 716 种之多。其卷首"正误"中，纠正和补充《本草纲目》不详及错误内容 34 条，十分可贵。其所增品种，有金钱草、鸦胆子、胖大海、金鸡纳等大量疗效可靠的民间药和外来药，丰富了本草的内容。书中还保存了 10 余种现已失散的草药书籍的部分内容。因此，该书在鉴定药材、研究草药单方的经验等方面，具有很大的实用价值和文献价值。

七、民国时期

20 世纪 30 年代后，随着各地中医学校的兴建，为了新型中医药教育的需要，出现了一些实用性强，内容简要，体例新颖的中药学讲义，如张寿颐的《本草正义》、何廉臣的《实验药物学》、秦伯未的《药物学》、张锡纯的《药物讲义》等等。这些讲义，大多按中药功效分类药物，各药应用部分更为充实，其中尤以《本草正义》最为突出。这一时期的中药著作均注意标明各药用量，弥补了清以前各本草的一大缺点，确保了用药的安全而有效。以上努力，为现代中药学教材的编写，提供了宝贵的经验。

中药学大型辞典的编纂，是民国时期中药学的一大拓展。1935年出版由陈存仁主编的《中国药学大辞典》，其收录条目4 300余条，各条下列原名、命名、古籍别名、外国名词、基本、产地、形态、种类、采取、制法、性质、成分、效能、主治、张仲景之发明、历代记述考证、辨伪、近人学说、配合应用、用量、施用忌宜、著名方剂、参考资料项，资料繁博，查阅方便，虽错讹之处甚多，但仍不失为现代第一部最重要的大型中药辞书。

在西学的影响下，该时期不但出现了一批中西药学汇通的著作，而且中药的现代研究也开始起步。一是利用生物学科的成果，进行药材资源调查、品种考证，确定中药的基原。二是参照西药的研究方法，对若干药物进行了单味药的化学成分和药理作用研究。这些工作对促进中药学发展的历史功绩是应当充分肯定的。

八、中华人民共和国成立以后

新中国成立以后，党和政府高度重视中医药事业，制定了一系列有利于中医药发展的方针、政策和措施，因此，中药学在这半个世纪的时间里，取得了举世瞩目的空前成就。

从1954年起，在国家卫生部的建议和安排下，各地积极进行了本草文献的整理、辑复、校刊、考证工作，并陆续出版了《神农本草经》、《本草经集注》、《新修本草》（残卷）等逾百种本草专著，对中药学的全面继承和发掘研究，具有重大意义。

迄今面世的中药新著，数量巨大，门类齐全，数以千计各具特色的中药著作，将各门分支学科从多角度、全方位地提高到崭新的水平。《中华人民共和国药典》（简称《中国药典》），是我国药品标准的法典，系卫生部药典委员会组织编纂，经国务院同意后，由卫生部颁布施行。药典收载功效确切，副作用小，质量稳定的常用药物和制剂，并规定了质量标准，制备要求，检验方法等，作为药品生产、供应、检验和使用的依据，在一定程度上反映了我国药品的科技水平。20世纪70年代由江苏新医学院编辑的《中药大辞典》，上下二册，收载中药5 000多味，以正名为辞目，下分异名、基原、原植（动、矿）物、栽培（或饲养）、采集、制法、药材、成分、药理、炮制、性味、归经、功用主治、用法与用量、忌宜、选方、临床报道、各家论述、备考19项，分别依次录著；附篇列有中文名称索引、植（动、矿）物拉丁学名索引、化学成分中英名称对照、化学成分索引、药理作用索引、疾病防治索引及现代参考文献目录等。《中华本草》是由国家中医药管理局组织全国中医药专家编纂而成。是一部系统总结本草学成果，又全面反映当代中药学科发展水平的综合性中药学巨著。书中收录药物8 000多种，项目齐全，图文并茂，学科众多，资料繁博，体例严谨，编排合理，发皇古义，融合新知。有别于古代本草的是引入了化学成分、药理、制剂、药材鉴定和临床报道等内容，并采用现代自然分类系统。

由于中药学自身现代化的需要，各有关自然科学技术的日新月异，中药学的现代研究，日渐拓宽，不断深入，成绩斐然，各分支学科日臻完善，这些成就，主要反映在中药鉴定学、中药炮制学、中药制剂学、中药化学、中药药理学等内容之中。

自20世纪50年代起，有关方面多次组织专业人员并给以物质上的大力支持，开展了不同范围和规模的药物资源调查。掌握了中药品种的数量、分布、蕴藏情况等资料。

现代中药教育事业的发展，对于中药行业的振兴，培养了大量高素质的专业人才。1956年北京、上海、成都、广州 4 所中医学院的成立，传统的中医药教育步入了现代化正规的高等教育行列。自 1959 年起，又相继在成都等中医学院开设了本科中药专业。目前，设置了中药专业的高等医药院校已达 20 多所。自 1978 年起，开始招收中药硕士研究生，并于 1984 年开始招收中药博士研究生。至此，我国形成了以中专、大专、本科到硕士、博士研究生的完整的中药教育体系。为适应现代中药教育的需要，各种配套的中药学科教材，也多次编写和修订，质量不断提高，教学设备不断更新，技术日益先进。

到 20 世纪末，中药产业已初具规模，并被国家列为高新技术的行业，将很快发展为我国国民经济的支柱产业。除野生资源外，目前药材种植面积超过 38.66 km^2（580 万亩），药材生产基地 600 多个，栽培生产的药材 200 余种；并在野生植物变家种，珍稀濒危野生植动物品种的人工种植、养殖和人工替代品研究，进口药材的国内异地引种等方面取得了可喜的成绩。全国现有高等中医药院校 30 所，中等中医药学校 51 所，中医医院 2 552 所，独立的中医药科研机构 77 所和几百个中药新产品开发机构，中药专业技术人员数万人。国家先后建立了一批中药重点实验室和工程技术中心，培育了一批制药骨干企业，初步形成了中药教学、科研、开发、生产相结合的体系。由于威胁人类健康的传染性疾病已逐步被现代疾病取代，临床医疗已由单纯的疾病治疗转变为预防、保健、治疗、康复相结合的模式；化学药品有不足之处，已很难满足人们日益提高的健康需求。因此，国际天然药品市场不断扩大，中医药正逐步得到世界范围的认可，中药的现代化面临良好的历史机遇。进入 21 世纪后，中药学一定会更迅速地发展，中药市场一定会更加繁荣和规范，中药一定会实现现代化，并真正走向世界，更好地造福于人类，为全世界作出新贡献。

自 学 指 导

【重点难点】

中药的起源和中药知识的积累：中药起源于我们祖先长期的生活和生产实践。中药知识的积累经历了漫长的由零星、分散到集中、提高的过程，并由口耳相传发展为文字传播。

秦汉时期：着重认识《神农本草经》的主要内容和价值。

南北朝时期：着重认识《本草经集注》的主要内容和价值。

隋唐时期的本草学特点：隋唐这一时期的本草已达百种之多；政权稳定、经济文化更加繁荣、海外交往发展，大型综合性的《新修本草》由唐王朝组织编修，成为第一部官修本草，或者说该书是世界上最早的药典著作。本草图谱，食疗及外来药专著的出现，亦是当时本草的重要特色。《本草拾遗》对《新修本草》作了大量补充，其提出药有"十类"之说，成为按功效分类药物和方剂的发端。

宋代时期的本草学特点：宋王朝利用国家的权力，又一次对药材的来源和品种进行了全面考订，雕版印刷术的应用，为书籍的出版提供了有利条件。因此，在宋代《开宝本草》、

《嘉祐本草》、《本草图经》等多种大型官修本草和《证类本草》等个人编纂的综合性本草相继产生，并使大量古代文献得以保存。北宋官方开设"惠民局"和"和剂局"，促进了药材检验、处方优选、成药生产和药事管理的发展。

金元时期的本草学特点：金元时期的本草多出自临床医家，内容简要，具有较强的临床实用性。其对升降浮沉及归经的全面总结，进一步完善了中药的性能理论；其对各药主治的精炼和注意总结功效，提高了本草学的学术水平及实用性、可读性。

明代时期：着重认识《本草纲目》的主要内容和价值，并了解《救荒本草》、《滇南本草》、《本草经疏》的特点。

清代时期的本草学特点：清代的本草数目较多，以《本草纲目》内容为主的节要类本草，更加注重临床实用性，尤其是各药功效的开始分立，进一步促进了中药学的发展；清人对《本经》等古代本草的辑复和阐释之风盛行，对本草的继承和提高亦有一定实效。《本草纲目拾遗》对《纲目》的补充和订正，及其新增的 700 余种药物，具有重要的实用价值和文献价值。

主要本草著作简介：

《神农本草经》：成书不晚于东汉（或汉代），作者已无法考证（不是一时一人之作），是目前存世最早的药学专著，集中代表了秦汉时期最高的药学成就；其对四气、五味、有毒无毒、配伍法度等理论的论述，奠定了药学理论的基础；所载 365 种药物，大多朴实有验。

《本草经集注》：成书于南北朝，作者陶弘景。该书首先采用按药材来源的自然属性分类，载药 730 种，其内容更加详实，成为第一部综合性的大型本草。

《新修本草》：成书于唐代，作者为苏敬等 23 人。该书由国家组织编修和颁行，成为我国第一部官修本草（或称为世界最早的药典），载药 844（或 851）种，其图文对照的编写方式，开创了世界药学的先例。

《证类本草》：该本草是成书于北宋的个人著作，作者为唐慎微。该书最初载药 1 500 余种，首创在药后大量附列单方的形式，共附方 3 000 余首；其转引大批北宋以前的方药资料，使之得以保存和流传后世，具有极重要的文献价值。

《本草纲目》：成书于明代，作者为伟大的医药学家李时珍。该书载药 1 892 种、附方 11 000 余首、附图 1 109 幅；其内容和见地等，光前裕后，不愧为古代本草中的不朽巨著，可谓集我国 16 世纪以前药学之大成；其对其他自然科学亦有举世公认的巨大贡献。

《本草纲目拾遗》：成书于清代，作者为赵学敏。该书载药 921 种，其中新增加 716 种，其对《本草纲目》进行了大量的补充和重要订正；其新增的许多药物，具有较大的实用价值。

此外：《炮炙论》的作者是雷敩，书中介绍了大约 300 种药物的炮制方法，总结了多种炮制技术，对中药的炮制产生了重要影响。《本草拾遗》的作者是陈藏器，该书增补了大量《新修本草》未载的药物和内容；所称药有宣、通、补、泻、轻、重、滑、涩、燥、湿十类，成为按功效分类方药的发端。《滇南本草》的作者是兰茂，书中记载以云南地区为主的药物 400 余种，是内容最丰富的古代地方性本草。《中华人民共和国药典》，由卫生部药典委员会组织编写，是我国药品标准的法典，在一定程度上反映了我国药品的科技水平，是药品生产、供应、检验和使用的重要依据；该书分为一、二部，第一部收载中药材和中成药品种。

【复习思考题】

1. 简述各历史时期的本草学特点。

2.《神农本草经》、《本草经集注》、《新修本草》、《证类本草》、《本草纲目》、《本草纲目拾遗》的作者、成书时代、主要内容和价值各是什么?

第二章　中药的产地和采集

【目的要求】

1. 通过本章的学习，了解中药质量与产地、采集的关系，熟悉道地药材的含义和重要的道地药材品种。

2. 了解各类药材一般的采收原则。

【自学时数】

1 学时。

中药的产地和采集，是影响中药质量的重要因素，历代医药人员对此高度重视。如《神农本草经·序例》指出："（药之）阴干、暴干，采造时月，生熟，土地所出，真伪陈新，并各有法。"认为药物的产地（土地所出）、采集、与其加工炮制（阴干、暴干及生熟）一样重要。唐代著名医药家孙思邈于《千金翼方》中增列专篇，其"药出州土"与"采药时节"分别介绍了常用药物的产地情况和采收时节。现代研究认为，以上环节与药物有效成分的含量密切相关，至今仍是有待进一步深入的重要课题。

第一节　中药的产地

绝大多数的中药材均以天然的植物、动物及矿物直接入药。这些天然药物的生长或形成，都离不开一定的自然条件。我国疆土辽阔，地形复杂，气候、日照、湿度、温差、土质等生态环境因地而异。在某地区适宜于某些植（动）物的生长，而不宜于另一些品种的生长。即使是分布很广的物种，也由于自然条件不同，其药用质量并不一样。因此，天然药材大多具有一定的地域性。如黄花蒿所含的青蒿素，因日照等差异，而使南方生长者明显高于北方。对于这种现象，古人早有认识。如陶弘景认为"诸药所生，皆有境界"。《千金要方》指出"用药必依土地"。《本草蒙筌》强调"地产南北相殊，药力大小悬隔"。

为了保证天然药材质量，自唐宋以来，人们逐渐形成了"道地药材"的概念。所谓"道地药材"，是指具有明显地域性，因其品种优良，生长环境适宜，栽培（或养殖）及加工合理，生产相对集中而产量较大，其质量优于其他产地的药材。确定道地药材的依据是多方面的，但最关键的是临床疗效。长时期以来，四川的黄连、附子、川芎、川贝母，东北的人参、细辛、五味子，河南的地黄、山药、牛膝，甘肃的当归，山东的阿胶，山西的党参，宁夏的枸杞，广东的砂仁，广西的肉桂，江苏的薄荷，等等，都是著名的道地药材，这些药材习惯上冠以产地名称，如宁枸杞、北细辛、川芎、秦归等等。

重视道地药材的开发和应用，对于确保品种来源正确，用药安全，疗效可靠，起着十分重要的作用。随着中医药事业的不断发展，药材消费量的日益增加，有的道地药材已无法满足临床的需要。因而在积极扩大道地药材生产的同时，进行植物药异地引种及药用动物的人工驯养，亦是行之有效的途径，但必须确保原有药材的性能和疗效，注重科学性，避免盲目性。对于一些产地较广、传统未形成道地产品的药材，如前述之青蒿，亦应注意其产地与质量的关系。

研究表明：优良品种的遗传基因是形成道地药材的内在原因。这种内在因素控制着物种的稳定性、抗病虫害能力及有效成分合成等诸多特点，是道地药材质优效佳的保证。如甘草有甘草、光果甘草、胀果甘草等多个品种，而道地品种甘草中甘草甜素、甘草次酸的含量，大大高于其他品种；紫草以新疆紫草和紫草两个品种入药，而前者的色素含量可达后者的 3～5 倍。适合的生态环境及合理的种植（驯养）、采收、加工方法，是形成道地药材的重要外在原因。在植物的进化过程中，环境因素对其形态、解剖、生理等方面均有影响，目前的各种药用植物的生长发育需要的生态条件是不一样的，有的还十分严格。一旦生态环境改变，药材的性状、组织特征和所含成分也会随之变化，从而影响其药用质量。

合理规划，大力发展道地药材，积极保护生态环境，保护珍稀药材品种；加强基础研究，阐明药材品种、品质与生态环境的内在联系。这对突出中药特色和发展中药事业，意义深远。

第二节　中药的采集

中药的采集，首先要保证质量，兼顾产量和生产成本，同时要十分注意保护生态环境，并充分考虑药材资源的可持续再利用。药材所含有效化学成分是其防治疾病的物质基础，在植、动物类药中，这些成分的含量高低，因采收的时间不同而出现明显差异。正如《千金翼方》所说："不依时采取，与朽木无殊，虚费人工，卒无裨益。"可见，适时而合理的采收，不仅可以保证药材质量，还往往能增加产量，并有利于保护药材资源。

一、植物类药材的采集

植物类药物为数最多，其采收规律历来最受人们关注。根据前人经验，主要按其根、茎、叶、花、果实生长发育至成熟期的季节性，分用药部位适时采收。

1. 全草类　以全体植株或地上部分一起入药的草本植物，一般在枝叶茂盛的花前期或初见花时采收。此时是全草生长最旺盛的时期，茎叶中的有效成分往往含量最高。不用根者，如益母草、青蒿、薄荷、藿香等，则只割取地上部分。须带根使用者，如车前草、蒲公英、败酱草、白花蛇舌草等，则连根拔起。茵陈蒿等极少数品种，习惯上以幼嫩全草入药，应特殊对待。

忍冬藤等茎叶同时入药的木本藤类药材，其采收原则与全草类相同，也在生长旺盛时割取。

2. 叶类　仅以叶片或带有幼枝的叶片（如侧柏叶）入药的"叶类"药材，大多在将开花至花盛开时采收。此时植物生长至极盛，叶中有效成分含量高，药力雄厚，应及时采摘叶片或连枝收割。如艾叶、荷叶、番泻叶、罗布麻等。但有少数药材例外，如桑叶，相沿在深秋或初冬采集，习称"霜桑叶"或"冬桑叶"。

3. 花类　花类药材，只有在植物的花期采收。由于有的植物花蕾次第形成和开放，所以应分批次及时采摘。使用已开放之花入药者，如菊花、月季花、洋金花等，须即开即采，若采收过时，则花瓣极易脱落，或颜色衰败，气味散失，质次效差。而红花则要在花冠由黄转为橙红时采收。部分必须以含苞待放的花蕾入药者，如槐花、金银花、辛夷等，应在花朵开放以前采集。槐花如已开放，其有效成分较花蕾明显降低，不能符合入药要求。辛夷盛开以后，因其来源植物品种不同，分别称为木兰花或玉兰花等，功用与花蕾有别。

蒲黄等花粉类药材，应在花朵完全开放后收集。

4. 果实或种子类　以果实入药的药材，大多在果实成熟时或将至成熟时采摘（收），如山楂、枸杞、川楝子等。对于果实先后成熟不一的植物，应分次收集，如瓜蒌。枳实、青皮等以幼果入药者，应按要求及时采收，不能待其成熟。青皮与橘皮、枳实与枳壳、藏青果与诃子等，其幼果与成熟果实分别为不同药物者，须各随其宜。而桑椹、枸杞、覆盆子等，虽以果熟后尤佳，但不便干燥和贮存，故应在晴天的清晨或傍晚收集将熟者，不必过熟。

多数以种子入药的药材，是在果实成熟后，收集果实或割下果序，置干燥通风处，然后适时脱粒或经过特殊加工。若同一果序的果实并非同时成熟者，亦应分次摘取成熟部分，再分离种子。对于果实成熟后，其果壳开裂而易致种子散失者，如牵牛子、小茴香、芝麻等，应见熟即收。

5. 根或根（块）茎类　用根与根茎类的药材，一般在早春或深秋采挖，故有"以二、八月为佳"的说法。前人认为"（初春）津润始萌，未充枝叶，势力淳浓"；"至秋枝叶干枯，津润归流于下"。同时还强调"春宁宜早，秋宁宜晚"。早春时节（农历二月），植物根茎处于休眠状态，新芽未萌，营养物质未被茎叶消耗；深秋（农历八月）以后，多数植物地上部分停止生长，精微物质贮于地下之根或根茎，故有效成分含量高。此时采收该类药材，不仅质量优，而且产量高。如天麻一药，在冬季至次年清明前未长茎叶时挖取者，商品名称叫"冬麻"，其体坚实，色明亮，质量佳，产量大；在春末后茎苗出土时采收者，称为"春麻"，其体轻疏，色暗多皱缩，质次而产量低。不过，半夏、延胡索等块茎药材，宜在夏季采挖。

6. 树皮或根皮类　树皮类药材，如黄柏、厚朴、杜仲等，一般在清明至夏至（4～6月）间剥取。此时植物生长旺盛，树皮中贮存和运输的营养物质丰富，其药材质量较佳；而且因树木枝干内浆汁多，形成层细胞分裂迅速，其皮易于剥离。但肉桂的干皮或枝皮，则宜在10月剥取，此时桂皮中不仅芳香油含量高，药材质量较好，而且又是该树皮容易剥取的时期。树皮类药材大多来源于乔木，因其生长期长，成材缓慢，药用部位又只占全树的很少部分。因此，应尽量避免伐树取皮，或环剥树皮造成树木枯死的原始掠夺式方法，最好每次纵剥1/3的树皮，以保护药源。

根皮的采收原则，与根或根茎类一样，宜在早春枝叶萌发之前，或深秋苗枯或苗萎后采收，如牡丹皮、地骨皮、桑白皮等。

二、动物及矿物类药材的采集

动物类药材的收集，一般不具有明显的规律性，每因品种不同而收集时间各异。如桑螵蛸应在 3 月中旬收集，过时则虫卵孵化；鹿茸应在清明后 45～50 天锯取头茬茸，过时则角化；金钱白花蛇应在夏、秋季节，捕捉孵出 1～3 周的幼蛇；制取阿胶的驴皮，应于冬至后剥取，其皮厚而质优；小昆虫类应在数量多的活动期捕获，如斑蝥于夏秋季清晨露水未干时捕捉，此时因其翅受湿不能起飞，且可减轻对皮肤刺激（应带上手套）。

矿物类药材大多随时可以采集。

中药材的采集，既应学习前人在长期实践中积累的宝贵经验，又应及时了解当代的研究成果，尽可能针对不同药物的特殊性。

现代研究认为：生物在不同生长发育阶段，其体内化学物质的积累是不相同的，甚至会有很大区别。对于植物而言，尤为明显。首先，与生长年限的长短有关：如西洋参根中所含的人参皂苷，在 1～4 年中，每年递增的幅度较大，第 5 年虽比第 4 年有所增长，但幅度甚小，故宜在第 4 年后采集。有人测定甘草中的甘草酸，生长 1 年者为 5.49%，2 年者为 6.76%，3 年者为 9.84%，4 年者为 10.52%。其次，随月份（季节）改变而变化：如人参总皂苷的含量，以 6～9 月份为最高。黄连中小檗碱含量大幅度增高趋势可连续至生长的第 6 年，而同一年中又以 7 月份含量最高。再次，还与时辰改变相关，如曼陀罗中生物碱的含量，其叶在早上最高，而根则在傍晚最高。前人要求秋收麻黄，晨摘金银花等，现均证实是非常合理的。

自 学 指 导

【重点难点】

中药质量的地域性：中药大多以天然药材入药，天然药物的质量与自然条件的关系密切，我国幅员辽阔、地形复杂、气候、日照、温度、湿度、土质等生态环境差异很大，因此对药材的质量具有明显的影响。

道地药材：道地药材是指具有明显的地域性的优质药材。由于这些药材的品种优良，生长环境适宜，栽培或养殖合理，生产相对集中且产量较大，临床疗效较好，应用历史较为悠久。

【复习思考题】

1. 中药材为什么具有地域性？
2. 什么是道地药材？
3. 说出 10 种常用的道地药材。
4. 简要说出各类植物药材的一般采收原则。

第三章　中药的炮制

【目的要求】

1. 通过本章的学习了解炮制的含义和分类方法。
2. 熟悉水飞、炒、炙、煅、煨、焯、淬等主要炮制方法的含义。
3. 掌握中药炮制的目的。

【自学时数】

3 学时。

炮制对中药的作用具有重要影响，以炮制的药材入药，是中医临床用药的一大特色，历来对此十分重视。

中药材在制备成各种剂型之前，根据中医药理论、临床用药目的，以及贮存、配方或制剂的不同要求，并结合药材的自身特点，进行必要的加工处理，使之尽量满足医疗需要，这些加工处理方法，统称为炮制。

炮制在古代叫做炮炙、修事或修治。后来炮炙主要用于概括火制药物，修治一词已不再泛指所有炮制方法，往往局限于概括药物的纯净、粉碎、切制等不用水火处理的简单加工整理。

药物炮制与否或炮制方法是否合理，直接关系到医疗效果，在长期实践中，积累了许多宝贵的经验，是中药学的重要内容，炮制专著也是较早形成的中药分支学科。宋代《太平圣惠方》指出："炮制失其体性……虽有疗疾之名，永无必愈之效，是以医者，必须殷切注意。"明代《本草蒙筌》又说："凡药制造，贵在适中，不及则功效难求，太过则气味反失。"少数毒烈药物的炮制，更是保证用药安全而有效的重要措施。

第一节　炮制的目的

来源于天然品的中药材，大多形体粗大、质地坚硬，或含有杂质及非药用部分，或含有毒性成分及非药用成分等，往往要加工后才适合入药。

中药的炮制方法较多，辅料各异。不同的中药，由于炮制方法、添加辅料的不同，具有多种多样的炮制目的。前人大多强调炮制方法和辅料的主要影响，提出"酒制升提，姜制发散"等理论。实际上，相同的炮制方法和辅料，对于不同的药物，其目的不尽一致。而欲达到相同的目的，针对不同的药物品种，往往选用不同的方法和辅料。在炮制某一具体药物时，常有几方面的目的，有时极难区分其主次。为叙述方便，也为了初学者容易掌握，现将炮制的主要目的归纳如下：

一、增强药物的治疗作用，提高临床疗效

除通过配伍之外，增强药物的某一作用，提高其临床疗效，是中药炮制最常见的炮制目的。如在中药炮制时，经常要加入一些辅助药料（简称辅料），其具体作用虽然互不相同，但一般均是为了增效。对于液体辅料来说，更是如此。所添加的酒、醋、姜汁、蜂蜜等，本身就是药物，其与被拌和加工药物的某些作用之间，存在着协同关系，如蜜炙桑叶、百部能增强润肺止咳作用，酒炒川芎、当归能增强温通活血作用。不加辅料清炒若干种子药材（如决明子、莱菔子等），可使其表面爆裂，利于有效成分溶出而增强作用。将药材切制、破碎等处理，不仅为了饮片外表美观，调配方便，更主要是为了增大药物与溶剂的接触面，其有效成分能更快更多地溶出，以使作用增强。

现代研究表明，牛胆汁制天南星，可增强其止痉作用；甘草水制黄连可提高抑菌效力5～6倍。还发现一些药物经过炮制有利于稳定药效。如含苷类有效成分的药物经加热处理以后，其相应的酶被破坏或失去活性，可防止苷类水解而避免重要的有效成分含量下降，如人参、黄芩等。

二、降低或消除药物的毒性或副作用，保证用药安全

一些药物虽然具有特殊的药用价值，疗效较高，但存在毒性或明显副作用，如马钱子、天南星、乌头、常山等。不经炮制而直接生用，即使在常用的有效剂量内，也容易产生毒性反应和副作用。若经过特殊的炮制处理，可以明显降低甚至消除某些毒副反应，确保临床用药安全。如天南星含有苦辣性毒素，对口、舌、咽喉等有较强的刺激性，可引起口舌麻木，声音嘶哑，甚至粘膜糜烂和坏死，若与白矾、生姜水共浸并煮透后，则基本无此毒性。常山酒炒后，其涌吐的副作用减弱。一般来说，药物的有毒成分也是其主要有效成分时（如巴豆的脂肪油），可在保证安全而有效的前提下，尽量降低其毒性。如毒性成分并非有效成分者（如天南星、半夏"戟人咽喉"的毒素），可尽量除去。但有毒中药以前种情况为多，炮制不及，用药不安全；炮制太过，疗效难以保证。又如柏子仁虽可养心安神，但同时易于滑肠致泻，若经去油制霜的炮制，对脾虚患者则可避免滑肠副作用。

三、改变药物的性能功效，使其更加适应病情或扩大应用范围

中药固有的寒热、升降、补泻等性能和众多的具体功效，是处方选药的依据，而在有的情况下不一定完全适合病情的需要，必须经过特殊的炮制处理，将这些性能和功效适当地改变，才能与病情相符合。如豨莶草具有祛风湿，通经活络的功效，但性味苦寒，与风湿寒痹不尽相宜，经拌入黄酒蒸制后，其性偏于辛温，则既祛风湿又可散寒，更能对证。又由于一味中药往往具有数种功效，有时这些不同的功效对于病证都是需要的，因而对患者都是有利的；而有时其中某一功效不是病证所需要的，因而对患者是不利的。如将这种不必要的功效通过炮制加以控制，也能更加符合病情需要。如麻黄平喘，又善能发汗散寒，最宜于外感风寒，无汗而气喘者。对肺热喘急而有汗之证，其发汗散寒是对患者不利的。此时，可将麻黄

蜜炙用，以降低其温散之力。

药物炮制改变性能和功效后，还可以在原药物的基础上扩大应用范围。如地榆为凉血止血药，宜用于血热妄行之证，如炒炭使用，其苦寒性减弱，可作收敛止血之药，出血无热者亦可选用。生地黄性寒而主要用以清热凉血，经蒸制为熟地黄后，变为温性之药，则能补血而治疗血虚证。

四、改变药材的某些性状，便于贮存和（或）制剂

如磁石、代赭石等矿物药，穿山甲等动物药，质地坚硬或柔韧，配方取药和制剂粉碎均十分困难，将前者火煅醋淬，后者砂烫为山甲珠，可使之松脆，则使用方便，还可增效。

虽然中药材大都可以随采随用，不少动植物药使用鲜品疗效更佳。但因产地、季节等因素的制约，往往要干燥后贮存备用。一般药材都可以阴干、晒干或烘烤使之干燥。有的药材则必须经过特殊的炮制，才能贮存和运输。如马齿苋柔嫩多汁，必须入沸水淖后才能干燥；桑螵蛸必须蒸制以杀死虫卵，否则可因虫卵孵化而失效，而且生用还有滑肠之弊。

五、提高药材纯净度，保证药材质量和称量准确

中药材在采收、贮存和销售过程中，往往带有一些非药用部分及杂质（如肉桂之栓皮、枳壳之果瓤、草本药中的各种杂草等）、沙土甚至变质者，既影响药材质量，又造成称量的不准确。经过修制或特殊处理，则完全可以避免因此造成的不良影响。

六、矫味矫臭，便于服用

一些药物具有臭气、异味或刺激性，患者难于接受，服药后还易引起恶心、呕吐等不适反应，经过炮制不仅可使作用增强，又可矫臭、矫味或减轻刺激性。如麸炒僵蚕、地龙，可去除腥气，醋制乳香、没药，可减少对胃的刺激，既可降低不适反应，其效良而不致"苦"口。

第二节　炮制方法

中药的具体炮制方法，历代均有发展，种类繁多。明代《炮炙大法》将其概括为十七法；《本草蒙筌》分为水制、火制与水火共制三大类；目前如《中华人民共和国药典》的一部附录，则分为净制、切制、炮炙三大类；本书沿用中药学的原有分类，分为修治、水制、火制、水火共制及其他制法五大类。

一、修治类

1.纯净处理　其具体方法有簸、筛、刮、刷、拣等。该类处理，主要目的在于除去药材中的杂质和非药用部分。前者如筛除尘土、簸去枯枝、残叶等；后者如肉桂去栓皮、枳壳去瓤、麻黄去根节及木质茎等。

2.粉碎处理　具体方法有砸、捣、碾、锉、磨等。以上方法，可使药材成为较小颗粒

或细粉等，便于调配、制剂或服用。如牡蛎的砸碎、贝母的捣粉、角类药的镑片与锉粉。

3．切制处理　将药材切为一定规格的薄片、厚片、丝状、节段或小块，以方便调配、制剂或贮存。

二、水制类

水制是以较低温度的水或其他液体处理药物的多种方法的总称。常用的有喷淋、淘洗、浸泡、浸润、漂洗及水飞等。水制的主要目的是清洁药物、软化药物、降低药物所含的盐分、不良气味及毒烈之性或加工矿物细粉。如槟榔润软以便切片、盐苁蓉漂去咸味，吴茱萸漂去烈性等。

水制法中较特殊的是水飞法：水飞是将不溶于水的矿物或贝壳药材等置于水中，反复研磨，而制取极细粉末的加工方法。药物在水中研磨后，细粉混悬于水中，粗粉沉于水底。将含细粉的水液倾出，粗粉再加研磨，最后静置使细粉沉淀，分出，干燥即可。水飞可使粉末更加纯净，便于服用和制剂，并防止加工时药粉飞扬。

三、火制类

将药物直接用火加热，或加入少量液体或固体辅料拌炒的方法，均属火制法。主要有：

1．炒法　将净选或切制后的药物，放入预热容器内，翻炒至一定程度，称为炒法。炒法主要有：① 清炒：将药物放置锅内，不加辅料直接翻炒，叫清炒。清炒又有炒黄、炒焦和炒炭之分。用文火将药物表面炒至微黄称炒黄。用武火将药物炒至表面焦黄（褐），内部颜色加深并有焦香气称炒焦；炒至表面焦黑，内部焦黄，但保留原有气味（存性）叫炒炭。清炒的目的因药而异，或便于粉碎，或缓和药性，或利于煎煮，或增强药效，或改变性能功效。② 辅料炒：药物与固体辅料拌炒称辅料炒。辅料有土、米、麸、蛤粉、滑石粉等。如：砂烫龟甲、蛤粉炒阿胶，可使之酥脆，便于制剂、服用、矫臭矫味及增强药效；土炒白术、麸炒枳壳，主要在于增效；米炒斑蝥，主要是减轻毒性。此外，还有炒出汗、炒香、炒裂等。

2．炙法　以液体辅料拌炒药物称为炙。炙法因辅料不同而有蜜炙、酒炙、醋炙、姜汁炙、油炙等等。蜜、酒、醋、姜汁、盐水、童便等液体辅料均有明显的药效，其拌炒时渗入药材内部，可增强作用、改变药性或减少毒副作用。前者如蜜炙百部、酒炙川芎、醋炙延胡索、酒制大黄，后者如酒炙常山。

3．煅法　煅法有两类：① 直接煅：将某些矿物或甲骨类药材直接置于无烟炉火上煅烧，又称明煅。② 间接煅：将质地轻松的植动物药材放于耐高温的密闭容器中放于火上煅烧，又称为扣锅煅或焖煅。药物煅后可使质地酥脆或使性能功效改变，如明煅牡蛎、石膏、石决明，焖煅血余炭、棕榈炭。

4．煨法　将药材用湿面粉、湿草纸等包裹后置于火灰中烫至熟透的方法称煨。药物煨制的主要目的是缓和药性、降低毒副作用等，如葛根、生姜、木香、肉豆蔻的煨用。

5．其他　如烘、焙、干馏等。

四、水火共制类

1．淬法　又叫煅淬，系将某些矿物药先用明煅法直接煅烧至红透后迅速投入液体辅料中，使之骤然受冷松脆并除去杂质或发生成分和药性变化的方法称为淬。其主要目的是易于粉碎并增强药效，如磁石醋淬。

2. 潬法　将药物投入多量沸水中浸烫片刻并迅速捞出的方法称为潬。杏仁、桃仁等种子类药材潬后是便于除去非药用的种皮，并破坏相应的酶类而稳定有效成分。马齿苋、天冬等肉质多汁的药材潬后可便于干燥贮存。

3. 蒸法　将药材放入容器内，隔水加热至一定程度，称为蒸法。蒸法可改变药物性能、减少毒副反应、便于贮存或软化药材等。如生地黄蒸制为熟地黄，其性由苦寒变为甘温；茯苓、厚朴蒸后变软，便于切制等；如白果、女贞子、桑螵蛸等蒸后主要是利于干燥和贮存。何首乌、生地黄蒸后是为了改变性能和功效。

4. 煮法　将净选或破碎、切制后的药物（或加入辅料）放入锅内，加适量清水等同煮的方法，称为煮法。煮的目的不一，如芫花醋煮毒性降低，吴茱萸甘草水煮可降低烈性。

五、其他制法类

1. 制霜法　制霜的含义不确定，主要有去油制霜、渗析制霜、升华制霜，煎煮制霜等不同的加工处理方法。如巴豆榨去部分油称巴豆霜；将芒硝放入西瓜内，日后在其外皮上收集的白色粉末称西瓜霜；柿饼日晒夜露后，其外表析出的白粉状物称柿霜；或将砒石升华为砒霜，将鹿角煎煮后制为鹿角霜。

2. 发酵法　将药与辅料拌和，置于一定的温度和湿度下，利用霉菌和酶的催化分解作用，使其发泡，并改变原药的性能与功用，以生产新的药物品种的方法，称为发酵。如神曲、淡豆豉、半夏曲等的制备。

3. 发芽法　将具有发芽能力的新鲜成熟的植物种子用水浸泡后，并继续保持一定的湿度和温度，使其萌发幼芽，称为发芽，古代又叫"蘖法"。如谷芽、麦芽、大豆黄卷的制备。

自 学 指 导

【重点难点】

本章的重点和难点有二：一是掌握中药炮制的目的，更为重要的是结合各论中的一些典型药物，能认识其具体的炮制目的。这部分内容可结合各论中有关药物的用法进行学习。二是掌握常用主要炮制方法的含义，并区别炒与炙、煅与煨、煅与淬的差异。

应注意若干中药的炮制目的并不是单一的，往往同时具有几种主要目的。如蜜炙麻黄，既可增强平喘止咳之力，又可降低辛温发散之性。苍耳子炒后碾去硬刺，主要目的有三：不仅方便配方，避免扎手；外壳破裂，有利于有效成分煎出；并可使毒性降低。骨碎补用砂烫，既可除去其表面密被的鳞片，使药材纯净；又可降低其坚韧之性，利于粉碎和煮出有效成分（便于制剂和增强作用）。

在认识炮制方法时，应着重思考为什么宜于水飞的主要是不溶于水的矿物药？适合于直接火煅和淬的主要是些什么样的药物？炒与炙均可加入辅料拌炒药物，二者所加辅料有何不同？因为植物药和动物的皮、肉、内脏等，一旦置于水中，易于吸水，更难以粉碎；溶于水的矿物药，不可能亦不必水飞。故以上各类药物不宜水飞。淬制的药物，都有直接火煅的过程，煅则不再投入液体辅料之中，二者都以高温煅烧而不易分解破坏的矿物药为主。辅料炒用的是固体辅料，炙用的是液体辅料；姜、盐等虽为固体，但炙法中用的是姜汁或盐水等液体物。

【复习思考题】

1．炮制的含义是什么？
2．分别说出水飞、炒、炙、煅、煨、淬与潬的含义。
3．举例说明中药炮制的目的。

第四章 中药的性能

【目的要求】

1. 通过本章的学习，了解中药性能的含义。
2. 熟悉性能的主要内容、性能与性状的区别。
3. 掌握四气、五味、归经、升降浮沉、毒性的含义，以上除毒性以外的各种性能的确定依据和临床意义，五味理论中各种味所表示的作用，影响药物升降浮沉和毒性的因素，如何正确对待药物的毒性。

【自学时数】

6学时。

1. 性能的含义　中药的性能是中医理论对中药作用性质和特点的高度概括，是药性理论的主要组成部分。

各种中药虽然具有多种多样的作用，但根据中医理论的特殊认识方法进行分析和归纳，某些不同的作用之间，往往存在相同的性质和特点。如用寒热理论来分析概括，发散风热药、清热药、滋阴药等，分别主治风热表证、里实热证和阴虚内热证，都具有寒凉的性质；而发散风寒药、温里药、补阳药等，都具有温热的性质。用升降出入理论来分析，泻下药、利尿药、止咳药、平喘药、潜阳药等，都具有下降的作用趋向；相反，升阳药、涌吐药等，都具有上升的作用趋向。按照脏腑经络理论来分析概括，化湿药、消食药、行气宽中药、补气健脾药等，在体内发挥疗效的部位都在脾胃，其"归经"是相同的。……将这些作用性质从不同角度加以总结，逐步形成了中药的性能理论，而且成为中药基本理论的核心，其形成之后又是中医理论指导下使用药物的依据，历代本草对此高度重视。

"性能"一词的本义是指"器材、物品等所具有的性质和功能"。而中药的功能（即功效），是药物对人体疾病的治疗作用或保健作用，为另一认识层次的不同概念，其内容和理论自成一体。自20世纪50年代以来，在所有的中药学著作总论中所称的"性能"，已经约定俗成，不再单独涉及功效的内容，完全成为概括中药作用的基本性质和特点的药性理论。功效表示药物的具体作用，而性能只在于概括作用特性，二者不能混淆。

古代本草将药物的性能称为偏性，根据"以偏纠偏"的认识，用以阐释药物纠正机体阴阳偏盛或偏衰的机理。如清代医药家徐灵胎所说："凡药之用，或取其气，或取其味……各以其所偏胜，而即资之疗疾，故能补偏救弊，调和脏腑，深求其理，可自得之。"

2. 性能的内容　中药的各种性能，都是从不同的特定角度，概括了中药作用的一种性质或特点，众多的性能内容构成了能充分体现中医药特色的理论体系。对于一种具体的中药，描述其作用的特性的性能越多，其个性特点就越鲜明，人们对该药利弊的认识就越清晰，临床用药时就越能按照中医药理论的要求准确选用，以扬长避短。

中药性能的主要内容有四气、五味、归经、升降浮沉和毒性，这是本章要着重介绍的。此外，历代医药文献中所论述的药物补泻、润燥、走守、猛缓、动静等方面的性质，也属于性能的范畴，只是相对较为次要。除补泻和润燥之外，多数较为次要的性能，往往相互交叉或包容，而且多数药物又不典型，所以较为少用，故本章内不逐一介绍。

中药的性能与药材的性状是两个不同的概念。性能是用以描述药物作用的特性，主要以服药后的人体为观察对象；性能的总结要以阴阳、脏腑、经络、治则治法等中医基础理论为基础，并以药物作用为依据。药材的性状是以药物本身为观察对象，主要来源于人们感觉器官对不同药材的直接感觉，并用于描述这些药材的各种天然物理特征，其内容包括药材的形状、颜色、气臭、滋味、质地（如轻重、枯润、疏密、软硬、坚脆）等。尽管前人常将此二者联系在一起，但其含义和用途不同，认识中药时应加以区分。

第一节　四　气

一、四气的含义

四气主要用以反映药物影响人体寒热病理变化的作用性质，是药物最主要的性能。药性有寒温之分，不晚于西汉。自《神农本草经》提出"药有寒热温凉四气"后，一直被后世袭用。

四气，又称为四性，是指药物的寒、热、温、凉四种药性。在以上四种药性中，凉次于寒，实为同一类药性，往往寒凉并提；温次于热，又为另一类药性，亦多温热同称。为了进一步区分药物的寒热程度，本草中又使用了大热、大温、微温、大寒、微寒（与凉相似）等内容，以期表示各药寒热性质方面更细微的差异，实际上这种旨在定性的概念，很难准确量化。

根据阴阳理论划分，则温热属阳，寒凉属阴。

此外，还有不少药物对人体的寒热病理变化没有明显的影响，自古以来，将其称为平性。

从本质上来看，四气实际上是寒热二性，加之平性药又占有不小的比例，故唐代以来，有人提出药分寒、温、平三性的主张，因《神农本草经》认为药有"四气"之后，影响深远，"四气"的提法一直难以改易而沿用至今。

二、四气的确定

《内经》指出："所谓寒热温凉，反从其病也。"《神农本草经百种录》又指出："入腹则知其性。"说明药性寒热的确定，是以中医寒热辨证为基础，在患者服药以后，从药物对所治疾病的病因、病性或症状寒热性质的影响中得以认识的。即是说，药物的四性，是从药物作用于机体所发生的反应概括出来的，主要是与所治疾病的寒热性质相对而言的。能够减轻或消除热证的药物，一般为寒性或凉性，其清热力强者为大寒或寒性，力较弱者，为微寒或凉性。如石膏、知母能治疗高热、汗出、口渴、脉洪数有力等热病气分热证，因而这两种药属于寒性。反之，能够减轻或消除寒证的药物，一般为温性或热性，其祛寒力强者为大热或热性，力稍次者为温性，力再次者为微温。如麻黄、桂枝能治疗恶寒、发热、无汗、头身痛、脉浮紧等风寒表证，因而这两种药物属于温性。但这只是确定药性的主要依据。

以上是人们对药物四气的最初认识过程，而学习中药学的时候，则是主要根据各药的功效加以理解和掌握。在各类药物中，清热药及大多数发散风热药、攻下药、利尿通淋药、利湿退黄药、凉血止血药、补阴药，都是比较典型的寒性药，峻下药、平抑肝阳药等，则药性多偏于寒凉。温里药及大多数发散风寒药、温经止血药及补阳药，都是比较典型的温热药，祛风湿药、化湿药、行气药、开窍药、补气药等，则药性多偏于温性。有的章节的药物，如驱虫药、收涩药、化痰药、熄风止痉药等在药性方面则没有明显规律性。

除干姜、大黄等寒热偏性极明显的药物外，诸本草对丹参、郁金、冰片等部分品种药性的记述有时不尽一致。这种分歧现象，有的是不可避免的，有的则是可以减少或消除的。因为对某药药性的判定，只是一定历史时期、一定认识水平上的产物，决不可能一成不变。在用药实践中，修正原有的不够准确的药性，是中药学发展的必经过程，是不可避免的正常现象。又因药分寒热，本在定性，当引入大热、微温、大寒、微寒等概念后，已属定量的范畴了，由于缺乏客观定量标准，尤其是在以复方使用的情况下，要不同的观察者得出完全一致的结论，是非常困难的，甚至是不可能的，但约定一些原则，有时也是可以减少这种分歧的。

三、四气的临床意义

分清疾病的寒热性质，是临床辨证的一大纲领，也是确定治法和遣药组方的重要依据。《神农本草经·序例》指出："疗寒以热药，疗热以寒药。"《素问·至真要大论》也说："寒者热之，热者寒之。"都强调了治疗寒热病证的这一基本原则。医师使用中药治疗疾病时，只有掌握了药性的寒热，才能使以上理论、治则与方药密切结合，从而指导临床实践，收到预期的效果。

一般来讲，利用药物的寒热偏性，可以祛除热邪、暑邪、寒邪，并消除这些邪气引起的病理改变。对于"阳虚则生外寒，阴虚则生内热"者，还应以温补调阳以减轻寒象或寒凉清补调阴以减轻热象，促进阴阳调和而复其正常。对于寒热错杂之证，则宜寒热并用以治之。对寒热俱不明显之证，可以性平之品主治，亦可寒温药并用，使复方显现较平和的药性。而真寒假热之证，当以热药治本，必要时可反佐以寒药；真热假寒之证，当以寒药治本，必要时反佐以热药。

第二节　五　　味

一、五味的含义

五味的本义是指辛、甘、苦、酸、咸五种口尝而直接感知的真实滋味。药物或食物的滋味实际上不止此五种，因为中药学和中医学一样，受到五行学说的深刻影响，为了能与五行学说相结合，人为地将淡味视为甘味的"余味"，而附于甘味；又将涩味视为酸味的"变味"，而附于酸味，所以，一直习称五味。

作为中药性能中的五味，主要是用以反映药物在补、泄、散、敛等部分作用方面的特征性，不一定是用以表示药物的真实滋味。五味是最早总结的中药性能，在具体药物之后标明其味，已是《神农本草经》各药记述体例中的必备内容，而且在序例中加以论述，这种作法，一直延续至今。

以上各种味中，辛、甘、淡属阳，苦、酸、涩、咸属阴。

二、五味与药物作用的关系

在性能理论中，尤其是各种药物后面标明的五味虽然大多与其实际滋味相关，但更主要是用以反映该药的作用特点。根据前人的论述，目前一般认为：

1. 辛能散、能行　用辛味表示药物具有发散、行气、活血等方面的作用。所以，能发散表邪的解表药，消散气滞血瘀的行气药和活血化瘀药，以及祛风止痒、祛风湿药等，一般都标以辛味。

一些气味芳香辛辣的药物，如化湿药、开窍药、温里药，其实也具有"行"或"散"的作用特点，一般也标有辛味。

2. 甘能补、能缓、能和　用甘味表示药物有补虚、缓急止痛、缓和药性或调和药味等方面的作用。所以，补虚药（包括补气、补阳、补血、补阴、健脾、生津、润燥等）及具有缓急止痛，缓和毒烈药性，并可调和药味的甘草、蜂蜜等药（实际上这些药物都是补虚之药）都标以甘味。

此外，对于消食和中的麦芽、山楂等药，以及缓和肝风内动而筋脉挛急的熄风止痉药，如天麻、钩藤、蝉蜕等，也常标以甘味。

3. 苦能泄、能燥　泄的含义主要有三：一是降泄，使肺胃壅逆向上之气下降而复常。如杏仁、葶苈子能降壅遏上逆的肺气而止咳平喘；枇杷叶、代赭石能降上逆的胃气而止呕吐呃逆。二是指通泄，能通便泻下。三是与寒性相结合，表示清泄，能清除火热邪气。燥是指燥湿，若干苦味药能祛湿邪，治疗湿证。结合药性来看，燥湿作用又有苦温燥湿和苦寒燥湿（又称清热燥湿）之分。所以，止咳平喘药、止呕逆药、攻下药、清热药及燥湿药，一般可标以苦味。

此外，还有"苦能坚"或"苦以坚阴"的说法。其意思是苦寒药通过清热作用，消除热邪，有利于阴液的保存。其与苦寒药能清泄并无实质上的区别，只是习惯上多用于表示知母、黄柏等药物治疗肾阴亏虚、相火亢旺的作用特点。

4. 酸与涩都能收能涩　用酸味或涩味表示药物有收敛固涩作用。所以，能治疗滑脱不禁证候的敛肺、敛汗、涩肠、止血、固精、缩尿、止带药，一般标以酸味或涩味。习惯上多将滋味本酸的收涩药多标为酸味，其滋味不酸者，多标以涩味；因为涩附于酸，故有时又酸味与涩味并列。

酸味与涩味的作用特点是不尽相同的。有的酸味药能生津止渴，或与甘味相合而化阴。涩味药则均无此特点。

5. 咸能软能下　表示药物有软坚散结或泻下作用。所以，能治疗瘰痧、痰核、瘿瘤等结块的牡蛎、鳖甲、昆布等药，多标以咸味。以上结块多与瘀血、气滞、痰凝相关，故软坚散结药亦多为辛味之品。因为泻下通便是苦能通泄所表示的作用特点，咸能下之说与之交叉重复。所以，咸能下的使用十分局限，相沿仅指芒硝等少数药的泻下特点。实际上各论中药物后的咸味，更多用以反映动物药、海洋药的真实滋味特征。

6. 淡能渗能利　表示药物有渗湿利水作用。虽然利尿药物甚多，但习惯上只将茯苓、猪苓等部分利水药标以淡味，而且往往甘味与淡味并列。

三、五味的确定

最初，药物的各种味只是用以表示其真实滋味的，通过口尝可直接感知。由于用药知识的初步积累，人们逐步发现各种药味与某些作用特点之间有一定的相关性，遂以辛味、甘味、酸味等药物滋味分别表示相关的发散、补虚、收涩等作用特点，并形成了早期的五味理论。随着医学实践的发展，药物品种增多，药物功用拓展，有的药物具有某种滋味，却并无早期五味理论中相应的作用特点；而另一些药物具有相同的作用的特点，又没有相应的滋味。如早期的五味理论认为辛味药的作用特点是发散，酸味药的作用特点是收敛。麻黄虽有较强的发散作用，但其滋味却无明显的辛味；山楂的滋味虽有浓烈的酸味，却不具有明显的收涩作用特点。因此，后来便在麻黄的"味"中，增加辛味以反映其能散的功效性质；或保留山楂的酸味，只用以反映其实际滋味。这样一来，对于各种药物五味的确定，便主要存在滋味和作用两大依据，因而出现一些分歧，而且这些分歧现象甚于其他性能。

各药之后的味，并不一定与前述五味理论相符，或不一定与其滋味相同，这是学习各论时必须清楚认识的。多数药物的真实滋味和上述味的作用特点是一致的，仅有部分药物后面所标定的味或只表示作用特点，或只表示真实滋味。本课程一般只要求认识和掌握属于性能内容的五味，作为性状的滋味主要用于药材鉴别。

还须注意，各种药物的作用特点是多方面的，而在确定某药的药味时，一般只列出其中1~2种主要或较为主要的，并非面面俱到，以免主次难分。如大黄一药，有泻下、清热、活血、止血等多种功效，但以通泄和清泄为主，习惯上只强调其味苦，至于活血、止血等功效的作用特点则从略，不再言其辛、涩之味。

实际上中药的功效是复杂的，而五味所表示的作用特性则相对较为局限，因而驱虫、潜阳、安神、化痰、涌吐、逐水、截疟……及多种外用功效的作用特性，历来均未用五味理论来加以概括和反映。对此，历来有人试图扩大五味理论的涵盖面，以期解决这一问题，如提出"苦能破泄"、"苦能下虫"等。不但实际意义不大，反而招致更多的分歧。

四、五味理论的临床意义

由于人们首先了解药物的主治，然后才逐步总结出功效，早期的本草均基于这种实践，主要记载各药的主治病症。在认识药物的功效以前，如果掌握了该药的五味特点，可以增强临床用药的准确性。《神农本草经》记载主治"咳逆上气"（即咳嗽喘急）的药物有20余种，却未指明这些药物以什么样的作用治疗咳逆上气。不弄清这些药物的五味，就是不了解其作用特点，临床选用药物只能是袭其用而用，无异于按图索骥。而认识这些药的五味之后，就可能用辛散者去治疗外邪郁闭引起的咳逆上气，用甘补者去治疗肺虚引起的咳逆上气，用酸收者去治疗肺气不敛引起的咳逆上气……这就在很大程度上避免了用药的盲目性。随着药物功效认识的深入，原来由五味表示的药物作用特点，可以通过上述药物的宣肺平喘、降逆止咳、补肺、敛肺等功效进一步清楚认识。因而五味理论的指导价值降低。但五味理论在中医药学中应用的时间长，涉及的范围广，至今在反映药物特征、概括治法及配伍组方等实践中，仍有一定的意义。

第三节　归　经

一、归经的含义

归经是药物作用的定位概念，即用以表示药物对于人体作用部位的一种性能。归有归属的意思；经是人体脏腑经络及所属部位的概称。所谓某药归某经或某几经，则表明该药的有关功效对这一（或这些）脏腑或经络具有明显作用，而对其余部位的作用则不明显，或者没有作用。

在同类药物中，一些性味等其他性能相同，而且功效亦相同的药物，由于存在作用部位的差异，其主治病证互有区别，将这些特点加以总结，便形成了归经理论。例如性味苦寒沉降，能清热燥湿、泻火解毒的黄芩、黄连与黄柏，一长于清肺热，一长于清心胃热，而一长于清下焦肝肾之热，作用部位并不一致，所以归经并不相同。

有关药物归经的思想，在《内经》、《神农本草经》等秦汉医药典籍中已有明确论述，不过在本草中一直只有极少数药物标明了归经。金元时期，归经理论受到普遍重视，并成为本草记述药物的必备内容。但其用语不一，有入某经、行某经、走某经、某药为某经之药等不同提法。至清代沈金鳌《要药分剂》将其统一称为"归经"，并逐渐得到医药界的认同，至今沿用。

中药归经理论中所指的脏腑，是中医学中特有的定位概念，其与解剖上的实际脏器有较大的区别，不能与之混淆。对于药物归经的理解，也不一定是指药物有效成分实际到达的部位，而主要是药物产生效应的部位所在。

一种药物的不同归经，是与其不同功效相对应的。如大黄归大肠经，主要是因其能泻下通便；而其归心与肝经，则主要是因其能活血与止血，这与本品的泻下作用并无明显关系。

二、归经的确定

中药的归经是以中医学的脏象学说和经络学说为理论基础，以药物所治的具体病证为依据而确定的。脏象和经络理论，全面系统地说明了人体的生理功能和病理变化，是临床对于疾病辨证定位的根据。作为表示药物作用部位的归经，自然是与疾病的定位相一致，因而必须以脏象和经络学说为理论基础。例如，脏象学说认为心主神志，患者出现昏迷、失眠、健忘、癫狂等精神、意识、思维异常的证候，按照脏腑辨证均属神志不宁或失常，俱为心的病变。能主治这类证候的药物，如麝香、冰片开窍醒神以治闭证神昏，酸枣仁、琥珀宁心安神以治失眠，人参增智以治健忘等，便为可归心经之药。同理，桑叶明目，全蝎止痉，珍珠母潜阳，当归养血调经等，又属可归肝经之药。又如，经络学说认为，足阳明胃经起于鼻翼旁，沿鼻上行，并入齿中，到额前，白芷祛风止痛，长于治疗前额疼痛和牙龈肿痛，按经络辨证，故白芷便为归阳明胃经之药。此外，按《伤寒论》的六经辨证理论和用药经验，则桂枝为太阳经药、柴胡为少阳经药，石膏为阳明经药。

一种中药具有多种功效，可以主治多种脏腑经络的病证，因而其相应的归经便不限于一脏一经，往往是多方面的。在各论所载的各药之下，一般只标明其主要的归经，故不能误以为该药一定不归别经。还有少数药物的某一功效，其作用范围十分广泛，文献中又有通行十二经的说法，但仍有主次之分，所以在目前的中药学教材中不再有这种说法。

根据中医理论和实践，临床有经络辨证、脏腑辨证以及六经辨证等多种辨证体系。因为在不同历史时期，采用的辨证体系各有侧重，所以，不同本草对归经的表示亦有相应的时代特色。清代以前，以六经或经络辨证为主，药物的归经主要使用经络名称（其中包括冲脉、任脉、带脉、督脉等奇经八脉之名）；其后，以脏腑辨证为主，药物的归经则主要使用脏腑名称。因此，造成了药物归经的表述和含义不尽一致。例如柴胡能解表退热，疏肝解郁，按六经辨证主归少阳经，按经络辨证主归厥阴经，按脏腑辨证主归肺、肝经。再如羌活、泽泻都有归膀胱经的记载，但含义不同。羌活发散风寒，主治恶寒、发热、头颈强痛、脉浮之证。根据六经辨证，足太阳膀胱经为一身藩篱而主表，故言其归膀胱经。泽泻利水渗湿，主治小便不利、水肿之证。根据脏腑辨证，此为膀胱气化失司所致贮尿或排尿功能失常，故称其归膀胱经。这样一来，给初学者带来了困难。不过在现代中药学中，一般的归经内容都是指的脏腑，以经络定位仅见于防风、羌活等少数特殊药物。

三、归经的临床意义

掌握药物的归经，就认识了该药作用部位的个性专长，对于性味功效相同，而主治不尽一致的药物，可以增强用药的准确性，提高临床疗效。如同为甘寒的补阴药，沙参归肺胃经，百合归肺心经，龟甲归肝肾经，仅知其性味和补阴之功，便无法利用其专长，只有将各药归经认识清楚才能准确选用。再如同为发散风寒而止痛的药物，其对头部的经络有不同的选择性。因头痛部位不同，其使用亦有考究，结合归经选用，可以提高疗效。故太阳经头痛宜用主归该经的羌活、藁本，阳明经头痛宜用主归该经的白芷，少阴经头痛宜用主归该经的细辛、独活，厥阴经头痛宜用主归该经的川芎。徐灵胎所说："不知经络而用药，其失也泛。"就是这个意思。

另一方面，由于脏腑经络在生理上相互联系，在病理上相互影响，使人体成为一个统一的整体。因此，应用归经理论，又必须从整体出发，考虑到不同脏腑经络的密切关系。如咳喘虽不离于肺，但亦常与脾虚、肾虚或肝火等密切相关，单独拘泥于治肺，则疗效不佳。若以健脾益气、补肾或清肝火之药与归肺经的补肺、清肺、止咳平喘药同用，能明显提高疗效。基于这种整体用药原则，徐灵胎又指出："执经络而用药，其失也泥，反能致害。"

附：引经与药引

根据归经理论，前人认为一些药物对某一脏腑经络具有特殊作用，其选择性特别强，并且可以引导与之同用的其他药物达到病所，而提高临床疗效，因而将此称为引经（或称引经报使、主治引使、响导、各归引用等），又将这类药物称为引经药。

自金元时期以来，引经和引经药之说颇为流行，至今仍有广泛的影响。

引经和引经药的认识，是建立在归经理论基础上的，是归经理论的重要组成部分。所谓某药为某经的引经药，则此药必主归该经，这与归经内容并无二致。但归经只是就此药本身而言的，而引经是立足于配伍之后，一种有特殊归经的药，相对于其他被"引导"的药物而言的。可见，归经与引经既有联系，又有区别，不应混淆。

药引之说，始于宋代。宋代"和剂局"的设立，促进了中成药的应用。中成药服用方便，但不便随证加减。为了增强中成药应用的针对性，医生习惯于在成药处方之后，再开列一至数味临时添加之药，以适合不同患者的特殊需要。正如《医述》所说："古今汤方尽，药引无穷，灵机取用，各有所宜。"这些所添加的药物，可贱可贵，被称为药引，或称引子药。

随着宋代药局的消失，汤剂又成为临床用药的主要形式，其添加的药引亦不再有重要的药物，一般均为药店未备之品。医生处方时亦非每方必用药引。又如吴鞠通所说："今人凡药铺中不售，须病家自备者，皆曰引子。……每方必云引加何物，不通已极，俗恶难医！"

第四节 升降浮沉

一、升降浮沉的含义

升降浮沉为古代升降出入理论在中药学中的具体应用，是用以表示药物作用趋向的一种性能，主要用以反应药物对于病势趋向的影响。升是上升，表示作用趋向于上；降是下降，表示作用趋向于下；浮是发散，表示作用趋向于外；沉是收束闭藏，表示作用趋向于内。

对于药物的以上四种作用趋向，升与降，浮与沉，分别是相对而言的。而升与浮，降与沉，则又是分别相互联系，相互交叉，有时难以截然区分的。在实际应用中，升与浮，沉与降，又往往相提并论。

结合阴阳之理，则升浮属阳，沉降属阴。

药有升降浮沉趋向的思想萌芽很早，《内经》和唐、宋的医药文献均有较广泛的论述，但一直不系统，大多亦未能与具体药物相联系。自金代开始，经张元素等人的发展，则成为又一重要的性能理论。

二、升降浮沉的确定

古代哲学思想认为"升降出入，无器不有"。即用升降出入的理论来认识整个物质世界的运动和变化。在中医学中，也以此论述人体的生命过程，以及脏腑气机的生理特点和病理现象，并提出："无出入，则无以生长壮老已；非升降，则无以生长化收藏。"药物进入人体亦无例外，可以出现升降出入不同作用趋向。

应用升降出入理论，对于各种证候，往往可以辨出不同的病势趋向。如喘咳为肺气上逆，呕吐为胃气上逆，其病势趋向于上；泄泻、脱肛而因于脾气不升者，其病势趋向于下；表虚不固之自汗盗汗，气不摄血之肌衄，其病势趋向于外；外感邪气由表入里、麻疹初起疹出不畅，其病势趋向于内。能够改变上述病势趋向，而治疗这些病证的药物，便分别具有相对应的升降浮沉的作用趋向。如杏仁止咳平喘、枇杷叶止呕逆，其性属降；黄芪、柴胡益气升阳，可治久泻、脱肛，其性当升；荆芥、薄荷解表、透疹，其性浮散；山茱萸、白芍敛汗、止血，其性收束。所以药物作用的升降浮沉趋向，是与疾病的病势趋向相对而言的。

药物的升降浮沉是与病势趋向相对而言的，理应从药物对病证的治疗效应中去认识。而这些治疗效应，又是药物功效所产生的，因此，可以将功效直接作为确定药物升降浮沉趋向的依据，在学习前人已有定论的药物时，尤应如此。一般来说，具有解表、透疹、祛风湿、升阳举陷、开窍醒神、温阳补火、行气解郁及涌吐等功效的药物，其作用趋向主要是升浮的；而具有清热、泻下、利湿、安神、止呕、平抑肝阳、熄风止痉、止咳平喘、收敛固涩及止血等功效的药物，其作用趋向主要是沉降的。

一药多效，是中药的一大特点，因而有些药物具有二向性，既能升浮，又可沉降。如牛蒡子、桑叶、菊花等发散风热药，其解表是升浮的，而清泄里热却是沉降的。祛风湿药中，兼能利尿或清热的防己、秦艽、豨莶草、络石藤等；以及补阳药中，兼能固精或止泻的益智仁、补骨脂、菟丝子等，亦是二向性的。又有些药物的升降浮沉趋向并不明显，如消食药及外用的攻毒杀虫药等。由于作用趋向不明显及二向性的药物较多，趋向性很典型的药物又可直接从功效中认识其升降浮沉的性能。所以，目前的中药学中已改变明清本草的作法，不再逐一标明各种药物的升降浮沉的趋向性。

三、影响升降浮沉的因素

与功效的客观存在一样，药物的升降浮沉趋向，亦是其本身固有的，但又是受到人为因素影响的，通过炮制或配伍，可以在一定程度上减弱或增强，甚至改变药物的升降浮沉性质，以满足临床对药性趋向的不同需要。所以，李时珍在《本草纲目》中指出："升降在物，亦在人也。"

炮制对药物升降浮沉趋向的影响是复杂的，但炮制辅料的影响最为明显，如前人认为"酒制升提，姜制发散"，"升者引之以咸寒，则沉而直达下焦，沉者引之以酒，则浮而上至巅顶"。川芎酒炙，有助于祛风活血，升浮之性增强；黄连、大黄酒炙，其苦寒沉降之性减弱，更宜于上焦热证。尽管如此，但不是绝对的。姜汁炙草果、竹茹，并非为了升散，而意在促进止呕；酒炙常山，亦非升提，却是抑制涌吐之峻烈。其次，炮制方法亦可影响药物的作用趋向，如荆芥生用，解表，透疹，为升浮之品；而炒炭入药，专于止血，则性偏沉降。

通过配伍，将少量药性升浮的药物与较多性质沉降的药物同用，其升浮之性会受到制约，该复方总的作用趋向仍以沉降为主；反之，药性沉降的药物与较多性质升浮的药物配伍，其沉降之性会受到抑制。当两类药物的作用相互拮抗时尤其明显，如麻黄与大量石膏同用，其升浮发汗之力可受到制约，可主治肺热喘咳证。大黄与川芎、防风、白芷、荆芥等同用，其沉降清泄之性受到制约，可主治上焦风热证。

长期以来，还将药材质地的轻重、气味厚薄，药物的四气、五味、作用部位，植物药的花、叶、果实、根梢等不同入药部位，视为影响药物升降浮沉的因素，至今仍有较深的影响。实际上，上述因素与作用趋向并无必然的一致性。温热性的药，辛甘味的药，质轻的药，花叶类的药，虽然升浮的较多，但亦不乏沉降之品；反之，寒凉性的药，酸苦咸味的药，质重的药，果实类的药，也不乏升浮之品。例如：素有"诸花皆升，旋覆独降；诸子皆降，蔓荆独升"之说，实际并非如此，在常用药中，芫花、密蒙花、夏枯草、槐花、款冬花等花类药均以沉降为主；而苍耳子、母丁香、小茴香、胡芦巴、韭子等果实与种子类药，又以升浮为主。药物的作用部位，属于归经理论讨论的范畴，病变在上、在表的证候，可能用升浮药亦可能用沉降药；反之，病变在下、在里的证候，可能用沉降药，亦可能用升浮药。换言之，药物上行巅顶、外达肌肤，其作用趋向可能为升浮，亦可能为沉降；药物内入下焦，其作用趋向，亦非全为沉降，实无必然联系。

四、升降浮沉的临床意义

在《医学启源》、《本草纲目》诸书早期的升降浮沉理论，要求利用药物作用的趋向性，顺应人体因季节变化而引起的生物节律。这种主张具有很高的科学性，但至今仍难以在实际中应用，对此，尚有待进一步研究。

该理论在目前的临床意义主要有二：其一，利用药物的升降浮沉性能，纠正人体气机的升降出入失调，使之恢复正常。如胃气上逆者，可用降胃止呕药；中气下陷者，可选用升阳举陷之药，逆其病势，予以治疗。其二，顺应气机趋向，因势利导，祛邪外出。如饮食过多，胃腑拒纳而欲作呕者，可用涌吐药，助胃上逆，吐出食物，避免宿食伤胃。

第五节　毒　　性

一、毒性的含义

毒性，是用以反映药物安全程度的性能。药物的毒性对人体具有伤害性，发生毒性反应会造成脏腑组织损伤，使机体发生病理变化，引起功能障碍，甚至死亡。

由药物毒性引起的机体伤害称为中毒。大量毒药迅速进入人体，很快引起中毒甚至死亡者，称为急性中毒；少量毒药逐渐进入人体，经过较长时间积蓄而引起的中毒，称为慢性中毒。本草中记载的中毒，以前者为主。

对中药毒性的认识，历来存在两种观点。一种观点认为，药物的毒性即是药物偏性，凡药皆有偏性，因此毒性具有普遍性。古代曾将一切药物统称为"毒药"，如《周礼》有"医师聚毒药以共医事"的记载。金元时期张子和在《儒门事亲》中指出："凡药有毒也，非止大毒小毒谓之毒。甘草、苦参不可不谓之毒，久服必有偏胜。"明代张景岳《类经》亦认为："药以治病，因毒为能，所谓毒者，以气味之有偏也。"都是这种观点的代表。另一种观点认为，毒性只是"有毒"之药对人体的伤害性，而绝大多数药物是无毒的，因此毒性具有特殊性，是少数毒药特有的性能。汉以前的文献，多以前一种观点立论，而此后持后一观点者为数最众。如《神农本草经》以来的诸书将药物分为有毒与无毒两类，1988 年我国国务院颁布的《医疗用毒性药品管理办法》亦称"医疗用毒性药品，系指毒性剧烈，治疗剂量与中毒剂量相近，使用不当会致人中毒或死亡的药物"。

前一观点所言毒性，习惯上又称为广义的毒性，后者为狭义的毒性。在中药学中至今仍强调狭义的毒性，标明少数药物为有毒之品，这对确保这些药物的应用安全，极为重要。但毒性作为中药的一种性能，则应该是普遍的，各种药物都是客观存在的。药物的各种药效作用，对于正常人体和非适应证的病人，都具有损害性，绝对无毒的药物是不存在的。

二、影响毒性的因素

药物的毒性虽然是普遍的，而用药后引起毒性反应则是不多的。药物是否会引起毒性反应，与多种因素有关。

患者用药后，是否出现毒性反应，主要取决于用量。因此，药物毒性的大小是相对的。前述国务院令中确定的毒性较强的中药有砒石、砒霜、水银、生马钱子、生川乌、生草乌、生附子、生白附子、生半夏、生南星、生巴豆、斑蝥、青娘虫、红娘虫、生甘遂、生狼毒、生藤黄、生千金子、生天仙子、闹羊花、雪上一枝蒿、红升丹、白降丹、蟾酥、洋金花、红粉、轻粉、雄黄28种。对于这些毒药，哪怕是毒性最大的砒霜，只要在安全有效的剂量内合理使用，是不会引起中毒的。而历代指为无毒的人参、木通、五加皮、火麻仁等，因服用过量，亦有发生中毒反应，甚至致人死亡的报道。

药材的品种、质量、生产、贮存、加工炮制、配伍、剂型、给药途径及用药是否对证及患者体质等诸多因素，都可能会影响药物的毒性反应。临床使用药物时，应从这些环节加以注意，避免发生毒性反应。

三、正确对待中药的毒性

使用药物防治疾病，必须以保证患者安全并且取得预期疗效为原则。如果所用药物对患者机体及功能造成了毒性伤害，则有违用药目的。因用药而致患者死亡，就更无疗效可言，完全丧失了用药的意义。

目前用药时往往出现以下两种片面性。一是使用所谓无毒药时，盲目加大用量，忽视安全，以致引起中毒反应。二是使用所谓有毒药时，随意将用量降低到有效剂量之下，以致无法获得预期的疗效。

对待中药毒性的正确态度应当是"有毒观念，无毒用药"。首先要重视毒性的普遍性，牢固树立药物使用不当会对机体造成损害的观念；另一方面，又必须采取各种有效的措施，降低或消除药物的毒性反应，力求确保用药安全又取得最佳疗效。《内经》提出："大毒治病，十去其六；常毒治病，十去其七；小毒治病，十去其八；无毒治病，十去其九；谷肉果菜，食养尽之。无使过之，伤其正也。"《神农本草经》又提出："若毒药治病，先起如黍粟，病去即止，不去倍之，不去十之，取去为度。"至今仍是值得借鉴的。

如附子、砒石、升药等毒性较明显的药物，往往具有较强或较特殊的医疗作用。古今医家利用这些有毒药治疗恶疮毒肿、疥癣、癌肿及某些疑难病、急重症方面，积累了不少经验，获得了肯定疗效，目前有的还发现了重要的新用途，证明了有毒药有其可利用的一面。对此，具有进一步研究和发掘的价值。

历代本草中有关毒药的记载，大多是正确的。由于历史条件和个人认识的局限性，其中也存在不实之处。如《神农本草经》将丹砂（即朱砂）列在上品药之首位，视其为"无毒，多服久服不伤人"之药；而素称有毒的白花蛇及雷丸，其安全性实际上远远大于若干"无毒"之品。还应当注意，文献中对于药物毒性的认识，一般是在口服情况下的急性中毒反应，而对中药的慢性毒性却知之甚少。我们应当在前人的经验基础上，借助现代的临床研究和毒理学研究，进一步深入认识中药的毒性。

虽然中药的安全性相对较高，但仍存在不容忽视毒副反应。对于中药中毒的诊断和解救，亦应在当代的条件下，结合现代的认识水平、诊断技术、解救措施，使之不断进步。

小　　结

中药的各种性能，都是从特定的角度，概括药物作用的一种性质，每种性能都具有特殊的指导意义。临床用药时，只注重其某一种性能，或只将性味两种性能互参是不够的，必须将尽可能多的性能综合考虑，才能全面掌握各具体药物的个性，真正做到用其长而避其短。

性能和功效虽然关系密切，但二者不是同一认识层次上的概念。功效是药物对人体具体的防病治病作用，性能则是抽象的作用特性，并不代表具体作用。离开了特定的功效，其相关的性能就很难有确定的意义。徐灵胎认为："同一热药，而附子之热，与干姜之热，迥乎不同；同一寒药，而石膏之寒，与黄连之寒，迥乎不同。一或误用，祸害立至。遂古人用药之法，并不专取其寒热温凉补泻之性。"实际是已认识了性能与功效的联系与区别，并指出了联系功效理解性能的重要性。

各种性能之间，如性与味、性味与作用趋向、性味与润燥等，虽有一定相关性，但其间并无必然的一致性。同时各种性能又是同一认识层次上的概括，因此不能将一种性能作为确定另一性能的依据。

从认识和归纳过程来看，某药的某一性能，往往只是以一种（或部分）功效为依据的。当其上升为一种理论指导临床用药时，不能将其任意扩大，视为该药所有功效的特点。如麻黄的辛散升浮，系与其解表功效相关，并不反映其利尿的作用特点。这是学好用活中药性能理论的正确认识方法。

自　学　指　导

【重点难点】

在四气一节中，四气的确定是学习的重点。不仅应从理论上掌握四气的主要确定依据，并注意理解在各类药物中，为什么清热药、发散风热药、攻下药、祛风湿清热药、利尿通淋药、利湿退黄药、凉血止血药，都是比较典型的寒凉药，峻下药、平抑肝阳药等，则多偏于寒凉；而温里药、发散风寒药、祛风湿散寒药、温经止血药、补阳药等，都是比较典型的温热药，化湿药、行气药、开窍药、补气药等，则多偏于性温。尤应将四气理论用于各论的学习，能通过各种掌握药物的功效，认识其相应的寒热药性。

其难点是有少部分药物的药性，不是通过其功效而确定，如昆布、海藻、芫花、蜈蚣、赤石脂、胆矾、雄黄、轻粉等，因其涉及面较为复杂，可能有的以其毒副反应而确定，有的以五行学说推论等。不过这些内容均不是考核的范围。

在五味一节中，重点是各种味所表示的作用，尤应以五味理论为根据，通过各药的具体功效，理解和掌握重要而且典型的药物所标之味的意义。

学习五味的难点是在各药的味中，有的是性能的味（反映其某些作用特点），而有的是性状的味（反映其真实滋味）。而列入考核内容的只是前者，故应能通过具体分析而区别。如代赭石本无明显滋味，因其能清热凉血，并可降逆止呕，具有苦泄的作用特点，故标定其味为苦，便属于性能之味，是考核的内容；又如马钱子功效为活血通络止痛、攻毒散结消肿，教材标以苦味，其与作用特点实无关系，只是用以反映其真实滋味极苦，完全属于性状的味，故不作为考核的内容。由于多数药物的真实滋味，与其性能中表示作用特点的味，是一致的，对其掌握并不困难。如生姜之味辛、黄连之味苦、党参之味甘、乌梅之味酸、茯苓之味淡等。

在归经一节中，重点和难点是掌握归经的确定方法，并运用该理论去分析和认识具体药物的归经，或根据药物的具体功效，正确确定其归经。并明确归经对药物作用部位的认定，是与临床辨证定位的理论相一致的。目前临床对疾病病位的确定，主要是以脏腑为准，必要时可将经络定位作为辅助，所以归经的内容一般是指脏腑，少数可能为经络。在学习药物归经的时候，如果根据归经理论从其功效中总结出的归经，与教材的记载有出入，并不要紧。因为一般均可找出其不一致的原因，而且列入考核范围的，均为重要而且很典型的药物，不会考核有分歧的部分。

在毒性一节中，着重掌握影响药物毒性的因素和正确对待毒性的态度。

影响毒性的因素：药物的毒性是普遍的，毒性反应的大小是相对的，其主要影响因素是用量的大小；其次，药材的品种、质量、生产、贮存、加工炮制、配伍、剂型、给药途径、用药是否对证及患者体质禀赋等，都可能影响药物的毒性反应。

正确对待中药的毒性：对待中药毒性的正确态度是"有毒观念，无毒用药"。用药时应防止两种片面性：一是使用所谓无毒药的时候，盲目加大用量，忽视安全性，以致引起中毒反应；二是使用所谓毒药的时候，忽视疗效，随意将用量降低到有效剂量以下。

【复习思考题】

1. 举例说明中药的四性是怎样确定的。

2. 在五味理论中，各种味代表的作用有哪些？

3. 归经的含义、确定依据和临床意义各是什么？

4. 徐灵胎说："不知经络而用药，其失也泛……执经络而用药，其失也泥"。你对此是怎样理解的？

5. 升降浮沉的含义、临床意义和影响因素各是什么？

6. 影响药物毒性的主要因素是什么？怎样正确对待药物的毒性？

第五章　中药的应用

【目的要求】

1. 通过本章具体内容的学习：

掌握配伍关系，十八反与十九畏，确定中药用量的主要依据。

熟悉特殊煎法。

了解配伍、配伍禁忌、妊娠用药禁忌及食忌的含义，中药剂量的含义，给药途径和应用形式的内容，汤剂的一般煎煮方法，服药方法。

2. 本章内其他内容，供学习时参考。

【自学时数】

6 学时。

中药的应用，主要讨论中药的配伍、用药禁忌、中药的剂量及中药的用法等内容。掌握这些基本知识和方法，对于确保用药安全，充分发挥药物疗效，具有十分重要的意义。

第一节　中药的配伍

一、配伍的目的

根据病情和药物的需要,按照一定的法则将两味以上的药物配合应用,称为中药的配伍。总的来说，配伍的目的就是使临床用药更加有效，更加安全。

中药之所以要配伍应用，是因为：单味药的力量有限，对于病势沉重者常嫌力量不济；单味药的作用有限，对于复杂多变的病情往往不能全面照顾；一味药往往有多种作用，如某些作用不为病情所需，即有可能对机体产生不良影响；有的药还具有毒性，单味应用不安全。如果根据病情和药物的需要，并按照一定的法则，将药物配合应用，即可增强药力，全面照顾病情，使疗效增强；克服不为病情所需的作用的不良影响，减轻或消除药物的毒性，使用药更加安全。

二、配伍关系

两味药物合用后，药物之间便存在种种关系。中药学要讨论的配伍关系主要指中药的

"七情"。"关系"一词有多种含义。中药学中的"七情"关系，指的是药物之间相互作用，相互影响的状态。中药七情首见于《神农本草经》。由于《神农本草经》中关于七情的文字比较简略，以至目前学术界对七情及七情中各情的含义尚存在一些争议。一般认为，七情是单味药的应用同药物之间的六种配伍关系的总称。实际上，七情中的每一情讨论的都是药物相互作用，相互影响的效应。《神农本草经》根据对患者用药后，观察到的配伍应用的两味药之间相互作用，相互影响的临床效应，将药物的配伍关系总结为单行、相须、相使、相畏、相杀、相恶、相反七个方面，称为"七情"。中药的七情，就是药物相互作用，相互影响的七种配伍关系。现将七情分述如下。

单行　一般认为，单行即用单味药治病。《本草蒙筌》云："有单行者，不与诸药共剂，而独能攻补也。如方书所载独参汤、独桔汤之类是尔。"《本草纲目》云："独行者，单方不用辅也。"

根据《神农本草经》"药有阴阳配合……有单行者……凡此七情，合和视之"的论述，可知七情讨论的是"药"的"配合"。"合"有"配合"、"会合"之意；"和"有"调和"、"协调"之意；"合和"在此即配合协调，含配伍之意。"视"有"观察"、"考察"之意。"凡此七情"即单行亦包括在内。需要在配伍时观察、考察的单行，显然不会是只用单味药治病。实际上，单行指的是各自独行其是，互不影响临床效应的两味药之间的配伍关系。如消食药神曲与清热药连翘同为饮食积滞而有热的病情所需，但神曲不能增强或削弱连翘的清热效应；连翘也不能增强或削弱神曲的消食效应。彼此也不会增强或削弱对方的毒副效应；二药合用也不会产生新的毒副效应。其配伍关系即属单行。

相须　即性能功效相类似的药物配合应用，可以增强某种或某几种治疗效应。《本草纲目》云："相须者，同类不可离也。"如大黄与芒硝配合，能明显地增强泻下通便的治疗效应；槟榔与南瓜子配合，能明显地增强驱绦虫的治疗效应。

相使　即在性能功效方面有某种共性的药物配合应用，而以一味药为主，另一味药为辅，辅药能提高主药的疗效。《本草纲目》云："相使者，我之佐使也。"如清热燥湿药黄芩与攻下药大黄，都能清热泻火止血，二药配合治疗肺热衄血时，以黄芩为主，大黄能提高黄芩清肺止血的治疗效应；补气药黄芪与利水渗湿药茯苓，都能益气健脾利水，二药配合治疗气虚水肿时，以黄芪为主，茯苓能提高黄芪补气利水的治疗效应。

相畏　即一味药的毒副效应会被另一味药降低或消除。《本草纲目》云："相畏者，受彼之制也。"如生半夏和生天南星的毒副效应会被生姜降低，所以，生半夏和生天南星畏生姜；附子的毒副效应会被干姜降低，所以，附子畏干姜。

相杀　即一味药能降低或消除另一味药的毒副效应。《本草纲目》云："相杀者，制彼之毒也。"如生姜能降低生半夏和生天南星的毒副效应，所以，生姜杀生半夏和生天南星的毒；干姜能降低附子的毒副效应，所以，干姜杀附子的毒。相畏和相杀实际上涉及的是同一药对，只是各自所站的角度不同。

相恶　即一味药的某种或某几种治疗效应会被另一味药削弱或消除。《本草纲目》云："相恶者，夺我之能也。"如生姜能温肺、温胃，黄芩能清肺、清胃，二药合用于肺寒证或胃寒证，则生姜的温肺或温胃的治疗效应会被黄芩削弱，即生姜恶黄芩；如二药合用于肺热证或胃热证，则黄芩的清肺或清胃的治疗效应会被生姜削弱，即黄芩恶生姜。

相反　即两味药合用后，能增强原有毒副效应，或产生新的毒副效应。《本草纲目》云：

"相反者，两不相合也。"如延胡索可增强马钱子的毒性效应。朱砂与昆布等含碘药物合用，会生成碘化汞，有汞离子游离，容易导致汞中毒。一般认为，"十八反"所涉及的药对之间存在相反的配伍关系。

需要明确的是，七情中各情的含义是固定不变的，但具体药对之间的七情关系却可能因病情、剂量、炮制、剂型、给药途径、入药部位等多种因素的变化而改变，即药对之间的配伍七情存在相对性。同一药对之间，因病情不同，可能存在不同的七情关系。因为药物的"能"与"毒"必须在药物作用于人体之后才能表现出来。如大黄与芒硝合用，泻下通便作用增强；对阳明腑实、热结旁流等证候，可使泻热通便的治疗效应增强，因而二者具有相须关系；但如误用于虚寒便秘，或虚寒滑泻，则会使损伤正气的毒害效应增强，其配伍关系即属相反。干姜与黄连合用，干姜的温中散寒作用和黄连的清胃泻火作用相拮抗；对单纯的中焦寒证或热证而言，会使治疗效应降低，二者具有相恶关系；但对寒热中阻之证，如单用干姜温中散寒，有助热之弊，单用黄连清胃泻热，又于中寒不利，二者合用，互相制约，存利除弊，可使毒害效应降低，二者的七情关系应属彼此相畏、相杀。具有降血糖作用的知母和人参合用，当其用量比例为5:3时尚有一定降血糖作用，但人参用量越大，降糖作用越弱。当知母与人参的用量比例达到5:9时，降糖作用近于消失（相恶）。在四氯化碳所造成的病理条件下，生甘遂粉剂与生甘草煎剂合成糊剂，可提高生甘遂的导泻作用，小鼠腹泻者反而易存活（增强治疗效应，应为相须）。但炙甘草无此效应，同批生甘草按药典蜜炙成炙甘草亦然。生甘遂粉剂与炙甘草煎剂合成糊剂，小鼠腹泻率反而降低（降低治疗效应，应为相恶），死亡率相对提高（毒害效应增强，应为相反）。许多中药合用，在汤剂中会发生化学反应，产生沉淀，这些沉淀如混悬在汤剂中被服下，大多数是可以被机体吸收利用的。但为了保证中药注射剂的澄明度，药物配伍后产生的沉淀必须除掉，因此，有的药合用，在注射剂中有的作用可能削弱或丧失，因而存在相恶（或相畏、相杀）关系。乌头配伍半夏，腹腔给药，几乎使全部受试小鼠死亡，但即使剂量增加一倍，经口给药，却不会引起死亡。如以动物死亡为确定相反的指标，则二药合用，经腹腔给药则相反，经口给药则不相反。藜芦一药，其入药部位古今都未能统一。人参与藜芦地上部分配伍，呈减毒效应（相杀、相畏）；人参与藜芦根茎部分配伍，则呈增毒效应（相反）。

还需要明确的是，二药配伍后，其七情关系可能并不单一，有可能具有七情中的几情。如附子与干姜在回阳救逆方面相须，但同时附子又畏干姜，干姜能杀附子毒。大戟与甘草合用，不仅毒性增强，存在相反关系，而且其泻下与利尿作用受到明显抑制，如泻下与利尿作用为病情所需，二者之间又存在相恶关系。

三、对待各种配伍关系的原则

了解药物之间的七情关系，不仅可以使临床用药更安全、更有效，而且可使临床用药更加合理，减少药材浪费。

在七情所涉及的七种配伍关系中，相须、相使、相畏及相杀都是临床用药时应充分利用的配伍关系；因为相须、相使可使治疗效应提高，相畏、相杀可使毒副效应降低或消除，使用药更安全。相恶与相反都是临床用药时应尽量避免的配伍关系；因为相恶会使治疗效应降低或丧失，相反会使毒副效应增强或产生新的毒副效应，使用药更不安全。单行的药物之间无明显影响，根据对单味药的性能功效的认识，和病情的需要遣药组方，即可收到预期的疗效。

第二节　用药禁忌

用药禁忌主要包括配伍禁忌、病证用药禁忌、妊娠用药禁忌和服药时的饮食禁忌。

一、配伍禁忌

在选药组方时有的药物应当避免合用，称为配伍禁忌。金元以来，配伍禁忌被医家概括为"十八反"和"十九畏"。十八反：乌头反半夏、瓜蒌、贝母、白蔹、白及；甘草反海藻、大戟、甘遂、芫花；藜芦反人参、沙参、玄参、丹参、苦参、细辛、芍药。

十九畏：硫黄畏朴硝，水银畏砒霜，狼毒畏密陀僧，巴豆畏牵牛，丁香畏郁金，牙硝畏三棱，川乌、草乌畏犀角，人参畏五灵脂，官桂畏赤石脂。

十八反的本义是指《神农本草经》记载的18种具有相反配伍关系的药物。《蜀本草》在统计《神农本草经》七情药例时称"相反者十八种"，此后逐渐形成十八反之说。事实上，《神农本草经》的相反药物并不止18种，加之原十八反药物的分条（如瓜蒌分为瓜蒌壳、瓜蒌仁、瓜蒌根，芍药分为白芍、赤芍等），药数更不止18种。后世相反药物还在不断增加。一些有关配伍禁忌的歌诀涉及药物不止18种，仍以"十八反"为名，所以，十八反实际上已成为诸药相反的同义语。

十九畏是金元以后医家概括出的19味配伍禁忌药。十九畏所涉及的并非19味具相畏关系的药物。相畏是指一味药的毒副效应会被另一味药减弱或消除。相畏不仅不属于配伍禁忌，而且是应当充分利用的一种配伍关系。从理论的角度来说，属于配伍禁忌的配伍关系不是相反，就是相恶，但十九畏中各药对之间具体存在何种配伍关系，至今尚无定论。

中药配伍的目的，是为了使临床用药更有效、更安全。因此，凡是合用后反而会使治疗效应下降，或使毒副效应增强，或产生新的毒副效应者，原则上都不宜合用，属于配伍禁忌。故《神农本草经》云："勿用相恶相反者。"

由于药物之间的七情关系存在相对性，因此，中药的配伍禁忌应当是有条件的。关于十八反的现代研究也提示："只在特定的病理生理条件下显示毒性增强的特点，可能是十八反的主流。"结合古今的临床实践，可以得出这样的认识："十八反"、"十九畏"并非绝对的配伍禁忌，而是有条件的配伍禁忌；"十八反"、"十九畏"之外的药物之间的配伍，亦非百无禁忌，在特定的条件下，有可能也存在配伍禁忌。

对于十八反和十九畏的认识，历来存在分歧，亦不乏有意配伍使用者，但遵信者居多，故一直被视为绝对的配伍禁忌。现代对十八反、十九畏作了不少研究，但结论颇不一致。由于十八反和十九畏本身涉及的问题很多，实验研究至今还不能定论，有待进一步深入研究。目前，对待十八反、十九畏的正确态度应当是：若无充分的根据和应用经验，一般不应盲目使用"十八反"、"十九畏"所涉及药对，或全盘否定"十八反"、"十九畏"；但在承认十八反、十九畏属于配伍禁忌的前提下，应积极研究探讨这些药对能否配伍应用，在什么条件下可以配伍应用，怎样配伍应用（包括炮制方法、给药途径、剂型、剂量的选择等）。

二、病证用药禁忌

某类或某种病证应当避免使用某类或某种药物，称为病证用药禁忌。

由于药物皆有偏性，或寒或热，或升或降，或补或泻……用之得当，可以以其偏性纠正疾病的病理偏向；若使用不当，其偏性会反助病势，加重病情。因此，凡药不对证，药物功效不为病情所需，有可能导致病情加重、恶化者，原则上都属禁忌范围。如表虚自汗、阴虚盗汗者，忌用发汗药，以免加重出汗。里寒证忌用寒凉伤阳的清热药。阴虚内热者还须慎用苦寒药，以免苦寒化燥伤阴。脾胃虚寒便溏者忌用泻下药，以免损伤脾胃。阴亏津少者忌用利湿、燥湿药，以免耗伤津液。肾虚遗尿、遗精者，不宜使用利尿药。实热证及阴虚火旺者，忌用助热伤阴的温里药。妇女月经过多及出血而无瘀滞者，忌用破血逐瘀之品，以免加重出血。脱证神昏者，忌用香窜耗气的开窍药。邪实而正不虚者，忌用补虚药，以免误补益疾。脾胃虚弱，痰湿内阻者，忌用滋腻助湿的补血滋阴药。表邪未解者，忌用妨碍发汗解表的收敛止汗药；湿热泻痢忌用涩肠止泻药；属湿热下注之遗精者，忌用助热敛邪的温补收涩药；湿热淋证小便不利者，忌用补涩缩尿药；湿热带下者，不宜用收涩止带药，以免闭门留寇。溃疡脓毒未清，腐肉未尽时，不宜过早使用生肌收口药，以免藏毒。等等。

病证用药禁忌的内容涉及很广。各论中，各章节概述部分将具体介绍与该类药物有关的病证用药禁忌。此外，在部分药物的"使用注意"项下，还将介绍与该具体药物有关的病证用药禁忌。如虚喘、高血压及失眠患者慎用麻黄；湿盛胀满、水肿患者不宜用甘草。

三、妊娠用药禁忌

妇女在妊娠期间，除为了中断妊娠、引产外，禁忌使用某些药物，称为妊娠用药禁忌。

妊娠用药禁忌的理由：避免引起堕胎是禁忌的主要理由。除此之外，凡对母体不利、对胎儿不利、对产程不利、对产后儿童生长发育不利的药物，对妊娠妇女均当尽量避免使用。总的来说，凡对妊娠期的母亲和胎儿不安全及不利于优生优育的药物，均属妊娠禁忌药。

妊娠禁忌药的范围：一般将妊娠禁忌药分为禁用药和慎用药。禁用药包括剧毒药、堕胎作用较强的药及药性作用峻猛的药：如砒石、水银、马钱子、川乌、草乌、斑蝥、轻粉、雄黄、巴豆、甘遂、大戟、芫花、牵牛子、商陆、藜芦、胆矾、瓜蒂、干漆、水蛭、虻虫、三棱、莪术、麝香等。慎用药主要是活血化瘀药、行气药、攻下药及温里药等章节中的部分药：如牛膝、川芎、红花、桃仁、姜黄、枳实、枳壳、大黄、番泻叶、芦荟、芒硝、附子、肉桂等。

妊娠禁忌药不宜用作堕胎药。在古代，堕胎是违反我国传统道德观念的，所以，前人记载妊娠禁忌药，是从用药安全的角度提出的，并不是为了寻找堕胎的有效药。用这类药物堕胎，不仅很不安全，而且不一定可靠：首先，从药物的角度来说，妊娠禁忌药并非都是具有堕胎作用的药；其次，由于妊娠妇女存在个体差异，即使使用具有堕胎作用的药，亦不一定都能取得堕胎效果。

应当正确对待妊娠禁忌药。因妊娠禁忌药可能对妊娠产生危害，故应给予足够的重视。对于妊娠妇女，如无特殊必要，应尽量避免使用妊娠禁忌药，以免发生事故。如孕妇因病非用某种妊娠禁忌药不可，则应注意辨证准确，掌握好剂量与疗程，并通过恰当的炮制和配伍，尽量减轻药物对妊娠的危害，做到用药安全而有效。

四、服药时的饮食禁忌

服药期间禁忌进食某些食物，称为服药时的饮食禁忌，简称服药食忌，俗称忌口。重视服药食忌亦属确保临床用药安全而有效的措施之一。

服药食忌的一般原则：一是忌食可能妨碍脾胃消化吸收功能，影响药物吸收的食物。患病期间，一般人的脾胃功能都可能有所减弱，因此，应忌食生冷、多脂、粘腻、腥臭及有刺激性的食物，以免妨碍脾胃功能，影响药物的吸收，使药物疗效降低。二是忌食对某种病证不利的食物。如生冷食物对寒证，特别是脾胃虚寒证不利；辛热食物对热证不利；食油过多，会加重发热；食盐过多，会加重水肿；等等。如服药期间不忌这类食物，药物的疗效肯定会受影响。三是忌食与所服药物之间存在类似相恶或相反配伍关系的食物。如服皂矾应忌茶，因为皂矾为低价铁盐（硫酸亚铁），遇茶中的鞣质，易生成不溶于水的鞣酸铁，而使药效降低；服绵马贯众应忌油，因为绵马贯众系脂溶性药物，肠中有过多的脂肪存在，则药物容易被机体吸收，如吸收过多，可导致中毒。

第三节　中药的剂量

一、剂量的含义

《中药学》讨论的剂量，主要指为达到一定的治疗目的，所应用的单味药的剂量，又称用量。

教材中各具体药物用量项下所标用量，系单味药的常用有效量。除特别注明者外，都是指干燥饮片在汤剂中，成人一天内服的常用有效量（鲜品入药及药物入丸散时的用量则另加说明）。这是临床确定单味药用量时的重要参考依据。

二、计量单位

古代曾采用重量（铢、两、钱、斤等）、度量（寸、尺等）及容量（合、升、斗等）等多种方法，量取不同的药物。此外，还有可与上述计量方法换算的"方寸匕"（匕，原指勺、匙之类的食具。方寸匕系依古尺一寸见方所制的药匙。抄散取不落为度，为一方寸匕）、"刀圭"（刀圭，系量取药末的专用量具。形状像刀头的圭角，一端尖而中部凹陷。一刀圭约等于1/10方寸匕）、撮（撮，为三指撮的简称。原指散剂药末，以三指并拢所能取的量。陶弘景《本草经集注》规定，一撮等于四刀圭）、枚等较粗略的计量方法。由于以长度计量药物欠准确，所以，随着历史的发展，长度在中药剂量的表示中渐趋消失。容量除计量液体药物较准确外，用以量取固体药物也欠准确。因此，后世主要以法定衡制作为药物的计量标准，以重量单位作为药物计量的主要单位。宋以前方书的剂量，除特别标明大斤两者外，都可按每两 14 g 计。宋以后至民国初年，法定衡制基本未变，都可按每两 37 g 计。民国年间至中华人民共和国成立初期所用市称，每斤 500 g；每斤 16 两，每两 31.25 g；每两 10 钱，每钱 3.125 g。目前，我国对中药生药计量采用公制，即 1k g = 1000 g。为了处方和配药特别是古方的配用需要进行换算时的方便，按规定以如下近似值进行换算：

1 两（16 进位制）= 30 g

1 钱 = 3 g

1 分 = 0.3 g

1 厘 = 0.03 g

按上述近似值计量，累计 16 两只有 480 g，比市制 1 斤少 20 g。由于中药处方中，单味药的用量多用钱或两，很少用斤，所以影响不大。

三、确定剂量的依据

教材中各药用量项下所标剂量，系临床用药时的参考用量。除大毒药、峻烈药及精制药外，一般药的用量，其伸缩幅度都较大，具体使用时，其伸缩幅度可能还要大些。临床主要依据所用药物的特性，临床应用的需要，病人的具体情况及自然环境等多方面因素，来确定药物的具体用量。

药物方面：无毒药安全性较高，其用量变化幅度可稍大；有毒药的用量应严格控制在安全范围内。对于无毒药，还应考虑其药材质量、质地和性味。质优者，药力充足，用量不必过大；质次者，药力不足，用量宜稍大以保证疗效。一般来说，花叶类质轻的药，用量宜轻（一般为 3 ~10 g）；金石贝壳类质重的药物用量宜重（一般为 10~30 g）；鲜品一般用量也较大（30~60 g）。药性较强和药味较浓的药其用量可稍小；药性缓和及药味较淡的药，其用量可稍大。

应用方面：应当考虑配伍、剂型等应用形式及用药目的。一般药单味应用时，其用量可比在复方中应用时大。在复方中，同一药物作主药时，其用量往往较之作辅药时大。同一药物在不同剂型中，其用量亦有差异。如多数药作汤剂时，因其有效成分一般不能完全溶出，故用量一般较之作丸、散剂时的用量大。中药一物多用，临床用药目的不同，其用量也可能不同。如槟榔，用以消积、行气、利水，常用量仅为 6~15 g；而用以杀姜片虫、绦虫时，即须用到 60~120 g。再如洋金花，如用以止咳平喘或止痛，一般只用 0.3~0.6 g，每日量不超过 1.5 g；但若用作麻醉药时，可用到 20 g。即使是利用药物的同一功效，也可能因为用药目的不同而使用不同剂量。如泻下药牵牛子，李杲说它"少则动大便，多则下水"。同是用以泻下，用以通便导滞，用量宜轻；若用以峻下逐水，则用量宜重。

患者方面：主要应考虑其年龄、性别、体质、病程、病势及职业、生活习惯等方面的差异。一般来说，由于小儿身体发育尚未健全，老人气血渐衰，对药物的耐受力均较弱，特别是作用峻猛，容易损伤正气的药物，用量应低于对青壮年的用药量。小儿 5 岁以下通常用成人量的 1/4；五六岁以上可按成人量减半使用。对于一般药物，男女用量差别不大，但妇女在月经期、妊娠期，用活血祛瘀通经药，其量一般不宜过大。体质强壮者，对药物的耐受力较强，用量可稍大；体质虚弱者对药物的耐受力较弱，用量宜轻（尤其是攻邪药），即使是用补虚药，也应从小剂量开始，以免虚不受补。一般来说，新病对患者正气的损伤尚小，患者对药物的耐受力还较强，用量可稍大；久病患者多体虚，对药物的耐受力已较弱，用量宜轻。一般来说，病情急重者，用量宜重；病情轻缓者，用量宜轻。若病重药轻，药不能控制病势，病情会发展加重；若病轻药重，药物也会损伤正气。由于体力劳动者的腠理一般较脑力劳动者致密，使用发汗解表药时，对体力劳动者的用量可较脑力劳动者稍重一些。平素嗜食辛辣热烫食物者，需用辛热药物时，用量可稍大，反之则宜小。

此外，确定药物的具体用量时，还应当注意季节、气候、居处环境等自然条件，做到"因时制宜"、"因地制宜"。

第四节 中药的用法

中药的用法涉及面很广。本节主要讨论中药的给药途径、应用形式、汤剂的煎煮方法和服药方法四个方面。

一、给药途径

将药物引入人体的途径，称为给药途径。机体的不同组织对药物的敏感性和吸收性能存在差异；药物在不同组织中的分布、消除情况也不一样。因此，给药途径不同，会影响药物的吸收数量、速度和作用强度；有的药物甚至必须经某种途径给药，才能发挥某种作用（如枳实静脉注射有升压作用，但口服并无升压作用；瓜蒂作散剂口服有涌吐作用，但作注射剂皮下、静脉注射却无涌吐作用；等等）。

中药的传统给药途径，除口服和皮肤给药两种主要途径外，还有吸入、舌下给药、直肠给药、鼻腔给药、阴道给药等多种途径。现代又增添了皮下注射、肌内注射、穴位注射和静脉注射等。

临床用药，具体选择何种途径给药，不仅要考虑各种给药途径的特点，充分发挥其优势，而且还应注意病证与药物对给药途径的选择。学习中药学则尤其应注意药物对给药途径的选择。如静脉注射给药，因不需经过吸收阶段，100％的药物可直接进入血流而到达全身，故奏效尤为迅速。由于静脉给药具有上述特点，所以在治疗需要速效时，或病人昏迷或呕吐不止不能服药时，所用药物可作成注射剂经静脉给药。但若药物经静脉给药不能发挥病情所需的治疗作用，则不宜选择静脉给药。如误服毒物，毒物停留胃中尚未被充分吸收。从给药途径的特点与病情的需要的角度来说，适宜选择静脉注射的途径给药。但假如用瓜蒂涌吐，则不宜选择静脉给药，因为瓜蒂经静脉给药催吐效果不确实。此外，具有溶血作用的药（如皂荚）或能凝固蛋白的药（如明矾），亦不适宜经静脉给药。

病证与药物对给药途径的选择，是通过对剂型的选择来体现的。

二、应用形式

无论通过什么途径给药，都需要将药物加工制成适合医疗、预防应用的形式，即制成一定剂型。

《神农本草经》云："药性有宜丸者，宜散者，宜水煮者，宜酒渍者，宜膏煎者，亦有一物兼宜者，亦有不可入汤酒者，并随药性，不得违越。"《苏沈良方》云："无毒者宜汤，小毒者宜散，大毒者宜丸。"陶弘景云："病有宜服丸者，服散者，服汤者，服酒者，服膏煎者，亦兼参用，察病之源，以为其制也。"以上论述，总的精神是说，临床用药应根据剂型的特点，药物特性及医疗、预防的需要来确定药物的剂型。学习中药学则尤应注意根据药物特性的需要来确定药物的剂型。一般来说，多数药物都可根据剂型的特点，随病情需要确定其剂型。但部分药物由于自身的特点，对剂型具有选择性。如芦荟，因其味极苦，作汤剂或散剂都难以下咽（散剂入口遇唾液溶化后粘附于舌面亦令人不适），因此内服只宜作丸剂；甘遂，因其泻下的有效成分不溶于水而不宜作汤剂，用于泻水逐饮只宜作散剂或丸剂；雷丸，因其驱虫的有效成分被加热至60℃以上即会被破坏而失效，因而不宜作煎剂，只宜作丸散剂；苏合香，因其药材为半流动性的浓稠液体，不宜作散剂，又因其不溶于水而不宜作汤剂，只宜作丸剂或酒剂。

三、汤剂的煎煮方法

中药的疗效除与剂型的类别有关外，还与制剂工艺有密切关系。由于汤剂是临床最常采用的剂型，并且大多由病家自制，为了保证临床用药能获得预期的疗效，医生应将汤剂的正确煎煮方法向病家交待清楚。

1. 煎药器具　宜用化学性质稳定，不易与药物成分发生化学反应，导热均匀，保暖性能良好的器皿，如沙锅、沙罐等陶瓷器皿。煎药忌用铁、铜、铝等金属器具；因金属元素容易与药液中的中药成分发生化学反应，可能使疗效降低，甚至产生毒副作用。

2. 煎药用水　煎药宜用洁净澄清，无异味，含杂质及矿物质少的水。一般来说，凡人们在日常生活中可饮用的水都可用以煎煮中药。

3. 加水多少　理论上说，头煎加水量应包含饮片吸水量，煎煮过程中的蒸发量及煎煮后所需药液量；第二煎或第三煎加水量应减去饮片吸水量。由于不同药材的吸水性能存在差异，煎药时的火力大小也可能不同，所以实际操作时加水很难做到十分精确。通常只能根据饮片质地的疏密，吸水性能的强弱及煎煮所需时间的长短来估计加水的多少。一般可行的作法是：将饮片适当加压后，液面应高出饮片2cm；质地坚硬、粘稠或需要久煎的药物加水量可比一般药物略多；质地疏松，或有效成分容易挥散，煎煮时间较短的药物，则液面淹没药物即可。

4. 煎前浸泡　加热煎煮前将中药饮片用水浸泡一定的时间，既有利于药物的有效成分的溶出，又可缩短煎煮时间，避免因煎煮时间过长导致有效成分散失或破坏过多。如饮片不经浸泡，直接煎煮，还会因饮片表面的淀粉、蛋白质膨胀，阻塞毛细管道，使水分难于进入饮片内部，饮片中的有效成分亦难于向外扩散。多数药物宜用冷水浸泡。一般药物可浸泡20～30分钟。以种子、果实为主者可浸泡1小时。夏天气温高，浸泡时间不宜过长，以免药液腐败变质。

5. 煎煮火候　火候指火力大小与煎煮时间长短。煎药一般宜先用武火使药液尽快煮沸，以节约时间，后用文火继续煎煮，使药液保持微沸状态，以免药汁溢出或过快熬干。解表药及其他含挥发性有效成分的药，宜用武火迅速煮沸，改用文火维持10～15分钟左右即可。有效成分不易煎出的矿物类、骨角类、贝壳类、甲壳类药物及补虚药，一般宜文火久熬，使有效成分能充分溶出。

6. 榨渣取汁　汤剂煎成滤出药汁后，药渣中还含有部分药汁，如不经压榨取汁就将其抛弃，会造成有效成分损失。有实验证明，从压榨药渣中得到的有效成分约相当于原方的1/3。尤其是一些遇高热后有效成分容易损失或破坏而不宜久煎的药及只煎一次的药，药渣中所含有效成分比例会更大，榨渣取汁的意义就更大。

7. 煎煮次数　一般来说，1剂药可煎3次，最少也应煎2次。因为煎煮时，药物的有效成分会首先溶解在进入药材组织内的水液中，然后再通过分子运动扩散到药材外部的水液中。当药材内外溶液的浓度达到平衡时，因渗透压平衡，有效成分不再扩散了，这时，只有将药液滤出，重新加水煎煮，有效成分才会继续溶出。为了充分利用药材，避免浪费，1剂药最好煎3次。

8. 入煎方法　一般药物可同时入煎。部分药物因其性能、临床用途及药材特性不同，所需煎煮时间不尽相同。甚至同一药物因煎煮时间不同，其性能与临床应用也会发生变化。所以煎制汤剂还应讲究入药的先后。有的药材入汤剂还需用纱布包裹入煎。

（1）先煎：有效成分不容易煎出的药，与不宜久煎的药同用，入汤剂时，有效成分不易煎出的药应先煎一定时间后，再纳入其余药物同煎。一般来说，动物角（如水牛角、鹿角等）、甲（如龟甲、鳖甲等）、壳（如海蛤壳、石决明、牡蛎、珍珠母等）类药物和矿物类药物（如石膏、磁石、代赭石、龙骨等），大多需要先煎30分钟左右，再纳入其他药同煎。植物药中，苦楝皮等有效成分难溶于水的药，与一般药同入汤剂时，也需先煎。另外，有的药久熬可使其毒性降低（如川乌、草乌、附子、雷公藤等），亦应先煎。制川乌、制草乌、制附子应先煎0.5~1小时（至入口无麻味为度），雷公藤应先煎1~2小时，再纳入他药同煎，以确保用药安全。

（2）后下：含挥发性有效成分，久煎易挥发失效的药物（如金银花、连翘、鱼腥草、肉桂、沉香及解表药、化湿药中的大部分药），或有效成分不耐煎煮，久煎容易破坏的药（如青蒿、大黄、番泻叶、麦芽、谷芽、神曲、白芥子、杏仁、钩藤等），与一般药同入汤剂时，宜后下微煎，待他药煎煮一定时间后，再纳入这类药同煎一定时间。有的药甚至只需用开水浸泡即可，不必入煎（如大黄、番泻叶用于泻下通便）。

（3）包煎：药材有毛，对咽喉有刺激性及漂浮水面不便于煎煮者（如辛夷、旋覆花等），或药材呈粉末状及煎煮后容易使煎液混浊者（如海金沙、蒲黄、五灵脂等），以及煎煮后药液粘稠不便于滤取药汁者（如车前子等），入汤剂时都应当用纱布包裹入煎。

特殊处理　部分药物与其他药同用，入汤剂时需特殊处理。

1. 另煎　部分贵重药材（如人参、西洋参、羚羊角等）与其他药同用，入汤剂时宜另煎取汁，再与其他药的煎液对服，以免煎出的有效成分被其他药的药渣吸附，造成贵重药材的浪费。

2. 烊化　胶类药材（如阿胶、鹿角胶、龟甲胶等）与他药同煎，容易粘锅、熬焦，或粘附于其他药渣上，既造成胶类药材的浪费，又影响其他药的有效成分的溶出，因此应当单独烊化（将胶类药物放入水中或已煎好的药液中加热溶化）对服。

3. 冲服　入水即化的药（如芒硝等）、液体类药（如蜂蜜等）及羚羊角、沉香等加水磨取的药汁，不需入煎，宜直接用开水或药汁冲服。

四、服药方法

口服是临床使用中药的主要给药途径。口服给药的效果，除要受到剂型、制剂等因素的影响外，还与服药的时间、多少及冷热等服药方法有关。

1. 服药时间　适时服药，是合理用药的重要方面，古代医家对此十分重视。《汤液本草》云："药气与食气不欲相逢，食气消则服药，药气消则进食，所谓食前食后盖有义在其中也。"具体服药时间，应根据胃肠的状况、病情的需要及药物的特性来确定。

清晨空腹时，因胃及十二指肠内均无食物，所服药物能迅速入肠发挥药效。因此，驱虫药等治疗肠道疾病，需在肠内保持高浓度的药宜在清晨空腹时服药。峻下逐水药晨起空腹时服药，不仅有利于药物迅速入肠发挥作用，且可避免夜间因频频入厕影响睡眠。

饭前，胃中亦空虚。攻下药及其他治疗肠道疾病的药饭前服用，亦可不受食物所阻，能较快进入肠道发挥药效。

饭后，胃中存有较多食物，所服药物与食物混合后，可减轻其对胃肠的刺激，故对胃肠道有刺激性的药宜饭后服用（但某些恶心性祛痰药因其祛痰作用与其刺激胃粘膜，反射性地增加支气管分泌有关，须饭前服用疗效才好）。消食药亦宜饭后服用，使药物与食物充分接触，以利充分发挥药效。

除消食药应于饭后及时服用外，一般药物，无论饭前服还是饭后服，服药与进食都应间隔1小时左右，以免影响药效的发挥与食物的消化。

此外，为了使药物能充分发挥作用，有的药还应在特定的时间服用。如安神药用于安神安眠，宜在睡前0.5～1小时服药1次；缓下药亦宜睡前服用，以便翌日清晨排便；涩精止遗药也应晚间服1次药；截疟药应在疟疾发作前4小时、2小时与1小时各服药1次。急性病则不拘时服。

2．服药多少　一般疾病服药，多采用每日1剂，每剂分2次或3次服用。病情急重者，可每隔4小时左右服药1次，昼夜不停，以利顿挫病势。

应用发汗药、泻下药时，如药力较强，服药应适可而止，不必拘泥于定时服药。一般以得汗或得下为度，不必尽剂，以免因汗、下太过，损伤正气。

呕吐病人服药宜小量频服：小量，药物对胃的刺激小，不至于药入即吐；频服，才能保证一定的服药量。

3．服药冷热　临床用药时，服药的冷热应具体问题具体分析，区别对待。治寒证用热药宜于热服。特别是辛温解表药用于外感风寒表实证，不仅药宜热服，服药后还要温覆取汗。至于治热证用寒药，如热在胃肠，患者欲冷饮者，药可凉服；如热在其他脏腑，患者不欲冷饮者，寒药仍以温服为宜。另外，治真寒假热证或真热假寒证用从治法时，也有热药凉服或寒药热服者。

一般汤药多宜温服。因为中药在煎煮过程中，许多药物成分之间可能发生化学反应，产生沉淀。一般患者常将沉淀抛弃不服。但多数沉淀在消化道内经消化液作用，又可被分解而被机体吸收发挥药效。许多汤剂沉淀物（其中大多含有有效成分）的析出量和煎煮后冷却的时间成正比，所以，使用汤剂时，要注意趁热过滤，最好温服（服时还应振荡），以免产生过多沉淀而被抛弃，造成浪费。

此外，服用丸、散等固体药剂，除特别规定者外，一般都宜用温开水送服。

自 学 指 导

【重点难点】

1．中药的配伍　"七情"及七情中各"情"的含义和对待配伍关系的正确态度是学习的重点。特别应注意相须与相使、相畏与相杀、相畏与相恶的区别。相须与相使都是二药配伍后，治疗效应增强，所不同的是，相须二药其性能功效相类似，属于同类药。《本草纲目》云："相须者，同类不可离也。"如麻黄与桂枝相须，二药均系解表药中的发散风寒药；石膏与知母相须，二药均系清热药中的清热泻火药；大黄与芒硝相须，二药均系泻下药中的攻下药；附子与干姜相须，二药均系温里药；槟榔与南瓜子相须，二药均系驱虫药；全蝎与蜈蚣相须，二药均系熄风止痉药；麝香与冰片相须，二药均系开窍药；人参与甘草相须，二药均系补虚药中的补气药；等等。相使二药则仅仅是性能功效方面有某种共性，而且二药有主辅关系，以一药为主，另一药为辅，辅药能增强主药的治疗效应。《本草纲目》云："相使者，我之佐使也。"如解表药麻黄与止咳平喘药杏仁相使，二药均能平喘止咳，治疗风寒外束，肺气壅遏之喘咳，以麻黄为主，杏仁为辅，用杏仁增强麻黄平喘止咳的治疗效应；清热药黄芩与泻下药大黄相使，二药均能清热泻火止血，治疗肺热衄血时，以黄芩为主，大黄为辅，用大黄增强黄芩清肺泻火止血的治疗效应；驱虫药槟榔与泻下药牵牛子相使，二药均能杀虫、通便，治疗绦虫证时，以槟榔为主，牵牛子为辅，用牵牛子增强槟榔驱绦虫的治疗效应；化痰药半夏与理气药橘皮相使，二药均能燥湿化痰，治疗湿痰咳嗽等证，以半夏为主，橘皮为辅，用橘皮增强半夏燥湿化痰的治疗效应；补气药黄芪与利水渗湿药茯苓相使，二药均能补气利水，治疗气虚水肿时，用黄芪为主，茯苓为辅，用茯苓增强黄芪补气利水消肿的治疗效应；等等。相畏与相杀所涉及的是同一药对，只是各自所站的角度不同：相畏指的是有某种毒副效应的药，畏能降低或消除其毒副效应的药；相杀指能降低或消除对方毒副效应的药，能杀对方的毒。《本草纲目》云："相畏者，受彼之制也。""相杀者，制彼之毒也。"如生半夏、生天南星有毒，生姜能降低生半夏和生天南星的毒副效应，故站在生半夏与生天南星的角度而言，是生半夏或生天南星畏生姜，站在生姜的角度而言，是生姜杀生半夏或生天南星毒；附子有毒，干姜、甘草能降低附子的毒副效应，即附子畏干姜与甘草，干姜与甘草杀附子毒；等等。相畏被对方降低或消除的是该药的毒副效应，而相恶被对方降低或消除的是该药的治疗效应。《本草纲目》云："相恶者，夺我之能也。"如生半夏、生天南星畏生姜，是生半夏、生天南星的毒副效应被生姜降低，而黄芩恶生姜则是黄芩清肺或清胃的治疗效应被温肺、温胃的生姜降低；附子畏干姜，是附子的毒副效应被干姜降低，而黄连恶干姜则是黄连清胃泻火的治疗效应被温中散寒的干姜降低；等等。

需要指出的是，两味药之间的配伍关系有时可能不止一种。如附子与干姜同为温里药，二药配伍后，回阳救逆的治疗效应会明显提高，因此具有相须的配伍关系；但附子有毒，其毒性可被干姜减弱，因此，附子畏干姜，干姜杀附子毒。

2. 用药禁忌　配伍禁忌是学习的重点。应掌握配伍禁忌的原则是"勿用相恶相反"。领会十八反、十九畏的含义。可通过背诵十八反歌与十九畏歌记忆十八反、十九畏的内容：

十八反歌：本草明言十八反，半蒌贝蔹及攻乌；藻戟遂芫俱战草，诸参辛芍叛藜芦。

十九畏歌：硫黄原是火中精，朴硝一见便相争；水银莫与砒霜见，狼毒最怕密陀僧；

　　　　　巴豆性烈最为上，偏与牵牛不顺情；丁香莫与郁金见，牙硝难合荆三棱；

　　　　　川乌草乌不顺犀，人参最怕五灵脂；官桂善能调冷气，若逢石脂便相欺；

　　　　　大凡修合看顺逆，炮爁炙煿莫相依（爁：烤炙；煿：煎炒或烤干）。

必须明确的是，"十九畏"涉及的是 19 种禁忌配伍的药，而不是 19 种具有"相畏"关系的药。相畏是具毒副效应的药的毒副效应被减弱，可使临床用药更加安全。相畏关系不仅不是配伍禁忌，而且是应当利用的配伍关系。目前，十九畏中的药对之间究竟具有什么样的配伍关系，虽然还无定论，但从理论上说，属于配伍禁忌的配伍关系，不会是相畏。

3. 中药的剂量　确定中药用量的依据是本节的学习重点：

（1）药物特点与剂量的关系：无毒药安全性较高，其用量变化幅度可稍大；有毒药的用量应严格控制在安全范围内。对于无毒药，还应考虑其药材质量、质地和性味。质优者，药力充足，用量不必过大；质次者，药力不足，用量宜稍大以保证疗效……

（2）用药目的与剂量的关系：中药一物多用，临床用药目的不同，其用量也可能不同。如槟榔，用以消积、行气、利水，常用量仅为6~15 g；而用以杀姜片虫、绦虫时，即需用到60~120 g。再如洋金花，如用以止咳平喘或止痛，一般只用0.3~0.6 g，每日量不超过1.5 g，但若用作麻醉药时，可用到20 g。即使是利用药物的同一功效，也可能因为用药目的不同而使用不同剂量。如泻下药牵牛子，李杲说它"少则动大便，多则下水"：同是用以泻下，用以通便导滞，用量宜轻；若用以峻下逐水，则用量宜重。

（3）患者情况与剂量的关系：一般原则是：对青壮年用药量大于老人和儿童（儿童按一定比例折算）。对于一般药物，男女用量差别不大，但妇女在月经期、妊娠期，用活血祛瘀通经药，其量一般不宜过大。体质强壮者用药量大于体质虚弱者。新病者用药量大于久病者。病情急重者用药量大于病情轻缓者。

（4）其他依据：体力劳动者用发汗解表药用药量大于脑力劳动者。平素嗜食辛辣热烫食物者，用辛热药物用量可稍大，反之则宜小。确定药物的具体用量时，还应当注意季节、气候、居住环境等自然条件，做到"因时制宜"、"因地制宜"。

4. 中药的用法　应重点了解先煎、后下、包煎、另煎、烊化、冲服的药物的特点：

先煎的药，或系有效成分相对不容易煎出的药（如水牛角、鹿角等动物角类药，龟甲、鳖甲等动物甲类药，海蛤壳、石决明、牡蛎、珍珠母等动物壳类药，石膏、磁石、代赭石、龙骨等矿物类药，及苦楝皮等部分植物药）；或系久煎可使其毒性降低的药（如川乌、草乌、附子、雷公藤等）。

后下的药，或系含挥发性有效成分，久煎易挥发失效的药物（如金银花、连翘、鱼腥草、肉桂、沉香及解表药、化湿药中的大部分药）；或系有效成分不耐煎煮，久煎容易破坏的药（如青蒿、大黄、番泻叶、麦芽、谷芽、神曲、白芥子、杏仁、钩藤等）。有的药甚至只需用开水浸泡即可，不必入煎（如大黄、番泻叶用于泻下通便）。

包煎的药，或系药材有毛，对咽喉有刺激性且煎煮时会漂浮水面而不便于煎煮的药物（如辛夷、旋覆花等）；或系药材呈粉末状或煎煮后容易使煎液混浊的药物（如海金沙、蒲黄、五灵脂等）；或系煎煮后药液粘稠不便于滤取药汁的药物（如车前子等）。

另煎的药，多系贵重药材（如人参、西洋参、羚羊角等）。

烊化的药，多系容易粘锅、熬焦，或粘附于其他药渣上的胶类药材（如阿胶、鹿角胶、龟甲胶等）。

冲服的药，或系入水即化的药（如芒硝等）；或系液体类药（如蜂蜜等）；及某些药物（如羚羊角、沉香等）加水磨取的药汁。

【复习思考题】

1. 相畏与相杀的联系与区别是什么？相畏与相恶有何不同？

2．临床用药时，应当怎样正确对待中药的配伍关系？

3．"十九畏"是十九种相互具有相畏配伍关系的药物吗？为什么？

4．应当怎样对待"十八反"？

5．妊娠用药禁忌的主要理由有哪些？

6．服药食忌的原则有哪些？

7．试述确定中药用量的主要依据。

8．煎煮汤剂应当注意哪些环节？

9．为什么有的药物入汤剂应先煎，有的药物入汤剂又应后下？

10．具有哪些特点的药物入汤剂应当包煎？

各　论

第六章　解　表　药

【目的要求】

1. 通过本章及章内各节概述部分的学习，应当了解解表药、发散风寒药、发散风热药以及有关解表功效术语的含义；熟悉解表药的分类；掌握解表药及两类解表药在功效、主治病证、性能特点、配伍应用、使用注意方面的共性以及常用解表药的分类归属。

2. 通过本章具体药物的学习：

掌握麻黄、桂枝、紫苏、荆芥、羌活、防风、薄荷、桑叶、菊花、牛蒡子、蝉蜕、葛根、柴胡的性能、功效、应用、特殊的用法用量及特殊的使用注意。

熟悉香薷、生姜、白芷、细辛、苍耳子、蔓荆子、升麻的功效、主治病证、特殊的用法用量及特殊的使用注意。

了解藁本、辛夷、淡豆豉的功效、特殊的用法用量及特殊的使用注意。

【自学时数】

9学时。

1. 含义　以发散表邪为主要功效，常用以治疗表证的药物，称为解表药，或称发表药。

表邪，是指以风邪为主经皮毛、口鼻侵入人体，并引起表证的六淫外邪。表证多见于外感病的初期阶段，具有起病急，病程短，以恶寒、发热、脉浮为主要表现等特点。

由于解表药在药性和主治的寒热性质互异，一般将其分为发散风寒药与发散风热药两类。或分别称为辛温解表药与辛凉解表药。

2. 功效与主治　本章内的各味药物都具有解表功效，均可主治外感表证，症见发热、恶风寒、头身疼痛、无汗或有汗而不畅、脉浮，或伴有鼻塞流涕、咽痒、咳喘等表现者。发散风寒药与发散风热药，还分别兼有止痛及透疹等其他多种功效及相应的主治病证。这些兼有功效及主治则分别介绍于此两类药物的概述之中。

所谓解表，就是辛散的药物，外散表邪以解除表证的治疗作用，又称发表、疏表，或发散表邪，疏散表邪等。其中性温而又能散寒，主要用以治疗表寒证的作用，称为发散风寒、散寒解表或辛温解表。其发汗作用较明显者，又称发汗解表；其温散之性较弱者，多称祛风解表。药性偏于寒凉，用于治疗风热表证的作用，称发散风热、疏风热或辛凉解表。

3. **性能特点** 根据四气的确定理论，发散风寒药主治寒证，故偏于温性，发散风热药主治热证，故其性偏于寒凉。解表药性质轻宣疏散，气味大多芳香，故一般为辛味，其中能燥湿或清热者，还可有苦味。针对表邪由外内犯的病势特点，其作用趋向为升浮，能疏散经肌肤或口鼻内犯的邪气，或开腠发汗，使表邪随汗而外解。肺合皮毛，开窍于鼻，足太阳膀胱经亦主一身之表。以脏腑辨证而言，则表证在肺，以六经辨证或经络辨证而言，则表证当属膀胱经的证候，故解表药的解表功效归此二经。目前临床以脏腑辨证为主，故现代中药学多谓其归肺经。

4. **配伍应用** 使用解表药，首先应因证选药，注意区分表证的寒热，风寒表证宜选用发散风寒药，风热表证宜选用发散风热药。其次，应根据四时气候变化及患者体质的不同，选用相宜的解表药并作适当的配伍，如冬多风寒，春多风热，夏多暑湿，秋多兼燥，分别要与温里药、清热药、化湿药或润燥药配伍。表证夹湿，宜以祛风胜湿的解表药为主，并合用化湿之药；温热病邪在卫分，宜用发散风热药，并辅以清热解毒药。若体虚之人外感，应辨别不同的正气虚衰，分别与益气、助阳、养血、滋阴药配伍，以扶正解表。此外，还可依据兼有症，进行必要的配伍。如见咳喘痰多，或气滞胀闷、呕恶者，可与化痰止咳平喘药或行气和中药同用。

5. **使用注意** 使用解表药，尤其是发汗解表药，服用量不可过大，否则汗出淋漓，既会伤阴，又会损阳，可微令汗出，得汗即止，可使邪气外出，而正气不伤。又因津血同源，凡平素津血亏耗之人，如多汗、久患疮疡、淋证、失血及孕妇、产后、年老体虚等，虽有表证，亦应慎用。解表药的用量，还应注意因时因地制宜，凡寒冬之时或阴冷之地，发散风寒药的用量宜稍重；而温暖之时或炎热之地，发散风寒药的用量宜稍轻。发散风寒药多宜饭后热服，药后温覆其体，可助散寒解表之力。此外，解表药多为芳香质轻之物，一般不宜久煎，以免挥发性有效成分逸散而药效降低。

第一节　发散风寒药

发散风寒药性味辛温，以发散肌表风寒邪气为主要功效，主治风寒表证，症见恶寒发热，头身疼痛，口不渴、苔白而润，脉浮紧，或兼咳喘，鼻塞流涕者。

多数发散风寒药，还分别兼有止咳、平喘、止痛、祛风湿、利尿、通鼻窍、祛风止痒等不同功效，又可主治肺寒咳喘，风寒头痛，风湿痹证，水肿初起，鼻渊鼻塞及风邪外郁引起的皮肤瘙痒等证。但仍以兼有风寒表证者，最为适宜。

本类药物，性偏温燥，多能开腠发汗，燥热内盛者不宜。平素阴虚津亏，表虚不固而外感风寒者，亦当慎用。

麻　黄　《神农本草经》

为麻黄科小灌木草麻黄、木贼麻黄或中麻黄的草质茎。主产于河北、山西、内蒙古等地。以秋季割取的嫩枝入药。生用或蜜炙用。

【性味归经】辛、微苦，温。归肺、膀胱经。

【功效】发汗解表，平喘，利尿。

【应用】

1. 用于风寒表实无汗证　本品辛温升散，长于开泄腠理、透发毛窍，以外散侵袭肌表的风寒邪气，故较常用于风寒表证。在发散风寒药中，其发汗作用最为明显，宜用于风寒外郁，腠理闭密无汗的外感风寒表实证。治疗此证，麻黄与桂枝相须为用，更能增强发汗解表、温通郁滞之力。又因其兼有平喘的功效，对风寒表实而有喘逆咳嗽者，尤为适宜，如《伤寒论》麻黄汤。本品亦常与其他发散风寒药同用，如《和剂局方》十神汤，其与紫苏等药配伍。

2. 用于肺气郁闭的喘咳证　本品辛散而微兼苦降之性，可外开皮毛的郁闭，以使肺气宣畅；内降上逆之气，以复肺司肃降之常，故善能平喘，为主治肺气壅遏所致喘咳的要药，并常以杏仁等止咳平喘药为辅助。对于风寒外束，肺失宣降之喘急咳逆，最宜使用本品，其发散风寒与平喘的功效，能全面针对该证的病机，如《和剂局方》三拗汤，本品与杏仁、甘草同用。对肺热壅盛而肺气上逆之喘咳，本品仍可宣降肺气以收平喘之效，但须配伍清泻肺热之药以治本，并制约其温散发汗之性，使全方成为清肺平喘之剂，如《伤寒论》麻黄杏仁甘草石膏汤，其与清肺之石膏配伍。本品长于平喘，无明显祛痰作用，故喘咳而痰多者，常须配伍化痰之药，如《摄生众妙方》定喘汤，其与款冬花、半夏、苏子等同用。

3. 用于水肿小便不利　本品利尿退肿，可用于水肿小便不利之证，尤宜于风水初起有表证者。因其上宣肺气、发汗解表，可使肌肤的水湿从毛窍外散，并通调水道、下输膀胱以下助利尿之力，故宜于水肿初起，而有表证者。如《金匮要略》越婢加术汤，其与生姜、白术等同用。

此外，本品发散风寒的作用，还可以治疗风寒所致疮疹、皮肤瘙痒，鼻渊等鼻病之鼻塞不通或流涕不止。其散寒通滞之效，尚可用于风寒痹痛及阴疽漫肿无头，皮色不变等证。

【用法用量】煎服，3～10 g。本品生用发汗力较强，宜用于外有风寒之证；蜜炙麻黄长于平喘，尤宜用于喘咳而不宜发汗之证。

【使用注意】虚喘多由肺气不足、肾失纳气所致，治宜补益肺肾，麻黄辛散耗气，故虚喘不宜。又麻黄对中枢神经系统有明显兴奋作用，并可使血压上升，失眠及高血压患者慎用。

【参考资料】

1. 本草文献　《神农本草经》："发表出汗，去邪热气，止咳逆上气，除寒热，破癥坚积聚。"《名医别录》："麻黄疗伤寒，解肌第一药。"《本草正》："麻黄……轻扬之味，而兼辛温之性，故善达肌表，走经络，大能表散风邪，祛除寒毒。"

2. 化学成分及药理作用　本品主要含生物碱、挥发油及黄酮、多糖、鞣质、有机酸等成分，具有解热、平喘、镇咳、抑菌、抗病毒、消炎、抗过敏、利尿、兴奋中枢神经系统、扩张血管、松弛平滑肌等药理作用。

3. 其他　古方用麻黄常有"去节"的要求，现代研究认为其节与节间部分的化学成分、作用均无质的差异，加之节所占比例甚小，故不再强调去节入药。

桂　枝　《神农本草经》

为樟科乔木植物肉桂的嫩枝。主产于广西、广东等地。以3～7月割下的嫩枝入药。

生用。

【性味归经】 辛、甘，温。归肺、心、肾、肝、脾经。

【功效】 发汗解表，温通经脉，温助阳气。

【应用】

1. 用于风寒表实证和表虚证　本品性味辛甘，其开腠发汗之力较麻黄温和，又可温助阳气于卫分，使营血畅旺于肌表，对于外感风寒之证，不论表实无汗、表虚有汗及阳虚受寒者，均宜使用。治风寒表实证，桂枝与麻黄相须为用，既增强发汗散寒之力，又宣畅血脉以缓和头身疼痛。治风寒表虚证，营卫不和而自汗出、脉浮缓者，桂枝宜与白芍配伍，本品发汗祛邪，解肌表之风寒以调卫，白芍酸寒敛阴，固外泄之阴液以护营，共收调和营卫之效，如《伤寒论》桂枝汤。治阳虚感寒，本品外散风寒，内温阳气，多与附子等温补药同用，共收助阳解表之效。

2. 用于寒凝血瘀证及风寒痹证等里寒证　桂枝辛散温通之性，可温散经脉寒邪，有利于寒凝血瘀及风寒痹证等里寒证的治疗。治疗寒凝血瘀证，本品虽非活血之品，但善入血分，以温散脉中之寒凝；又可宣导活血药物，以增强其化瘀止痛之效。故妇女经脉受寒，月经不调，痛经，癥瘕，产后腹痛；外伤受寒，以及其他瘀滞而有寒之证，均可与相应的活血化瘀药同用。治风寒痹证，本品常与祛风湿散寒药同用，有助于通痹止痛；因其性升浮上达，与肉桂相对而言又以上肢及肩背痹痛多用。本品对经脉受寒之头痛、腹痛及阴疽等里寒证亦用之有效。

3. 用于肾心脾诸阳虚证　本品甘温，可助心、肾、脾之阳气，故常用于以上三脏的阳虚证。治心阳不振，心脉瘀阻，胸痹疼痛，或心失温养，心动悸，脉结代之证，可分别其血瘀、痰凝及正气虚衰等不同证型，配伍相宜的活血、消痰或温补之药。治脾阳不足，水湿内停之泄泻、痰饮等，本品常与补脾除湿、化痰药同用。治肾与膀胱阳虚寒凝，气化不行之小便不利、水肿，本品常与茯苓、猪苓等利尿药配伍，共收温阳化气，利尿退肿之效，如《伤寒论》五苓散。

【用法用量】 煎服，3～10 g。外用适量。

【使用注意】 本品辛温之性较强，并易入营动血，故实热内盛、阴虚火旺、血热妄行者忌用；孕妇慎用。

【参考资料】

1. 本草文献　《神农本草经》："主上气咳逆……利关节。"《本草求真》："驱风散邪，为解肌第一要药。"

2. 化学成分及药理作用　本品含挥发油（其中主要成分为桂皮醛），另外尚含有酚类、有机酸、多糖、苷类、香豆精及鞣质等。具有解热、抑菌、抗病毒、健胃、解痉、利尿、强心、改善心肌缺血和供氧等、镇痛、镇静、消炎、调节免疫功能及抗惊厥等作用，挥发油吸收后经肺排泄，可稀释分泌物的粘稠度，呈现祛痰、止咳作用。

3. 其他　古方要求桂枝"去皮"，乃刮去较大枝皮表面之栓皮，不可误为剥去全部桂皮。否则，将影响其疗效。

紫　苏　《名医别录》

为唇形科一年生草本植物紫苏的叶和茎。其叶称紫苏叶（或苏叶），其茎称紫苏梗（或苏梗）。各地均产。以夏秋采收的地上部分入药。生用。

【性味归经】辛，温。归肺、脾、胃经。

【功效】发散风寒，行气宽中。

【应用】

1.用于风寒表证　紫苏叶辛温发散之性较为缓和，其发汗之力亦不及麻黄、桂枝等药，外感风寒之轻证可以单用，重证须与其他发散风寒药合用，如《不知医必要》苏叶汤，本品与防风、川芎等药配伍。因其外可解表宣肺，内能理脾胃之气，又略兼化痰止咳之效，对风寒表证而兼脾肺气滞，胸膈不利、脘腹满闷、恶心呕逆；或咳喘痰多者，较为适宜。治前者，本品常与陈皮、香附等行气药同用，如《和剂局方》香苏散；治后者，本品常与杏仁、半夏、桔梗等化痰、止咳药同用，如《温病条辨》杏苏散。

2.用于脾胃气滞之腹胀及呕吐等　本品能行脾胃之气滞以宽中除胀、和胃止呕，可以治疗中焦气机郁滞之脘腹胀满，恶心呕吐。偏寒者，常与砂仁、丁香等温中、止呕药同用；偏热者，常与竹茹、芦根等清胃、止呕药同用；痰湿甚者，常与半夏、橘皮等燥湿化痰、和胃止呕药同用。治妊娠胎气上逆，脘闷、食少、呕吐，甚至胎动不安者，本品常与砂仁、橘皮等药配伍，有理气安胎之效。亦可用于气滞痰凝之梅核气，咽中如有炙脔，吐之不出，咽之不下者。

此外，本品对食鱼蟹而腹痛吐泻者，具有和中及解毒之功。可单用煎服，或配伍生姜、橘皮等。

【用法用量】煎服，3～10 g。紫苏叶辛温发散，宜于外感风寒；紫苏梗微辛微温，无发汗解表作用，其行气作用亦较紫苏叶和缓，宜于气滞轻证及胎动不安。

【参考资料】

1.本草文献　《滇南本草》："发汗，解伤风头痛，消痰，定吼喘。"《本草纲目》："行气宽中，消痰利肺，和血，温中，止痛，定喘，安胎。"

2.化学成分及药理作用　本品含挥发油，其中有紫苏醛、柠檬烯、白苏烯酮等成分。具有解热、抑菌、抗真菌、促进消化液分泌、促进肠蠕动、减少支气管分泌、缓解支气管痉挛、缩短血凝时间及血浆复钙时间等作用。

3.其他　紫苏的宿萼称为紫苏苞，具有较温和的发散风寒功效，前人用以治疗血虚感冒。

生　姜　《名医别录》

为姜科多年生草本植物姜的根茎。各地均有栽培。以秋冬二季采挖的新鲜品入药。切片生用、煨用或捣汁用。

【性味归经】辛，温。归肺、脾、胃经。

【功效】发散风寒，温中止呕，温肺止咳。

【应用】

1.用于风寒表证　本品散寒解表的作用亦较温和，略有发汗解表之功。对于风寒外感的轻证可以单用，尤多以本品为主，辅以葱白或红糖煎服。本品更多是作为辅助之品，与麻黄、桂枝、羌活等作用较强的发散风寒药同用，如《伤寒论》大青龙汤、桂枝汤等。

2.用于胃寒及呕吐证　本品辛温，长于温中散寒，和胃运脾，对寒犯中焦或脾胃虚寒之胃脘疼痛、食少、呕吐等症，不论虚实均可收祛寒开胃、止呕、止痛诸效。寒重者，可与高良姜、胡椒等温里药同用；脾胃气虚者，宜与人参、白术等补脾益气药同用。本品尤长于和胃止呕，**素有"呕家圣药"之称**。因其本为温胃之品，对胃寒呕吐最为适合，可单味煎服或捣汁服。若治胃热呕吐，亦可与竹茹、枇杷叶等清胃止呕药配伍，共收清胃止呕之效；若痰饮呕吐，常与半夏同用，既可增强和中止呕之效，又可降低半夏的毒副作用，此即《金匮要略》小半夏汤。

3. 用于肺寒咳嗽　本品温肺止咳，对于肺寒咳嗽者，不论有无外感风寒，痰多痰少，皆可选用。风寒外犯而咳者，可与麻黄、紫苏、细辛等兼能平喘止咳的辛温解表药同用，如《和剂局方》三拗汤，本品配伍麻黄、杏仁与甘草；外无表邪而痰多者，可与半夏、橘皮等化痰止咳药同用，如《和剂局方》二陈汤。

此外，本品对生半夏、生南星等药物之毒，以及鱼蟹等食物中毒，均有一定的解毒作用。姜汤或姜汁灌服，或姜汁滴鼻，还可急救猝然昏厥者。

【用法用量】 煎服，3～10 g；急救昏厥捣汁服，可用10～20 g。生姜汁长于止呕和急救昏厥，宜用于呕吐重证及昏厥者，冲服或鼻饲，每次3～10滴。煨姜专于温中止呕，胃寒呕吐而不宜辛散解表之证多用。

【使用注意】 热盛及阴虚者忌用。

【参考资料】

1. 本草文献　《名医别录》："主伤寒头痛鼻塞，咳逆上气，止呕吐。"《本草从新》："姜汁，开痰，治噎膈反胃，救暴卒……煨姜，和中止呕。"

2. 化学成分及药理作用　本品含挥发油，并含姜油酮、生姜二醇等多种成分。对消化道有轻微刺激，可使蠕动增强，减轻腹胀，并具有促进消化液分泌、保护胃粘膜细胞、抗消化道溃疡、保肝、利胆以及消炎、解热、抑菌、镇静、镇痛、镇吐、防晕、增强免疫、兴奋呼吸中枢、祛痰、止咳等作用；口嚼生姜可使血压上升、还能兴奋心脏、扩张血管、促进血液循环。

附药

生姜皮　为生姜根茎切下之外表皮。其性味辛，凉。主要功效为利水退肿，常用于水肿小便不利者。

香　薷　《名医别录》

为唇形科多年生草本植物石香薷的地上部分或全草。主产于江西及安徽、河南等地。以果实成熟后采收地上部分或全草入药。生用。

【性味归经】 辛，微温。归肺、脾、膀胱经。

【功效】 发散风寒，化湿和中，利水消肿。

【应用】

1. 用于风寒外感而兼湿阻中焦之证　本品辛温发散，以发汗解表为主要功效；其气芳香，又可入于脾胃而化湿和中。治风寒感冒，本品可与其他发散风寒药同用；湿阻中焦，可为苍术、藿香等化湿药的辅助。因其具有外散表邪、内化湿浊的特点，故多用于风寒感冒而兼脾为湿困，症见恶寒，发热，头痛身重，无汗，脘满纳差，苔腻，或恶心呕吐，腹泻者，并多与厚朴、扁豆等化湿药配伍。该证多见于暑天贪凉饮冷所致之阴暑证（或暑湿证），故前人称"香薷乃夏月解表之药"。此为本品解表、化湿之功在暑湿证的同时应用。

2. 用于水肿　本品发汗以散肌表水湿，又宣肺气启上源，且通畅水道，利尿退肿，亦多用于水肿而有表证者。可单用，或配伍其他利水之药。

【用法用量】 煎服，6～15 g。用于发汗解表，量不宜过大，且不应久煎，并多热服，以利发汗解表；治水肿，量宜稍大，且须浓煎，并多冷服，以助利水消肿。

【使用注意】暑热证慎用。

【参考资料】

1. 本草文献　《名医别录》："主霍乱，腹痛吐下，散水肿。"《履巉岩本草》："截四时伤寒。"《本草经疏》："香薷，辛散温通，故能解寒郁之暑气。"

2. 化学成分及药理作用　本品含挥发油，另含甾醇、黄酮苷及多种微量元素等。对金黄色葡萄球菌、伤寒杆菌、脑膜炎双球菌等，有较强的抑制作用；并有抗病毒、解热、镇静、镇痛、解痉、抗感染、利尿、刺激消化腺分泌及胃肠蠕动、增强机体的特异性和非特异性免疫功能等作用。

3. 其他　通过本草考证，香薷的来源历来不止一种，历来多以海州香薷为正品。根据目前用药实际，1995 年版《中华人民共和国药典》已将石香薷作为正品。

荆　芥　《神农本草经》

为唇形科一年生草本植物荆芥的地上部分。主产于江苏、浙江等地。以秋季花开穗绿时割取地上部分，或分别采收花穗与梗入药。生用或炒炭用。

【性味归经】辛，微温。归肺、肝经。

【功效】祛风解表、清头目、利咽喉、止痒，透疹，炒炭止血。

【应用】

1. 用于风寒表证及风热表证　本品药性微温，辛散轻浮，长于祛风解表，为发散风寒药中药性最为平和之品（亦有称其为发散风热药者），对于外感表证，不论风寒、风热，均广泛使用。治风寒表证，常与防风、羌活等辛温解表药同用，如《摄生众妙方》荆防败毒散；治风热表证，常与薄荷、金银花等辛凉解表药或清热药同用，如《温病条辨》银翘散。

2. 用于风邪所致的头昏头痛、目赤多泪、咽喉痒痛、皮肤瘙痒　本品善祛肌表及上焦风邪，亦常用于风邪上扰清窍或郁滞肌肤所致的以上诸症，风寒与风热者均宜。治头昏头痛，宜与蔓荆子、防风等祛风止痛药同用；目赤多泪，多与菊花、桑叶等祛风、清热明目药同用；治咽喉痒痛，多与蝉蜕、薄荷、牛蒡子等祛风宣肺、清热利咽药同用；治皮肤瘙痒，多与祛风止痒药同用，亦可单味外用，研末撒涂并揉搓患处。

3. 用于麻疹初起，疹出不畅　对于表邪外束，麻疹难于透发者，本品的透疹作用，可直接促进疹点外透；其祛风解表之效，亦有助于透疹。因麻疹为"内蕴热毒，外感天行"所致，故应与清热解毒药同用。

4. 用于出血证　荆芥炒炭，其性味功效已经改变成为味涩性平之收涩止血药，并主归肝经，可以用于吐血、衄血、便血、崩漏等失血证，但宜辨别证型的寒热虚实，作相应的配伍，以标本兼治，增强止血之效。

此外，以本品祛风解表及"通利血脉"（《药性论》）之力，还可促使疮肿消散，故宜于疮肿初起而有表证者。

【用法用量】煎服，6～12 g。外用适量。荆芥穗的辛散之性强于荆芥，其用量可稍轻。

【参考资料】

1. 本草文献　《神农本草经》："主寒热，鼠瘘，瘰疬，生疮，破结聚气，下瘀血，除湿痹。"《本草纲目》："散风热，清头目，利咽喉，消疮肿。治项强，目中黑花，及生疮，阴癩，吐血，衄血，下血，血痢，崩中，痔漏。"

2. 化学成分及药理作用　本品主要含挥发油，另含荆芥苷、荆芥醇、黄酮类化合物，花梗中还有苯并呋喃类化合物等。具有解热、抑菌、消炎、镇痛、兴奋肠管平滑肌、抑制癌细胞等作用；荆芥炭则能使出血时间缩短，在大剂量使用时可出现一定的活血作用。

3.其他　本品在古代本草以"假苏"为正名，查阅文献时应加以注意。

防　风　《神农本草经》

为伞形科多年生草本植物防风的根。主产于东北及内蒙古东部。以春秋季采挖之根入药。生用。

【性味归经】辛、微甘，微温。归膀胱、肝经。

【功效】祛风解表，祛风湿，止痛，止痉。

【应用】

1.用于风寒表证　本品药性微温，以辛散风邪为主，亦略有祛寒之功，尚能胜湿止痛，故常用以治疗风寒表证，恶寒发热，头身疼痛者，并多与荆芥、羌活等药同用，以增强发散风寒之效，如荆防败毒散。因其发散作用温和，《丹溪心法》玉屏风散主治卫气不足，肌表不固，而感冒风邪者，以本品与黄芪等益卫固表药同用，相反相成，祛邪而不伤正，固表而不留邪，共奏扶正祛邪之效。本品虽偏温燥而不峻烈，前人称其为"风药中润剂"，经与发散风热药或清热药配伍，亦可用于风热表证。

2.用于风湿痹证　本品是较常用的祛风湿、止痹痛药，治风湿痹证，宜与其他作用较强的祛风湿药同用，并根据风、寒、湿邪的偏盛等情况，作必要的配伍，如《宣明论方》防风汤，本品与秦艽、麻黄等药同用，主治行痹。

3.用于破伤风　本品既辛散外风，又熄内风以止痉，破伤风因外伤受邪，风毒内侵经络，引发内风而致肌肉痉挛，四肢抽搐，项背强急，角弓反张，故宜用本品。因作用缓和，故《外科正宗》玉真散以本品与天南星、天麻等止痉力强之药同用。

此外，本品能祛风止痒，皮肤瘙痒之症亦十分常用。

【用法用量】煎服，6~12 g。

【使用注意】本品性偏温燥，内风因于热甚或阴血不足者不宜。

【参考资料】

1.本草文献　《神农本草经》："主大风头眩痛，恶风，风邪，目盲无所见，风行周身，骨节痛痹。"

2.化学成分及药理作用　本品含挥发油、色原酮类、香豆素类、聚炔类及脂肪酸、β-谷甾醇、胡萝卜苷、多糖类等成分。具有抑菌、解热、消炎、镇静、镇痛、抗过敏、增强小鼠腹腔巨噬细胞吞噬功能、抗实验性胃溃疡、抗凝血、抗疲劳等作用。

羌　活　《神农本草经》

为伞形科多年生草本植物羌活及宽叶羌活的根茎和根。主产于四川、青海等地。以春秋二季采挖的根及根茎入药。生用。

【性味归经】辛、苦，温。归膀胱。

【功效】发散风寒，祛风湿，止痛。

【应用】

1.用于风寒表证　本品辛温苦燥，其性雄烈，有较强的散寒解表作用，为主治风寒表证之要药，并素有"非时感冒之仙药"之称。因其又长于胜湿、止痛，对外感风寒夹湿，恶寒发热，肢体酸楚较重者，尤为适宜，并常与防风、细辛、川芎等祛风止痛药同用，如《内外伤辨惑论》羌活胜湿汤、《此事难知》九味羌活汤等。对于外感风热，表邪较甚，而恶寒发热及头身酸痛较剧者，可于发散风热药或清热药中酌加本品，亦有较好的祛风止痛作用。

2. 用于风湿寒痹证　本品辛苦性温，辛能祛风，苦能燥湿，温能散寒，具有较强的祛风湿作用，常与其他祛风湿药配伍，主治风湿寒痹，关节疼痛。因其善入足太阳膀胱经，以除头项肩背之痛见长，故上半身风寒湿痹尤为多用。

治风寒头痛亦有较佳疗效，并常与川芎、白芷、藁本等祛风止痛药同用。

【用法用量】煎服，3～12 g。

【使用注意】本品温燥性较强，血虚阴亏及燥热内盛者尤应慎用。

【参考资料】

1. 本草文献　《本草品汇精要》："主遍身百节疼痛，肌表八风贼邪，除新旧风湿，排腐肉疽疮。"《本经逢原》："羌活乃却乱反正之主帅……非时感冒之仙药。"

2. 化学成分及药理作用　本品含挥发油、香豆素类化合物及酯类化合物、胡萝卜苷、β-谷甾醇、有机酸等。具有解热、镇痛、消炎、抗过敏、抑菌等作用，水溶成分有抗实验性心律失常作用，挥发油有增加心肌营养性血流量和抗心肌缺血作用。

白　　芷　《神农本草经》

为伞形科多年生草本植物白芷或杭白芷的根。主产于四川、浙江等地。以秋季采挖的根入药。生用。

【性味归经】辛，温。归肺、胃经。

【功效】祛风解表，止痛，通鼻窍，燥湿。

【应用】

1. 用于风寒表证，鼻塞、头痛　本品辛温解表，虽发散风寒以解表之力较温和，但因其兼有较好的止痛和通鼻窍之功，故亦常用于外感风寒，恶寒、发热并伴有头痛或鼻塞、流涕之症，并常与羌活、细辛、川芎或苍耳子、辛夷等药同用。

2. 用于头痛、牙龈肿痛等疼痛证　本品长于止痛，芳香上达，善入足阳明胃经，以头额眉棱骨疼痛及牙龈肿痛多用。属风寒者，单用有效，即《百一方选》都梁丸；配伍细辛、川芎等散寒、祛风、止痛药，其效更佳。属风热者，须与菊花、蔓荆子、薄荷等疏风、清热药同用。治痹证、外伤疼痛等，本品亦可协助祛风湿或活血药增强止痛之效。

3. 用于鼻渊　本品辛温香燥，可祛风、散寒、燥湿，使肺气宣利；又能升阳明清气，上养鼻窍，以针对鼻渊（鼻窦炎）因于风寒湿邪之病因。其通鼻窍，止疼痛，可改善该病鼻塞不通、浊涕不止、前额疼痛等主要症状。可以内服，亦可嗅鼻外用，并常与苍耳子、辛夷等药同用。其因于风热或肺热内郁者，亦常于相应的对证药中加入本品。

4. 用于湿浊偏盛之带下证　本品性偏温燥，可以燥湿止带。治寒湿下注，白带清稀量多者，可以散寒、燥湿，并升举阳明清气而使白带减少，其多与炮姜、白术、莲子等温阳祛寒及健脾除湿药同用。湿热内盛，带下黄赤者，亦可与黄柏、车前子等清热燥湿或清热利湿药同用，共收清热除湿以止带之效。

此外本品尚有消肿、排脓之效。以其辛散邪毒和温通血脉之力，用于疮痈初起时可助清热解毒药以消疮肿；痈疡脓成后，可助补气养血药以托毒排脓。其祛风止痒之功，还可用于皮肤瘙痒。

【用法用量】煎服，3～10 g。

【使用注意】本品温燥，阴虚火旺及血热内盛者忌用。

【参考资料】

1. 本草文献　《神农本草经》："主女人漏下赤白，血闭阴肿，寒热，风头侵目泪出，长肌肤，润泽。"《滇南本草》："祛皮肤游走之风，止胃冷腹痛寒痛、周身寒湿疼痛。"

2. 化学成分及药理作用　白芷与杭白芷的化学成分相似，主要含挥发油，并含多种香豆素类化合物、白芷毒素、花椒毒素、甾醇、硬脂酸等。具有抑菌、解热、消炎、镇痛、解痉、平喘、抗癌作用、能对抗蛇毒所致的中枢神经系统抑制；异欧前胡素等成分有降血压作用；呋喃香豆素类化合物为"光活性物质"，可用以治疗白癜风及银屑病；小量白芷毒素有兴奋中枢神经、升高血压作用，大剂量能引起强直性痉挛，继之全身麻痹等。

细　辛　《神农本草经》

为马兜铃科多年生草本植物北细辛、汉城细辛及华细辛的全草。前两种习称"北细辛"或"辽细辛"，质较佳，主产于东北地区；后者产于陕西等地。以夏秋季采挖的干燥全草入药。生用。

【性味归经】辛，温。有小毒。归肺、肾、心经。

【功效】发散风寒，通鼻窍，止痛，温肺止咳。

【应用】

1. 用于外感风寒，头痛、鼻塞及咳喘之证　本品性温味辛烈，可以祛风散寒，尤长于止痛，故宜于外感风寒，恶寒发热且头身疼痛较甚者，如《此事难知》九味羌活汤中，其与羌活、川芎、白芷等祛风止痛药相须为用。本品止痛、还能通鼻窍，亦宜于风寒感冒而见鼻塞流涕者；鼻渊头痛、浊涕不止者，亦较常用。治阳虚感寒，本品外助发散风寒药以发汗解表，内温经脉以助温阳药振奋阳气，表里兼顾，可收助阳解表之效。风寒表证有咳嗽者，本品尚可止咳。

2. 用于疼痛证　本品止痛之力颇强。因其辛温走窜而祛风散寒，尤宜于风寒性头痛、牙痛、痹痛等多种寒痛证，单用有效。但常与羌活、川芎、白芷等药同用。对于热痛者，本品须与疏散风热或清热药配伍，以清热止痛，如《景岳全书》二辛煎，其与石膏配伍，主治胃火牙龈肿痛。寒凝瘀滞之胸痹，痛经，外伤疼痛等，本品亦可与川芎、当归、红花等活血化瘀药同用。本品外用有麻醉止痛作用。

3. 用于肺寒咳喘。本品辛香之性较强，可温肺祛寒以宣畅肺气，又可降肺逆而止咳喘，常与麻黄、干姜、半夏等散寒宣肺、温化痰饮药同用，以主治痰饮咳喘证。

此外，本品还用于寒邪痰浊闭阻心窍，猝然昏厥，牙关紧闭之证，单味研末，嗅鼻取嚏；或与皂荚、麝香、冰片等开窍药同用。

【用法用量】煎服，3～6 g。散剂每次服 0.5～1 g。

【使用注意】热盛及阴血不足者忌用。不宜与藜芦配伍（十八反）。

【参考资料】

1. 本草文献　《神农本草经》："主咳逆，头痛脑动，百节拘挛，风湿痹痛……利九窍。"《本草正义》："细辛，芳香最烈，故善开结气，宣泄郁滞，而能上达巅顶，通利耳目，旁达百骸，无微不至，内之宣络脉而疏通百节，外之行孔窍而直透肌肤。"

2．化学成分及药理作用　本品含挥发油，另含去甲乌药碱、谷甾醇、豆甾醇等。具有抑菌、解热、消炎、镇静、催眠、镇痛、抗惊厥、局部麻醉、抗变态反应等作用；其挥发油小剂量对心脏有兴奋作用；去甲乌药碱具有强心、扩张血管、松弛平滑肌、增强脂质代谢等作用。

3．其他　本品有小毒。历来认为："若单用末，不可过半钱匕，多即气闷塞，不通者死"（《本草别说》）。现代研究用末不可大剂量，量大必须入汤剂。据报道常有使用 10～15 g 煎服，甚至更大剂量者，但应适当久煎，可供参考。本品大剂量应用，使实验动物初呈兴奋，继则陷入麻痹状态，最后死于呼吸麻痹。

苍耳子　《神农本草经》

为菊科一年生草本植物苍耳带总苞的果实。各地均产。以秋季采收的成熟干燥果实入药。生用或炒用。

【性味归经】辛、苦，温。有小毒。归肺经。

【功效】发散风寒，通鼻窍，祛风湿，止痛。

【应用】

1．用于风寒表证　本品辛温升散，具有发散风寒之力，对于外感风寒，恶寒发热，头身疼痛，鼻塞流涕者，其既能辛温解表，又有止痛和通鼻窍之特长，故可与其他发散风寒药同用。因其解表之力甚弱，一般风寒感冒而鼻塞流涕不明显者，实不多用。

2．用于鼻渊　本品性温而升浮上达，善通鼻窍以除鼻塞，性辛燥又可止浊涕，并以缓解前额及鼻内胀痛见长，对风寒内犯之鼻渊鼻塞，浊涕不止，难辨香臭，前额昏痛之证，一药数效，标本兼治，可内服亦宜外用，被古今视为要药，且常与辛夷、白芷等祛风止痛药同用。鼻渊一证，因于风热外袭或胆经、脾经湿热内蕴者亦多，本品又常分别与薄荷、菊花等疏风热药，或黄芩、龙胆草等清热药同用。气虚者，亦可与补气药同用。鼻窒（慢性鼻炎）、鼻鼽（过敏性鼻炎）等其他鼻病，本品亦较常用。

3．用于风湿痹证　本品辛温，略有祛风湿，止痹痛之功。用于风湿寒痹，关节疼痛，可与其他祛风药同用。

此外，以其发散风寒之力，还可用于皮肤瘙痒及风寒头痛。

【用法用量】煎服，3～10 g。本品宜炒后碾去刺用，不仅便于配方，又利于有效成分煎出，并可降低毒性。

【使用注意】过量易致中毒。血虚阴亏者慎用。

【参考资料】

1．本草文献　《神农本草经》："主风头寒痛，风湿周痹，四肢拘挛痛。"《本草备要》："善发汗，散风湿，上通脑顶，下行足膝，外达皮肤；治头痛，目暗，齿痛，**鼻渊**。"

2．化学成分及药理作用　本品含挥发油、苍耳苷、脂肪油、蛋白质、生物碱等成分。有抑菌、镇咳、降血压、降血糖、抑制免疫、抗氧化等作用。

3．其他　苍耳全株均有毒，以果实毒性最强；中毒后可出现头晕、嗜睡、昏迷、痉挛，肝肿大、黄疸、肝功能障碍，尿蛋白，甚至呼吸、循环、肾功能衰竭而死亡。其毒性成分为含于脂肪蛋白中的苍耳子苷，炒后可使其蛋白质变性，苍耳子苷凝固在细胞中不易溶出，因而降低了毒性。

辛　夷　《神农本草经》

为木兰科乔木植物望春花、玉兰或武当玉兰的花蕾。主产于河南、湖北、四川等地。以春初采收的干燥花蕾入药。生用。

【性味归经】辛，温。归肺经。

【功效】散风寒，通鼻窍。

【应用】

1. 用于风寒表证　本品辛温，略能发散风寒，因其又可宣通鼻窍。故治外感风寒，肺窍郁闭，恶寒发热，且鼻塞头痛者，宜与防风、白芷、细辛等发散风寒药同用。风热感冒而鼻塞头痛者，亦可于薄荷、金银花等疏散风热药中，酌加本品，以增强通鼻窍及逐表邪之力。因其解表之力较弱，与苍耳子相似，外感而无鼻塞、流涕等症者亦不多用。

2. 用于鼻渊　本品性味辛温轻浮，芳香升散，外能祛除风寒邪气，内能升达肺胃清气，尤长于宣通鼻窍，亦为治鼻渊头痛，鼻塞流涕的要药。偏风寒者，常与苍耳子、白芷、细辛等散风寒、通鼻窍之药相须为用。偏风热者，宜与薄荷、菊花、石膏、黄芩等疏风热、清肺热药配伍。鼻渊之气虚证，常与补气之药同用。其他鼻病之鼻塞、流涕亦多用本品。

【用法用量】煎服，3～9 g。本品质轻浮于水面，不便煎煮，且表面有毛，易刺激咽喉，宜用纱布包煎。外用适量。

【使用注意】鼻病因于阴虚火旺者忌用。

【参考资料】

1. 本草文献　《名医别录》："温中，解肌，利九窍，通鼻塞、涕出……"《本草新编》："辛夷，通窍而上走于脑舍，(治)鼻塞鼻渊之症……且辛散之物多用，则真气有伤，可暂用而不可久用也。"

2. 化学成分及药理作用　各种辛夷均含挥发油，生物碱、木脂素、鞣质等成分。本品对多种致病菌有抗菌作用；局部应用有收敛和改善局部血液循环的作用，能保护鼻粘膜，促进粘膜分泌物吸收，减轻炎症，并有局部麻醉作用；另外还具有镇静、镇痛、抗过敏、平喘、降血压等作用。

藁　本　《神农本草经》

为伞形科多年生草本植物藁本和辽藁本的根茎。前者主产于陕西、甘肃、湖北、四川等地；后者主产于吉林、辽宁等地。以春季采收的干燥根茎入药。生用。

【性味归经】辛，温。归膀胱、胃经。

【功效】发散风寒，祛风湿，止痛。

【应用】

用于风寒表证、风寒头痛及风寒湿痹　本品气味辛温，上行升散，长于入膀胱经以祛风、寒、湿邪，功效与羌活相似，惟其辛散雄烈之性较为缓和，故常配伍同用，其主治病证及配伍原则亦同于羌活，如《内外伤辨惑论》羌活胜湿汤，主治风寒湿气在表之证。

此外，本品还可用于寒湿所致之腹痛，泄泻诸证。

【用法用量】煎服，3～10 g。

【使用注意】本品温燥，热盛及阴血不足者忌用。

【参考资料】

1. 本草文献　《神农本草经》："主妇人疝瘕，阴中寒肿痛，腹中急，除风头痛。"《本草汇言》："藁本，升阳而发散风湿，上通巅顶，下达肠胃之药也。"

2. 化学成分及药理作用　本品含挥发油，并含β–谷甾醇、生物碱、棕榈酸等成分。具有解热、消炎、镇静、镇痛、抑菌、平喘作用，并对肠和子宫平滑肌有抑制等作用。

葱　白　《神农本草经》

为百合科多年生草本植物葱的近根部的鳞茎。我国各地均产。临用时采集。鲜用。

【性味归经】辛，温。归肺、胃经。

【功效】散风寒，通阳气。

【应用】

1. 用于风寒感冒　本品辛温而不燥烈，发汗而不峻猛，发散风寒作用较为缓和，适用于风寒感冒，恶寒发热之轻证，可以单用。更常与其他较温和的解表药同用。

2. 用于阴盛格阳，厥逆脉微、面赤，下痢等证　本品能宣通阳气，温散寒凝，可使阳气上下顺接、内外通畅。治体内阴寒过盛，阳气被拒于外的面赤、烦躁等外部假热之证，宜与附子、干姜等同用，以助回阳破阴之效。单用捣烂炒热，外敷脐腹，加以温熨，亦能通阳散寒，主治寒凝气阻，腹部冷痛，或小便不通者。

此外，本品还略有解毒散结之功，可外用于疮痈肿毒。单用捣敷患处，若调入适量蜂蜜更佳。

【用法用量】煎服，6~12 g。外用适量。

【参考资料】

1. 本草文献　《神农本草经》："主伤寒寒热，出汗，中风，面目肿。"《本草纲目》："（其）所治之症，多属太阴、阳明，皆取其发散通气之功。"《本草经疏》："葱，辛能发散，能解肌，能通上下阳气。"

2. 化学成分及药理作用　本品含挥发油、甾体皂苷、蛋白、糖类、大蒜辣素、脂肪油、维生素 C、维生素 B_1、维生素 B_2、烟酸及少量维生素 A 类物质，粘液质及草酸钙等成分。有发汗、解热、利尿、健胃、祛痰等作用，挥发油有抑菌作用。

3. 其他　《千金要方·食治》记载同食生葱与蜂蜜，会令人"变作下痢"，甚至"壅气而死"，《本草纲目》诸本草进而提出"蜜反生葱"。现代研究，结论不尽一致。有的认为会加大药物的刺激性，应谨慎使用；有的认为未见任何不良反应，称二者相反之说纯系误传；或因食用有毒蜂蜜等偶然因素所致。

胡　荽　《食疗本草》

为伞形科一年生草本植物芫荽的全草。我国各地均有栽种。以果实成熟时采收的全草入药。多用鲜品。

【性味归经】辛，温。归肺、胃经。

【功效】发表透疹，开胃消食。

【应用】

1. 用于风寒外束，麻疹不透　本品辛香温散，亦可解表，治风寒感冒可配伍其他发散风寒药。因其既发散风寒，又可透疹外达，故宜于因外感风寒，疹出不畅，或疹出而即隐没之证。多单用煎汤熏洗，或与荆芥、薄荷等解表透疹之品同用。

2. 用于饮食不消，纳食不佳、脘腹胀闷　本品芳香，入于脾胃，能使中焦健运。治饮食积滞者，可与健脾消食药和行气和中药同用。尤多用于饮食调味，以开胃消食，增加食欲。

【用法用量】煎服，3~6 g。外用适量。

【使用注意】热盛而疹出不畅者忌服。

【参考资料】

1. 本草文献　《食经》："调食下气。"《医林纂要》："升散阴气，辟邪气，发汗，托疹。"

2. 化学成分及药理作用　本品含挥发油、维生素 C、胡萝卜素、苹果酸钾、黄酮苷等成分。胡荽有促进外周血液循环的作用，胡荽子能增进胃肠腺体分泌和胆汁分泌；挥发油有抗真菌作用。

柽　柳　《开宝本草》

为柽柳科灌木或小乔木植物柽柳的嫩枝叶。全国各地均产。以开花时采集的嫩枝入药。生用。

【性味归经】辛，平。归肺、肝经。

【功效】发表，透疹。

【应用】

1.用于感冒　本品可辛散表邪，又能宣肺气而止咳喘。风寒表证而咳喘者，可与麻黄、紫苏等药同用；风热表证而咳喘者，可与桑叶、牛蒡子等药同用。

2.用于麻疹不透　本品具有辛散宣发之性，以透疹为主要功效，且兼解表。麻疹初起，疹出不畅；或表邪外束，疹毒内陷，始见形而骤然收没者，均可使用。证轻者，可单用。属热者，宜与发散风热药和解毒透疹药配伍。兼寒者，可与荆芥、胡荽等辛温透疹药同用。

此外，本品还有祛风湿及祛风止痒等功效。治风湿痹痛，可与羌活、独活、秦艽等同用；治风疹瘙痒，可与防风、荆芥、薄荷等祛风止痒药同用。

【用法用量】煎服，6～15 g。外用适量。

【参考资料】

1.本草文献　《本草备要》："治痧疹不出，喘嗽闷乱。"《本经逢原》："去风，煎汤浴风疹身痒效。"

2.化学成分及药理作用　本品含挥发油、槲皮素、柽柳醇、柽柳酮、树脂、有机酸、胡萝卜苷等成分。有抑菌、止咳、解热、消炎及减轻四氯化碳引起的肝组织损害等作用；其所含柳苷能麻痹中脑及延脑中枢，过量可引起中毒，表现为头晕、呕吐、皮肤潮红、汗出、血压下降、呼吸困难，甚至中枢神经麻痹等。

第二节　发散风热药

以发散风热为主要功效，常用以治疗风热表证及温热病卫分证的药物，称为发散风热药，此前多称辛凉解表药。

发散风热药性偏寒凉，味辛而多苦。辛散以祛风，苦寒则清热。其作用趋向以升浮为主，多兼沉降。其发散之力较辛温解表药缓和，多数无明显发汗作用。

本类药物的解表功效主治风热表证及温热病初起邪在卫分，症见发热、微恶风寒、舌边尖红、苔薄黄、脉浮数，或兼口渴、咽干、头昏、身痛、流涕及咳嗽等。其发散风热之功，除主治风热感冒等表证外，还有利咽喉，清头目及止痒等多方面的效果，故还常用于风热上犯清窍所致的咽喉痒痛、头痛头昏，目赤多泪或邪郁闭肌表引起的皮肤瘙痒。

大部分发散风热药还兼有透疹作用，适用于麻疹初起，因风热外束而疹出不畅之证。此类药物不仅可以直接促进疹点外透，其解表或清热解毒功效亦能通过祛邪而有利于透疹。

多数发散风热药除解表外，又为清热之品，同时具有清热药的性能特点及功效，还可主治相应的里热证。

薄　荷　《新修本草》

为唇形科多年生草本植物薄荷的叶和茎。各地均产，以江苏产者质优。一年可以采割2～3次，以干品或鲜品入药。生用。

【性味归经】 辛，凉。归肺、肝经。

【功效】 散风热，清头目，利咽喉，止痒，透疹。

【应用】

1. 用于风热表证或温病卫分证　本品性味辛凉，芳香轻浮，其辛以发散，凉以解热，且辛散外邪之力较强，是发散风热诸药中发汗作用较为明显之药，故风热感冒和温病卫分证十分常用。并与其他疏散风热药或清热解毒药配伍，以增强祛表邪或解热毒之力，如《温病条辨》银翘散，本品与金银花、牛蒡子等药同用。本品重在辛散表邪，亦常与发散风寒药同用，以治疗风寒表证，如《和剂局方》川芎茶调散，本品与羌活、防风等药配伍。

2. 用于风热头昏头痛、目赤多泪、咽喉痒痛及皮肤瘙痒　本品不仅长于发散风热以解表，而且还有良好的清头目、利咽喉和止痒之效。治风热上攻的头痛、眩晕等，多与菊花、蔓荆子、川芎等祛风止痛药同用。治肝热目赤多泪，宜与菊花、木贼、石决明等清肝明目药同用。治咽喉肿痛，宜与桔梗、牛蒡子、僵蚕等利咽药同用。治风疹瘙痒，常与荆芥、防风等祛风止痒药同用。

3. 用于麻疹初起，疹出不畅　治疗风热外束而疹出不畅者，本品既能透疹，又可辛散风热之邪以利疹毒外透，常与蝉蜕、牛蒡子等既透疹又可疏风热、解热毒之药同用。

此外，本品还略有疏肝行气、化湿和中的功效，可用于肝气郁滞，胁肋胀痛；以及感受暑湿秽浊之气，脘腹胀满、吐泻等症。

【用法用量】 煎服，3～10 g，本品芳香之气较浓，相对于其他解表药尤宜后下。外用适量。薄荷叶发汗解表力较强，其梗作用缓和，多用于行气和中。

【使用注意】 体虚多汗者不宜。

【参考资料】

1. 本草文献　《药品化义》："薄荷，味辛能散，性凉而清，通利六阳之会首，祛除诸热之风邪。"《本草新编》："薄荷，不特善解风邪，尤善解忧郁。"《医学衷中参西录》："（其）为温病宜汗解者之要药。"

2. 化学成分及药理作用　本品主要含挥发油，油中有薄荷酮、薄荷脑、薄荷酯类多种成分；另含异端叶灵、薄荷糖苷、多种游离氨基酸、迷迭香酸、树脂、鞣质等。薄荷油有促进汗腺分泌、解热、抑菌、抗病毒、祛痰、止咳、解痉、利胆作用；薄荷油外用，能刺激末梢神经的冷感受器而产生凉感，并显现镇痛、止痒、局部麻醉和抗刺激作用。

牛 蒡 子　《名医别录》

为菊科二年生草本植物牛蒡的果实。主产于河北、吉林、浙江等地。以秋季采收的干燥成熟果实入药。生用或炒用。用时捣碎。

【性味归经】 辛、苦，寒。归肺、胃、大肠经。

【功效】 疏散风热，透疹，清热解毒。

【应用】

1. 用于风热表证及温病卫分证　本品性味辛苦，升散祛风之中又有清降热邪之性，辛而不燥，寒而不凝，发散解表虽不及薄荷等药，但更长于清利咽喉。故风热表证或温病初起而见咽喉红肿疼痛，或咳嗽痰多不利者，既可以其辅助解表，更能用以缓解咽喉不利，故十分常用，且多与金银花、薄荷、桔梗等解表、利咽药配伍，如《温病条辨》银翘散。

2. 用于麻疹初起疹出不透　本品具有透疹作用，而且外解风热，内清热毒。该证多因风邪外束，热毒内盛所致，故本品为透疹要药，常与薄荷、葛根、金银花、连翘等辛凉透疹、清解热毒药同用。

3. 用于热毒咽喉肿痛、疮痈及痄腮等证　本品疏散表邪而不辛燥，清热解毒而不凝滞，有较好的利咽喉，消痈肿的效果，能主治咽喉肿痛、疮痈及痄腮等热毒病证。治疗咽喉肿痛，不论风热或热毒证，皆较常用。前者常配伍薄荷、蝉蜕等发散风热药，后者常配伍板蓝根、山豆根等清热解毒药。治疮痈或痄腮宜与清热解毒、消肿散结药同用。又因本品兼能滑肠，可使大便通畅而利于热毒清降，故上述病证有大便热结不通者，尤为适宜。

【用法用量】煎服，6～15 g。炒用可使其苦寒及滑肠之性略有降低。

【使用注意】虚寒便溏者慎用。

【参考资料】

1. 本草文献　《药品化义》："牛蒡子能升能降，力解热毒。味苦能清火，带辛能疏风，主治上部风痰，面目浮肿，咽喉不利，诸毒热壅……时行疹子，皮肤瘾疹，凡肺经郁火，肺经风热，悉宜用此。"

2. 化学成分及药理作用　本品含牛蒡子苷、脂肪酸、联噻吩及其衍生物、萜类、牛蒡甾醇、胡萝卜苷及维生素等。有抑菌、抗病毒、解热、利尿、降低血糖、抗肿瘤作用；牛蒡子苷有抗肾病变作用，对实验性肾病大鼠，可抑制尿蛋白排泄增加，并能改善血清生化指标；还有扩张血管作用。

桑　　叶　《神农本草经》

为桑科乔木植物桑树的叶。各地均产。以秋冬经霜后采收的叶片入药。生用或蜜炙用。

【性味归经】辛、苦、甘，寒。归肺、肝经。

【功效】疏散风热，清肺润肺，清肝明目。

【应用】

1. 用于风热表证及温热犯肺之卫分证　本品辛甘性寒，发散表邪的作用较为缓和。用以疏散风热，常与菊花、薄荷等药同用以增效。因其兼能清肺止咳，故多用于外有风热，内有肺热而发热、咽痒、咳嗽等症，可收外祛风热以解表，内清肺热而止咳的效果，如《温病条辨》桑菊饮，以本品与菊花、薄荷、桔梗、杏仁等辛凉解表、利咽止咳药同用。

2. 用于肺热或燥热咳嗽　本品苦寒以清泄肺热，甘寒以凉润肺燥，除风热表证而兼咳嗽者外，亦常用于肺中有热咳嗽痰少，色黄而粘稠，或燥热伤肺，干咳无痰，咽痒之证。如《温病条辨》桑杏汤，主治外感温燥，身热、口渴、干咳等症，本品与沙参、浙贝母、杏仁等清肺、化痰、止咳药同用。燥热甚者，如《医门法律》清燥救肺汤，以本品配伍麦冬、阿胶、石膏等养阴润肺、清肺之药。

3. 用于肝热目疾及头昏头痛　本品苦寒入肝可清热，又甘润益阴以明目。故既常用于肝火上攻所致的目赤、涩痛、多泪等症，亦多用于肝肾精血不足、眼目昏花、视物不清者。治肝热或风热目疾，宜与菊花、决明子、谷精草等清肝明目药同用；治虚性目疾，宜与枸杞子、黑芝麻等养肝明目药同用。对肝热引起的头昏、头痛，本品亦可与菊花、蔓荆子等清肝药同用。

此外，本品还略有凉血止血之功，尚可用于血热妄行之咳血、衄血、吐血证。

【用法用量】 煎服，9～15 g。蜜炙能增强润肺止咳作用，宜用于肺燥咳嗽证。

【参考资料】

1. 本草文献　《神农本草经》："除寒热，出汗。"《本草经疏》："桑叶，甘所以益血，寒所以凉血，甘寒相合，故下气而益阴……经霜则兼清肃，故又能明目而止渴。"

2. 化学成分及药理作用　本品含昆虫变态激素——牛膝甾酮、脱皮甾酮，芸香苷、槲皮素等黄酮类化合物及甾醇类、挥发油、生物碱、氨基酸、有机酸等成分。其煎剂对金黄色葡萄球菌、乙型溶血性链球菌及钩端螺旋体等有抑菌作用，并有降低血糖、促进蛋白质合成、排除体内胆固醇、降低血脂等作用。

菊　花　《神农本草经》

为菊科多年生草本植物菊的头状花序，主产于浙江、安徽等地。由于花色和产地不同，又有白菊花、黄菊花和杭菊（浙江）、滁菊与亳菊（安徽）、怀菊（河南）、祁菊（河北）、川菊（四川）之分。以花期采收的干燥花序入药。生用。

【性味归经】 辛、苦、甘，寒。归肺、肝经。

【功效】 疏散风热，清肺热，清肝，平肝。

【应用】

1. 用于风热表证及温热犯肺之卫分证　本品性味辛苦微寒，能外散风邪，内清肺热，性能及功用均与桑叶相似，且相须为用。其发散表邪之力同样较为和缓，亦宜与薄荷等辛散力强之药配伍以增强解表之力。本品亦主要用于风热感冒或温热犯肺，发热、头痛而有咳嗽者，如《温病条辨》桑菊饮。

2. 用于肝热或肝虚目疾　本品清肝明目并略兼养阴益肝的作用，亦与桑叶相似。常用以治疗肝经实热或风热上攻所致的肝热目赤、红肿、涩痛、流泪等症，以及肝肾不足、精血亏虚之视物昏暗。其配伍原则亦与桑叶相同，如《和剂局方》菊花散，主治肝热眼目赤肿、目暗羞明或痒或痛等，本品与木贼、蝉蜕等清肝明目药同用；《医级》杞菊地黄丸主治肝肾不足之目疾，本品与地黄、山茱萸等补肝肾之药同用。

3. 用于肝阳上亢或肝热上攻之眩晕、头痛等症　本品能平肝阳，并清肝火，无论肝阳上扰或肝火上炎引起的头昏、头痛、眩晕等症均宜选用。治阴虚肝阳上亢而眩晕头痛者，可与生地、白芍、羚羊角、钩藤等滋阴药及平肝潜阳药同用，如《重订通俗伤寒论》羚角钩藤汤。治肝火上攻而眩晕头痛者，可与夏枯草、蔓荆子等清肝热药或疏风止痛药同用。

此外，本品还有清热解毒作用，可用于痈肿疔毒，内服与外敷均宜。因其清热解毒之力不及野菊花，故较为少用。

【用法用量】 煎服，9～15 g。

【参考资料】

1. 本草文献　《神农本草经》："主诸风头眩、肿痛、目欲脱，泪出，皮肤死肌，恶风湿痹，久服利血气。"《本草纲目拾遗》："治诸风头眩，解酒毒疗肿。"《本草正义》："能平肝火，熄内风，抑木气之横逆。"

2. 化学成分及药理作用　本品含挥发油、黄酮类化合物及腺嘌呤、胆碱、菊苷、绿原酸、氨基酸、维生素E等成分。有抑菌、抗病毒、镇静、解热、消炎、缩短凝血时间、降低转氨酶、抗放射、解铅毒、扩张冠状动脉、增加冠脉血流量、降血压、抑制肝脏中胆固醇的合成、同时加速胆固醇的分解代谢等作用。

3. 其他　本品能"利血脉"（《日华子本草》），结合现代药理研究，临床还常用本品治疗冠心病、心绞痛、高血压、高脂血症等。

<h1 style="text-align:center">蝉　蜕　《神农本草经》</h1>

为蝉科昆虫黑蚱羽化时脱落的皮壳。主产于山东、河南、江苏等地。以夏秋季收集去净泥土的皮壳入药。生用。

【性味归经】 甘、微辛，微寒。归肺、肝经。

【功效】 疏散风热，透疹，清肝明目，熄风止痉。

【应用】

1. 用于风热表证及温病卫分证　本品味微辛，能疏散风热以祛邪解表，治疗外感风热表证及温病卫分证，发热、头痛者，宜与薄荷、牛蒡子等药同用，如《时病论》辛凉解表法。因其长于疏风热以宣肺利咽开音，对以上病证而兼风热郁肺，声音嘶哑或咽喉痒痛、咳嗽者，尤为适宜。

本品还能祛风止痒，可用于风邪外郁所致的多种皮肤瘙痒证。治风热瘙痒，如《景岳全书》二味消风散，本品与薄荷同用；属风寒者，可与麻黄、防风、荆芥等药同用。

2. 用于麻疹初起疹出不透　本品既透疹又疏散风热，宜用于风热外束而麻疹难透者。如《先醒斋医学广笔记》竹叶柳蒡汤，本品与薄荷、荆芥穗、牛蒡子等解表、透疹药同用。

3. 用于目赤翳障　本品又善入肝经，能清泄肝热，以明目退翳，故可用以治疗肝热上攻所致的目赤流泪、翳膜遮睛之症，常与菊花、车前子、决明子等清肝明目药同用，如《银海精微》蝉蜕散。

4. 用于肝风内动，痉挛抽搐　本品味甘缓急，熄风止痉，可用以治疗小儿急慢惊风、破伤风等肝风内动之证。因其性偏寒凉，能清泻肝火，更宜于肝热生风者。治小儿急惊风等肝热动风者，常与牛黄、钩藤等清肝熄风药同用；治慢惊风，《幼科释谜》蝉蝎散，本品与全蝎、天南星等止痉药同用。治破伤风，可与天南星、全蝎、天麻等祛风止痉药同用。

此外，本品还常用以治疗小儿夜啼不安，现代研究该药能镇静安神，故用之有效。

【用法用量】 煎服，6～15 g。止痉宜用较大剂量。

【参考资料】

1. 本草文献　《本草纲目》："治头风眩运，皮肤风热，痘疹作痒，破伤风及疔肿毒疮，大人失音，小儿噤风天吊，惊哭夜啼，阴肿。"

2. 化学成分及药理作用　本品含大量甲壳质，并含异黄质蝶呤、赤蝶呤、蛋白质、氨基酸、有机酸、酚类化合物、壳聚糖、组胺、腺苷三磷酸酶等成分。本品具有镇静、抗惊厥、免疫抑制、抗过敏、降低毛细血管通透性及解热作用。

附药

蝉花 为麦角菌科真菌大蝉草的分生孢子（蝉棒束孢菌）及其寄主山蝉幼虫的全体。性味甘，寒；归肺、肝经。功效：熄风止痉，明目退翳，疏风清热，透疹止痒。《本草纲目》认为："功同蝉蜕。"亦可用于肝热生风、破伤风，风热目疾，风疹瘙痒及风热头痛，咽喉疼痛等证。用法用量：煎服，3～6 g。

<h1 style="text-align:center">蔓 荆 子　《神农本草经》</h1>

为马鞭草科灌木植物单叶蔓荆或蔓荆的果实。主产于山东、江西、浙江等地。以夏季采收的干燥成熟果实入药。生用或微炒用。用时打碎。

【性味归经】 辛，微寒。归肺、肝、胃经。

【功效】疏散风热，止痛。

【应用】

1. 用于外感表证头昏头痛　本品味辛而性微寒，虽外散风热，但发散表邪之力不强，因其善能疏风止痛、清利头目，故风热表证而有头昏头痛或目赤流泪者，较为多用。且多配伍薄荷、菊花等药以增强疏散风热之力，如《银海精微》菊花茶调散配伍本品，主治此证。亦可用于风寒感冒，头身疼痛，可与羌活、防风等发散风寒药同用，如羌活胜湿汤。

2. 用于其他多种疼痛证　本品止痛之功，还可用于头风痛、痹痛及牙痛、胃脘痛等证。治前二证，常配川芎、羌活等祛风止痛药以增强止痛之效；治后二证，可与白芷、升麻等药同用。

【用法用量】煎服，6～12 g。

【参考资料】

1. 本草文献　《神农本草经》："主筋骨间寒热，湿痹拘挛，明目，坚齿，利九窍……"《本草纲目》："蔓荆，气清味辛，体轻而浮，上行而散，故所主者皆头面风虚之证。"

2. 化学成分及药理作用　本品含挥发油、蔓荆子碱、蔓荆子呋喃、紫花牡荆素、维生素 A 样物质、生物碱、脂肪油等。具有抑菌、抗病毒、镇痛、解热、消炎、镇静、祛痰、平喘、降压、增进外周和内脏微循环等作用。

葛　　根　　《神农本草经》

为豆科多年生藤本植物野葛或甘葛的根。各地均产。野葛主要野生于湖南、河南、浙江等地；甘葛多栽培于广东、广西等地。以春秋二季采挖的根入药。生用或煨用。

【性味归经】辛，甘，凉。归肺、脾、胃经。

【功效】解表退热，透疹，生津止渴，升阳止泻。

【应用】

1. 用于外感表证，发热头痛　本品辛凉升散，能祛在表之风邪，发汗解表，且以退热之效较佳。外感表证发热、无汗、头痛等症，无论风寒与风热，均可选用。治风寒表证，可与发散风寒药同用，如《和剂局方》十神汤，本品配伍麻黄、紫苏等药；风热表证，可与疏散风热药或清热药同用。本品既辛散在表之风，又清泄内入之热邪，前人称其为太阳阳明"解肌"之药，故外感表证，邪郁化热初犯于里，发热加重，恶寒渐轻，口微渴等症者，较为多用。本品又长于缓解外邪郁阻，经气不利，筋脉失养所致的颈背强痛。该证见于风寒表证其表实无汗者，常与麻黄汤合用；若见于表虚汗出者，常与桂枝汤合用。

2. 用于麻疹初起疹出不透　本品发散表邪，兼清肺胃之热，又可透发麻疹。用治麻疹初起因风热外束、热毒内蕴而疹出不畅者，常与牛蒡子、升麻等疏风热、解热毒又可透疹之药同用。

3. 用于热病口渴及消渴　本品能清泄胃热、生津止渴，可用于多种病证而有烦渴者。其性甘凉，尤宜于热病伤津之口渴，常与知母、石膏等清热泻火药同用。阴虚内燥之消渴病口渴，可与沙参、麦冬等养胃生津药同用。其又能升发脾胃清气，对脾虚气弱所致的消渴，又可与人参、黄芪等补气等药同用，还有助于促进津液的化生和输布。

4. 用于脾虚泄泻　本品升阳，乃鼓舞脾胃清阳之气上升的简称。因其能升举脾胃清阳而收止泻之效，故脾虚气陷，运化失司而便溏泄泻者较为适宜，并常与白术、茯苓等益气健脾药同用，如《六科准绳》七味白术散。痢疾初起而有发热者，本品主要用以透邪解热，如《伤寒论》葛根芩连汤，其与清热燥湿解毒药黄连、黄芩同用。

【用法用量】 煎服，6～12 g。解表退热，透疹及生津宜生用，煨制后升阳止泻作用增强，辛凉之性减弱，脾虚泄泻宜用。

【参考资料】

1. 本草文献　《神农本草经》："主消渴，身大热，呕吐，诸痹，起阴气，解诸毒。"《本草汇言》："清风寒，净表邪，解肌热，止烦渴，泻胃火之药也。"

2. 化学成分及药理作用　本品含多种黄酮类化合物、香豆素类、尿囊素、胡萝卜苷、β-谷甾醇、羽扇豆酮、三萜皂苷等成分。具有抗急性心肌缺血、抗心律失常、使冠状动脉及脑血流增加、血管阻力下降、心肌耗氧量下降、改善微循环、提高局部微血流量、抑制血小板聚集、强心、降血压、解热、抗氧化、抑菌、消炎、止泻、解酒、解痉和轻微降血糖作用。

3. 其他　据《本经》记载，葛根可主治"诸痹"等证；《本草拾遗》提出本品"生者破血"。现代临床用以治疗多种与瘀血有关的心脑血管疾病，如冠心病、高血压病、脑血栓形成、高脂血症等，疗效可靠。

柴　胡　《神农本草经》

为伞形科多年生草本植物柴胡或狭叶柴胡的根或全草。前者称北柴胡，主产于辽宁、甘肃、河北等地；后者称南柴胡，主产于湖北、四川等地。以春秋二季采挖之根入药。生用或醋炙用。

【性味归经】 辛，苦，微寒。归肺、肝、脾经。

【功效】 解表退热，疏肝解郁，升阳举陷。

【应用】

1. 用于外感表证发热及少阳证寒热往来　本品辛散升浮，其性微寒，能祛邪解表，具有良好的退热效果。治外感表证发热，不论偏寒偏热，皆可使用。如《外科理例》荆防败毒散，主治风寒表证，柴胡与羌活、荆芥、防风等发散风寒药同用；《伤寒六书》柴葛解肌汤，治风热表证，本品与葛根、石膏等发散风热药和清热药同用。

本品尤善入少阳，以辛散入于半表半里之邪，为治寒热往来，胸胁苦满，口苦咽干等伤寒少阳证的要药。且常与长于清泄少阳热邪之黄芩配伍，共收和解少阳之效，如《伤寒论》小柴胡汤。

2. 用于肝气郁结证　本品味辛，能入肝行散气滞，以疏肝解郁。为治疗肝失疏泄，气机郁阻所致的胸胁或少腹胀痛、情志抑郁、妇女月经失调等肝郁气滞证的要药。如《景岳全书》柴胡疏肝散，本品与香附、川芎等行气药和活血药同用，以行气疏肝，活血调经止痛。

3. 用于中气下陷　本品升浮，入于脾胃，能升举其清阳之气。治疗脾气亏虚，升举无力，中气下陷所致的脘腹重坠作胀，久泻不止，甚至脱肛、子宫下垂等症，须与黄芪、人参、升麻等补脾益气及升阳之药同用，共收补气升阳之效，如《脾胃论》补中益气汤。

【用法用量】 煎服，3～10 g。解表退热用量宜稍重，且宜用生品。疏肝解郁宜醋炙，以增强疏肝止痛之效。

【参考资料】

1. 本草文献　《神农本草经》："主心腹，去肠胃中结气，饮食积聚，寒热邪气，推陈致新。"《珍珠囊》："去往来寒热，胆痹，非柴胡梢子不能除。"《滇南本草》："伤寒发汗解表要药……行肝经逆结之气。"

2. 化学成分及药理作用　柴胡与狭叶柴胡均含多种柴胡皂苷、挥发油、甾醇、黄酮类、有机酸等成分。本品有抗惊厥、解热、镇静、镇痛、消炎、保肝、利胆、降低转氨酶、兴奋肠平滑肌、抑制胃酸分泌、抗溃疡、抑制胰蛋白酶、抗病毒、抗菌、降低血浆胆固醇、抗脂质过氧化、抗肿瘤、抗辐射及增强免疫功能等作用。

3. 其他　商品药材中的竹叶柴胡以全草入药；大叶柴胡有毒，不可作柴胡用。

升　麻　《神农本草经》

为毛茛科多年生草本植物大三叶升麻、兴安升麻或升麻的根茎。大三叶升麻的药材称为关升麻，主产于辽宁、黑龙江；兴安升麻药材称为北升麻，主产于黑龙江、内蒙古、河北等地；升麻药材称为西升麻，主产于陕西、四川、青海等地。以夏秋二季采挖的干燥根茎入药。生用或蜜炙用。

【性味归经】辛、苦，微寒。归肺、胃、脾经。

【功效】解表退热，透疹，清热解毒，升阳举陷。

【应用】

1. 用于外感表证发热　本品能辛散风邪，解表退热，前人称本品为"阳明伤风之药"，故表证渐入阳明，身热增盛者，较为适宜，如《阎氏小儿方论》升麻葛根汤，"治伤寒，温疫，风热壮热，头痛，肢体痛"等症。治风热表证或温病初起，亦可与其他辛凉解表药同用。治风寒表证，则须与辛温解表药同用。

2. 用于麻疹初起疹发不畅　本品能直接透发麻疹，且有解表退热，清热解毒之功，对表邪外闭，或热毒内盛所致的麻疹初发难透者，既可祛邪又能透疹，并多与牛蒡子、薄荷、葛根等解表透疹药配伍。

3. 用于热毒病证　本品清热解毒之功效，可用于瘟疫、痄腮、咽喉及牙龈肿痛、疮肿等多种热毒病证。因其长于清解阳明胃经热毒，故胃火炽盛成毒的牙龈肿痛、口舌生疮、咽肿喉痛等较为多用。治牙痛口疮，常与黄连等清胃解毒药同用；治咽喉肿痛、痄腮等，常与牛蒡子、板蓝根、黄连、黄芩等解毒、利咽、消肿药同用。本品亦可治疮肿，常与金银花、连翘、赤芍等解毒消痈药同用。

4. 用于中气下陷　本品的升阳功效与柴胡相似，皆能升举脾胃清阳之气，且多与之同用以增强作用，主治脾虚气陷所致的脘腹坠胀、久泻脱肛、子宫及胃下垂等证。如《脾胃论》补中益气汤，以本品与黄芪等补气药配伍，共收补中益气、升阳举陷之效。

【用法用量】煎服，3～10 g。生品辛散与苦泄力强，解表、透疹及清热解毒宜用；蜜炙可使辛散之性减弱，升阳作用持久并减轻对胃的刺激，故升阳举陷宜用。

【使用注意】麻疹已透及阴虚火旺者忌用。

【参考资料】

1. 本草文献　《神农本草经》："主解百毒……辟温疫、瘴气、邪气。"《本草汇言》："升麻，散表升阳之剂也。疗伤寒、解阳明在表之邪，发痘瘄于隐秘之时，化斑毒于延绵之际。"

2. 化学成分及药理作用　升麻主要含升麻醇、升麻苷、升麻素、升麻碱、水杨酸、阿魏酸、咖啡酸及鞣质等；兴安升麻含升麻醇、升麻醇木糖苷、异阿魏酸、阿魏酸、β-谷甾醇等。本品有解热、消炎、抑菌、镇痛、抗惊厥、抗肿瘤、升高白细胞、抑制血小板聚集及释放等作用；并有抑制心脏、减慢心率、降低血压及保肝、利胆、抑制肠管和妊娠子宫痉挛等作用。

淡豆豉　《名医别录》

为豆科植物大豆的成熟种子经蒸罨加工发酵制成的炮制品。全国各地均有生产。晒干，生用。

【性味归经】辛、微苦，微寒（以青蒿、桑叶等药为辅料加工者）或辛，微温（以麻黄、紫苏等药为辅料加工者）。归肺、胃经。

【功效】解表。

【应用】

用于表证　本品辛散解表，可以主治感冒发热、头痛等症。因其发散作用不强，药性平和，风热表证或风寒表证，均可使用。证轻而寒热不明显者，常与葱白同用，如《肘后方》葱豉汤。较重之风热表证和卫分证，常与薄荷、金银花、牛蒡子等疏风热、解热毒之药同用，如《温病条辨》银翘散；风寒表证，常与发散风寒药同用，如《类证活人书》葱豉汤，以本品与麻黄、葱白等配伍。

此外，本品还有下气和中及解毒之效。可用于腹胀呕逆，泻痢腹痛、温热病及疮肿等证。因作用缓和，实不多用。如与栀子等苦寒药同用，可护胃、下气、和中，防其苦寒伤胃，如《伤寒论》栀子豉汤；又如《伤寒论》瓜蒂散、《普济本事方》紫金丹，本品与瓜蒂、砒石等毒烈药同用，能护胃和中，降低毒性，并可赋型，便于服用。

【用法用量】煎服，10～15 g；入丸散剂，适量。

【参考资料】

1. 本草文献　《名医别录》："主伤寒头痛寒热，瘴气恶毒，烦躁满闷……"《本草纲目》："下气，调中。治伤寒温毒发癍，呕逆。"

2. 化学成分及药理作用　本品含有蛋白质、脂肪和酶类等成分。具有微弱的发汗作用，并有健胃、助消化作用。

3. 其他　古代本草单称本品为豉，或称香豉，有咸、淡两种。自清代始，专以味淡无盐者入药，遂以淡豆豉为正名。在商品药材中，往往不明其加工时所用的辅料，因其药性的偏寒或偏温均不明显，且多为辅佐。故不必分别其实际药性。

附药

大豆黄卷　本品为大豆经发芽后晒干而成。性味甘、淡，平。功效：解表，利湿。主治湿温、暑湿等病证。用法用量：煎服，10～15 g。

浮　萍　《神农本草经》

为浮萍科多年生水生漂浮草本植物紫萍的全株。全国各地均产。以 6～9 月捞取的全草入药。生用或用鲜品。

【性味归经】辛，寒。归肺、膀胱经。

【功效】发汗解表，止痒，透疹，利水退肿。

【应用】

1. 用于外感表证，发热无汗　本品性味辛寒，具有发汗解表之功，较宜于风热表证而发热无汗者，可与薄荷、蝉蜕、金银花等疏散风热药同用。风寒表证，亦可与麻黄、羌活、香薷等发散风寒药同用。

2. 用于风疹瘙痒　本品祛风止痒，对于风邪郁闭肌表，风疹瘙痒，风热与风寒者皆宜。前者，如《养生必用方》治风热瘾疹，以本品与牛蒡子、薄荷等辛凉类疏风止痒药同用；后者，多与麻黄、防风等辛温类祛风止痒药同用。

3. 用于麻疹初起，疹出不畅　本品辛散之性，可助麻疹外透。常与薄荷、牛蒡子等药同用。

4. 用于水肿　本品上宣肺气，外达皮毛，发汗透邪；下入膀胱，通调水道，泄除水湿，以水肿小便不利而兼风热表证者为宜。可单用本品晒干为末服；亦可入复方使用。

【用法用量】煎服，6～10 g，服散剂，每次 1～2 g。

【使用注意】表虚自汗者不宜。

【参考资料】

1. 本草文献　《神农本草经》"主暴热身痒，下水气。"《本草纲目》："浮萍，其性轻浮，入肺经，达皮肤，所以能发扬邪汗也。"《本草从新》："发汗去风，利尿消肿。"

2. 化学成分及药理作用　本品含荭草素、黄酮类化合物、胡萝卜素、叶黄素、醋酸钾、氯化钾及脂肪酸等成分。有利尿、强心、收缩血管、解热、抑菌、抗病毒、抗凝血等作用。

木　　贼　《嘉祐本草》

为木贼科多年生草本植物木贼的地上部分。主产于东北、华北及长江流域等地。以夏秋二季采集的干品入药。生用。

【性味归经】辛、苦，微寒。归肺、肝经。

【功效】清肝热、散风热，明目退翳。

【应用】

用于肝热或风热之目赤、多泪、目翳等症　本品既清肝热，又略有散风热之效，故可主治肝热与风热所致的目赤、流泪或目翳等症。兼有风热表证者，常与蝉蜕、薄荷、菊花等疏风热明目药同用，如《证治准绳》木贼散，以本品配伍蝉蜕、谷精草等药；有肝热者，可与龙胆草、密蒙花、栀子等清肝药配伍，如《证治准绳》洗肝明目散。本品能疏散风热，虽解表之力较弱，亦可用于风热感冒；并有用于风寒表证者，如《圣惠方》以本品与生姜、葱白同用。

此外，本品尚有止血之功，可用于便血、痔血等症。

【用法用量】煎服，6～10 g。

【参考资料】

1. 本草文献　《嘉祐本草》："主目疾，退翳膜。"《本经逢原》："木贼专主眼目风热，暴翳，止泪，取发散肝肺风邪也。"

2. 化学成分与药理作用　本品含挥发油、黄酮、生物碱、鞣质、皂苷、果糖等成分。具有扩张血管、降压、增加冠状动脉血流量、并使心率减慢、抗感染、利尿、收敛等作用。

自　学　指　导

【重点难点】

1. 在性能方面　除掌握各药性、味、归经的共性之外，还应认识其不同的个性特点。如发散风寒药中，防风、荆芥药性微温，荆芥尤其偏于平和（荆芥炭苦、涩、性平）；发散风热药中，薄荷、蝉蜕、葛根、柴胡等药性微寒（薄荷、葛根习惯称为凉性）。各药除具有辛味和主要归肺经外，常因兼有不同功效而又有不同的药味和归经，如麻黄、羌活、菊花等能降泄、燥湿和清热的药物又有苦味，桂枝、葛根、防风、蝉蜕等能助阳、生津、缓急的药物又有甘味。又如紫苏能行气宽中又归脾（胃）经，桑叶、菊花、蝉蜕能明目又归肝经等等。尤应理解麻黄、香薷归膀胱经，是以脏腑辨证而言的，表明其利尿的作用部位；而羌活、防风等药归膀胱经，是以经络辨证而确定的，源于足太阳经为一身之藩篱而主表的理论，这些药虽未标明其归肺经，亦可主治表证。

2．在功效方面　发散风寒药以发散风寒（或散寒解表）为主要功效，发散风热药以发散风热（疏风热）为主要功效，但应理解发汗解表、祛风解表等类似术语所反映的不同解表特点。凡称发汗解表者，均有较明显的发汗作用；凡称祛风解表者，其温性不强，多为微温之品，且发汗作用亦不强，并多兼有止痒之效，还常用于皮肤瘙痒。

在兼有功效方面　麻黄、生姜、细辛发散风寒而兼平喘（或止咳），麻黄、香薷兼能利水消肿，羌活、防风、苍耳子、藁本兼能祛风湿、止痛，白芷、蔓荆子亦能止痛，苍耳子、辛夷、白芷、细辛兼能通鼻窍，香薷可化湿和中、紫苏可行气以和中、生姜可温脾胃以和中。本类药物以其疏散之性，荆芥、薄荷、蝉蜕、牛蒡子、桑叶、菊花、蔓荆子等还有清头目、利咽喉或止痒之效，其中荆芥、薄荷的作用尤为明显，故将以上作用全部列入功效之中，其他药物则从略。透疹虽与解表或解毒有关，但实为特殊功效，故仅荆芥、薄荷、牛蒡子、蝉蜕、葛根与升麻有此功效。在发散风热的其他兼有功效中，则多与清热有关。

此外，还应理解桂枝温助阳气的功效包括温肾阳助膀胱气化、温通心阳及温助脾阳等。

3．在主治（应用）方面　发散风寒药均可主治风寒表证，还必须进一步认识各药的个性特点。而这些特点往往是由于各药在性能、作用强度及兼有功效等方面的原因而决定的。如麻黄宜于风寒表实证；桂枝则风寒表实无汗与表虚自汗均宜、且适用于阳虚而感受风寒者；紫苏宜于外感风寒而兼气滞或咳喘痰多者；荆芥不论风寒表证或风热表证均广泛应用；防风以治风寒表证为主，并可止痛，风热表证及卫气不足之人外感风寒者，亦可配伍使用；羌活辛温性燥而雄烈，宜于外感风寒夹湿，头身疼痛、肢体酸楚较重之证，尤善除膀胱经之疼痛。此外，熟悉药中，香薷长于治疗外感风寒内兼湿阻中焦之证，白芷、细辛长于治疗外感风寒而兼头痛、鼻塞之证（白芷善治阳明头痛）；细辛、生姜还长于治疗风寒咳嗽之证。在发散风热药中薄荷、牛蒡子、蝉蜕、桑叶、菊花是典型的疏散风热药，既常用于风热表证，又常用于温热病卫分证；葛根、柴胡、升麻三药，长于解表退热，虽为寒性，但并不常用于卫分热证，风寒表证发热亦较常用；还应注意葛根长于"解肌"及缓解外邪郁阻之项强不舒；柴胡长于治疗邪入少阳，寒热往来之证；蔓荆子能止痛，多用于表证而头昏头痛或身痛者。

此外，还应注意麻黄既能辛散以宣肺平喘，又可苦泄以降逆平喘，可主治肺气壅遏、宣降失司之喘咳实证，尤宜于风寒喘咳，肺热喘咳亦可选用；其可以利尿消肿，但更长于发汗以外散肌肤水湿，并可宣畅肺气，通调水道，下输膀胱以助其利水，故以水肿初起兼有表证者为宜。桂枝温通经脉，既可助祛风湿药以除痹痛，又可助活血药以祛瘀止痛；故相应的主治有风湿痹证（尤以上肢及肩背等处多用），寒凝血瘀之妇女月经失调、痛经、癥瘕、产后腹痛、外伤受寒及寒凝头痛、腹痛、疝痛、阴疽等证。牛蒡子治咽喉肿痛，不论风热或热毒所致者，均宜选用，尤宜于兼见便秘者。桑叶既治肺热咳嗽，又治肺燥咳嗽。桑叶与菊花，常用于肝热目疾，亦可主治肝虚目暗，视物不清。蝉蜕利咽而善治风热所致的声音嘶哑。葛根升阳而多用于脾虚泄泻，柴胡与升麻升阳则多用于中气下陷、升举无力脏器下垂之症。

4．在配伍方面　着重理解麻黄配桂枝，麻黄配石膏，麻黄配杏仁，桂枝配白芍，桂枝配活血药，桂枝配祛风湿药，桂枝配茯苓等利水药，紫苏配砂仁、丁香，紫苏配黄连，防风配黄芪，薄荷配荆芥，桑叶配菊花，柴胡配黄芩，柴胡配黄芪的主要意义。

5．在药物比较方面　应注意麻黄与桂枝、荆芥与防风、荆芥与薄荷、桑叶与菊花、葛根与柴胡在性能、功效与应用方面的相同与不同之处。

6．在用法用量方面　注意记忆和理解本章药物的特殊用法和用量。如麻黄发散风寒宜生用，平喘（尤其是治肺热喘咳）多蜜炙用。紫苏发散风寒宜用苏叶，紫苏梗宜用于气滞轻证及孕妇。香薷治水肿用量宜稍大，且须浓煎。荆芥止血须炒炭用。生姜汁宜用于急救昏厥及呕吐甚者，煨生姜专于温中止呕，生姜皮用于水肿。苍耳子宜炒后碾去刺用。辛夷宜包煎。薄荷叶发汗解表力较强，多用于解表；薄荷梗作用缓和，多用于行气和中。牛蒡子炒用可使其苦寒及滑肠之性略有降低。蜜炙桑叶长于润肺止咳，宜于肺燥咳嗽之证。生葛根长于解表退热、透疹及生津止渴，故表证发热、麻疹不透及热病口渴者宜用。煨葛根长于升阳止泻，脾虚泄泻宜用。柴胡解表退热宜生用，且用量宜稍重，疏肝解郁宜醋炙，升阳多酒炙，且用量均应稍轻。

7．在使用注意方面　注意记忆和理解本章药物在概述中介绍的解表药及两大类解表药共有的使用注意，并着重掌握以下部分药物特殊的使用注意。麻黄慎用于虚喘、高血压及失眠患者。桂枝性温助阳，又善入血分，故阴虚火旺、血热妄行者尤应忌用，孕妇应慎用。羌活温性与燥性均较强，阴虚及燥热甚者尤其不宜。细辛有小毒，用量不可过大，服散剂每次0.5～1 g，且不可与藜芦配伍。苍耳子有小毒，过量易致中毒。牛蒡子有缓泻之力，便溏者不可过用。

【复习思考题】

1．试述解表药的配伍应用和使用注意。
2．发散风热药的性能特点、功效和主治病证各是什么？
3．简述白芷的功效和主治病证。
4．简述葛根的解表特点及应用。
5．麻黄为什么宜于水肿初起而有表证者？
6．荆芥与防风在性能、功效和应用方面有哪些相同和不同之处？

第七章　清热药

【目的要求】

1. 通过本章及章内各节概述部分的学习，应当了解清热药、清热泻火药、清热燥湿药、清热解毒药、清热凉血药、清虚热药功效术语的含义；熟悉清热药的分类；掌握清热药及五类清热药在功效、主治病证、性能特点、配伍应用、使用注意方面的共性以及常用清热药的分类归属。

2. 通过本章具体药物的学习：

掌握石膏、知母、栀子、夏枯草、黄芩、黄连、黄柏、金银花、连翘、板蓝根、鱼腥草、蒲公英、射干、白头翁、生地黄、玄参、牡丹皮、赤芍、青蒿、地骨皮的性能、功效、应用、特殊的用法用量及特殊的使用注意。

熟悉天花粉、芦根、淡竹叶、决明子、龙胆、穿心莲、苦参、大青叶、贯众、山豆根、重楼、土茯苓、熊胆、红藤、水牛角、紫草、胡黄连的功效、主治、特殊用法和特殊使用注意。

了解白鲜皮、秦皮、青黛、紫花地丁、野菊花、败酱草、重楼、马勃、马齿苋、鸦胆子、白薇、银柴胡的功效、特殊用法用量及特殊的使用注意。

【自学时数】

15 学时。

1. 含义　凡以清泄里热为主要功效，常用以治疗里热证的药物，称为清热药。

里热是与表热相对而言，一般来说除表热之外的所有热邪均为里热。里热既可由外邪入里化火所致，又可因内在的脏腑气血功能失调、阳气偏亢而生；还可由七情化火所致。里热证即是因内在脏腑的气血功能紊乱、阳气偏亢或外感之邪入里化热或七情化火所致，临床上多出现身热、面红、口渴饮冷、烦躁、口苦、尿赤、舌红、苔黄、脉数为主要表现的一类证候。

由于清热药在作用特点和主治病证方面具有一定的差异，一般可将清热药分为清热泻火药、清热燥湿药、清热解毒药、清热凉血药和清虚热药五类。其中不少药物的清热功效较为广泛，同时具有泻火、解毒、凉血等作用，或既泻实火又退虚热。因此，以上分类是相对的，主要是为了便于学习和掌握。

2. 功效与主治　本章药物均具有清泄里热的功效，可主治各种里热证，症见身热、面红、口渴饮冷、尿赤、舌红、苔黄、脉数等。但由于发病原因不同、病情发展阶段有异以及患者体质之殊，对于里热证，按八纲辨证，有实热证和虚热证之分；按卫气营血辨证，外感热病入里又有气分热证与营血分热证之异；按脏腑辨证，则有五脏六腑的热邪不同。因此，按药物具有的不同功效，可将药物分为清热泻火药、清热燥湿药、清热解毒药、清热凉血药、清虚热药。这些相应的具体功效与主治应当结合各节的概述进一步加以掌握。

所谓清热，就是指寒凉药物通过清泄里热以消除里热证的治疗作用，亦称清泄里热，或清解里热。其中，具清泄气分实热或脏腑实热作用的药物，主要用以治疗温热病气分实热证及内伤杂病脏腑实热证的作用，称为清热泻火。其味苦性寒而燥的清热药，用以治疗湿温病及湿热病证的作用，称为清热燥湿。清热药对于热毒病证的治疗作用称为清热解毒。清热药对于温热病营血分热证的治疗作用称为清热凉血。清热药其缓解阴虚内热证以及各种虚热症状的治疗作用称为清虚热。

3. 性能特点　清热药是用以治疗热性疾病的药物，根据确定药物药性的原则，相对于病性来说，其药性皆为寒凉。按照苦能清泄的五味理论，清热药都可标以苦味；然部分药物兼能养阴生津、活血祛瘀，尚可标有甘或辛味。但历来在确定本类药物的药味时，常常兼顾其真实滋味，或将五味理论加以拓展，所以清热药除标有苦味外，还有其他不同之味。如习惯上将无苦味的药物标以甘味，有的凉血药增入咸味等。本类药物的归经规律性不强，其归经因主治病证不同，互不一致，至于各类清热药中的主要归经，将分述于各节之内。清热药的作用趋向均以沉降为主。

4. 配伍应用　热为阳邪，最易耗伤阴津，而有的清热药苦寒性燥又有伤阴的偏性，虚热证又多为阴虚所致，所以清热药最常与养阴、生津的药物同用。本类药物，药性寒凉，易伤脾胃，对脾胃虚弱又须清泄者，可适当辅以健脾益胃的药物。里热而有表邪者，清热药须与解表药同用，以表里双解，防止外邪内犯。热与积滞易结聚于肠道，而证见大便秘结或热邪上炎出现头昏头痛、面红目赤、口舌生疮等，清热药须与泻下药同用，以釜底抽薪、分消热势、引热下行、排除毒素。温热之邪不仅易伤阴津，同时也易耗气，而出现口渴欲饮、气短乏力，此时，清热药常与益气生津药同用。此外，里热而兼瘀滞、痰湿，症见咳喘、失血、痉挛、失眠等，则可分别与活血、化痰、除湿、止咳平喘、凉血止血、熄风止痉、宁心安神的药物同用。

5. 使用注意　使用清热药，应辨清热邪所在阶段、部位及虚实，选择相宜的药物。如热在气分用清热泻火药，热在营血分用清热凉血药；胃热用清胃热药，肺热用清肺热药，心热用清心热药，肝热用清肝热药；湿热证用清热燥湿药，热毒证用清热解毒药，阴虚内热证用清虚热药等。在使用本类药时，须避免过用导致不良反应。因本类药性偏于寒凉，且有的兼有燥性，如服用太过，易损伤阳气，影响脾胃或化燥伤阴。使用清热药还必须以《本经》"疗热以寒药"的原则为指导，忌用于寒证，对于真寒假热者，尤应辨清，决不能误用，以免雪上加霜。脾胃气虚、食少、便溏者，亦应慎用。

第一节　清热泻火药

清热泻火药以清泄气分热邪和脏腑实热为主要功效，主治温病气分热证及内伤杂病中各种脏腑实热证。其中具有清泄气分热邪之作用，称为清气分热，主治温热病气分热证，症见高热、汗出、烦渴、脉洪大有力，甚至神昏谵语等。对于脏腑而言，清热泻火药又包括清肺热、清胃热、清心热及清肝热等功效。具有清泄肺热之作用，称为清肺热，主治热邪壅肺所致的喘咳或咳嗽；具有清泄胃热之作用，称为清胃热，主治胃中积热所致的牙龈肿痛、咽喉肿痛、口疮、呕吐、口渴等；具有清心热之作用，称为清心热，主治心火上炎所致的心烦失眠或口舌生疮以及心热下移小肠之淋证；具有清肝热之作用，称为清肝热，主治肝火上炎所致的目赤肿痛、烦躁易怒等。因此，本节药物结合其本身具有的具体功效，又有清肺平喘、清肺止咳、清胃止呕、清心除烦、清肝明目等多种提法。学习本类药时，必须掌握各药对不同脏腑的具体清热作用及主治方面的个性特点。

本类药物多为甘寒之品，其次为苦寒。主要归肺、胃二经，少数药因主治心、肝热证，而主归心经或肝经。

温热病的病因是由温热疫毒引起，故使用本类药物时尤须与清热解毒药同用，可使治温热病的疗效更佳。温热病卫气同病或气血两燔，本类药常与疏散风热药或清热凉血药同用；使用清热泻火药治疗脏腑热证，可针对主要的症状，辅以相应的药物：如肺热咳喘配伍止咳平喘药，肝热动风配伍熄风止痉药，心火亢奋烦躁失眠配伍安神药等；热盛而气伤津耗者，又常与益气养阴药同用。

石　　膏　《神农本草经》

主要为含水硫酸钙纤维状结晶聚合体的矿石。主产于湖北、甘肃、四川等地。随时可采挖。打碎生用，或煅用。

【性味归经】辛、甘，大寒。归肺、胃经。

【功效】清热泻火，除烦止渴，煅后外用收湿敛疮。

【应用】

1. 用于温热病气分实热证　本品清热泻火，其药性大寒，长于辛透邪热，有良好的退壮热作用。在退热方面，作用强，疗效好，奏效迅速。既能外解肌肤之热，又可内清肺胃之火，有较强的清泄热邪和抑制亢阳的作用，为治疗温热病气分证，症见高热、汗出、心烦、口渴、脉洪大有力等症的要药，历代作为清泄气分热邪之首选药物。该证因温邪内传，里热壅盛而引起壮热不退、心烦口渴，本品善能清泄内入气分的热邪，并抑制亢奋阳气，以收退热、除烦、止渴之效，且常与知母相须为用，可明显增强清除气分实热的作用，如《伤寒论》白虎汤。温热病又因邪毒内犯所致，再与金银花、连翘等长于治疗温热病的清热解毒药配伍，效果更佳，如银翘白虎汤。热伤气津，烦渴不止者，应与人参、麦门冬等益气、养阴之药同用，以清热养阴、益气生津，如《伤寒论》白虎加人参汤，其与知母、人参等药同用。

2. 用于肺热喘咳证　本品清热泻火，又有清肺热之作用。治疗热邪郁肺、肺气上逆而气急喘促者，因其不具平喘之功，故须配伍麻黄、杏仁等平喘之药，共收清肺平喘之效，如《伤寒论》麻黄杏仁甘草石膏汤。治痰热咳嗽者，亦应配伍清肺化痰药或清肺止咳药。

3. 用于牙龈肿痛等胃热证　本品清热泻火，还有清胃热之功。足阳明胃经，多气而多血，胃中积热，循经上攻，易致牙龈红肿疼痛，或牙周出血，甚至腐臭溃烂。治疗此证，常与黄连、升麻等清胃、解毒药同用，如《兰室秘藏》清胃散。胃火上炎所致的头痛、咽肿、口疮及消渴，本品亦可配伍其他相应的药物使用。

4. 煅后外用用于疮疡不敛　本品煅后研末外用，有收湿敛疮之作用，既能收敛水湿，使创面分泌物减少，又可促进疮面的愈合，还能作为其他外用药的赋形剂或稀释剂。故多用于疮疡溃烂而不敛、湿疹浸淫及水火烫伤等。可单用，也可复方使用，如与清热解毒药或其他收湿敛疮药同用，更为适宜，如《医宗金鉴》九一丹。

【用法用量】煎服，15～60 g，宜打碎先煎。内服宜生用；外用多火煅研末，亦可生用。

【使用注意】虚寒证忌用。

【参考资料】

1. 本草文献　《神农本草经》："主中风寒热，心下逆气，惊喘，口干舌焦，不能息……产乳，金疮。"《名医别录》："除时气头痛身热，三焦大热，皮肤热，肠胃中膈热，解肌发汗；止消渴烦逆，腹胀暴气喘息，咽热。"《疫疹一得》："石膏性寒，大清胃热；性淡气薄，能解肌热；体沉性降，能泄实热。"

2. 化学成分及药理作用　本品主要成分为含水硫酸钙，并常含粘土、有机物、硫化物及钛、铜等多种微量元素。有称生石膏对发热动物有解热作用，但也有称解热作用并不明显。小剂量可兴奋血管系统，大剂量则抑制。并有缩短凝血时间、抑制神经应激能力、减轻骨骼肌兴奋性、降低毛细血管通透性、促进胆汁排泄、增强巨噬细胞吞噬能力、抗病毒、抗感染及免疫促进等作用。

3. 其他　历代大多认为本品入药宜打碎先煎，然目前也有认为不宜先煎者。持不宜先煎观点者认为本品退热的主要成分在30～40℃时其溶解度最大，随着温度升高，其石膏的溶解度变小，从而影响其退热的疗效。

知　母　《神农本草经》

为百合科草本植物知母的根茎。主产于河北、山西等地。春秋二季采挖其根茎入药。生用或盐水炙用。

【性味归经】苦、甘，寒。归肺、胃、肾经。

【功效】清热泻火，滋阴润燥。

【应用】

1. 用于温热病气分实热证　本品苦寒清热，甘寒滋润，善入肺胃二经以清热泻火。其清泄气分实热的功效与石膏相似，亦为治疗温热病气分邪亢盛，高热不退、汗出、心烦、口渴、脉洪大有力等症的要药，并常与石膏相须为用以增效，如《伤寒论》白虎汤。因其能滋胃阴而生津止渴，故更能缓和热邪伤津之口渴多饮。

2. 用于肺热咳嗽及阴虚燥咳　本品既清肺热，又滋肺阴而除燥热，可广泛用于多种咳嗽证。不论是肺热引起，或阴虚所伤，还是肺燥所致，均可使用。治肺热咳嗽，痰黄粘稠；或肺有郁热，气逆不降而气急作喘者，常与清化热痰药和止咳平喘药同用，如《症因脉治》知母甘桔汤、知石泻白散。治肺阴不足而燥热内生，干咳少痰者，常与养阴润燥和化痰止咳药同用，如《症因脉治》二冬二母汤。

3. 用于津伤口渴等胃热证　本品苦寒，能清胃火，存津液；其甘寒之性，又可滋养胃阴，生津止渴。故对津伤口渴之证，不论胃火内盛，或阴虚燥热所致者，皆可选用。治胃中火盛伤津之烦渴，宜与石膏、熟地、麦冬等清胃、滋阴生津药同用，如《景岳全书》玉女煎；治阴虚燥渴有热者，须与生地、麦冬等养阴生津药同用。胃热所致的头痛、咽肿、牙龈肿痛及肠燥便秘，亦可使用本品。其滋养胃阴作用，还可用于消渴病及消渴证，常与山药、黄芪等益气、养阴生津药同用，如《医学衷中参西录》玉液汤。

4. 用于肾阴不足所致的虚火亢旺证　本品既滋肾阴，又退虚热，还可清泄相火以坚阴，但以降火以坚阴为主。用于肾阴不足，虚火内生，症见骨蒸潮热、虚烦盗汗、遗精等症，须与熟地黄、黄柏等滋补肾阴或降火除热之品同用，如《医宗金鉴》知柏地黄丸。

【用法用量】 煎服，6～12 g。

【使用注意】 虚寒证不宜；因其性寒滋润，脾虚便溏者尤应忌用。

【参考资料】

1. 本草文献　《神农本草经》："主消渴热中，除邪气，肢体浮肿，下水，补不足益气。"《用药法象》："泻无根之肾火，疗有汗之骨蒸，止虚劳之热，滋化源之阴。"《本草纲目》："知母之辛苦寒凉，下则润肾燥而滋阴，上则清肺金而泻火，乃二经气分药也。"

2. 化学成分及药理作用　本品主含知母皂苷等多种甾体皂苷，皂苷元主要为菝葜皂苷元，另含知母聚糖类、烟酸、鞣质、木脂素类、双苯吡酮类等成分。对痢疾杆菌、伤寒杆菌、肺炎双球菌等多种致病菌及皮肤癣菌有较强抑制作用；对甲状腺素、糖皮质激素有调节作用；并有解热、消炎、利胆、抗肝炎、促进消化、保护心肌、降血糖、抑制血小板聚集、抗肿瘤、抑制 $Na^+ - K^+ - ATP$ 酶活性及免疫抑制而不影响细胞活力等作用。

芦　根　《名医别录》

为禾本科草本植物芦苇的地下茎。各地均产。以春末、夏初及秋季采挖的地下茎入药。生用，尤宜鲜用。

【性味归经】 甘，寒。归肺、胃经。

【功效】 清热泻火，生津，止呕，祛痰排脓。

【应用】

1. 用于温热病气分热证或表热证烦渴　本品具有清气分热邪之功，对于热入气分，证见高热、汗出、烦渴者，亦有退热、除烦、止渴之效。然其所具作用缓和，只宜作为石膏、知母等药的辅助药使用。因其能清胃生津，对热伤津液之心烦口渴，较为常用，且常与麦冬汁、藕汁、梨汁等养阴生津药同用，如《温病条辨》五汁饮。本品生津止渴，而无恋邪之弊，故温病邪在卫分，或风热感冒而见烦渴者，亦常与银花、连翘、桑叶、菊花等疏散风热药同用，如《温病条辨》银翘散、桑菊饮。

2. 用于胃热口渴、呕逆等证　本品既能清泄胃热，又可生津止渴、和胃止呕，对于胃热伤津之口渴多饮；胃热上逆之呕逆，均可使用。治胃热口渴，常与天花粉、知母等清胃、生津药同用，如《圣惠方》泄热芦根饮。治胃热呕逆，可单用本品，煎浓汁频服；如再与竹茹等清热止呕药同用，其效更佳，如《千金要方》芦根饮。

3. 用于肺热咳嗽痰多或肺痈咳吐脓痰　本品可清肺热，且有一定的祛痰、排脓之功。治肺热、痰热咳嗽，咯痰黄稠，多与黄芩、瓜蒌、浙贝母等清化热痰药同用；治肺痈咳吐脓痰，常与鱼腥草、黄芩、薏苡仁、冬瓜仁等清肺、排脓药配伍。

此外，本品略有利尿作用，还可用于湿热淋证及湿热水肿，小便短赤，多与其他利水退肿药或利尿通淋药同用。

【用法用量】 煎服，15～30 g，鲜品 30～60 g，或捣烂取汁服。

【使用注意】 虚寒证忌用。

【参考资料】

1. 本草文献　《名医别录》："主消渴客热，止小便利。"《新修本草》："疗呕逆不下食，胃中热，伤寒患者弥良。"《日华子本草》："治寒热时疾烦闷，妊孕人心热，并泻痢人渴。"

2. 化学成分及药理作用 本品含薏苡素、多糖类、咖啡酸、龙胆酸、脂肪酸、甾醇、生育酚、多元酚、天门冬酰胺、纤维素等成分。具有解热、镇静、镇痛及轻度降压、降血糖、抗氧化和雌激素样作用，对β-溶血链球菌有抑制作用，薏苡素对骨骼肌有抑制作用，所含首蓿素对肠管有松弛作用；并能缩短血浆再钙化时间、心脏抑制及抗癌等作用。

3. 其他 芦竹根为同科植物芦竹的根茎。二者药材不同。

附药

苇茎 芦苇的嫩茎称为苇茎，或芦茎，其性能、功用、用法用量均与芦根相同，然苇茎更长于清肺排脓，多用于肺痈。

天花粉 《神农本草经》

为葫芦科草本植物栝楼或日本栝楼的块根。主产于河南、山东、江苏等地。秋冬二季采挖其块根入药。生用，或用鲜品。

【性味归经】甘、微苦，微寒。归肺、胃经。

【功效】清热泻火，生津止渴，润燥化痰。

【应用】

1. 用于温热病气分热证或表热证烦渴 本品清泄气分实热之力较弱，但较长于生津止渴，故温热病气分热盛伤津口渴者，常与石膏、知母等长于清泄气分实热药同用，如《症因脉治》瓜蒌根汤。表热证而见口渴者，亦可于辛凉解表剂中加入本品，以清热生津。

2. 用于胃热口渴及消渴病 本品既能生津止渴，又能清泄胃热，故亦常用于胃中积热而口渴者，可单用，亦可配伍其他清胃生津之药。治消渴病，尤为多用。该病阴虚为本，燥热为标，故常与黄芪、山药、五味子等益气、养阴之药同用，如《医学衷中参西录》玉液汤。

3. 用于肺热燥咳 本品能清肺热，润肺燥，可用于肺热或燥热咳嗽。治疗燥热伤肺，干咳或痰少而粘，或痰中带血等证，常与沙参、麦冬等清肺润燥及养肺阴药同用，如《温病条辨》沙参麦冬汤。

此外，本品略有解热毒和活血之力，可收消肿排脓之效。热毒炽盛，疮痈红肿热痛者，宜与连翘、蒲公英、紫花地丁等长于消痈肿的清热解毒药同用，以使其消散，内服与外敷均可。脓成难溃者，可与黄芪、当归、穿山甲等益气、补血、活血药同用，以托毒排脓。

【用法用量】煎服，9～15 g。外用适量。

【使用注意】虚寒证忌用。

【参考资料】

1. 本草文献 《神农本草经》："主消渴，身热，烦满大热，补虚，安中，续绝伤。"《日华子本草》："通小肠，排脓，消肿毒，生肌长肉，消扑损瘀血。治热狂时疾，乳痈，发背，痔瘘疮疖。"《本草正》："凉心肺，解热渴。降膈上热痰，消乳痈肿毒。"

2. 化学成分及药理作用 本品含较多的淀粉及皂苷、天花粉蛋白、多种氨基酸、天花粉多糖、植物凝集素、酶类、α-菠菜甾醇等成分。有抑菌、抗病毒作用。体外实验表明，天花粉蛋白可抑制乙型脑炎、麻疹、乙肝、单纯疱疹等多种病毒及艾滋病病毒在感染的免疫细胞内复制；并有致流产和抗早孕、抗癌等作用。天花粉蛋白具有免疫刺激和免疫抑制作用；煎剂有抑菌、降血糖等作用。

3. 其他 天花粉本名瓜蒌根（或栝楼根），唐宋时期多加水捣磨过滤后澄粉入药，故改名天花粉。目前完全以块根直接使用，已无天花粉之意。

天花粉注射液可用于抗早孕、中期妊娠引产，试用于绒毛膜上皮癌、恶性葡萄胎等病的治疗，对上述病证有一定疗效。但有较强的抗原性，可导致过敏反应而出现皮疹、血管神经性水肿、胸闷、气急等，严重者出现过敏性休克。

淡竹叶 《本草纲目》

为禾本科草本植物淡竹叶的茎叶。主产于浙江、江苏、湖北等地。夏末未抽花穗时割取其茎叶入药。生用。

【性味归经】苦、甘、淡，寒。归心、小肠、肺、胃经。

【功效】清热除烦，利尿。

【应用】

1. 用于温热病气分热证及表热证烦渴　本品甘苦性寒，能清泄气分实热，并有一定的解热作用；其既入肺、胃，尤能泻心火，可除热病热扰心神的心胸烦热，故宜于温热邪气入于气分的高热、汗出、烦渴等证。因其作用缓和，多用于轻证；重证则功力不济，多入复方，作为石膏、知母等药的辅助药使用。表热证而发热烦渴者，亦可使用。

2. 用于心火亢盛及心热下移小肠之证　本品上清心火，下利小便，可使心与小肠之热从小便排出，故可治疗心火亢盛，心胸烦热，舌尖红赤，口舌生疮；或心热下移小肠的小便赤涩、尿道灼痛等证，常与木通、栀子、连翘、白茅根等清心热药和利尿通淋药同用。

【用法用量】煎服，6～15 g。

【使用注意】虚寒证忌用。

【参考资料】

1. 本草文献　《本草纲目》："去烦热，利小便，清心。"《生草药性备要》："消痰止渴，除上焦火，明眼目，利小便，治白浊，退热，散痔疮毒。"

2. 化学成分及药理作用　本品含芦竹素、白茅素、蒲公英赛醇等三萜类及 β-谷甾醇、菜油甾醇、酚类、有机酸、氨基酸、糖类等成分。对实验动物有退热作用。有利尿作用，其作用虽弱，但能明显增加尿中氯化物的排出。还有解热、抑菌、升高血糖和抗肿瘤等作用。

3. 其他　本品出自明代《本草纲目》，此前的本草和方剂中所称的淡竹叶，均非本品，而是"苞木"类淡竹的叶。明清时期所称的竹叶、竹叶卷心等，亦非本品，当时所称的淡竹叶，或为本品，或为淡竹的叶，不能一概而论。目前所称的淡竹叶，俱是本品，古方之用竹叶者，现在已多用本品代替。二者功用相近，虽然一般认为竹叶长于清心，本品长于利尿。但二者的作用都不强，故实际差异不大。

栀　子 《神农本草经》

为茜草科灌木植物栀子的果实。主产于长江以南各地。9～11 月采收红黄色的成熟果实入药。生用，或炒焦用。

【性味归经】苦，寒。归心、肝、胃、肺经。

【功效】泻火除烦，凉血止血，清热解毒，清利湿热。

【应用】

1. 用于温热病气分热盛烦躁不安　本品苦寒清降之性较强，能清泻气分实热，可用于温热病气分热盛，高热不退。因其长于清解心经之热毒而除烦，故对邪郁心胸，心烦郁闷，躁扰不宁者，尤为多用。证轻者，可以本品为主而取效，如《伤寒论》栀子豉汤。证重者，可与石膏、知母或黄连、连翘等长于清热泻火、解毒药同用，如《疫疹一得》清瘟败毒饮

2. 用于心、肝、胃等脏腑实热证 本品虽能通泻三焦之火，但以心、肝、胃经为主，故常用于心热、肝热及胃热诸证。治热郁心胸，心烦不安，甚至狂言乱语，常与黄连、连翘等清心热药同用，如《景岳全书》清心汤。治肝热目赤肿痛，烦躁易怒，或小儿肝热惊风，常与龙胆草、大黄等清肝热药同用，如《小儿药证直诀》泻青丸。治胃中积热，咽喉或牙龈肿痛，其可与黄连、石膏、知母等清胃热药同用。

3. 用于血热出血证 本品既能清解血分之热，又有止血之功，故可用于血热妄行所致的多种出血证，如吐血、咳血、衄血、尿血，常与侧柏叶、茜草等凉血止血药同用，如《十药神书》十灰散。

4. 用于热毒疮痈等证 本品清热解毒，可用于多种热毒病证。除用治温热病和热毒所致的咽喉肿痛等外，还可主治热毒疮痈之红肿热痛，常与银花、连翘、蒲公英等解毒消痈药同用，内服外用均可。

5. 用于肝胆湿热黄疸及下焦湿热淋证 本品既有较强的清利肝胆湿热之作用，又能利胆退黄，故宜用于肝胆湿热郁结所致的黄疸、小便短赤等证，常与茵陈蒿、大黄等利湿退黄药同用，如《伤寒论》茵陈蒿汤。本品亦可清利膀胱湿热，且常与车前子、瞿麦等利尿通淋药配伍，用于湿热淋证，如《和剂局方》八正散。

此外，生栀子粉以面粉或鸡蛋清或韭菜捣烂，调敷局部，对外伤性肿痛有消肿止痛之效。

【用法用量】煎服，6～12 g。外用适量。焦栀子多用于止血。

【使用注意】虚寒证不宜；因其苦寒性较强，易伤脾胃，脾虚便溏者尤应忌用。

【参考资料】

1. 本草文献 《神农本草经》："主五内邪气，胃中热气，面赤，酒疱渣鼻，白癞，赤癞，疮疡。"《名医别录》："疗目热赤痛，胸心、大小肠大热，心中烦闷，胃中热气。"《本草纲目》："治吐血、衄血、血痢、下血、血淋，损伤瘀血，及伤寒劳复，热厥头痛，疝气，烫火伤。"

2. 化学成分及药理作用 本品含栀子苷，其水解产物有京尼平、羟异栀子苷、山栀苷等，另含藏红花素、藏红花酸、栀子素等色素及有机酸、挥发性化合物、多糖、胆碱、熊果酸等成分。具有利胆作用，能促进胆汁分泌及胆红素排泄、降低血中胆红素、保肝；降低胰淀粉酶、促进胰腺分泌、抑制胃酸分泌及胃肠运动；另有抑菌、解热、镇静、镇痛、降血压等作用；藏红花酸能减少喂饲胆固醇兔动脉硬化的发生；羟异栀子苷等成分有导泻作用。

夏 枯 草 《神农本草经》

为唇形科草本植物夏枯草的果穗。各地均产。夏季果穗半枯时采收入药。生用。

【性味归经】苦、辛，寒。归肝经。

【功效】清肝火，解毒散结。

【应用】

1. 用于肝火上炎诸证 本品苦寒入肝，性能清降，宜于肝火上炎，目赤肿痛、头痛眩晕等症。治肝热目疾，可单用，但更常与菊花、决明子、青葙子等清肝明目药同用。肝虚目珠疼痛，入夜加剧者，可与生地黄、当归、白芍等滋养肝阴（血）之品同用，如《张氏医通》夏枯草散。治肝火头痛、眩晕，可与菊花、决明子等清肝、平肝药同用。

现代研究，本品有一定的降血压作用，故常用于肝热型高血压病，症见头痛、眩晕、烦躁等；属阴虚阳亢者，亦可与滋阴潜阳药配伍。

2. 用于痰火郁结所致的瘰疬、瘿瘤、乳癖及热毒疮痈　本品清肝泻火之作用，还常用以治疗肝郁化火，灼津为痰，痰火郁结的瘰疬、瘿瘤、乳癖等病证。多与海藻、贝母、玄参等消痰散结药配伍，共收清肝火，散痰结之效，如《疡医大全》内消瘰疬丸。

对于热毒壅盛而红肿疼痛之证，本品又有一定的清热解毒散结之力，故可用于乳痈、疮肿、痄腮及咽喉红肿疼痛者。为增强清热解毒、散结消肿之力，常与清热解毒药同用。

【用法用量】煎服，9~15 g。

【使用注意】虚寒证慎用。

【参考资料】

1. 本草文献　《神农本草经》："主寒热，瘰疬，鼠瘘，头疮，破癥，散瘿结气，脚肿湿痹。"《滇南本草》："行肝气，开肝郁，止筋骨疼痛，目珠痛，散瘰疬、周身结核。"《本草从新》："治瘰疬、鼠瘘、瘿瘤、癥坚、乳痈、乳岩。"

2. 化学成分及药理作用　花穗含夏枯草苷、齐墩果酸、熊果酸、胡萝卜素、乌索酸、矢车菊素、黄酮类、香豆素类、挥发油、花色苷、鞣质等；种子含脂肪油及解酯酶。本品的水浸液、乙醇-水浸液、30%的乙醇浸液均有降压作用；且有免疫抑制作用，故长期或大量服用本品应防止机体免疫功能受到抑制；其煎剂体外对痢疾杆菌、伤寒杆菌、霍乱弧菌、大肠杆菌、人型结核杆菌、葡萄球菌均有一定的抑制作用；另有抗病毒、抗肿瘤及降血糖等作用。

决 明 子　《神农本草经》

为豆科草本植物决明、小决明的种子。各地均有栽种。秋季果实成熟时采收。生用或微炒用。

【性味归经】苦、甘，微寒。归肝、大肠经。

【功效】清肝明目，润肠通便。

【应用】

1. 用于肝热目疾或风热目疾及视物昏暗等　本品苦寒，能入肝泻火以明目；其苦寒之性不甚，因兼甘润而无苦燥伤阴之弊，故为目疾之常用药物。不论是肝火目疾，还是风热目疾以及肝虚目疾，均可使用。肝火上攻之目赤肿痛、羞明多泪、或生翳膜等证，多与车前子、青葙子等清肝明目药同用，如《医宗金鉴》决明散。治风热目疾，多与菊花、蔓荆子等疏风清热药同用，如《圣惠方》、《银海精微》决明子散。治肝虚失养，视物昏暗等证，常与枸杞子、菟丝子、五味子等滋补肝肾之药同用，以助其明目之效，如《证治准绳》补肝丸。

2. 用于肠燥便秘　本品能润肠通便，又有苦寒清降之性，故多用于内热肠燥，大便秘结不通之证，常与火麻仁、瓜蒌仁等润下药同用。

此外，现代研究，本品有降血压、降血脂等药理作用，又常用以治疗高血压病、高脂血症等，均有一定疗效。

【用法用量】煎服，10~15 g。入煎剂久煎可使结合型蒽醌类成分破坏而通便之力减弱，故治便秘证不宜久煎，并以生品为宜；入丸、散剂更佳。

【使用注意】虚寒证，尤其是脾虚便溏者忌用。

【参考资料】

1. 本草文献　《神农本草经》："主青盲，目淫肤赤白膜，眼赤痛，泪出，久服益精光。"《药性论》："利五脏……除肝家热。"《日华子本草》："助肝气，益精水；调末涂，消肿毒，燃太阳穴治头痛，又贴脑心止鼻洪；作枕胜黑豆，治头风，明目。"

2.化学成分及药理作用　决明的种子含大黄酚、大黄素、大黄素甲醚、芦荟大黄素、大黄酸、决明素等蒽醌类化合物，并含决明苷、甾醇类及硬脂酸、棕榈酸、油酸、亚油酸等成分。所含大黄素、大黄酸、大黄酚等有致泻作用，并有降血压、降血脂、抗血小板聚集、促进胃液分泌、抑菌、收缩子宫、催产、利尿及对半乳糖胺所致的肝损害有明显保护作用等；决明子注射液和水浸液均有免疫抑制作用。

谷 精 草　《开宝本草》

为谷精草科草本植物谷精草带花茎的头状花序。主产于浙江、江苏、安徽等地。秋季采集入药。生用。

【性味归经】辛、微苦，凉。归肝、胃经。

【功效】清肝热，疏风热，明目退翳。

【应用】

1.用于肝热或风热目疾　本品味辛而性升浮，能疏散头面风热，因其苦寒又可清降肝热。故以风热外袭或肝热上攻所致的目赤肿痛，流泪多眵，畏光羞明或目生翳障等证多用。治风热目疾，可与蝉蜕、木贼等祛风明目药同用；治肝热目疾，可与夏枯草、决明子等清肝明目药同用。

2.用于风热头痛、牙痛及咽痛　本品上行头目，疏散风热，对风热引起的头痛、牙痛及咽痛亦有一定之效，可与蔓荆子、牛蒡子、升麻等疏散风热药同用。

【用法用量】煎服，6～15 g。

【参考资料】

1.本草文献　《开宝本草》："主疗喉痹，齿风痛，及诸疮疥。"《本草纲目》："谷精体轻性浮，能上行阳明分野。凡治目中诸病，加而用之，甚良。明目退翳之功，似在菊花之上也。"《本草正义》："谷精草，其质轻清，故专行上焦直达巅顶，能疏散头部风热，治目疾头风，并疗风气痹痛者，亦以轻清之性，善于外达也。"

2.化学成分及药理作用　本品含谷精草素及槲皮万寿菊素、万寿菊素、槲皮素等黄酮类成分。水浸剂在试管内对奥杜益小芽孢癣菌、铁锈色小芽孢癣菌有抑制作用；煎剂对绿脓杆菌、大肠杆菌、肺炎球菌有抑制作用。

密 蒙 花　《开宝本草》

为马钱科灌木植物密蒙花树的花蕾或花序。主产于湖北、四川、陕西等地。春季采收。生用或蜜炙用。

【性味归经】苦、甘，微寒。归肝经。

【功效】清热养肝，明目退翳。

【应用】

1.用于肝热目疾　本品性偏苦寒，入肝清热，常用于肝火上炎，目赤肿痛、羞明多泪，或目生翳障等证，多与石决明、菊花等清肝明目药配伍，如《和剂局方》密蒙花散。

2.用于肝虚或肝虚有热的视物昏花等证　本品略兼甘润之性，虽可养肝血、润肝燥，但作用微弱，治肝虚目昏、干涩，或生翳障者，宜与枸杞子、熟地黄等补肝养血之品配伍，如《银海精微》密蒙花散。

【用法用量】煎服，6～10 g。

【参考资料】

1. 本草文献　《开宝本草》："主青盲肤翳，赤涩多眵泪，消目中赤脉，小儿麸痘及疳气攻眼。"《本草经疏》："密蒙花，观《本经》所主，无非肝虚有热所致。盖肝开窍于目，目得血而能视，肝血虚，则为青盲肤翳，肝热甚，则为赤肿，眵泪赤脉，及小儿痘疮余毒，疳气攻眼。此药甘以补血，寒以除热，肝血足而诸证无不愈矣。"

2. 化学成分及药理作用　本品含密蒙花苷、刺槐素等黄酮类、多种环烯醚萜类及密蒙皂苷 A、密蒙皂苷 B 等成分。刺槐素与槲皮素相似，有维生素 P 样作用，能减轻小鼠甲醛性炎症，还能降低皮肤、小肠血管的通透性和脆性；并有解痉、利尿、镇静等作用。

青 葙 子　《神农本草经》

为苋科草本植物青葙的成熟种子。主产于我国中部和南部各地。秋季采集成熟的种子入药。生用。

【性味归经】苦，微寒。归肝经。

【功效】清肝，明目。

【应用】

用于肝热目疾　本品苦寒清降，专于清泄肝经之火而明目退翳。治肝经实火上炎，目赤肿痛、目生翳膜、视物不清，常与决明子、羚羊角、茺蔚子等清肝明目药同用，如《证治准绳》青葙子丸。肝虚有热而目赤疼痛、干涩昏暗者，亦可与生地黄、菟丝子等补肝药同用，如《医宗金鉴》青葙丸。

此外，本品能降血压，还可用于高血压病属于肝热证型者。

【用法用量】煎服，6～15 g。

【参考资料】

1. 本草文献　《神农本草经》："主邪气，皮肤中热，风瘙身痒，杀三虫……疗唇口青。"《药性论》："治肝脏热毒冲眼，赤障、青盲、翳肿。主恶疮疥瘙，治下部虫䘌疮。"《本经逢原》："青葙子，治风热目疾，与决明子功同……其治风瘙身痒，皮肤中热，以能散厥阴经中血脉之风热也。"

2. 化学成分及药理作用　本品含 β-谷甾醇、棕榈酸胆甾烯酯、对羟基苯甲酸、烟酸、脂肪油及硝酸钾等成分。动物实验有降血压及降眼压作用，油脂有扩瞳作用，煎剂有抑菌作用，干粉能缩短兔血浆再钙化时间。

第二节　清热燥湿药

清热燥湿药味苦性寒而燥，故又称苦寒燥湿药。此类药物以清热燥湿为主要功效，主治湿热病证。湿热病证在临床上表现较为复杂，除热象外还具有头身困重，肢体困倦，口渴不欲饮，舌红苔黄腻等湿邪致病的重着、粘滞特点。如湿温或暑湿，湿热蕴结，气机不利，而身热不扬、胸脘痞闷等证；湿热困阻中焦，影响脾胃的升降功能，升降失常而见脘腹胀满，恶心呕吐，纳食不佳；湿热下迫大肠，传导失司，而见泄泻不爽、痢疾腹痛；湿热郁阻肝胆，肝失疏泄，胆汁不循常道而外溢，症见胁肋胀痛，黄疸尿赤；湿热下注，影响膀胱的气化功能或带脉的生理功能，则见淋证，带下、阴痒；湿热流注关节，则见关节红肿热痛、痿证；湿热浸淫肌肤，则见湿疹、湿疮……上述湿热病证，皆是本类药物的主治，俱可因证选用。

本类药物常兼有清热泻火和清热解毒的功效，又可主治不同的脏腑气分实热和疮痈肿痛等热毒证。因此，又具有清热泻火药和清热解毒药的若干特点，学习时，应相互联系。

清热燥湿药性味苦寒而燥，性寒能清热，苦燥能除湿，可以同时祛除热邪和湿邪。其归经以各药主治的病证不同，而互有差异，但以脾、胃、肝、胆、大肠和膀胱为主。如主治痢疾者，归大肠经；主治黄疸者，归肝胆经；主治淋证者，归膀胱经……

本类药物寒性较甚，易伤脾胃；其苦燥之性，又易伤阴。故不宜用于脾胃虚弱及阴津不足者，必要时应注意与健脾益气，或养阴生津药同用，对于湿浊较重之证，还常与利湿药和化湿药配伍，使湿热分消而邪气易解。湿热蕴结易致气机郁滞，故常辅以行气之药。此外，还可根据临床上出现的不同病证而随证配伍。如治湿温、暑湿，常与清热泻火药同用；治疮痈，常与清热解毒药同用；治湿痹，常与祛风湿药、利水渗湿药等同用。

黄　芩　《神农本草经》

为唇形科多年生草本植物黄芩的根。主产于河北、山西、内蒙古等地。春秋二季采挖。生用、炒用或酒炙用。

【性味归经】苦，寒。归肺、脾、胃、肝、胆、大肠、膀胱经。

【功效】清热燥湿，泻火，解毒，凉血止血。

【应用】

1. 用于湿温、暑湿及淋证、泻痢、黄疸等湿热病证　本品苦寒而燥，有较强的清热燥湿作用，能清泄脾、胃、肝、胆、大肠及膀胱诸经的湿热，常广泛用于多种湿热病证。因其既可清热燥湿，又善入肺、胃、胆经以清气分实热，并退壮热，故湿温及暑湿病，湿热郁阻气分，身热不扬，胸脘痞闷，恶心呕吐，舌苔黄腻等证，本品较其他清热燥湿药多用，且常与化湿、行气药及利水渗湿药配伍，清热与除湿并施，两解胶结之湿热邪气，如《温病条辨》黄芩滑石汤，治湿热蕴结中焦，其与猪苓、白豆蔻等同用；《重订通俗伤寒论》蒿芩清胆汤，治湿热郁阻少阳胆经，其与茯苓、枳壳、陈皮等药同用。治湿热淋证，可与木通、竹叶等利尿通淋药同用，如《本事方》火府丹。治湿热泻痢，可助黄连，以增强清热燥湿、解毒的效果，如《伤寒论》葛根黄芩黄连汤。治湿热黄疸，可作茵陈、栀子等利湿退黄药的辅助药。

2. 用于肺热咳嗽及外感热病邪在少阳，寒热往来或气分壮热　本品能入肺、胃、肝、胆诸经以清热泻火，可用以治疗多种脏腑的实热病证。因其最善清肺火，尤常用于肺热壅遏，清肃失司，咳嗽痰黄等证。单用有效，如《丹溪心法》清金丸；但更宜与胆南星、瓜蒌仁、杏仁等清泻肺热药或止咳、化痰药同用，以增强作用，如录自《医方考》清气化痰丸。其治伤寒邪入少阳，寒热往来，本品长于清半表半里之热，常配伍柴胡以疏透外入少阳之邪，共收和解少阳之效，如《伤寒论》小柴胡汤。治温热病中上焦气分热盛，壮热不退，可与栀子、连翘、竹叶等清热泻火药同用。

3. 用于痈肿疮毒、咽喉肿痛等热毒证　本品的清热解毒功效，除主治温热病及痢疾等病证外，还常用于痈肿、咽痛，且多与解毒消痈或解毒利咽药同用，如《万病回春》清凉散，其与山豆根、连翘、桔梗等同用，主治热毒壅结所致的咽喉肿痛。

4. 用于血热妄行之出血证　本品既清热凉血，又能止血，为较常用的凉血止血药，可用以治疗血热妄行所致的吐血、衄血、便血、尿血及崩漏等出血证，常与相应的凉血止血药同用，如《圣惠方》黄芩散，单用本品治吐血、衄血；《本事方》及《瑞竹堂经验方》芩心丸，单用本品治崩漏下血。本品的止血之功，还可与温经止血药同用，主治虚寒性出血，如《金匮要略》黄土汤，其与灶心土、附子、阿胶等同用，主治虚寒性便血、吐血、崩漏等。

此外，本品还有清热安胎之效，可用于妊娠热盛，下扰血海，迫血妄行，或热伤胎气而胎漏下血，胎动不安者，可与白芍、沙参、地骨皮等养阴清热药同用，如《揣摩有得集》安胎饮；血虚而有热者，与当归、白芍、白术等养血安胎药同用，如《寿世保元》安胎丸。

【用法用量】煎服，6～15 g。生用清热燥湿力强，止血、安胎多炒用。

【使用注意】虚寒证忌用。

【参考资料】

1. 本草文献　《神农本草经》："主诸热黄疸，肠澼泄痢，逐水，下血闭，恶疮，疽蚀，火疡。"《名医别录》："疗痰热，胃中热，小腹绞痛，消谷，利小肠，女子血闭，淋露下血，小儿腹痛。"《药性论》："能治热毒，骨蒸，寒热往来，肠胃不利，破拥气，治五淋，令人宣畅，去关节烦闷，解热渴，治热腹中疗痛，心腹坚胀。"

2. 化学成分及药理作用　本品主含黄酮类化合物，并含苯乙醇糖苷、挥发油、苯甲酸、β-谷甾醇、氨基酸、糖类等。其水煎剂在体外对多种致病菌、流感病毒、钩端螺旋体均有较强的抑制作用；黄芩苷和黄芩素能抑制被动皮肤过敏反应，对实验性气喘有效，有抗组织胺、抗胆碱及罂粟碱样作用；并有解热、消炎、降血压、镇静、利胆、保肝、抗氧化、降低血清胆固醇及毛细血管通透性、抗血小板聚集、抗凝血、解痉、抗氧化、利尿等作用。

黄　　连　　《神农本草经》

为毛茛科多年生草本植物黄连、三角叶黄连或云连的根茎。黄连主产于四川、湖北，三角叶黄连主产于四川洪雅、峨眉，云连主产于云南等地。秋季采挖。生用或姜炙、酒炙后用。

【性味归经】苦，寒。归心、胃、大肠、肝、胆经。

【功效】清热燥湿，泻火解毒。

【应用】

1. 用于胃肠湿热泻痢、呕吐等证　本品寒降苦燥之性尤强，其清热燥湿之力胜于黄芩、黄柏等同类功效相近之药物，且尤长于入中焦、大肠以清泄中焦、大肠的湿热，对于湿热泻痢、呕吐之证，历代均作为最为常用之品，特别是对湿热泻痢的治疗，古今临床均视本品为痢疾要药。证轻者，单用即可，如《仁斋直指方》用雅连一味治之；但更常与黄芩、黄柏、白头翁等药配伍，以增强燥湿解毒、清热止痢作用，如《伤寒论》葛根黄芩黄连汤。痢疾便下脓血粘液，里急后重，多因湿热壅盛，气血阻滞所致，本品又多与枳壳、木香、槟榔等行气药，或当归、赤芍等活血药同用，如《兵部手集方》香连丸，其与木香配伍；《素问病机气宜保命集》导气汤，其与黄芩、槟榔、当归等同用，治痢之功尤为显著。治湿热蕴结脾胃，气机升降失常，脘腹痞闷，恶心呕吐，本品亦常与厚朴、紫苏叶、陈皮等燥湿、化湿药和行气药同用，如《霍乱论》连朴饮、《湿热病篇》黄连苏叶汤等。本品对肝、胆、膀胱等湿热亦有效，还可用于湿热引起的黄疸、淋证及湿疹、湿疮等多种湿热病证。

2. 用于心、胃二经热盛诸证　本品清脏腑实热作用广泛，可清泄多个脏腑的实热，然尤以清泄心、胃二经实热见长，为治疗心、胃二经实热证之常用药。对于心经热盛所致的多种病证均有较好疗效。治外感热病心经热盛，壮热、烦躁，甚至神昏谵语，本品常与连翘、牛黄等清心泻火药或清热解毒药同用，如《外台秘要》引崔氏方黄连解毒汤。治内科杂病之心火亢盛，心烦不眠，本品有良好的清心泻火之功，临床十分常用，如《仁斋直指方》黄连安神丸，其与朱砂、生甘草同用，主治热扰心神、失眠多梦；若心火亢盛、热盛耗伤阴血所致虚烦不眠、惊悸怔忡，本品常与滋阴养血药同用，如《伤寒论》黄连阿胶汤，其与阿胶、白芍、黄芩等同用；若心火上炎、心肾不交之怔忡无寐，本品常与肉桂同用，如《四科简效方》交泰丸。治心火上炎，口舌生疮，或心热下移小肠之心烦、口疮、小便淋涩疼痛者，可单用，如《肘后方》单用本品治心火上炎之口舌生疮；然更常与清心泻火、利尿通淋药同用，如《医宗金鉴》清心导赤散，其与栀子、木通、竹叶等药同用，主治小儿心热，吐舌，烦热，小便赤涩。治心火亢奋，迫血妄行之吐血、衄血，本品常与黄芩、大黄等凉血止血药同用，如《金匮要略》泻心汤。

本品亦有较强的清胃热作用，可用于胃火炽盛所致的多种病证。治胃火牙痛，牙龈红肿、出血等，常与石膏、升麻等清胃之品同用，如《外科正宗》清胃散；治胃热消渴，常与生地等养胃阴之品同用，如《丹溪心法》消渴方。

本品亦有一定清肝泻火作用，可用于肝热所致的多种病证。用治肝经火旺、肝火犯胃所致的胁肋胀痛、呕吐吞酸，常与长于止痛、止呕的吴茱萸同用，如《丹溪心法》左金丸。治肝热所致的目赤疼痛，如《僧深集方》黄连煎。

3. 用于热毒之痈疽疔疖以及烧烫伤　本品亦具良好的清解热毒作用，其功力胜于黄芩、黄柏，为治疗皮肤疮痈等外科热毒证的常用之品，可内服，如《外科正宗》黄连救苦汤，其与金银花、黄芩、连翘等清热解毒药同用，主治疮痈疔疖初起，热毒炽盛而见红肿疼痛者。亦多局部外用，如《医宗金鉴》黄连膏，其与黄柏等药制为软膏，外涂患处。本品的清热解毒功效，还可用于烧伤烫伤，红肿灼痛者。本品善治痢疾，亦与其清解胃肠热毒作用相关。

【用法用量】煎服，1.5～10 g。生用清热力较强，炒用能降低其苦寒性，姜汁炙多用于清胃止呕，酒炙多用于上焦热证。外用适量。

【使用注意】虚寒证忌用。本品苦燥性较强，过用久服易伤脾胃及阴津。

【参考资料】

1. 本草文献　《神农本草经》："主热气目痛，眦伤泣出，明目，肠澼腹痛下痢，妇人阴中肿痛。"《名医别录》："主五脏冷热，久下泄澼脓血，止消渴，大惊，除水利骨，调胃厚肠，益胆，疗口疮。"《日华子本草》："治五劳七伤，益气，止心腹痛。惊悸烦躁，润心肺，长肉，止血；并疮疥，盗汗，天行热疾；猪肚蒸为丸，治小儿疳气。"

2. 化学成分及药理作用　本品含生物碱，其中主要有小檗碱、黄连碱等，并含阿魏酸等成分。黄连煎剂、小檗碱、黄连素对多种致病菌、流感病毒、钩端螺旋体、阿米巴原虫、滴虫及多种致病性皮肤真菌均有抑制作用，对痢疾杆菌的抑制作用尤强；并能抗感染、解热、镇静、抗腹泻及增强白细胞的吞噬能力；还可减慢心率、抗心律不齐、降压、利胆、降血糖、降血脂、抗氧化、抗溃疡、抗肿瘤。对血管平滑肌有松弛作用，对子宫、胃、肠、膀胱平滑肌呈兴奋作用。

黄　柏　《神农本草经》

为芸香科乔木植物黄檗或黄皮树除去栓皮的树皮。前者的药材称关黄柏，主产于辽宁、吉林等地；后者的药材称川黄柏，主产于四川、贵州等地。3～6月间割取一部分生长10年左右树的树皮入药。生用、炒焦用或盐水炙后用。

【性味归经】苦，寒。归肝、胆、大肠、胃、肾、膀胱经。

【功效】清热燥湿，泻火解毒，退虚热。

【应用】

1. 用于黄疸，痢疾，淋证，带下及湿疹、湿疮等多种湿热病证　本品性味苦寒，与黄芩、黄连相似，亦有较强的清热燥湿作用，且常相须为用。但本品长入肝、胆、大肠、膀胱，以清除下焦湿热见长，故较多用于黄疸、痢疾、淋证、带下等下焦湿热证，亦常用于湿疹、湿疮以及湿热下注，足膝红肿热痛、下肢痿弱，或阴痒、阴肿等。治湿热黄疸，常与清热、利湿、退黄之药同用，如《伤寒论》栀子柏皮汤，其与栀子同用。治湿热痢疾，常与黄连、白头翁等清热燥湿、解毒治痢药同用，如《伤寒论》白头翁汤。治湿热淋证，常与车前子、萆薢等利尿通淋药同用，如《医学心悟》萆薢分清饮。治湿热下注所致的妇女带下黄浊臭秽，阴痒，阴肿；下部湿疹、湿疮，或足膝红肿热痛，下肢痿弱等证，本品常与健脾燥湿的苍术同用，作为临床治疗多种湿热病证的基础方，以增强除湿之效，如《丹溪心法》二妙散、《医学正传》三妙丸、《成方便读》四妙丸等。治湿疹、湿疮、带下、阴痒，本品亦常外用，可研末撒敷，或作软膏外涂以及煎汤浸洗。

2. 用于疮痈等热毒证　本品的清热解毒功效与黄芩、黄连相似，主要用于皮肤及五官的疮痈疔疖，红肿疼痛。治疗该证，本品单用，亦有较好疗效，内服或外用均可，但更宜与黄连、银花、连翘等解毒消痈药配伍，以增强作用。其清解疮毒之力相似于黄连而稍逊，故常与黄连同用，如前述的内服剂黄连解毒丸及外用的黄连膏。治疗烧烫伤，本品亦较常用。

3. 用于阴虚火旺证　本品苦寒清降，长入肾经，可退虚热，降火以坚阴，故尤宜用于肾阴不足，虚火上炎，五心烦热，潮热盗汗，遗精等症。且常与知母在退虚热、降火以坚阴方面相须为用，然本品无知母甘润滋阴之功。阴虚火旺证乃肾中真阴不足，故尚须配以熟地黄、龟板等补阴药以治其本，如《丹溪心法》大补阴丸。

此外，本品的清热泻火功效，还可清泄肝、胆、胃经实火，可用治多种脏腑实热证的治疗。如《眼科龙木论》五行汤，单用本品治肝热目赤肿痛；《独行方》单用本品治胃热消渴；《千金要方》单用本品治胃热口疮等。

【用法用量】煎服，6~10 g，外用适量。生用清热燥湿，解毒，泻火力强，治湿热、热毒及脏腑实热证多用；盐水炙可降低苦燥之性，且更易入肾经，治阴虚火旺证多用。

【使用注意】虚寒证忌用，并注意过用久服易伤脾胃。

【参考资料】

1. 本草文献　《神农本草经》："主五脏肠胃中结热，黄疸，肠痔；止泄痢，女子漏下赤白，阴伤蚀疮。"《本草拾遗》："主热疮疱起，虫疮，痢下血，杀蛀虫；煎服，主消渴。"《日华子本草》："安心除劳，治骨蒸，洗肝，明目，多泪，口干，心热，杀疳虫，治蛔心痛，疥癣，蜜炙治鼻洪，肠风泻血，后分急热肿痛。"

2. 化学成分及药理作用　本品含小檗碱、木兰花碱、黄柏碱等多种生物碱；黄柏并含药根碱及黄柏酮、黄柏内酯等成分；黄皮树并含内酯、甾醇、三萜化合物、粘液质等。其抗菌谱及抗菌效力与黄连相似，对某些皮肤真菌、钩端螺旋体、阴道毛滴虫、乙肝表面抗原有抑制作用；药根碱有正性肌力及抗心律失常作用；并可保护血小板、促进皮下渗血吸收、抑制中枢神经系统、免疫抑制、解热、降血压、利胆、抗溃疡、利尿、健胃、促进胰腺分泌、降血糖。

龙　　胆　《神农本草经》

为龙胆科草本植物龙胆、三花龙胆或条叶龙胆的根。各地均产，以东北产量较大。秋季采挖入药。生用。

【性味归经】苦，寒。归肝、胆、胃、膀胱经。

【功效】清热燥湿，泻肝胆火。

【应用】

1. 用于肝胆、下焦湿热之黄疸，带下，阴痒阴肿，淋证，湿疹等　本品亦为苦寒性燥之药，专入肝胆、膀胱以清热燥湿，故主要用于黄疸、带下、阴痒阴肿、淋证等肝胆、下焦湿热病证。治湿热黄疸，多与茵陈蒿、栀子等清热利湿退黄药同用；治湿热下注，阴痒阴肿，妇女带下黄臭，男子阴囊湿痒肿痛及湿疹瘙痒，常与黄柏、苦参等清热燥湿药同用，还可煎汤外洗或撒敷。治湿热淋证，可与木通、栀子、车前子等清热利尿通淋药同用，如《医方集解》龙胆泻肝汤，主治以上诸证及湿热所致的胁痛、耳肿流脓等。

2. 用于肝胆热盛诸证　本品既清肝胆湿热，又泻肝胆实火，可用治肝火上炎的头痛、头晕、目赤、耳肿，或肝火内盛的胁痛、口苦等证，如龙胆泻肝汤、《丹溪心法》当归龙荟丸，均常用于以上诸证。治肝经热盛，热极生风所致的小儿惊风，手足抽搐，本品虽清泻肝火之力较甚，然无熄风定惊止痉之功，故应与牛黄、钩藤等清泻肝火、熄风止痉药同用，如《小儿药证直诀》凉惊丸。

本品还能清泻胃火，亦可用于治疗胃火壅盛所致的口疮及吐血、便血等证。宜与相应的泻火解毒药或凉血止血药配伍使用。

此外，本品尚有一定的清热解毒功效，还可用于热毒痈肿，如《医宗金鉴》龙胆丸，其与黄连、升麻等清热解毒药同用，主治小儿疮肿。

【用法用量】煎服，2~6 g。外用适量。

【使用注意】虚寒证忌用。

【参考资料】

1. 本草文献　《神农本草经》：“主骨间寒热，惊痫邪气，续绝伤，定五脏，杀蛊毒。”《名医别录》：“除胃中伏热，时气温热，热泄下利，去肠中小虫，益肝胆气，止惊惕。”《医学启源》：“治黄目赤肿，睛胀，瘀肉高起，痛不可忍。”《主治秘诀》云：“治下部风湿及湿热，脐下至足肿痛……”

2. 化学成分及药理作用　本品含龙胆苦苷、当药苦苷、当药苷、三叶苷、龙胆碱、龙胆黄碱、龙胆三糖等成分。龙胆煎剂对绿脓杆菌、变形杆菌、伤寒杆菌、金黄色葡萄球菌等有不同程度的抑菌作用；能促进胃液分泌，使游离酸增加，还能明显促进胆汁分泌；并有消炎、保肝、降低谷-丙转氨酶、利尿、抑制抗体生成等作用；龙胆碱对中枢神经系统呈兴奋作用，但较大剂量时则出现麻醉作用，且能松弛骨骼肌。

苦　参　《神农本草经》

为豆科亚灌木植物苦参的根。各地均产。春秋二季采挖其根入药。生用。

【性味归经】苦，寒。归肝、胆、胃、大肠、膀胱经。

【功效】清热燥湿，解毒，杀虫，利尿。

【应用】

1. 用于泻痢，黄疸、带下阴痒、湿疹等湿热病证　本品苦寒之性较强，既能清热燥湿，又兼能利尿，可使湿热之邪外出，故对湿热病证较为有效，且应用较广。治湿热蕴结胃与大肠，下痢脓血，或泄泻腹痛，单用有效，但更宜与黄连等清热燥湿、解毒药，或木香等行气药同用，如《种福堂公选良方》香参丸。治湿热黄疸，临床可单用而获效；亦可配伍其他清泄湿热、利胆退黄药同用，如《补缺肘后方》用本品与龙胆、牛胆汁同用。治湿热带下，湿疹湿疮，可配伍黄柏、地肤子等清热除湿药，内服与外用皆宜。对湿热下注所致的痔疮疼痛，大便下血，小便不利，阴囊湿肿等，亦多选用，如《外科大成》苦参地黄丸，其与地黄同用，主治痔漏出血、肠风下血等。

2．用于疮痈等热毒证　本品能清热解毒，可主治皮肤疮痈肿痛，如《证治准绳》苦参丸，其与黄连、大黄等药同用。对心、胃火毒上攻的咽部、牙龈红肿疼痛，口舌生疮及水火烫伤，本品亦可清解心、胃诸经之火毒而获效，如《卫生宝鉴》绿白散，用香油调苦参末外涂治烫熨火烧疼痛。

3．用于疥癣、皮肤瘙痒、滴虫性阴痒带下　本品局部外用有杀虫止痒之功，用治疥癣瘙痒，常与解毒杀虫、祛风止痒药同用，以煎汤外洗，如《疡科心得集》苦参汤，其与蛇床子、地肤子、石菖蒲等药同用；若与杀疥止痒作用尤甚的硫黄等药配伍，制为软膏外搽，则疗效更佳。治滴虫性阴痒带下，多煎汤灌洗，或作栓剂外用，本品既能杀虫，又能清热燥湿，还能利尿除湿以收止痒止带之效。

目前可将本品用治滴虫性肠炎、蛲虫病等肠道寄生虫病，可单用，也可配伍百部等杀虫药，经口服或用煎液保留灌肠，均有一定作用。

【用法用量】煎服，3～6 g。外用适量。

【使用注意】虚寒证忌用。本品苦寒易败胃伤津，不宜过用。不宜与藜芦配伍（十八反）。

【参考资料】

1．本草文献　《神农本草经》："主心腹结气，癥瘕积聚，黄疸，溺有余沥，逐水，除痈肿，补中，明目止泪。"《药性论》："治热毒风，皮肌烦躁生疮，赤癞眉脱，主除大热嗜睡，治腹中冷痛，中恶腹痛，除体闷，治心腹积聚。"《滇南本草》："凉血，解热毒，疥癞，脓窠疮毒。疗皮肤瘙痒，血风癣疮，顽皮白屑，肠风下血，便血。消风，消肿毒，痰毒。"

2．化学成分及药理作用　本品含苦参碱、槐定碱、白金雀花碱等多种生物碱，苦参醇、异苦参酮、苦参素等多种黄酮类化合物，并含苦参苯醌、皂苷、氨基酸、脂肪酸、挥发油、齐墩果烯糖苷等成分。具有抑菌、消炎、利尿、抗过敏、免疫抑制、镇痛、镇静、催眠、祛痰、平喘、升白细胞、抗肿瘤、抗溃疡、抗滴虫等作用，其生物碱有扩张血管、降血压、保护急性心肌缺血、减慢心率、抗心律失常等作用。

穿 心 莲　《岭南采药录》

为爵床科草本植物穿心莲的地上部分。原产于亚洲热带地区，现华南、华东及西南等地有栽培。秋初刚开花时采收地上部分入药。生用。

【性味归经】苦，寒。归肺、胃、大肠、肝、胆、膀胱经。

【功效】清热燥湿，泻火解毒。

【应用】

1．用于泻痢、黄疸、淋证、湿疹等湿热病证　本品性寒而味甚苦，能入大肠、肝、胆、膀胱等经以清热燥湿，可用治多种湿热病证。治湿热所致的泄泻，痢疾，淋证小便灼热疼痛，黄疸尿赤短少，单用有效，如以本品的干浸膏制成的穿心莲片。治湿疹瘙痒，可用本品研末，局部外用。

2．用于温热病卫分证、气分证以及肺热咳嗽、肝热目疾等　本品清热泻火之功主要用以清泄肺胃气分之热，尤善清泄肺热。治温热病邪入气分，发热不退，可与石膏、知母等清热泻火药同用。外感风热或温病初起而肺热内盛者，亦可与银花、连翘、薄荷等发散风热药同用。治肺热咳嗽，或肺痈咳吐脓痰，可与黄芩、鱼腥草等清肺、排脓消痈药同用，治肝热目赤肿痛，可与菊花、夏枯草等清肝明目药同用。

3. 用于痈肿疮疡、口舌生疮、咽喉肿痛、虫蛇咬伤等热毒证　本品清热解毒作用强而广泛，既可解热毒，又能解疮毒，还能解蛇虫毒，其解毒作用除用治温热病外，还可用治上述多种热毒证。可单用穿心莲片，但更宜与银花、连翘、蒲公英等长于解毒消痈或山豆根、射干、牛蒡子等解毒利咽药同用，可内服，亦可以鲜品捣烂敷于痈肿或伤口处。

【用法用量】煎服，3～6 g。因其味甚苦，入汤剂易致恶心呕吐，故多作丸、片剂服用。外用适量。

【使用注意】虚寒证忌用。

【参考资料】

1. 本草文献　《岭南采药录》："能解蛇毒，又能理内伤咳嗽。"《泉州本草》："清热解毒，消炎退肿，治咽喉炎症，痢疾，高热。"

2. 化学成分及药理作用　其叶含穿心莲内酯等多种二萜内酯化合物，多种黄酮类化合物，另含穿心莲烷、穿心莲甾醇、穿心莲酮、甾醇皂苷、酚类、糖类等。其煎剂对金黄色葡萄球菌、绿脓杆菌等有抑制作用，对小鼠有抗着床及中止妊娠作用；醇提取物对大肠杆菌毒素引起的腹泻有对抗作用；黄酮成分能保护实验性心肌缺血；本品还能抗血栓形成、抗血小板聚集，并有解热、消炎、镇静、增强机体免疫功能、保肝、利胆、抗蛇毒、抗肿瘤等作用。

秦　皮　《神农本草经》

为木犀科乔木植物苦枥白蜡树或白蜡树的枝皮或干皮。主产于吉林、辽宁、河北等地。春秋二季采集。生用。

【性味归经】苦，寒。归大肠、肝、胆经。

【功效】清热燥湿，清肝明目，解毒。

【应用】

1. 用于湿热痢疾，湿热带下等　本品性味苦寒，主入大肠以清热燥湿，并略有清解热毒之功，然其清热燥湿、解毒之力不强，故多作为黄连、黄柏等作用较强的清热燥湿、解毒止痢药的辅助药使用。如《伤寒论》白头翁汤，用治湿热、热毒壅阻大肠所致的痢疾泻下不爽、便下脓血、里急后重，其与白头翁、黄连、黄柏同用。治湿热带下，多与黄柏、苦参等其他除湿止带药同用，内服或外用均可。湿热下迫所致的妇女血崩不止、赤白带下，亦可选用本品，如《本草汇言》用本品与牡丹皮、当归同用以治之。

2. 用于肝热目疾　本品又能入肝清热，常用于肝火上炎，目赤红肿，目生翳膜等，可内服，亦可外用。内服常与其他清肝明目药同用，如《永类钤方》秦皮散，其与荆芥、栀子、赤芍等同用，主治肝热而兼风热所致的眼目暴赤肿痛。本品亦可单用煎汁洗眼，如《近效方》用本品浸汁滴眼，主治赤眼及眼睛上疮。

此外，本品兼能清肺平喘，祛风湿。现代可用治肺热喘咳痰多；湿热下注，关节红肿热痛等。

【用法用量】煎服，6～12 g。外用适量。

【使用注意】虚寒证忌用。

1. 本草文献 《神农本草经》："主风寒湿痹，洗洗寒气，除热，目中青翳白膜。"《名医别录》："疗男子少精，妇人带下，小儿痫，身热，可作洗目汤。"《药性论》："主明目，去肝中久热，两目赤肿疼痛，风泪不止；治小儿身热，作汤浴。"

2. 化学成分及药理作用 苦枥白蜡树含七叶苷、七叶素、甘露醇、秦皮乙素、七叶灵、七叶亭等成分；白蜡树含七叶苷、梣皮苷、七叶亭、莨菪亭等成分。煎剂对金黄色葡萄球菌、痢疾杆菌等有抑制作用，七叶亭和莨菪亭有消炎作用，七叶亭和梣皮苷有祛痰、止咳、平喘作用，梣皮苷能促进尿酸排泄，本品并有镇痛、镇静、抗惊厥、保肝、利尿、解痉、抗肿瘤等作用。

白 鲜 皮 《神农本草经》

为芸香科草本植物白鲜的根皮。主产于辽宁、河北、山东等地。春秋二季采挖其根皮入药。生用。

【性味归经】 苦、微辛，寒。归肝、胆、脾、胃、肺、膀胱经。

【功效】 清热燥湿，解毒，祛风。

【应用】

1. 用于黄疸，淋证，阴痒阴肿等湿热病证 本品性味苦寒，其清热燥湿功效，对湿热黄疸、淋证、阴痒阴肿等，均有一定作用，并多与相应的清热除湿药配伍，如《沈氏尊生书》白鲜皮汤，其与茵陈蒿同用，用治黄疸。

2. 用于湿疹、湿疮及疮痈等热毒证 本品既清热燥湿，又清热解毒，故湿热与热毒郁阻肌肤所致的湿疹瘙痒，湿疮浸淫，脓水淋漓，或疮痈肿痛，皆可使用，且常与升麻、栀子、黄芩等清热解毒、燥湿药同用，如《圣惠方》白鲜皮散。

3. 用于皮肤瘙痒及湿热痹证 本品清热燥湿，又兼辛散，能祛风以止痒、通痹，故对湿热或风热所致的疥癣、瘾疹、皮肤瘙痒以及湿热痹证，关节红肿疼痛，均可选用。前者，宜与防风、蝉蜕等祛风止痒药同用，如《揣摩有得集》除湿饮；后者，宜与苍术、防己等长于治疗湿痹之祛风药同用。

【用法用量】 煎服，6~10 g。外用适量。

【使用注意】 虚寒证忌用。

1. 本草文献 《神农本草经》："主头风，黄疸，咳逆，淋沥，女子阴中肿痛，湿痹死肌，不可屈伸起止行步。"《名医别录》："疗四肢不安，时行腹中大热，饮水、欲走、大呼，小儿惊痫，妇人产后余痛。"《药性论》："治一切热毒风、恶风、风疮、疥癣赤烂，眉发脱脆，皮肌急，壮热恶寒；主解热黄、酒黄、急黄、谷黄、劳黄等。"

2. 化学成分及药理作用 本品含白鲜碱、茵芋碱、前茵芋碱、崖椒碱、胡芦巴碱、柠檬苦素、黄柏酮、梣酮、皂苷、脂肪酸、谷甾醇等成分。水浸液对堇色毛癣菌、同心性毛癣菌、许兰黄癣菌等有抑制作用，白鲜碱能增强兔和豚鼠子宫平滑肌的收缩力，挥发油有体外抗癌活性，茵芋碱能使肌肉麻痹，并引起哺乳动物血压下降，对发热兔有解热作用；还有抗生育、收缩血管、增强心肌张力、消炎等作用。

椿 皮 《新修本草》

为苦木科乔木植物臭椿（樗）的根皮或树皮。主产于山东、辽宁、河南等地。全年可采。生用、麸炒至焦黄或醋炙用。

【性味归经】苦、涩，寒。归大肠、肝经。

【功效】清热燥湿，止泻，止带，止血。

【应用】

1. 用于湿热泻痢，或久泻久痢　本品苦寒性燥而兼收涩之力，既清热燥湿，又涩肠止泻。治湿热泻痢，单味煎服即有疗效，若与地榆、黄连等苦寒治痢药同用，则疗效更佳；治久泻久痢，常与诃子等收敛止泻药同用，如《脾胃论》诃黎勒丸。

2. 用于湿热带下证　本品既能清热燥湿，又能收涩止带，常用治湿热下注，带下赤白等证，如《摄生众妙方》樗树根丸，常与黄柏等清热燥湿药同用。

3. 用于崩漏、便血、痔血等出血证　本品具有止血之功，可广泛用于多种出血证的治疗，因有一定的清热作用，故尤以血热所致的出血为宜。治血虚有热，经水不止，崩漏下血，本品常与龟板、白芍、黄柏等药同用，如《妇人大全良方》固经丸；治便血体虚者，《圣惠方》以本品配鸡冠花为丸、黄芪煎汤送下；治痔血，《证治准绳》单用本品为末，醋、糊作丸。

此外，本品的清热燥湿之功，还可用于湿热所致的皮肤瘙痒，多煎汤外洗或制膏涂搽。

【用法用量】煎服，6～10 g。外用适量。清热燥湿多生用，收敛固涩多以麸炒至焦黄或醋炙用。

【使用注意】脾胃虚寒者慎用。

【参考资料】

1. 本草文献　《新修本草》："椿木叶，味苦有毒，主洗疮疥，风疽，水煮叶汁调之。皮主甘䘌。"樗木根、叶尤良。《证类本草》引孟诜云："女子血崩及产后血不止，月信来多，亦止赤带下；疗小儿疳痢。"《本草求原》："椿根气平，色赤而香，樗根气寒，色白而臭，二者皆苦能燥湿泻热，涩能收阴实肠，治湿热为病，泻利、浊带、精滑梦遗、便数诸证，燥痰湿，去疳虫。"

2. 化学成分及药理作用　本品根皮含苦楝素、鞣质、赭朴酚等；根及树干含苦木素；树皮含臭椿苦酮、臭椿苦内酯及脂肪油、甾醇、皂苷、羟基香豆素苷等。苦木素和臭椿酮有抗肿瘤作用，后者对人体鼻咽癌（KB）细胞有细胞毒活性。

3. 其他　习称为椿树者有两种，臭椿为苦木科植物，香椿为楝科植物 *Toona sinensis*（A. Juss.）Roem.。二者性能功用大同小异，历代本草常将二药相提并论，混称椿樗。目前多用臭椿皮。《本草纲目》认为："椿皮色赤而香，樗皮色白而臭……盖椿皮入血分而性涩，樗皮入气分而性利。"一以收涩为主，一以清除湿热见长，宜区别使用。

第三节　清热解毒药

清热解毒药是以清解热毒为主要功效，常用于治疗多种热毒病证。此类药亦称清解热毒药。

热毒，多指外科疮疡与温热病的病因以及一些病理产物，有时亦将其他火热之邪壅盛者称为热毒，并将相应的病证称为热毒证。清热解毒，是寒凉清热药对热毒病证的治疗作用。本类药物主要适用于热毒所致的疮痈疔疖，温热病，痢疾，咽喉肿痛，丹毒，痄腮等病证。部分药物还可用治水火烫伤，虫蛇咬伤及癌肿之有热毒表现者。

多数清热解毒药，还分别兼有清热泻火、清热凉血、清热利湿、利咽、利尿等不同功效。本类药物多为苦寒之品，因主治病证不同而归经不尽一致。如主治疮痈者，多归心经；主治痢疾者，归大肠经；主治咽喉肿痛者，归肺、胃经等。

清热解毒药为治因之品，在临床上用于不同热毒证时，应根据具体的病证进行配伍使用。如用治疮疡阳证，该证发作较急，肌表局部红肿、灼热、疼痛者为外痈；发于脏腑或胸腹内的肺痈、肠痈称内痈，但均为热毒壅盛而成。其初起以红肿热痛为特点，应用清热解毒药针对热毒之病因而发挥作用，亦可辅以活血散结之品，以促进红肿消散，可避免脓成破溃或切开排脓之苦；若脓成溃破而热毒未尽者，清热解毒药可与益气养血药同用，共收托毒之效。用治温热病，因温热病为感受温热疫毒而为病，应用清热解毒药可针对温热病之病因，但在使用时还应根据温热病病邪在不同阶段配伍相应的发散风热药、清热泻火药或清热凉血药等，可明显提高疗效。用治痢疾初起，湿热与热毒俱盛，清热解毒治痢药常与清热燥湿药合用，并可辅以活血行气之品，以缓解便下脓血、里急后重。用治咽喉肿痛，本类药物主要用于热毒壅结所致者，若为风热内犯、虚火上炎者，本类药物还应与发散风热药或滋阴降火药同用。

本类药物数目较多，在使用时应注意根据不同的热毒病证，选择相宜的清热解毒药。虽然本类药一般均可主治痈肿疮疖，但因发病部位等差异，亦应认真鉴别，择优而用。

金 银 花　　《新修本草》

为忍冬科木质藤本植物忍冬的花蕾。各地均产，尤以山东、河北为主。夏初当花蕾含苞未放时采摘。生用，或制成露剂使用。

【性味归经】甘、微苦、辛，寒。归肺、胃、心、大肠经。

【功效】清热解毒，疏风热，解暑热。

【应用】

1. 用于温热病及外感风热证　本品的清热解毒作用，可针对温热病的致病因素以清解温热疫毒之邪，故适用于温热病的各个阶段。治温热病初起，邪在卫分证，本品既清热解毒，又能轻宣疏散，外透肺卫之邪，宜与荆芥、薄荷、牛蒡子等发散风热药同用，如《温病条辨》银翘散，本方亦常用于风热表证。治温热病热入气分，症见壮热，烦渴，脉洪大，甚者神昏谵语，本品既能清热解毒，又能清泄肺胃气分热邪，宜与石膏、知母、连翘等清热泻火、解毒药同用，如银翘白虎汤。治温热病热入营血，高热神昏，斑疹吐衄等，本品除清热解毒之外，还可清热凉血，宜与生地黄、玄参等清热凉血药同用，如《温病条辨》清营汤、《温热经纬》神犀丹等。

2. 用于疮痈、咽喉肿痛、痢疾等热毒证　本品清热解毒之力较佳，且甘寒不峻，不易损伤脾胃，为治疗热毒疮痈、咽喉肿痛的要药，痢疾亦可使用。治热毒疮痈，不论红肿期还是成脓期，不论内痈、外痈均可使用。疮痈初起而见红肿热痛者，本品可促进消散；疮疡成脓后，本品可促进溃破。单用有效，内服外敷均可，如《积善堂经验方》单用本品治一切肿毒，不问已溃未溃，以汁内服，以渣外敷。若与其他清热解毒药、活血散结药同用，则取效更捷，如《医学心悟》忍冬汤，其与甘草同用治一切内外痈肿；《洞天奥旨》归花汤，其与当归同用治痈疽发背初起；《医宗金鉴》五味消毒饮，其与野菊花、紫花地丁、蒲公英等同用，治痈疽疔毒。本品与大黄、牡丹皮、薏苡仁等清热泻火、解毒凉血、祛瘀排脓等药配伍，可治肠痈腹痛，如《辨证录》清肠饮，其与黄芩、玄参、当归、薏苡仁同用以治大肠痈。本品与蒲公英、瓜蒌、穿山甲等长入肺胃二经的清热解毒药及活血消肿散结药同用，可用治乳痈，如《医学衷中参西录》消乳汤，其与瓜蒌、丹参、穿山甲等同用以治乳痈肿痛。

治疗咽喉肿痛，不论热毒内盛或风热外袭者，均宜选用。前者，多与射干、马勃等清热解毒利咽药同用，如《温病条辨》银翘马勃散。后者，宜与薄荷、牛蒡子等疏风热、利咽喉之药同用。

治热毒痢疾，可单用本品浓煎频服，如《惠直堂经验方》忍冬散；亦可配伍黄连、白头翁等清热燥湿、解毒止痢之药以增强其治疗作用。

3. 用于暑热证　本品能清解暑热，可主治暑热烦渴等证，并常与荷叶、西瓜翠衣、扁豆花等同用，如《温病条辨》清络饮。也可用蒸馏法将本品制为金银花露，亦颇常用。

【用法用量】煎服，15～30 g。金银花露每次 60～120 mL（相当于金银花生药 3.5～7 g）。外用适量。

【使用注意】疮疡、痢疾等病证属虚寒者慎用。

【参考资料】

1. 本草文献　《本草纲目》："一切风湿气，及诸肿毒、痈疽疥癣、杨梅诸恶疮。散热解毒。"《滇南本草》："清热，解诸疮，痈疽发背，丹流瘰疬。"《本草正》："金银花，善于化毒，故治痈疽、肿毒、疮癣、杨梅、风湿诸毒，诚为要药。毒未成者能散，毒已成者能溃，但其性缓，用须倍加，或用酒煮服，或捣汁搀酒顿饮，或研烂拌酒厚敷。"

2. 化学成分及药理作用　本品含多种成分的挥发油，并含绿原酸、异绿原酸、黄酮类、三萜类、肌醇、咖啡酸、棕榈酸、鞣质等。具有广谱抗菌作用，对金黄色葡萄球菌、痢疾杆菌等有较强的抑制作用；对钩端螺旋体、流感病毒等亦有抑制作用；对免疫系统有双向调节作用；并有消炎、解热、兴奋中枢神经系统、降低血浆中胆固醇含量、预防实验性胃溃疡、增加肠蠕动、促进胃液及胆汁分泌、保护和治疗肝损伤、抑制肿瘤细胞、抗生育等药理作用。

附药

忍冬藤　为金银花的茎叶，故又名金银花藤。其性味苦，微寒；功用与金银花相似，但清热解毒之力不及，因能通经络，还用于风湿热痹。用法用量：煎服，15～30 g。

连　翘　《神农本草经》

为木犀科灌木植物连翘的果实。主产于山西、陕西、河南等地。秋季采摘初熟的果实，为"青翘"，质较佳；寒露前采摘熟透的果实，称"老翘"或"黄翘"。生用。

【性味归经】苦、微辛，寒。归肺、胃、心、小肠经。

【功效】清热解毒，疏风热，清心热。

【应用】

1. 用于温热病及外感风热证　本品偏于苦寒，功用与金银花相似，亦为外可疏散风热，内可清热解毒之药，故常用于温热病卫、气、营、血的多种证候，且多与金银花相须为用。如《温病条辨》主治卫分证的银翘散、主治营分证的清营汤；《温热经纬》主治血分证的神犀丹等，均有此二者同用。本品轻宣疏散之力虽稍逊于金银花，但苦寒清降之性较强，尤长于清泄心经之热毒、实火，故治热邪内陷心包，高热，烦躁，神昏等证，较为多用，并常与玄参、莲子心、竹叶卷心、黄连等长于清心之药配伍，如《温病条辨》清宫汤。

治外感风热，本品亦常与金银花、薄荷、荆芥等药同用，如《温病条辨》银翘散。

2．用于痈肿疮毒、咽喉肿痛等热毒证　本品的清热解毒作用，亦可收消疮肿，利咽喉之效。其消肿散结之力胜于金银花，为治疗热毒疮痈及咽喉肿痛的要药，故被前人誉为"疮家圣药"。治以上热毒证，本品亦常与金银花相须为用，如《疡科心得集》银花解毒汤，其与金银花、紫花地丁等药同用，主治痈疽疔毒；《温病条辨》银翘马勃散，其与金银花、马勃等药同用，主治热毒所致的咽喉肿痛。本品的解毒散结之功，还可用于瘰疬痰核、瘿瘤等证，且常与浙贝母、牡蛎、海藻、昆布等消痰散结药同用，如《医宗金鉴》海藻玉壶汤，其与海藻、昆布、贝母同用用治瘿瘤。

此外，本品可清泄心与小肠之火，可用于热淋，小便短赤，灼热涩痛，多与利尿通淋药同用。

【用法用量】煎服，10～15 g。

【使用注意】虚寒证慎用。

【参考资料】

1．本草文献　《神农本草经》："主寒热，鼠瘘，瘰疬，痈肿恶疮，瘿瘤，结热。"《日华子本草》："通小肠，排脓。治疮疖，止痛，通月经。"《药品化义》："连翘，总治三焦诸经之火，心肺居上，脾居中州，肝胆居下，一切血结气聚，无不调达而通畅也。但连翘治血分功多，柴胡治气分功多。同牛蒡子善疗疮疡，解痘毒尤不可缺。"

2．化学成分及药理作用　本品含挥发油（主要存在于种子中），油中有多种烃类、醛酮类、醇脂醚类化合物，并含连翘苷，连翘醇苷 C、连翘醇苷 D、连翘醇苷 E，熊果酸，齐墩果酸，牛蒡子苷，芦丁，咖啡酸等成分。具有广谱抗菌作用，对革兰阳性和阴性菌的作用均强，对流感病毒、白色念珠菌、钩端螺旋体等亦有作用；所含维生素 P 等成分，可降低血管通透性及脆性，防止出血；并有扩张血管和收缩血管的双重作用，有强心、保肝、镇吐、解热、抗感染、利尿等作用。

板 蓝 根　《新修本草》

为十字花科草本植物菘蓝的根，或爵床科灌木状草本植物马蓝的根茎及根。前者主产于河北、河南、江苏等地；后者主产于西南、华南地区。秋季采挖入药。生用。

【性味归经】苦，寒。归肺、胃、心、肝经。

【功效】清热解毒，凉血。

【应用】

1．用于温热病及外感风热证　本品性味苦寒，以清热解毒为主要功效，尤长于解热毒以利咽喉、消肿痛；既入气分以清热泻火，又入血分以清热凉血。故可用于温热病的各个阶段。温毒所致的痄腮、丹毒及大头瘟疫等病证，亦较多用。如治温热病邪在卫分或外感风热，咽痛而热较甚者，宜与发散风热药同用，如 1990 年版《中华人民共和国药典》感冒退热冲剂。治气血两燔，或邪入营血，高热、发斑等证，本品有清热解毒、凉血消斑之功，常与玄参、金银花、生地等解毒、凉血药配伍，如《温热经纬》引叶天士方神犀丹。

2．用于咽喉肿痛　本品善能清热解毒、清泻肺胃以利咽喉，不论肺胃热盛，或风热郁肺所致的咽喉红肿疼痛，均较常用，并常与玄参、牛蒡子、薄荷、桔梗等长于利咽喉的清热解毒药或发散风热药同用，如《东垣试效方》普济消毒饮。

此外，本品的清热解毒和凉血功效，还可用于疮肿、目赤及血热吐血、衄血等证。

【用法用量】煎服，10～30 g。

【使用注意】虚寒证忌用。

1. **本草文献** 《日华子本草》："治天行热毒。"《本草便读》："清热解毒，辟疫，杀虫。"《分类草药性》："解诸毒恶疮，散毒去火，捣汁或服或涂。"

2. **化学成分及药理作用** 菘蓝根含靛蓝、靛玉红、腺苷、β－谷甾醇、γ－谷甾醇、棕榈酸、精氨酸、谷氨酸等成分；马蓝根含靛蓝、β－谷甾醇、三萜类化合物、蒽醌类等成分。本品对多种革兰阳性菌、革兰阴性菌及病毒有抑制作用；板蓝根多糖可显著促进小鼠免疫功能及增强抗体形成细胞功能，增强小鼠静脉注射碳粒廓清速率；靛玉红有抗肿瘤、破坏白血病细胞等作用；本品还对血小板聚集有一定抑制作用。

大 青 叶 　《名医别录》

为十字花科草本植物菘蓝的叶片。主产于河北、河南、江苏等地。夏秋二季采摘。生用或用鲜品。

【性味归经】 苦，寒。归肺、胃、心、肝经。

【功效】 清热解毒，凉血消斑。

【应用】

1. **用于温热病及外感风热证** 大青叶与板蓝根的主要品种均来源于同一植物菘蓝，仅入药部位不同。二者性能及功用均十分相似，且常配伍使用。然大青叶苦寒之性更甚，其解热及凉血消斑之力较强，故温热病的各个阶段和外感风热之发热、咽痛等证均可选用本品。治温病邪在卫分或外感风热，宜与发散风热药同用，如感冒退热冲剂。治温病热入营血或气血两燔，症见高热、神昏、发斑等，其凉血消斑之效胜于板蓝根，故较为常用，且常与玄参、生地等凉血、解毒药配伍，如《补缺肘后方》以本品加甘草用治温毒发斑；《痘疹心法》大青汤，其与玄参、生地、石膏、知母等凉血解毒、清热泻火药同用，主治麻疹血热，疹色红紫。

2. **用于咽喉肿痛、口疮、丹毒等心胃二经血分热毒证** 本品与板蓝根相似，亦能清泻肺胃热毒以利咽。治风热或热毒郁结所致的咽喉红肿疼痛，二者可以同用，也可单用，如《卫生简易方》单用本品捣汁服用以治喉痹、喉风；还常与其他清热解毒药或疏散风热药配伍，如《圣惠方》大青散，其与栀子仁、黄芩等药同用。治热毒所致的口疮，本品常与其他长于清心胃二经热毒的药物同用，如《千金要方》用本品与黄连同用，用治小儿口疮；《圣济总录》大青汤，其与升麻、大黄、生地同用，用治口舌糜烂。治丹毒，《本草汇言》单用本品治之。

此外，本品清热解毒与凉血之功，亦可用于疮痈肿毒，内服或外敷均可；其凉血之功，还可用于血热妄行之出血证。其清泄肺胃肝热之功，又可用于肺热咳嗽、肝热黄疸及热泻、痢疾等，如《泉州本草》单用本品，治肺热喘咳、尿血、血淋；《子母秘录》单用本品，治小儿赤痢；《方脉正宗》以本品配茵陈、秦艽、天花粉，治肝热黄疸。

【用法用量】 煎服，10～15 g。外用适量。

【使用注意】 虚寒证忌用。

【参考资料】

1. **本草文献** 《名医别录》："疗时气头痛，大热，口疮。""蓝叶汁，杀百药毒，解狼毒，射罔毒。"《本草纲目》："主热毒痢，黄疸，喉痹，丹毒。""蓝叶汁，解斑蝥、芫青、樗鸡、朱砂、砒石毒。"《本草正》："治瘟疫热毒发狂，风热斑疹，痈疡肿痛，除烦渴，止鼻衄、吐血，杀疳蚀，疗金疮箭毒。凡以热兼毒者，皆宜蓝叶捣汁用之。"

2. 化学成分及药理作用　本品含靛玉红、色胺酮、喹唑二酮、吲哚酮、靛蓝、扶桑甾醇及铁、锰等微量元素。其对金黄色葡萄球菌、溶血性链球菌等均有一定抑制作用，并有抗病毒、解热、消炎、抗癌、增强免疫功能、减慢心率、扩张血管等多种药理作用。

3. 其他　据本草文献记载及目前各地所用，大青叶尚有爵床科植物马蓝、蓼科植物蓼蓝、马鞭草科植物路边青等，目前《药典》已将菘蓝规定为正品。

青　黛　《药性论》

为菘蓝、马蓝、蓼蓝、草大青等植物叶中的色素。夏秋季割取茂盛的茎叶，经加工而制成深蓝色粉末或团块入药使用。

【性味归经】苦、咸，寒。归肝、心、肺、胃经。

【功效】清热解毒，凉血，泻肝火。

【应用】

1. 用于温毒发斑证　本品主要为大青叶的加工品，具有与其相似的清热解毒和凉血功效。因本品解毒退热之效相对较弱，故在温热病中的使用不如大青叶广泛。治温毒发斑，可单用，如《类证活人书》单用本品治伤寒赤斑；若欲增强疗效，则宜与石膏、生地、升麻、黄芩等清热解毒、泻火凉血药同用，如《重订通俗伤寒论》青黛石膏汤。

2. 用于热毒所致的咽喉肿痛、痄腮、痈肿疮疡等病证　本品主治以上病证，均取其清热解毒及凉血消肿之功。可内服，亦多外用，调敷于局部，如《金匮翼》锡类散，其与牛黄、冰片等药同用，吹患处，主治咽喉、唇舌肿痛或腐烂；《岭南采药录》单用本品调涂，主治痄腮；《普济方》青金散，其与寒水石为末外涂，主治一切热毒及脓窝疮。若与黄连、黄柏等清热解毒、燥湿药同用，则治热毒疮痈的疗效更佳。

3. 用于血热妄行证　本品的凉血之功，可用于血热妄行的吐血、衄血、咳血、咯血等证。如《端效方》青金散，单用本品治吐血不止；《丹溪心法》咳血方，治咳血，其与栀子等凉血止血药同用，以增强其凉血止血之功；《中藏经》圣饼子，其与杏仁同用治咯血；治鼻衄，可用消毒棉球蘸本品，塞入鼻腔，压迫出血处。

4. 用于肝火犯肺或肺热咳嗽，小儿肝热惊风　本品长于入肝泻火，又略有清肺热之效，故肝火犯肺或肺热引起的咳嗽，均可使用，并多与其他化痰止咳药配伍，如《卫生鸿宝》青蛤丸，其与蛤粉为蜜丸噙化，治肝火犯肺之咳嗽；《症因脉治》青黛海石丸，其与海石、瓜蒌仁、川贝母同用，治肺经咳嗽有热痰者。

治小儿惊风，亦取其清肝热之效，故以肝热内盛者为宜，因本品无熄风止痉之功，故使用时须与牛黄、钩藤等熄风止痉药同用，如《小儿药证直诀》凉惊丸。

【用法用量】本品难溶于水，且使煎液混浊，过滤困难，故不宜入汤剂，多作丸、散服。每次 1.5～3 g。外用适量。

【使用注意】虚寒证忌用。

【参考资料】

1. 本草文献　《开宝本草》："主解诸药毒，小儿诸热，惊痫发热，天行头痛寒热，煎水研服之。亦摩敷热疮、恶肿、金疮、下血、蛇犬等毒。"《本草蒙筌》："泻肝，止暴注，消上膈痰火，驱时疫头痛，敛伤寒赤斑，水调服之。"《本草述》："治中风、头风、胁痛、瘰疬、颤振、眩晕、咳嗽、久嗽、呕吐、舌衄、咳嗽血、癫疝。"

2. 化学成分及药理作用　由菘蓝叶制成的青黛中含靛蓝、靛玉红、青黛酮、青黛素、吲哚醌、色胺酮等成分，其他来源的青黛亦含靛玉红、靛蓝。具有抗肿瘤、保肝、破坏白血病细胞、提高机体免疫功能等作用。青黛醇浸液在体外对炭疽杆菌、肺炎杆菌、志贺痢疾杆菌、霍乱弧菌、金黄色和白色葡萄球菌均有抑制作用。

贯 众 《神农本草经》

为鳞毛蕨科草本植物贯众、绵马鳞毛蕨或紫萁科草本植物紫萁等的带叶柄基部的根茎。贯众主产于华北、西北及长江以南各地；绵马鳞毛蕨主产于辽宁、吉林、黑龙江等地；紫萁主产于江苏、四川、浙江等地。秋季采挖入药。生用或炒炭用。

【性味归经】 苦、寒。有小毒。归肝、胃、肺经。

【功效】 清热解毒，凉血止血，杀虫。

【应用】

1. 用于风热表证，温热病及痄腮等 本品性味苦寒，既入气分，又入血分，具有清热解毒之功。其对风热表证、温热病初起邪在卫分及流行性感冒，均可使用，并有一定预防作用。因其为清泄里热之品，故治疗风热感冒，或温热病邪在卫分，须与发散风热药同用，以利于祛邪外出，如1995年版《中华人民共和国药典》抗感颗粒，其与金银花等药同用。治温热病热入营血证，或温毒发斑，本品既能清热解毒，又能凉血止血，故较为多用，并常与玄参、大青叶、水牛角等凉血、解毒药配伍，如《小儿药证直诀》快斑汤，其与赤芍、升麻等药合用主治痘疹血热不畅。治痄腮红肿疼痛，本品亦可与牛蒡子、连翘、青黛等清热解毒药同用，内服与外用均宜。

2. 用于血热崩漏及吐血、咳血、便血、衄血等证 本品的凉血止血功效，可用治各种血热妄行的出血证。可单用，然更常与相宜的止血药同用，以增强凉血止血之效，如《万病回春》管仲（贯众的异名）汤，其与侧柏叶、血余炭等药配伍，主治吐血；《圣济总录》贯众散，其与黄连同用，治暴吐血嗽血；《普济方》经效散，其与麝香同用，治肠风酒痢下血及血痔；《本草图经》单用本品，治鼻大衄。因本品对子宫有明显的收缩作用，故尤善治疗血热崩漏等妇科出血证，如《本草汇言》用本品与蒲黄、丹参同用以治之。现代用于功能性子宫出血、产后出血、流产和人工流产后出血等，均有一定效果。

3. 用于绦虫、蛔虫、蛲虫、钩虫等多种肠道寄生虫病 本品的杀虫作用，可以驱除或杀灭绦虫、蛔虫、蛲虫、钩虫等多种肠道寄生虫。因其有毒，一般不宜单味重用。用以驱杀绦虫，常与槟榔、雷丸等善驱绦虫的药物同用。治蛔虫病，宜作使君子、苦楝皮等善驱蛔虫药的辅助药。治蛲虫，可单用本品浓煎取汁，临睡前浸洗和搽于肛门；亦可入复方使用。治钩虫，常与苦楝皮、雷丸、槟榔等驱虫药同用。

此外，本品的清热解毒作用，还可用于热毒疮痈、烧烫伤等证。

【用法用量】 煎服，6～10 g。止血可炒炭用。外用适量。

【使用注意】 虚寒证慎用。绵马贯众有一定毒性，用量不可过大。

【参考资料】

1. 本草文献 《神农本草经》："主腹中邪热气，诸毒，杀三虫。"《本草纲目》："治下血崩中，带下，产后血气胀痛，斑疹毒，漆毒，骨哽。"《本草正义》："贯众，苦寒沉降之质，故主邪热而能止血，并治血痢下血，甚有捷效，皆苦以燥湿、寒以泄热之功也。然气亦浓厚，故能解时邪热结之毒。"

2. 化学成分及药理作用 绵马贯众主含间苯三酚衍生物绵马精，其驱虫效力最强；另含三叉蕨酚、绵马次酸、树脂、挥发油、三萜类化合物及鞣质等。紫萁贯众含坡那甾酮A、蜕皮甾酮及紫萁苷等。绵马贯众有抗病毒、抑菌、抗肿瘤作用；绵马素对无脊椎动物平滑肌有毒性，能使绦虫、钩虫麻痹变硬以驱虫；东北贯众素可抗血吸虫，其提取物有较强的收缩子宫、抗早孕及堕胎作用。紫萁贯众有驱蛔虫、驱钩虫等作用，并能明显缩短出血时间和凝血时间。

3. 其他　不同品种的贯众，其毒性相差较大。绵马贯众过用，轻者可出现头昏、头痛、恶心呕吐、腹痛腹泻；重者可出现黄疸、惊厥、失明，甚至昏迷、呼吸麻痹、心力衰竭等。

鱼腥草　《名医别录》

为三白草科草本植物蕺菜的全草，主产于长江以南各地。夏秋二季采挖。生用，或用鲜品。

【性味归经】辛、寒。归肺、胃、肝、膀胱经。

【功效】清热解毒，清泄肺热，清利湿热。

【应用】

1. 用于热毒壅滞之肺痈及肺热咳嗽　本品辛香而性寒，无苦寒败胃之弊，主归肺经，长于清肺中之热毒以排脓消痈，并清泄肺热以止咳，历代均将本品作为治疗肺痈的要药。治热毒壅滞于肺，发为肺痈，本品可单用，如《本草经疏》用本品捣汁饮之，以治肺痈。也常配伍金银花、连翘、黄芩等主入肺经的清热解毒药，以增强药效。若肺痈初起发热恶寒、咳嗽胸痛者，可配以银花、连翘、薄荷等发散风热药；若肺痈溃而成脓，咳吐脓痰者，宜再与芦根、天花粉、薏苡仁、桔梗、瓜蒌等清肺祛痰、消痈排脓药配伍，如《滇南本草》用本品配天花粉、侧柏叶等，以治肺痈吐脓吐血。

治肺热咳嗽，本品长于清肺止咳，单用有效，更宜与黄芩、浙贝母、百部等清肺、祛痰、止咳药同用，以增强效力。

2. 用于热毒疮肿　本品长于解毒排脓消痈，性味辛寒而不伤胃，不仅为治肺痈等内痈之要药，也为皮肤热毒疮肿之外痈的常用药，不论初起红肿热痛，或毒盛成脓，均可单服或入复方使用；单用其鲜品捣烂外敷，对疮肿未溃者亦较有效，如《积德堂经验方》用本品捣烂敷之，治疗疮作痛。

3. 用于淋证，带下，黄疸，泻痢等湿热证　本品能清利湿热，可主治淋证，带下，黄疸，泻痢等多种湿热病证，宜分别配伍相应的利尿通淋、利湿退黄、清热燥湿药等，如《岭南草药志》用本品与山楂炭同用以治痢疾。

【用法用量】煎服，15～30 g，鲜品 60～100 g。外用适量。

【使用注意】本品含挥发油，不宜久煎。

【参考资料】

1. 本草文献　《滇南本草》："治肺痈咳嗽带脓血，痰有腥臭，大肠热毒，疗痔疮。"《本草纲目》："散热毒痈肿，疮痔脱肛，断痁疾，解硇毒。"《医林纂要》："行水，攻坚，去瘴，解暑。疗蛇虫毒，治脚气，溃痈疽，去瘀血。"

2. 化学成分及药理作用　本品含挥发油，并含金丝桃苷、芦丁、绿原酸、槲皮苷、蕺菜碱、苯甲酰胺、脂肪酸、氨基酸、甾醇、氯化钾等。本品可增强白细胞的吞噬能力，提高血清备解素，提高机体免疫力；其提取的黄色油状物和鱼腥草素，具有广谱抗菌、抗病毒及抗钩端螺旋体作用，所含的非挥发物有抗病毒作用；此外，还有消炎、利尿、镇咳、止血、扩张毛细血管、增加肾动脉血流量、镇静、抗惊厥、镇痛等作用。

蒲 公 英　《新修本草》

为菊科草本植物蒲公英或其他多种同属植物的全草。各地均产。夏秋二季采收。生用，或用鲜品。

【性味归经】 苦、甘，寒。归肝、胃、肺经。

【功效】 清热解毒，清肝胃肺热，清利湿热。

【应用】

1. 用于痈肿疔毒等热毒证　本品清热解毒的作用较强，且味甘而不伤脾胃，治疗痈肿疔毒，不论外痈或内痈，内服或外敷，单用或复方，俱可选用。本品长入肝、胃二经以清热解毒，并兼通乳脉。而乳头属肝，乳房属胃，故本品尤宜用于热毒壅结于肝胃而发为乳痈者，且常与其他清热泻火、解毒散结、活血化瘀药同用，如《本草衍义补遗》用本品与忍冬藤同用；1995 年版《中华人民共和国药典》乳癖消片，其与红花、玄参等药同用。治其他皮肤疮痈疔疖红肿疼痛，本品常与金银花、野菊花、紫花地丁等长于解毒消痈的清热药配伍，如《医宗金鉴》五味消毒饮。治肺痈，本品可与鱼腥草、桔梗等长治肺痈药同用。治肠痈，可与大黄、红藤、败酱草等长治肠痈药同用。

2. 用于咽喉肿痛，胃火牙龈肿痛及肝热目赤肿痛等　本品既清肝热，又清胃热，还清肺热，故可用治肝热目赤，胃火牙龈肿痛，肺热咽喉不利及咳嗽等多种脏腑热证。治肝热目赤，常与菊花、夏枯草等清肝明目药同用；治牙龈肿痛，常与黄连、升麻等清胃解毒药同用；治咽喉肿痛，可根据风热、肺热等不同证候，与薄荷、牛蒡子等长于利咽的发散风热药，或射干、马勃、板蓝根等长于利咽的清肺、解毒药同用。

3. 用于黄疸，胁痛，淋证，泻痢等湿热证　本品有较好的清利湿热作用，可收退黄、通淋、止痢之效，故常用以治疗以上多种湿热病证。治湿热黄疸、胁痛，多与茵陈、柴胡等利胆退黄药和疏肝行气药同用。治湿热淋证，多与车前子、金钱草等利尿通淋药同用。治湿热泻痢，多与黄连、黄柏等清热燥湿药同用。

【用法用量】 煎服，10～30 g。鲜品 50～100 g。外用适量。

【使用注意】 用量过大可引起缓泻，故应慎用于不宜缓泻之证。

【参考资料】

1. 本草文献　《本草衍义补遗》："化热毒，消恶肿结核，解食毒，散滞气。"《滇南本草》："敷诸疮肿毒，疥癞癣疮；祛风，消诸疮毒，散瘰疬结核；止小便血，治五淋癃闭，利膀胱。"《本草正义》："蒲公英，其性清凉，治一切疔疮、痈疡、红肿热毒诸证，可服可敷，颇有应验，而治乳痈乳疖，红肿坚块，尤为捷效。鲜者捣汁温服，干者煎服，一味亦可治之，而煎药方中必不可缺此。"

2. 化学成分及药理作用　本品含蒲公英甾醇、胆碱、肌醇、天冬酰胺、皂苷、苦味质、有机酸、蛋白质、脂肪、菊糖和果胶等。同属植物药用蒲公英根中还含蒲公英醇、蒲公英赛醇、豆甾醇、有机酸等。本品对金黄色葡萄球菌耐药菌株、溶血性链球菌有较强的杀菌作用，对其他多种致病菌、钩端螺旋体亦有抑制作用；能激发机体免疫功能；并有疏通乳脉管阻塞，促进泌乳的作用；还有利胆、保肝、利尿、健胃、抗溃疡、轻泻、抗肿瘤等作用。

3. 其他　本品在唐宋时期又名地丁（《本草衍义》），李时珍《本草纲目》为避免与紫花地丁相混，又称其为黄花地丁。

紫花地丁　《本草纲目》

为堇菜科草本植物紫花地丁的全草。主产于长江下游及南方各省区。春秋二季采挖带花或果实的全草入药。生用，或用鲜品。

【性味归经】苦、辛，寒。归心、肝、胃经。

【功效】清热解毒。

【应用】

用于热毒疮痈疔疖　本品为解疮毒的常用之品，治疮痈，不论内痈、外痈及热毒内盛而兼血热瘀滞之证均可，本品长入营血消散壅滞，被前人称为"苦泄辛散"之品，其消痈散结之效较佳，故以主治疮疡，尤以治疗毒肿痛见长。治外痈，可单用，也可配伍其他解毒消痈药同用；可内服，亦可外用，如《千金要方》单用本品捣汁服，用治疗疮肿毒；《孙天仁集效方》用本品以白面和成，盐醋浸后贴之，治痈疽发背，无名诸肿。本品清热解毒、消痈散结之力与蒲公英尤似，且多配伍同用。如《惠直堂经验方》地丁膏，其与蒲公英共熬制膏，外贴乳痈等疮痈肿痛；《医宗金鉴》五味消毒饮，其与蒲公英、野菊花、金银花等同用，内服以治火毒痈疮疖肿。治肠痈等内痈，本品亦常与大黄、红藤等解毒活血药同用。

其清热解毒之功，还常用于咽喉肿痛、痢疾、黄疸、丹毒、虫蛇咬伤等热毒病证。

此外，本品尚兼清肝胃实热之功，可用于肝热目赤，胃热口疮等。

【用法用量】煎服，10～15 g。外用适量。

【参考资料】

1. 本草文献　《滇南本草》："破血，解痈疽疔癞，九种痔疮，诸疮毒症。"《本草求原》："凉血，消肿毒。治血热筋痿，敷疮妙。"《本草正义》："地丁，专为痈肿疔毒通用之药，濒湖《纲目》称其苦辛寒，治一切痈疽发背，疔肿瘰疬，无名肿毒，恶疮。然辛凉散肿，长于退热，惟血热壅滞，红肿焮发之外疡宜之，若谓通治阴疽发背寒凝之证，殊是不妥。"

2. 化学成分及药理作用　本品含苷类、黄酮类、虫蜡酸、棕榈酸、丁二酸、对羟基苯甲酸、地丁酰胺等成分。本品煎剂对绿脓杆菌、大肠杆菌、痢疾杆菌、伤寒杆菌、金黄色葡萄球菌、链球菌、肺炎球菌、结核杆菌等有不同程度的抑菌作用，醇和水提物对钩端螺旋体有抑制作用，水浸液对堇色毛癣菌亦有抑制作用；苦地丁有抗病毒作用；并有解热、消炎、扩张血管、降血压等作用。

3. 其他　同科植物犁头草、长萼堇菜、白花堇菜，豆科植物米口袋、小米口袋，罂粟科植物紫堇，龙胆科植物华南龙胆等，在不同地区习惯上亦作"紫花地丁"使用，其性用是否完全一样尚不清楚，应加以进一步研究。

土茯苓　《本草纲目》

为百合科藤本植物光叶菝葜的块茎。主产于广东、湖南、湖北等地。全年可采挖，以秋末冬初采收者较佳。生用。

【性味归经】甘、淡、微苦，微寒。归肝、胃、膀胱经。

【功效】清热解毒，清利湿热，解汞毒。

【应用】

1. 用于梅毒及热毒疮疡肿痛　本品清热解毒，对于梅毒病有一定的疗效。自明代梅毒传入我国后，本品曾是明、清时期治疗该病的重要药物。因本品兼能解汞毒，而轻粉、升药等含汞的药物，又为当时治疗梅毒所常用，故对此类患者因服用汞剂中毒而见肢体拘挛、牙龈肿痛、口颊溃烂者，本品可收治疗梅毒和缓解汞毒的双重功效，故当时颇为常用。可单用较大剂量煎服，如《景岳全书》土萆薢（即土茯苓）汤，以30～90 g 煎汤频服；《滇南本草》单用本品水酒浓煎服用以治杨梅疮毒。若与金银花、白鲜皮、薏苡仁等清热、解毒药合用，疗效更佳，如《医宗金鉴》搜风解毒汤。各种慢性汞中毒者，可与金银花、绿豆、生甘草同用，水煎代茶饮。

本品清热解毒之功，亦可用于疮痈疔毒，咽喉、牙龈肿痛等，如《滇南本草》用本品治大毒疮红肿，未成即溃者。

2. 用于淋证，痹证，带下，湿疹等湿热病证　本品能清利湿热，且尤长于利湿，故常用于以上多种湿热病证。治湿热淋证，多与车前子、木通、海金沙等利尿通淋药同用。治湿热痹证，常与秦艽、防己、络石藤等长于治热痹的祛风湿药同用。治湿热带下，可单用，也可与苦参、黄柏等长于清热燥湿、止带药同用，如《滇南本草》单用本品治带下赤白。治湿疹、湿疮，常与苦参、白鲜皮等清热燥湿药同用。此外，湿温、泻痢等湿热病证，亦可选用本品。

【用法用量】煎服，15～60 g。

【参考资料】

1. 本草文献　《本草纲目》："健脾胃，强筋骨，去风湿，利关节，止泄泻。治拘挛骨痛，恶疮痈肿。解汞粉、银朱毒。"《本草正》："疗痈肿、喉痹，除周身寒湿、恶疮。"《本草正义》："土茯苓，利湿去热，能入络，搜剔湿热之蕴毒。其解水银、轻粉毒者，彼以升提收毒上行，而此以渗利下导为务，故专治杨梅毒疮，深入百络，关节疼痛，甚至腐烂，又毒火上行，咽喉痛溃，一切恶症。"

2. 化学成分及药理作用　本品含皂苷、落新妇苷、琥珀酸、胡萝卜苷、异黄杞苷、鞣质、树脂、阿魏酸、莽草酸、β-谷甾醇、挥发油等成分。本品对黄曲霉素 B_1 所致大鼠肝癌有一定预防作用；其水煎剂、稀醇制剂、所含多糖或粗黄酮对急性和亚急性棉酚中毒有一定拮抗作用，但对棉酚所致雄性大鼠的抑精作用无明显影响；能抑制钩端螺旋体生长，并对感染动物有一定保护作用；还有解汞毒、抗肿瘤、抗动脉粥样硬化斑块形成及β受体阻滞样作用。

熊　胆　《新修本草》

为熊科动物棕熊或黑熊的干燥胆汁。棕熊主要分布于东北、华北、西南、西北等地，黑熊主要分布于东北及华北。夏秋二季猎取，干燥后研细用。现为人工饲养，收集引流的胆汁，干燥，研细入药，称为熊胆粉。

【性味归经】苦，寒。归肝、胆、心、肺、胃经。

【功效】清热解毒，清泻肝火，熄风止痉。

【应用】

1. 用于疮痈疔毒、痔疮肿痛及咽喉肿痛等热毒证　本品苦寒之性较甚，清热解毒之力颇强，善治疮痈、痔疮及咽喉肿痛等热毒壅结之证。治疗痈肿及痔疮疼痛，可内服，尤多局部外用，常与牛黄、芦荟、麝香等解毒消痈药配伍，制为软膏，涂于患处，如《证治准绳》熊胆膏；治痔疮，可作栓制，塞入肛门。治疗咽喉肿痛，常与解毒利咽药配伍，多作丸剂内服或含化，常与牛黄、儿茶等药同用，如《囊秘喉书》熊胆冰黄散。

2. 用于肝热抽搐及目赤肿痛　本品善清肝热，又兼熄风止痉之功，故宜用以治疗小儿惊风，癫痫等因肝热炽盛，热极生风所致的肢体痉挛、手足抽搐，并常与牛黄、钩藤、竹沥等清热熄风药和化痰开窍药同用，如《食疗本草》用本品以竹沥化服，治小儿痰热惊痫瘈疭。

本品兼有一定的清肝明目之效，可主治肝热所致的目赤障翳。治目赤肿痛，常与石决明、车前子等清肝明目药为丸内服，如《银海精微》熊胆丸。本品又常与珍珠、炉甘石、冰片等药配伍，作眼药外用，如《齐东野语》熊胆丸，用本品与冰片同用以点眼。

3. 用于痰热喘咳及口疮、牙疳等。本品能清肺热，并略有化痰、平喘之效，治痰热咳喘，常与川贝母等清化热痰药同用。本品还能清泄心胃二经的实火、热毒，治心胃火盛，口舌生疮；或牙龈红肿疼痛，继之腐臭溃烂之牙疳，可内服，也可外用。

【用法用量】入丸散，每次 0.15～0.6 g。不入汤剂。外用适量。

【使用注意】虚寒证忌用。

【参考资料】

1. 本草文献　《新修本草》："疗时气热盛变为黄疸，暑月久利，疳䘌心痛。"《本草纲目》："退热，清心，平肝，明目去翳，杀蛔、蛲虫。"《本草经疏》："凡胆皆极苦寒，而能走肝、胆二经，泻有余之热。小儿疳积，多致目内生翳障者，以肝、脾二脏邪热壅滞，则二脏之气血日虚，闭塞日甚故也。用此泻肝、胆、脾家之热，则内邪清而外障去矣。"

2. 化学成分及药理作用　本品由于种属、产地及获取季节不同，其胆汁成分差异较大。主要含胆酸类，其中有效成分为牛磺熊去氧胆酸，水解生成牛磺酸及熊去氧胆酸，并含少量鹅去氧胆酸、胆酸、胆红素、胆固醇、磷脂及多种氨基酸。具有抗惊厥、镇静、利胆、溶解胆结石、解热、抑菌、消炎、抗过敏、祛痰、镇咳、平喘、解痉、助消化、抗癌等作用。

野 菊 花　《本草正》

为菊科草本植物野菊花等的头状花序。各地均产。秋季花盛开时采收入药。生用。

【性味归经】苦、辛，寒。归肝、肺经。

【功效】清热解毒，清肝热，平肝阳。

【应用】

1. 用于疮痈疔疖，咽喉肿痛等热毒证　本品苦寒之性及清热解毒之力胜于菊花，故更常用于疮痈及咽痛等热毒证。治疮痈肿痛，可内服，也可外用。如《医宗金鉴》五味消毒饮，其与紫花地丁、金银花、蒲公英等解毒消痈药同用；亦可捣敷局部，鲜品更佳，如《岭南草药志》用本品与黄糖捣烂贴患处，以治疔疮。治热毒或风热咽喉肿痛，常与板蓝根、牛蒡子、山豆根等解毒利咽药同用。

2. 用于肝热或风热目疾　本品清降肝热之力亦强于菊花。治肝火上炎，目赤肿痛，有清肝明目之效，可与决明子、密蒙花等清肝明目药合用；治风热目疾，宜与桑叶、蝉蜕等疏风明目药同用。亦可单用煎汤，滤取澄清药液洗眼。

3. 用于肝阳上亢之眩晕、头痛等　本品能平抑肝阳，用治肝阳上亢证，常与滋补肝肾之阴药和其他平肝药同用，以共收滋阴潜阳之功。因其能降血压，现代治疗高血压病属肝热证者常选用本品，多与钩藤、罗布麻、槐花等药同用。

此外，本品还有与菊花相似的疏风热和清肺热作用，亦可用于风热表证及肺热咳嗽等，并常与薄荷、桑叶、桔梗等同用。

【用法用量】煎服，10～15 g。外用适量。

【参考资料】

1. 本草文献　《本草汇言》："破血疏肝，解疔散毒。主妇人腹内宿血，解天行火毒丹疔。洗疮疥，又能去风杀虫。"《山西中药志》："疏风热，清头目，降火解毒。治诸风眩晕，头痛，目赤，肿毒。"

2. 化学成分及药理作用　本品含挥发油，其中所含的萜类为主要活性成分之一；并含刺槐素、木樨草素、槲皮素等多种黄酮类成分及野菊花内酯、胡萝卜苷、豚草素、野菊花三醇等。具有扩张血管，增加冠状动脉血流量，保护实验动物心肌缺血，抑制血小板聚集，降低血压，抑菌，抗病毒，促进白细胞吞噬功能等作用；其水煎醇沉制取物，对银环蛇或眼镜蛇毒中毒的小鼠，可降低死亡率。

红　藤　《本草图经》

为大血藤科木质藤本植物大血藤的藤茎。主产于江西、湖北、湖南等地。夏秋二季割取藤茎入药。生用。

【性味归经】 苦、辛，微寒。归大肠、肝经。

【功效】 清热解毒，活血止痛。

【应用】

1. 用于热毒壅滞之肠痈腹痛及皮肤疮痈肿痛　本品苦辛微寒，既可清热解毒，又可活血止痛。不论内痈或外痈均可选用，然其清热解毒之力不强，故常与其他相应的解毒消痈药同用。因其善入大肠，以善清肠中之热毒，行肠中之瘀滞见长，故历代均将本品作为治疗肠痈的要药。尤以瘀滞期（型）右下腹疼痛，胀满，恶心者多用，并宜与清热解毒及活血、行气药同用，如《景岳全书》用本品与紫花地丁、大黄、当归等药同用，治肠痈。本品亦可用于肺痈及皮肤疮痈肿痛。

2. 用于跌打损伤，痛经及风湿痹痛等瘀滞疼痛　本品能活血止痛，可用于多种瘀滞疼痛。治跌打损伤，瘀血肿痛；或瘀血内阻，妇女月经失调，痛经等，可与相宜的活血疗伤药或活血调经药同用。治风湿痹痛，宜与祛风湿药同用，其活血作用可增强通痹之效。

【用法用量】 煎服，10~15 g。

【使用注意】 孕妇慎用。

【参考资料】

1. 本草文献　《本草图经》："攻血，治血块。"《植物名实图考》："治筋骨疼痛，追风，健腰膝。"《中药志》："祛风通经络，利尿杀虫。治肠痈，风湿痹痛，麻风，淋病，蛔虫腹痛。"

2. 化学成分及药理作用　本品含大黄素、大黄素甲醚、胡萝卜苷、β-谷甾醇、毛柳苷、红藤苷、香荚兰醛、原儿茶酸、红藤多糖等成分。其水提物能扩张冠状动脉，缩小心肌梗死范围，改善心肌乳酸代谢的紊乱，提高小鼠常压下耐缺氧的能力，抑制血小板聚集；能显著抑制小鼠肠蠕动速度；并有抗自由基的作用；与丹皮的提取液可预防实验动物的腹腔内粘连；其煎剂对多种致病菌均有抑制作用；毛柳苷有抗疲劳作用。

败酱草　《神农本草经》

为败酱科草本植物黄花败酱或白花败酱的全草。主产于长江流域中下流各省。秋季采收。生用。

【性味归经】 苦、辛，微寒。归大肠、肝、胃经。

【功效】 清热解毒，活血止痛。

【应用】

1. 用于热毒壅滞之肠痈、肺痈及皮肤疮痈肿痛　本品的清热解毒和活血止痛作用均与红藤相似，亦为治疗肠痈的要药，并可用治肺痈及皮肤疮痈肿痛。本品活血止痛不及红藤，但清热解毒之力过之，且尤长于排脓消痈。治疗肠痈，不论初起的瘀滞期（型）症见右下腹疼痛，胀满，恶心，还是脓肿期（型）症见右下腹疼痛拒按，且出现肿块，高热者，均常使用。治肠痈初起，常与红藤、金银花、牡丹皮、桃仁等解毒、活血药同用；脓已成者，除配伍清热解毒、活血行气药外，还多配伍薏苡仁、冬瓜仁等排脓之品，如《金匮要略》薏苡附子败酱散。治肺痈咳吐脓痰，可与鱼腥草、桔梗、芦根等长于清肺化痰、排脓消痈之品同用。治皮肤疮痈，既可内服，也可外用，内服常与紫花地丁、连翘等长于解毒消痈药同用，外用可捣烂外敷。

2. 用于瘀滞腹痛　本品的活血止痛之功除有助于消痈止痛以外，亦可用于瘀血阻滞所引起的妇女月经失调，痛经及产后恶露不止，产后腹痛、腰痛等瘀滞证，可单用，如《卫生简易方》单用本品治产后腹痛如锥刺者；也常与当归、丹参等其他活血止痛、养血调经药同用，如《外台》用本品与当归、续断、川芎等同用，治产后恶露不止；《广济方》用本品与当归、芍药、川芎等同用，治产后腰痛，痛不可转者。

此外，本品还可用于湿热带下、痢疾、黄疸及目赤肿痛等证。

【用法用量】煎服，6～15 g。外用适量。

【参考资料】

1. 本草文献　《神农本草经》："主暴热火疮，赤气，疥瘙疽痔，马鞍热气。"《药性论》："治毒风痹痹，主破多年凝血，能化脓为水。及产后诸病。止腹痛余疹、烦渴。"《日华子本草》："治赤眼，障膜，努肉，聘耳，血气心腹痛，破癥结，产前后诸疾，催生、落胞、血运，排脓、补瘘，鼻洪，吐血，赤白带下，疮痍疥癣，丹毒。"

2. 化学成分及药理作用　黄花败酱含挥发油、齐墩果酸、常春藤皂苷元、皂苷等成分；白花败酱根及根茎中含番木鳖苷、莫诺苷及白花败酱苷，全草中含肌醇、齐墩果酸及白花败酱醇苷等成分。黄花败酱草根茎与根的醇提物有镇静、催眠、抑菌、提高免疫功能等作用；白花败酱的叶、茎、根和全草的水煎液有抗病毒、抑菌、抗肿瘤、利胆等作用，齐墩果酸等成分有抑菌、强心和利尿作用。

山豆根　《开宝本草》

为豆科蔓生灌木植物越南槐（广豆根）的根。主产于广西、江西、四川等地。全年均可采挖，以秋季为最佳。生用。

【性味归经】苦，寒。归肺、胃经。

【功效】清热解毒，利咽消肿。

【应用】

用于热毒咽喉肿痛等证　本品苦寒之性尤甚，长于清解热毒以利咽消肿，为治疗热毒壅盛，咽喉红肿疼痛的要药。可单用本品煎汤含漱，或磨醋含咽。热毒盛者，宜与升麻、大黄等清解肺胃热毒之药配伍，如《仁斋直指方》山豆根丸。兼风热外束者，可与连翘、牛蒡子等发散风热药配伍，如《万病回春》清凉散。兼阴虚火旺者，可与玄参、麦冬等滋阴降火药配伍，如《慈幼新书》山豆根汤。

本品清热解毒之功，还可用于热毒内盛所致的牙龈肿痛、痔疮肿痛、疮痈肿痛及毒虫蜇伤等。可单用本品煎汤，浸洗局部；或磨汁外涂。亦可与相宜的清热药配伍内服。

此外，本品尚用以治疗肺热咳嗽及湿热黄疸等病证。

【用法用量】煎服，3～6 g。外用适量。

【使用注意】虚寒证忌用。本品味大苦而性甚寒，服用过量易引起恶心、呕吐、头昏、头痛、腹泻、腹痛、四肢乏力、心悸胸闷，甚至四肢逆冷、抽搐等，故用量不可过大。

【参考资料】

1. 本草文献　《开宝本草》："主解诸药毒，止痛。消疮肿毒，急黄发热咳嗽，杀小虫。"《本草图经》：

"含以解咽喉肿痛。"《本草求真》:"山豆根,功专泻心保肺,及降阴经火逆,解咽喉肿痛第一要药……"

2.化学成分及药理作用 本品含生物碱,主要有苦参碱、氧化苦参碱、金雀花碱、槐角碱等;黄酮类化合物,主要有紫檀素、槐定、槐酮、槐多色烯、槐属黄酮 A 和槐属黄酮 B 等;山豆根皂苷元 A、山豆根皂苷元 B、山豆根皂苷元 C、山豆根皂苷元 D 等成分。山豆根水提物、苦参碱、氧化苦参碱等均有抗肿瘤作用,对心血管系统有增加冠脉流量、抗心律失常等作用,并有抑制胃酸分泌、抗溃疡、抗菌、解热、升高白细胞、保肝、平喘、降血脂、镇静、镇痛等作用。

3.其他 本品用量不宜过大。据报道,在临床上有服用本品 6 g 的 214 例患者中,出现副作用者 1 例;用量 9 g 的 53 例患者中出现副作用者 9 例;用量 10 g 以上的 46 例患者中出现副作用者 24 例。故用量以 6 g 左右为妥。

附药

北豆根 为防己科植物蝙蝠葛的根茎。性味苦,寒;有小毒。功效:清热解毒,祛风止痛。用于热毒咽喉肿痛,痢疾及风湿痹痛等证。用法用量:煎服,3~9 g。

射　干　《神农本草经》

为鸢尾科草本植物射干的根茎。主产于湖北、河南、江苏等地。全年均可采挖,以秋季为佳。生用。

【性味归经】苦,寒。归肺经。

【功效】清热解毒,清肺祛痰。

【应用】

1.用于热毒之咽喉肿痛等证 本品苦寒清降之力虽不及山豆根,但亦为较常用的清热解毒、利咽消肿药。因其兼有一定的祛痰作用,故对热毒或肺热所致的咽喉肿痛而兼痰浊阻滞者,尤为适宜。本品用治咽喉肿痛,既可单用,也可入复方使用,如《圣济总录》射干汤,单用本品以治喉痹。入复方使用,可根据其病因不同而配伍相应药物。治热毒壅盛者,既可内服,也可局部用药,如《幼幼新书》射干汤,其与升麻、马勃等解毒利咽药同煎以内服;《袖珍方》用本品与山豆根同用,阴干为末,吹喉以治之。治风热犯肺者,可与牛蒡子、荆芥、连翘等发散风热药配伍,如《张氏医通》射干消毒饮。

本品的清热解毒功效,亦可用于疮痈肿毒、痄腮等热毒病证。可内服,或捣敷局部。

2.用于痰浊阻肺之咳喘 本品能祛痰降逆,可用治痰浊阻肺之咳喘。因兼能清肺热,故较宜于痰热所致之咳喘,多与桑白皮、贝母、马兜铃等清化热痰药、止咳平喘药配伍,如《痧胀玉衡》射干兜铃汤。其祛痰作用,也可用于寒痰咳喘,但需与半夏、麻黄、细辛、紫菀等温肺化痰、止咳平喘之药配伍,如《金匮要略》射干麻黄汤。

此外,本品还略有活血、消痰之效,还可用于妇女经闭、癥瘕积聚、疟母及瘰疬痰核等证。

【用法用量】煎服,6~10 g。外用适量。

【使用注意】孕妇慎用或忌用。因本品用量过大能通利大肠,故脾虚便溏者慎用。

【参考资料】

1.本草文献 《神农本草经》:"主咳逆上气,喉痹咽痛,不得消息,散结气,腹中邪逆,食饮大热。"《日华子本草》:"消痰,破癥结,胸膈满,腹胀,气喘,疰癖,开胃下食,消肿毒,镇肝明目。"《滇南本草》:"治咽喉肿痛,咽闭喉风,乳蛾,痄腮红肿,牙根肿烂,攻散疮痈一切热毒等症。"

2.化学成分及药理作用 本品含有鸢尾黄素、次野鸢尾黄素及野鸢尾苷等异黄酮,并含有射干醛等二环三萜类及射干酮等成分。具有消炎、解热、抗病毒、抑菌、镇痛、利尿、降血压、兴奋唾液腺等作用，体外试验对人子宫颈癌细胞有抑制作用，亦有认为具有促肿瘤作用。

3. 其他　《药性论》称本品"通女人月闭"，《日华子本草》称本品"破癥结"。《金匮要略》中的鳖甲煎丸，功能消癥散结，主治疟母，方中"乌扇"一药，即为本品。故素有孕妇不宜之说。

马　勃　《名医别录》

为马勃科真菌类植物大马勃、紫色马勃的子实体。分布较广，主产于东北、华北及内蒙古等地。秋季采集入药。生用。

【性味归经】辛，平。归肺经。

【功效】清热解毒，清肺热，止血。

【应用】

1. 用于咽喉肿痛等证　本品亦为主要用于咽喉肿痛的清热解毒药，并能清肺热，利咽喉。其药性与作用均较平和，不论热毒、风热或虚火上炎所致的咽喉不利或肿痛，均可选用，但多作为其他解毒利咽的辅助药使用。治风热所致的咽喉不利，本品常与金银花、连翘、牛蒡子、射干等药同用，以共奏清肺、解毒、疏风热而利咽喉之效，如《温病条辨》银翘马勃散。治肺肾阴虚、虚火上炎所致的咽喉肿痛者，本品常与生地黄、玄参、知母等滋阴降火药同用，如《疫喉浅论》清咽奠阴承气汤。治热毒所致的咽喉肿痛，本品常与板蓝根、升麻、黄连、连翘等药同用，如普济消毒饮。因本品兼有一定的止血敛疮、清肺、利咽开音作用，尤宜用于肺热所致咽喉肿痛而兼见声音嘶哑、咽喉糜烂出血者，可单用研末噙含，也可作为浸膏片、散剂调服。

2. 用于肺热咳嗽或失音　本品兼能清肺热、利咽开音，故可用于肺热咳嗽或兼声音嘶哑者。治轻证，可单用为丸服。肺热重者，宜与黄芩、桑白皮等其他清泄肺热之药合用。若配伍薄荷、蝉蜕等疏风清热、利咽开音药同用，也可用治风热咳嗽、音哑者。

3. 用于出血证　本品内服与外用，均可止血，但尤以局部外用止血为佳。亦可用于吐血、咳血、衄血等多种出血证。可单用，也可入复方使用，如《袖珍方》单用本品治吐血；《圣惠方》单用本品治妊娠吐衄不止。因其药性微偏寒凉，故较宜于血热妄行的出血证，然止血之力较为缓和，故多与其他凉血止血药同用。因本品兼有一定的解毒、敛疮、生肌作用，又多用于外伤及局部未感染的出血。治外伤出血，可用马勃粉撒敷伤口。现代以消毒的马勃粉，马勃菌丝海绵（除去包被后切成块状的马勃），或用马勃粉混悬液浸泡过的绷带或纱布等敷压伤口，对刀伤、刺伤等外伤出血，手术伤口出血，拔牙后牙槽窝出血及鼻腔出血等，均有较好的止血效果。

【用法用量】煎服，3～6 g，外用适量。

【参考资料】

1. 本草文献　《本草衍义》："去膜，以蜜揉拌，少以水调呷，治喉闭咽痛。"《本草纲目》："清肺、散血热，解毒……能清肺热咳嗽，喉痹，衄血，失音诸病。"《本草从新》："每见用寒凉药敷疮者，虽愈而热毒内攻，变生他病，为害不小，惟马勃辛平而散，甚为稳妥。"

2. 化学成分及药理作用　本品含有马勃素、马勃酸、马勃粘蛋白、马勃素葡萄糖苷、麦角甾醇、尿素、亮氨酸、酪氨酸及类脂质等；大马勃子实体尚含维生素 C 等成分。脱皮马勃有明显的止血作用，且不亚于淀粉海绵或明胶海绵；对金黄色葡萄球菌、绿脓杆菌及少数致病真菌有一定抑制作用；大马勃有抗癌活性。

3. 其他　马勃不为组织吸收，故不宜作为组织内或在腔内留存或填塞止血之用。

白头翁　《神农本草经》

为毛茛科草本植物白头翁的根。主产于东北、华北等地。春秋二季采挖。生用。

【性味归经】苦，寒。归大肠、肝、胃经。

【功效】清热解毒，凉血止痢。

【应用】

1. 用于热毒痢疾　本品苦寒清泄，能清热解毒、凉血止痢，为治疗痢疾的主要清热解毒药。对热毒、湿热痢疾（多为细菌性痢疾），便下脓血，里急后重；或休息痢（多为阿米巴痢疾），腹痛便血，屡发屡止，经久不愈，均有较好疗效，为治痢之要药。治湿热、热毒痢疾，常与黄连、黄柏、秦皮等清热燥湿药同用，如《伤寒论》白头翁汤。治血痢时作时止，腹痛腹泻，大便带血，色暗红或紫红，或白色粘液中有鲜红色血液者，可单用本品煎服，或以煎液保留灌肠，也可入复方内服，如《圣惠方》白头翁丸，其与干姜、白矾等药同用。

本品的清热解毒功效，亦可用于疮痈及痔疮肿痛等热毒证。可内服，但多捣敷局部。

2. 用于阴痒带下，疟疾等证　本品兼能杀虫、截疟，可用治妇女阴痒、带下（如滴虫性阴道炎）及疟疾。治阴痒带下，尤宜于煎汤灌洗阴道，可单用，亦可配伍苦参、百部等杀虫止痒药。治疟疾，常与其他截疟、和解少阳药同用，如《本草汇言》用本品与槟榔、黄芩、柴胡等药同用，以治温疟发作。

【用法用量】煎服，6～10 g；治阿米巴痢疾可用 15～30 g，7 日为 1 疗程；保留灌肠，30～50 g，1 日 1 次；外用适量。

【使用注意】虚寒泻痢慎用。本品刺激性很强，保留灌肠及灌洗阴道宜慎。

【参考资料】

1. 本草文献　《神农本草经》："主温疟狂易寒热，癥瘕积聚，瘿气，逐血止痛，金疮。"《药性论》："止腹痛及赤毒痢，治齿痛，主项下瘤疬。"《本草备要》："治秃疮、瘰疬、疝瘕、血痔、偏坠，明目，消疣。"

2. 化学成分及药理作用　本品含白头翁皂苷 A_3 及其他多种三萜皂苷、白头翁素、白头翁英、白头翁灵、三萜酸。白头翁煎剂及所含皂苷，在体外和体内都能抑制溶组织阿米巴原虫生长，但需较大剂量；并有抑菌、抗病毒、抗阴道滴虫、镇静、镇痛等作用；白头翁苷 A_3 有抗癌作用；白头翁素有很强的心脏毒；去根全草有强心作用。

3. 其他　正品白头翁对皮肤粘膜有较强刺激作用，口服后对口腔、胃肠有一定刺激性，内服过量可引起口腔灼热、肿胀、呕吐，腹痛腹泻，甚至更为严重的后果。本品外用，可使粘膜、皮肤发疱，鲜品尤甚，外用时应避免伤及正常皮肤。故《名医别录》对本草称其"有毒"，但煎剂毒性较低。

马齿苋　《名医别录》

为马齿苋科一年生肉质草本植物马齿苋的全草。我国各地均产。夏季采收。生用或用鲜品。

【性味归经】酸、微苦，寒。归大肠、肝经。

【功效】清热解毒，凉血止血。

【应用】

1. 用于热毒痢疾　本品长于入大肠清热解毒、凉血止痢，亦药亦食，为治热毒痢疾之佳品。单用有效，水煎服，或以鲜品捣汁加蜜调服，或以本品煮粥服，如《圣惠方》马齿菜粥，即以本品煮粥服；《经效产宝》用马齿苋捣汁加蜜顿服治产后血痢；亦可与黄连、黄芩等清热燥湿、解毒药同用。

2. 用于疮疡、火丹等热毒证　本品可清热解毒、凉血消肿。治疮痈肿痛，可单用煎服，或以鲜品捣敷，如《千金要方》用本品捣汁，煎以敷之治痈久不瘥；《滇南本草》用本品捣敷之，治多年恶疮；《广利方》用本品敷之，治小儿火丹；《救急方》用本品烧灰，猪膏和之敷之，治瘰疬；《圣济总录》马齿散敷方，用治甲疽。亦可与银花、连翘、蒲公英等解毒消痈药同用。

3. 用于血热所致的崩漏、便血、血淋等出血证　本品可入肝经，有凉血止血之效，故宜用于血热妄行的出血证，可单用，也可配伍侧柏叶、白茅根、茜草等凉血止血药同用。

【用法用量】煎服，15～30 g，鲜品60～150 g。外用适量。

【使用注意】本品能明显收缩子宫，孕妇慎用。

【参考资料】

1. 本草文献　《开宝本草》："主目盲白翳，利大小便，去寒热，杀诸虫，止渴，破癥结痈疮。又烧为灰，和多年醋滓，先灸丁肿，以封之，即根出。生捣绞汁服，当利下恶物，去白虫。"《滇南本草》："益气，清暑热，宽中下气，润肠，消积滞，杀虫，疗疮红肿疼痛。"《本草纲目》："散血消肿，利肠滑胎，解毒通淋，治产后虚汗。"

2. 化学成分及药理作用　本品含去甲基肾上腺素、多巴胺、甾体、三萜醇类、有机酸、氨基酸、蛋白质、生物碱、黄酮、香豆素及维生素 B_1、维生素 B_2、维生素 P、维生素 C、胡萝卜素等成分。本品对子宫、支气管、消化道平滑肌有兴奋作用，对骨骼肌有松弛作用，并有抑菌、消炎、止血、利尿、促溃疡愈合及改善脂质代谢紊乱等作用。

鸦 胆 子　　《本草纲目拾遗》

为苦木科灌木或小乔木植物鸦胆子的成熟果实。主产于广东、广西等地。秋季采集。去壳取仁用。

【性味归经】苦，寒。有毒。归大肠、肝经。

【功效】清热解毒，截疟，外用腐蚀赘疣。

【应用】

1. 用于休息痢，腹痛便血，时作时止　本品大苦大寒，清热解毒、凉血止痢之力甚强。单用去壳取仁，以龙眼肉包裹吞服，即可取效，如《吉云旅抄》用龙眼肉包裹本品种仁治里急后重。根据前人经验和实验研究，现代主要用以治疗阿米巴痢疾，采用口服并结合乳剂保留灌肠的方法，其效更佳。因其毒性较大，一般痢疾少用。

2. 用于疟疾　本品能杀虫截疟。对各型疟疾均可使用，尤以间日疟及3日疟的疗效更好，对恶性疟亦有一定效果。单用，去壳取仁，装入胶囊吞服。

3. 外治鸡眼，赘疣　鸦胆子仁捣烂涂敷，或以鸦胆子油涂搽局部，有较强的腐蚀作用，可使鸡眼、赘疣坏死脱落。

【用法用量】内服，每次吞服5～12粒，1日3次，多以龙眼肉包裹或装入胶囊吞服，亦可压去油后作丸、片剂服；不入汤剂。外用适量。

【使用注意】本品对胃肠及肝肾有损害，内服时不可多用久服；胃肠出血及有肝肾疾患者应忌用或慎用。外用时应用胶布保护好周围正常皮肤，以避免受到腐蚀。

【参考资料】

1. 本草文献　《本草纲目拾遗》："治冷痢久泻……外无烦热躁扰，内无肚腹急痛，有赤白相兼，无里急后重，大便流利，小便清长。"《岭南采药录》："治冷痢，久泻。又能杀虫。"《医学衷中参西录》："为凉血解毒之要药，善治热性赤痢，二便因热下血。""其仁捣如泥，可以点痣，治花柳毒淋。"

2. 化学成分及药理作用　本品含苦木内酯类、苦木内酯苷类、鸦胆子碱等生物碱、脂肪油、黄酮类、酚类和酸类等成分。对阿米巴原虫、疟原虫、阴道滴虫、鞭虫、蛔虫、绦虫、鞭虫等有抑制、杀灭或驱杀作用，对流感病毒也有一定的抑制作用，并有抗肿瘤、抗病毒、抗白血病作用，对赘疣细胞可使细胞核固缩、细胞坏死、脱落；鸦胆子脂肪酸能增强免疫反应。

3. 其他　本品毒副作用明显，其发生率可高达78.3%，有毒成分为具有水溶性的鸦胆子苦味素。口服过量可出现恶心、呕吐、腹痛、腹泻、便血、坠胀、头昏无力，甚至呼吸急促、体温下降、昏迷等症状；外敷亦偶有发生过敏反应者。

金荞麦　《新修本草》

为蓼科草本植物野荞麦的根茎及块根。主产于陕西、江苏、江西等地。秋季采挖。生用。

【性味归经】苦，微寒。归肺经。

【功效】清热解毒，清肺化痰。

【应用】

1. 用于热毒壅滞之肺痈　本品性味苦而微寒，专入肺经，能清热解毒、清肺化痰，为治肺痈咳吐脓痰的良药，单用即有效，亦可与鱼腥草、苇茎等其他长于治肺痈的清热解毒、排脓消痈药同用。

2. 用于肺热咳嗽　本品能清肺化痰，可用治肺热咳嗽、咯痰黄稠之证，常与黄芩、紫金牛等清肺化痰药同用。

此外，本品还可用于疮疖肿痛、咽喉肿痛及蛇虫咬伤等热毒证，可与相应的清热解毒药配伍。

【用法用量】煎服，15～30 g。

【参考资料】

1. 本草文献　《新修本草》："赤白冷热诸痢，断血破血，带下赤白、生肌肉。"《本草纲目拾遗》："治喉闭……喉风喉毒，用醋磨漱喉。""治白浊用根，捣汁冲酒服。"

2. 化学成分及药理作用　本品含双聚原矢车菊苷元、β-谷甾醇、海柯皂苷元及野荞麦苷等化学成分。具有解热、镇咳、祛痰、消炎、抗变态反应、增强免疫功能、抗血小板聚集、抗突变等作用。体外实验虽无明显抗菌作用，但对金黄色葡萄球菌的凝固酶、溶血素及绿脓杆菌内毒素有一定的对抗作用。

重　楼　《神农本草经》

为百合科草本植物云南重楼或七叶一枝花的根茎。主产于长江流域及南方各省区。秋末冬初采挖。生用。

【性味归经】苦，微寒。有小毒。归肝经。

【功效】清热解毒，消肿止痛，凉肝止痉。

【应用】

1. 用于痈肿疔疮，毒蛇咬伤，咽喉肿痛等热毒证　本品清解热毒、消肿止痛之效较佳，故宜于热毒壅盛的疮痈、蛇伤及咽痛诸证。内服外用均可，且尤以局部外用为多。可以其粉调敷，或用醋磨汁涂患处，如《圣惠方》重台草散，其与半夏、木鳖子各等份为末，以醋调涂，治风毒暴肿。内服可单用煎服，或研末吞服；亦宜入复方用，常与其他清热解毒药同用，如《外科全生集》夺命丹，用本品与黄连、金银花等配伍，治疮痈疔毒。

2. 用于肝热所致的小儿高热惊风　本品入肝清热，用于小儿肝热惊风，四肢抽搐，有凉肝、熄风止痉之效。常与钩藤、蝉蜕等清肝熄风药同用。

此外，本品略有化瘀、止血之功，又可用治跌打损伤，外伤出血者。

【用法用量】煎服，5~10 g。外用适量。

【使用注意】孕妇忌用。

【参考资料】

1. 本草文献　《神农本草经》："主惊痫，摇头弄舌，热气在腹中，癫疾，痈疮，阴蚀，下三虫，去蛇毒。"《新修本草》："醋摩疗痈肿，敷蛇毒。"《本草汇言》："蚤休，凉血去风，解痈毒之药也。但气味苦寒，虽云凉血，不过为痈疽疮疡血热致疾者宜用，中病即止。又不可多服久服。"

2. 化学成分及药理作用　本品含多种甾体皂苷（一类是薯蓣皂苷元糖苷、一类是偏诺皂苷元糖苷）、肌酸酐、氨基酸、鞣质及微量元素等成分。有抑菌、抗病毒、消炎、抗肿瘤、止血、镇静、镇痛、平喘、止咳等作用，蚤休的乙醇提取物和粗皂苷有明显杀精子作用，蚤休排草苷对子宫有兴奋作用。

3. 其他　现代还用本品治疗慢性气管炎、流行性腮腺炎、结膜炎、皮肤感染、皮炎、带状疱疹、肿瘤及妇科子宫出血等。

拳　参　《本草图经》

为蓼科草本植物拳参的根茎。主产于东北、华北等地。春季出苗前或秋季地上部分枯萎后采挖。生用。

【性味归经】苦、涩，微寒。归大肠、肝经。

【功效】清热解毒，凉血止血。

【应用】

1. 用于痢疾，疮痈等热毒证　本品能清热解毒，主要用于热毒所致的痢疾、疮痈等证。治痢疾，可单用，制成片剂或煎汤服，亦可配伍黄连、黄芩、木香等清热燥湿、解毒、行气止痛药。治疮痈肿痛，可单用捣敷患处，或配伍其他清热解毒消痈药，内服与外用均可。热毒内盛引起的咽喉肿痛、口舌生疮及毒蛇咬伤，亦可选用本品。

2. 用于血热妄行之崩漏、月经过多、吐血、便血等出血证　本品可入血分，能清热凉血止血，且具收涩之力，外用有一定的收敛止血之功。以治血热所致的妇女崩漏、月经过多及出血证为宜。可单味煎服，或与其他凉血止血药同用，以增强疗效。本品单用研末外用还可用于治外伤出血。

【用法用量】煎服，3~12 g。外用适量。

【参考资料】

1. 本草文献　《本草图经》："捣末，淋渫肿气。"《中药志》："清热解毒，散结消肿，治热病惊痫，手足抽搐，破伤风，痈肿瘰疬，蛇虫咬伤。"

2. 化学成分及药理作用　本品含鞣质，并含没食子酸、儿茶酚、阿魏酸、香草酸、绿原酸、果胶、树胶、树脂等成分。对金黄色葡萄球菌、绿脓杆菌、痢疾杆菌、大肠杆菌等有抑菌作用，并有止血、消炎作用。

3．其他　在文献中，拳参与蚤休均有重楼、草河车等异名，但二者功用有异，不可混用。为防止错用，处方时应避免使用以上异名。

半边莲　《本草纲目》

为桔梗科蔓生草本植物半边莲的全草。主产于湖北、湖南、江苏等地。夏季采收。生用或用鲜品。

【性味归经】微苦、甘、淡，寒。归心、膀胱经。

【功效】清热解毒，利水退肿。

【应用】

1．用于疮痈肿痛及毒蛇咬伤等热毒证　本品能解热毒，消痈肿；并长于解蛇毒，治蛇伤，历代作为治疗蛇伤之要药。常以本品单用煎汤内服，或捣汁饮；并捣敷患处，或浸酒擦之，如《岭南草药志》用本品浸烧酒搽之以治毒蛇咬伤。也可用本品与其他长于治蛇伤之品同用制成蛇药成方使用。

2．用于水肿、腹水及黄疸、小便不利等水湿内停之证　本品能利水除湿，可用治水肿、腹水、黄疸等水湿内盛，小便不利之证。治面足浮肿及大腹水肿，宜与茯苓、泽泻等利水渗湿药同用；治黄疸、小便短赤，宜与茵陈、金钱草等除湿退黄药同用。

【用法用量】煎服，10～15 g。外用适量。

【使用注意】虚证水肿不宜。

【参考资料】

1．本草文献　《本草纲目》："治蛇虺伤，捣汁饮，以滓围涂之。"《生草药性备要》："敷疮，消肿毒。"《岭南采药录》："治鱼口便毒，跌打伤瘀痛，恶疮，火疮，捣敷之。"

2．化学成分及药理作用　本品含半边莲碱（山梗菜碱）、去氢半边莲碱、氧化半边莲碱等多种生物碱、延胡索酸、琥珀酸钠、对羟基琥珀酸、黄酮苷、多糖、菊糖、氨基酸等成分。具有抑菌、利尿、抗蛇毒、利胆等作用。以本品注射入毒蛇咬伤的狗，有良好的保护作用。其煎剂或生物碱静注，对麻醉犬有显著呼吸兴奋作用；小剂量有升压作用，较大剂量有降压作用；并有镇静、镇痛、催吐、促进肠蠕动、抗消化道溃疡等作用。

山 慈 菇　《本草拾遗》

为兰科草本植物杜鹃兰、独蒜兰或云南独蒜兰的假鳞茎。前者主产于贵州、四川，称为"毛慈菇"；独蒜兰主产于贵州，云南独蒜兰主产于云南、贵州，此二者又称"冰球子"。夏秋二季采集。生用。

【性味归经】辛，寒。有小毒。归肝、胃经。

【功效】清热解毒，消痈散结。

【应用】

用于热毒疮痈疔毒　本品长于清热解毒、消散痈肿，为治疗疮痈疔毒的要药，内服与外用均可，且常与麝香、红大戟等其他解毒消痈药同用，如《百一选方》紫金锭。

此外，本品的解毒散结之功，还可用于瘰疬痰核及癥瘕痞块等证。治瘰疬痰核，常与浙贝母、夏枯草等消痰软坚药同用；治癥瘕痞块，常与穿山甲、䗪虫等活血消癥药同用。

【用法用量】煎服，3～6 g。外用适量。

【使用注意】本品有小毒，不可过量。本品性极粘腻，外用干后易致皮肤收引疼痛，故外用时宜与其他药同用。

【参考资料】

1. 本草文献　《本草拾遗》："疗痈肿疮瘘，瘰疬结核等，醋磨敷之……除皯黵。"《滇南本草》："消阴分之痰，止咳嗽，治喉痹，止咽喉痛。治毒疮，攻痈疽，敷诸疮肿毒，有脓者溃，无脓者消。"《本草纲目》："主疔肿，攻毒破皮。解诸毒……蛇虫狂犬伤。"

2. 化学成分及药理作用　本品含菊甘露聚糖、杜鹃兰素Ⅰ、杜鹃兰素Ⅱ及粘液质等成分。具有降血压、止痛等作用；慈菇蛋白酶能抑制兔精子顶体酶，从而抑制兔精子的体外受精。

3. 其他　有的地区将百合科植物老鸦瓣或丽江山慈菇作为山慈菇使用，商品药材多称"光慈菇"。光慈菇亦有毒，功能解毒散结，因含有秋水仙碱等成分，临床多用于癌肿、痛风及乳腺增生等。两类"山慈菇"的品种来源及功用不同，应区别使用。

漏　芦　《神农本草经》

为菊科草本植物祁州漏芦或蓝刺头（禹州漏芦）的根。前者主产于东北、华北、西北等地；后者主产于安徽、江苏、河北等地。秋季采挖。生用。

【性味归经】苦，寒。归胃经。

【功效】清热解毒，消痈散结，通经下乳。

【应用】

1. 用于疮肿疔毒、乳痈肿痛等热毒证　本品以清热解毒、消痈散结见长，宜用于疮肿疔毒初起之证。因其兼通乳络，为治疗乳痈肿痛之要药，并多与蒲公英、瓜蒌等消痈散结药同用，如《和剂局方》漏芦散，其与瓜蒌、蛇蜕同用以治乳痈。

2. 用于乳房胀痛，乳汁不下　本品入阳明胃经，有通经下乳之功，故可用于产后乳络壅滞，乳汁不下，乳房胀痛等症，可与穿山甲、王不留行等通经下乳药同用，以增强下乳汁之效。

【用法用量】煎服，6～12 g。

【参考资料】

1. 本草文献　《神农本草经》："主皮肤热，恶疮疽痔，湿痹，下乳汁。"《药性论》："治身上热毒风生恶疮，皮肌瘙痒瘾疹。"《日华子本草》："治小儿壮热，通小肠，（治）泄精，尿血，风赤眼，乳痈，发背，瘰疬，肠风，排脓，补血，治扑损，续筋骨，敷金疮，止血长肉，通经脉。"

2. 化学成分及药理作用　祁州漏芦含挥发油、漏芦蜕皮甾酮、牛蒡子醛等成分，禹州漏芦含蓝刺头碱、挥发油、脂肪醇及噻酚类物质等成分。具有抗氧化、清除体内自由基、改善动脉粥样硬化等作用。

白　蔹　《神农本草经》

为葡萄科草质藤本植物白蔹的块根。主产于华北、华东、中南等地。春秋二季采挖。生用。

【性味归经】苦、辛，微寒。归心、胃经。

【功效】清热解毒，消痈生肌。

【应用】

用于疮痈肿毒，水火烫伤　本品专于清热解毒、消痈生肌。可单用煎汤内服、浸渍，或为末外敷，亦常入复方使用。用于热毒疮痈初起、红肿疼痛者，本品可促其消散，如《普济方》白蔹散，其与黄芩等药等份捣末，和鸡子白外敷患处，以治痈肿。疮痈脓溃而红肿不退或溃久而不敛者，本品可清热排脓生肌，如《鸡峰普济方》白蔹散，其与白及、络石为细末干撒疮上以敛疮。

治水火烫伤，外伤出血及肛裂等，本品外用亦能清热解毒、敛疮生肌，如《备急方》单用本品碾末敷之以治汤火灼烂；《证治准绳》金伤散，其与白及、乳香等药研末外用，以治外伤出血等。

【用法用量】 煎服，3～10 g。外用适量。

【使用注意】 不宜与乌头配伍（十八反）。

【参考资料】

1. 本草文献　《神农本草经》："主痈肿疽疮，散结气，止痛。除热，目中赤，小儿惊痫，温疟，女子阴中肿痛。"《名医别录》："下赤白，杀火毒。"《日华子本草》："止惊邪，发背，瘰疬，肠风，痔漏，刀箭疮，扑损，温热疟疾，血痢，烫火疮，生肌止痛。"

2. 化学成分及药理作用　本品含 β–谷甾醇、胡萝卜苷、反丁烯二酸、酒石酸、没食子酸、槲皮素及粘液质、淀粉等成分。本品水浸剂对同心性毛癣菌、奥杜盎小孢癣菌、腹股沟和红色表皮癣菌等皮肤真菌有不同程度的抑制作用；5%煎剂在体外对金黄色葡萄球菌亦有抑制作用。此外，本品还具有抗癌及增强黑附片及炙川乌的镇痛等作用，并拮抗其对离体蛙心的作用和加重小鼠给药后心电图的变化。

白花蛇舌草　《广西中药志》

为茜草科草本植物白花蛇舌草的全草。主产于长江以南各省区。夏秋二季采集。生用。

【性味归经】 微苦，寒。归肺、胃、小肠经。

【功效】 清热解毒，利尿通淋。

【应用】

1. 用于疮痈，咽喉肿痛及毒蛇咬伤等热毒证　本品有较强的清热解毒作用，对疮痈、咽痛及蛇伤等热毒证候，均有较好疗效。治疮痈，可与紫花地丁、连翘等长于解毒消痈药同用。治肠痈，可与红藤、败酱草等长于治肠痈药同用。治咽喉肿痛，可与板蓝根、射干等长于解毒利咽药同用。治蛇虫伤，可与半边莲、蚤休等长治蛇伤药同用。近年来本品亦常用于癌肿而有热毒内盛者。

2. 用于湿热淋证　本品能清热除湿、利尿通淋，故宜用于热淋小便黄赤涩痛，常与车前草、石韦等利尿通淋药同用。

【用法用量】 煎服，15～60 g。

【参考资料】

1. 本草文献　《广西中药志》："治小儿疳积，毒蛇咬伤，癌肿。外治白疱疮，蛇癞疮。"《泉州本草》："清热散瘀，消痈解毒。治痈疽疮疡，瘰疬。又能清肺火，泻肺热。治肺热喘促、嗽逆胸闷。"

2. 化学成分及药理作用　本品含齐墩果酸、乌索酸、山柑子酮、谷甾醇、豆甾醇、环烯醚萜苷类等成分。具有抗病毒、抗肿瘤、镇静、镇痛、保肝利胆、升白细胞等作用，体外抑菌作用不明显，但在体内能刺激网状内皮系统增生，促进抗体形成，使网状细胞及白细胞的吞噬能力增强而表现出抗菌消炎的作用。

第四节　清热凉血药

清热凉血药是以清解营血分热邪为主要作用，常用以治疗营血分热证的药物。此类药也可简称为凉血药。

本类药物均具有清热凉血的功效。所谓清热凉血，就是清热药对营血分热证的治疗作用。其主治的病证有二：一是温热病热入营血，症见身热夜甚、心烦不寐、斑疹隐现、舌红绛、脉细数，甚则神昏谵语、吐衄便血、发斑、舌质深绛等；二是内科杂病中的各种血热妄行出血之证。本类药物常分别兼有止血、养阴、解毒、活血等不同功效，还可主治其他热毒证、阴虚证或瘀血证及出血证。

本类药物的性味多为苦寒。其中能养阴生津者，可有甘味；能活血化瘀者，可有辛味。前人还依据"咸入血"及"水克火"的理论，常在凉血药等主治血分证的药物中标以咸味。因心主血，肝藏血，所以本类药主要归心、肝二经。兼能养阴者，还可主治肾、肺、胃之阴虚证，故又可归以上诸经。

使用本类药物治疗温热病营分热证和（或）血分热证时，除应结合其兼有的解毒、养阴、活血、止血等功效综合考虑外，还常与清热解毒药同用，以针对温热病的致病因素而发挥作用。其用以治疗营分证，多与清热泻火、清热解毒药同用，以利热邪易于清解；其治疗血分证，多选用或配伍能止血的药物，并佐以活血药，以消散热灼阴伤或出血所致的瘀滞，并防其动血耗血。治疗气营（血）两燔，则应与清热泻火药配伍，使其气营（血）两清。对于一般的血热妄行证，应根据所涉及的脏腑，配伍相应的清热药和凉血止血药。

部分兼能养阴的凉血药，有一定的滋腻性而具有甘寒助湿之弊，故湿滞便溏、纳差者应慎用此类药物。而兼能活血化瘀的凉血药，孕妇当忌。

生地黄　　《神农本草经》

为玄参科草本植物地黄的块根。主产于河南，全国大部分地区有栽培。秋季采挖。鲜用（鲜地黄），或干燥后（地黄）切片生用。

【性味归经】苦、甘，寒。归心、肝、胃、肾经。

【功效】清热凉血，止血，养阴。

【应用】

1.用于温热病热入营血证　本品味苦甘而性寒，具有凉血、止血、养阴等多种功效，能针对温热病热入营血，营阴受伤、血热动血等多种证候而发挥其治疗作用，故温热病不论营分热证或血分热证，均十分常用。治营分热证，热伤营阴，症见身热夜甚、口渴、舌红无苔等，本品能清营凉血、养阴生津，常与竹叶、金银花、连翘等清气分热及清热解毒药同用，如《温病条辨》清营汤。治血分热证，血热动血而见吐、衄、便血或发斑者，本品除凉血、养阴之外，还可止血，常与牡丹皮、赤芍等活血化瘀及清热解毒药同用，如《千金要方》清热地黄汤。

热病后期，余热未尽，夜热早凉，舌红脉数者，本品清热凉血，可除血中之余热；其养阴之功，又可疗阴伤内生之虚热，故亦常与青蒿、鳖甲等补阴药和退虚热药同用，如《温病条辨》青蒿鳖甲汤。

2. 用于血热妄行诸证　本品具有良好的清热凉血作用，且又能止血。故各脏腑血热内盛，迫血妄行的吐血、衄血、咳血、便血、尿血及崩漏等证，均可选用，并常与相应的凉血止血药配伍，如《妇人良方》四生丸，其与生侧柏叶、生荷叶等药同用，以治吐血、衄血而见血色鲜红，口干咽燥等；《圣济总录》地黄汤，其与艾叶、柏叶、黄芩等药同用，以治崩漏。

3. 用于津伤口渴等阴虚证　本品能养阴生津，既可养胃阴生津以止渴，又可滋肝肾之阴以降火，还可增大肠之液以润燥，为临床常用之养阴药，可广泛用于各脏腑的阴虚燥热证，然尤长于养胃阴以生津止渴、增大肠之液以润燥通便，故临床上更多用于胃阴耗伤、大肠津枯诸证。治热灼胃阴，津伤口渴，内热消渴者，常与麦冬、沙参、玉竹等滋养胃阴药同用，如《温病条辨》益胃汤。治热病后期，热伤津液，肠燥便秘者，常与麦冬、玄参等药同用，如《温病条辨》增液汤。

本品亦可用治其他脏腑的阴虚证，治肝肾阴虚、津亏血燥而见胸脘胁痛、咽干口燥，常与沙参、麦冬、枸杞等养阴润燥药同用，如《柳州医话》一贯煎。治肺肾阴虚，燥咳痰血，常与百合、贝母、玄参等养阴润肺止咳之品同用，如《医方集解》百合固金汤。治心肾阴虚、阴亏血少、虚烦少寐者，常与天冬、麦冬、五味子等养阴润燥、安神之品同用，如《摄生秘剖》天王补心丹。

【用法用量】煎服，10～15 g；鲜品 30～50 g，或捣汁服，其清热凉血作用更强。

【使用注意】虚寒证不宜，脾虚便溏者尤应忌用。

【参考资料】

1. 本草文献　《神农本草经》："主折跌绝筋，伤中。逐血痹，填骨髓，长肌肉，作汤除寒热积聚，除痹。生者尤良。"《名医别录》："主男子五劳七伤，女子伤中，胞漏下血，破恶血，溺血，利大小肠，去胃中宿食……补五脏，内伤不足，通血脉，益气力，利耳目。"《日华子本草》："治惊悸劳劣，心肺损，吐血，鼻衄，妇人崩中血晕，助筋骨。"

2. 化学成分及药理作用　本品主要含地黄苷、地黄苦苷、甾醇苷等数十种环烯醚萜苷类，其次为糖类，并含有 20 余种氨基酸及有机酸、β-谷甾醇、豆甾醇、维生素 A 类物质、微量元素等。本品能促进血虚动物红细胞、血红蛋白的修复，加快骨髓造血细胞的增殖、分化；有延缓肝细胞对皮质醇的分解代谢效应、增强免疫功能、抗放射、保肝、防止肝糖原减少、降血糖、降血压，强心且对衰弱心脏尤为明显，止血、利尿、迟效性缓和泻下、消炎、抗真菌、抗肿瘤等药理作用。

3. 其他　古代文献中所称的"生地黄"有时系与干地黄相对而言，实指鲜地黄；明清以来所称的"生地黄"，多与熟地黄相对而言，实指干地黄，应加以注意。

玄　参　《神农本草经》

为玄参科草本植物玄参的根。主产于浙江及其他长江流域省区。冬季采挖。生用。

【性味归经】苦、甘、咸，寒。归心、胃、肾、肺经。

【功效】清热凉血，泻火解毒，滋阴降火。

【应用】

1. 用于温热病热入营血证　本品清热凉血之功与生地黄相似然力稍逊，并略有养阴以生津润燥之效；虽无止血作用，但能泻火解毒，故亦常用于温热病热入营血证。治营分热证，热伤营阴，常与生地黄、竹叶、金银花等清营凉血、泻火解毒药同用，如《温病条辨》清营汤。因本品长于清泻心经之热毒，故尤多用治温热之邪内陷心包，症见高热、烦躁、神昏谵语等，且常与连翘、水牛角等清心解毒药同用，如《温病条辨》清宫汤。治气血两燔，高热发斑，常与石膏、知母、升麻、水牛角等清热泻火、凉血解毒药同用，如《类证活人书》玄参升麻汤、《温病条辨》化斑汤、《疫疹一得》清瘟败毒饮等。

本品能清热泻火解毒、养阴生津以润燥，可用治热病津液损伤，肠燥便秘，常与生地黄、麦冬等养阴润燥药同用，如《温病条辨》增液汤。

2. 用于咽喉肿痛、痈肿疮毒及瘰疬痰核等热毒证　本品能泻火解毒、滋阴降火，可用治多种热毒证。然尤长于利咽喉，治疗咽喉肿痛，无论热毒壅盛，或虚火上炎，均为多用。治热毒咽喉肿痛，常与射干、板蓝根、牛蒡子、桔梗等长于解毒、利咽药同用，如《圣惠方》玄参散、《医方集解》普济消毒饮。治虚火上炎之咽喉不利，常与麦冬、生地黄等养阴药同用，如《重楼玉钥》养阴清肺汤。本品泻火解毒的功效，还可用于痈肿疼痛等热毒证，并多与金银花等长于消痈肿的清热解毒药同用，如《验方新编》四妙勇安汤。其滋阴降火之功效，还能用于阴虚火旺，痰热内结的瘰疬痰核，常与贝母、牡蛎等消痰软坚散结药配伍，如《医学心悟》消瘰丸。

3. 用于多种脏腑的阴虚内热证　本品略能滋养肾、肺、胃阴，尤长于降虚火。除主治阴虚火旺，咽喉疼痛及瘰疬痰核外，亦可用于多种阴虚内热之证。治肾阴不足，骨蒸潮热；肺阴不足，劳嗽咳血及阴虚胃热的消渴多饮等证，宜与相应的补阴药配伍。如《医方集解》百合固金汤，其与百合、麦冬等养阴清热药同用，用治肺肾阴虚，咳喘痰血，咽中干燥，午后潮热之证。

【用法用量】煎服，10～15 g。

【使用注意】虚寒证不宜，脾虚便溏者尤应忌用。不宜与藜芦配伍（十八反）。

【参考资料】

1. 本草文献　《神农本草经》："主腹中寒热积聚，女子产乳余疾，补肾气，令人明目。"《名医别录》："主暴中风，伤寒身热，支满狂邪，忽忽不知人，温疟洒洒，血瘕下寒血，除胸中气，下水，止烦渴，散颈下核、痈肿、心腹痛、坚癥，定五藏。"《本草纲目》："滋阴降火，解斑毒，利咽喉，通小便血滞。"

2. 化学成分及药理作用　本品含植物甾醇、油酸、亚油酸、玄参苷、玄参素、环烯醚萜类、生物碱、天门冬酰胺、黄酮苷元、胡萝卜素等成分。具有抑菌及抗毒素作用；对多种动物有降压作用，对肾性高血压犬的降压作用较健康犬明显；所含天门冬酰胺可使血压下降，外周血管扩张，心收缩力增强，心率变慢和尿量增加；能扩张冠状动脉，增加冠脉血流量，保护心肌缺血，增强耐缺氧能力；其黄酮苷元能降低毛细血管通透性；此外，还有镇静、抗惊厥、解热、利胆及降血糖等作用。

牡丹皮　《神农本草经》

为毛茛科小灌木植物牡丹的根皮。主产于安徽、山东等地。在10～11月采挖栽培3～5年后的根部，剥取根皮入药。生用或炒用。

【性味归经】苦、辛，微寒。归心、肝、肾经。

【功效】清热凉血，活血化瘀，退虚热。

【应用】

1. 用于温热病热入血分证及血热妄行证　本品苦寒能清血分邪热，性辛散能除血中瘀滞，并有凉血而不留瘀，活血而不妄行的特点，故常用于血分热证。治疗温热之邪深入血分，灼伤血络，迫血妄行及脏腑热盛，迫血妄行所致的各种出血证或出现斑疹者，多与生地黄、水牛角等凉血、解毒、止血药同用，既可增强清泄血中邪热之力，又可避免凉血止血药寒凝留瘀之弊。其对热灼营阴，或妄行之血留滞于内而兼血瘀者，更为适宜，如清热地黄汤。

2. 用于瘀血证　本品的活血化瘀功效，还广泛用于妇女因瘀血所致的月经不调，痛经，经闭，腹内癥块及跌打损伤等多种瘀血病证。因其性偏于微寒，故较宜于瘀而有热之证，如《妇人良方》丹栀逍遥散。又因其活血化瘀之力较佳，且寒而不甚，对寒凝血瘀之证，亦常与桂枝、当归等温经、活血药配伍使用，如《金匮要略》桂枝茯苓丸。

本品的清热凉血、活血化瘀以消肿止痛之效，还常用于疮痈肿毒、肠痈腹痛的治疗，但须与长于消痈散结的清热解毒药同用。如《圣济总录》牡丹汤，其与栀子、大黄、黄芩等泻火解毒、消痈散结之品配伍，用治热毒疮痈；《金匮要略》大黄牡丹汤，其与大黄、桃仁等药配伍，用治肠痈腹痛。

3. 用于阴虚内热证　本品又能入肝肾以退虚热，可用治温病后期邪伏阴分证及阴虚内热证，并常与补阴药及退虚热药合同。治温热病后期阴液耗伤，邪热未尽，症见夜热早凉，热退无汗，或低热持久不退者，常与生地、鳖甲等药同用，如《温病条辨》青蒿鳖甲汤。治肝肾阴亏，症见骨蒸潮热，五心烦热之证，常与知母、黄柏、熟地等药同用，如《医宗金鉴》知柏地黄丸。

【用法用量】煎服，6～12 g。用于寒凝血瘀者宜酒炙用。

【使用注意】虚寒证及孕妇忌用。

【参考资料】

1. 本草文献　《神农本草经》："主寒热，中风瘛疭、痉、惊痫邪气，除癥坚瘀血留舍肠胃，安五脏，疗痈疮。"《名医别录》："除时气头痛，客热五劳，劳气头腰痛，风噤，癫疾。"《日华子本草》："除邪气，悦色，通关腠血脉，排脓，通月经，消扑损瘀血，续筋骨，除风痹，落胎下胞，产后一切冷热血气。"

2. 化学成分及药理作用　本品主含牡丹酚、牡丹酚苷、牡丹酚原苷、芍药苷、氧化芍药苷等多种苷类，并含挥发油，苯甲酸，植物甾醇、鞣质及多种糖类等成分。对心血管有增加冠脉血流量、降低心肌耗氧量、保护心肌缺血、抑制动脉粥样硬化斑块等作用；对中枢神经有镇静、解热、镇痛、抗惊厥作用；并有消炎、抑菌、抗凝血、增强免疫功能、抗变态反应、降血压、抗早孕、利尿等作用。

赤　芍　《神农本草经》

为毛茛科草本植物芍药或川赤芍的根。芍药主产于内蒙古、河北和东北等地；川赤芍主产于四川、陕西、甘肃等地。春秋二季采挖。生用或酒炙用。

【性味归经】苦、辛，微寒。归肝、心经。

【功效】清热凉血，活血化瘀。

【应用】

1. 用于温热病热入血分证及血热妄行证　本品在性能和功用方面，与牡丹皮甚为相似，均有凉血而不留瘀滞，化瘀而不妄行的特点，亦为较常用的清热凉血药，惟其清泄血分热邪之力稍弱于牡丹皮。故用以治疗热入血分斑疹吐衄及血热妄行的多种出血证，二药常相须为用，以增强凉血与化瘀之效。但均宜配伍水牛角、生地黄等清热解毒药和止血药，如清热地黄汤。

2. 用于瘀血证　本品亦有较好的活血化瘀作用，且尤长于止痛。其治疗瘀血证的应用特点亦与牡丹皮相似，较宜于血热瘀滞之证；若与温经散寒药或性偏于温通的活血药配伍，亦可用于寒凝而瘀阻者。治瘀血所致的妇女月经失调，痛经，经闭，腹内癥积，跌打肿痛及疮痈肿毒、痢疾腹痛等瘀血或兼有瘀滞的病证，均可使用。治瘀血证，常与相应的活血化瘀药配伍；治疮痈，痢疾，须与清热解毒药配伍，如《圣惠方》赤芍药散，其与黄柏配伍，用治赤痢腹痛。

此外，本品入肝清热之力优于牡丹皮，故治疗目赤红肿、头昏头痛等肝热证，相对更为多用。

【用法用量】煎服，10～15 g。寒凝血瘀者可酒炙用。

【使用注意】虚寒证不宜，孕妇慎用。不宜与藜芦配伍（十八反）。

【参考资料】

1. 本草文献　《神农本草经》："主邪气腹痛，除血痹，破坚积，寒热疝瘕，止痛，利小便，益气。"《名医别录》："通顺血脉，缓中，散恶血，逐贼血，去水气，利膀胱、大小肠，消痈肿，时行寒热，中恶腹痛，腰痛。"《药性论》："治肺邪气，腹中疗痛，血气积聚，通宣脏腑拥气，治邪痛败血，主时疾骨热，强五脏，补肾气，治心腹坚胀，妇人血闭不通，消瘀血，能蚀脓。"

2. 化学成分及药理作用　本品主含芍药苷，并含芍药内酯苷及氧化芍药苷等多种苷类、牡丹酚、苯甲酸、鞣质、树脂、挥发油、β-谷甾醇、胡萝卜甾醇等化学成分。具有抗血小板凝集、抗血栓形成、改善微循环、降血压、扩张冠状动脉、抗心肌缺血、提高耐缺氧能力等作用，并有抗病原微生物、消炎、解热、镇痛、解痉、镇静、抗惊厥、抗溃疡、抗肿瘤、保肝、增强巨噬细胞吞噬功能等多种作用。

3. 其他　《神农本草经》将赤芍与白芍统称芍药，自《本草经集注》始将二者加以区分。但在其后的大量本草和方书中，仍长期沿用芍药之名。对于这些古代方剂应进行具体分析研究，如用以主治血热、瘀滞或肝热者，宜改用赤芍。凡宜用白芍（见补血药）者，则选用白芍。

水 牛 角　《名医别录》

为牛科动物水牛的角。主产于华南、华东地区。生用或用浓缩粉。

【性味归经】苦、咸，寒。归心、肝、胃经。

【功效】清热凉血，泻火解毒。

【应用】

1. 用于温热病热入营血，斑疹吐衄；或热入心包，壮热烦躁，神昏抽搐　本品性味苦咸而寒，既能清热解毒，以除温热疫毒之病因；又长入血分，清营凉血以治血热发斑；并略有止血之效以治吐血、衄血；还能入于心肝胃经，以清热泻火，针对热入心包之壮热烦躁。故本品用于温热病的治疗具有多方面的意义。故温热病，血分热盛，斑疹吐衄；或心肝热盛，壮热烦躁、神昏谵语及痉挛抽搐，不论邪热在气、在营、在血，都可使用。治斑疹吐衄，主要取其凉血、解毒之功，多与生地黄、牡丹皮等凉血止血、活血化瘀药同用；治壮热神昏，主要取其清心、解毒之功，多与连翘、黄连等清心、解毒药同用；治高热抽搐，主要取其清肝、解毒之功，常与羚羊角、牛黄等清肝、熄风药同用。

2. 用于血热妄行证　本品的凉血功效，还可用以治疗血热妄行的吐血、衄血等证，多与凉血止血药同用。现代还用于过敏性紫癜和血小板减少性紫癜而属血热者。

【用法用量】煎服，6～15 g；水牛角浓缩粉，冲服，每次 1.5～3 g。

【使用注意】虚寒证忌用。

【参考资料】

1. 本草文献　《名医别录》："疗时气寒热头痛。"《日华子本草》："煎，治热毒风并壮热。"《陆川本草》："凉血解毒，止衄。治热病昏迷，麻痘斑疹，吐血，衄血，血热，溺赤。"

2. 化学成分及药理作用　本品含有胆甾醇等甾醇类物质及多种氨基酸、肽类、胍类衍生物、蛋白质及钙、锰、镁等多种微量元素。对离体蛙心有加强收缩力的作用，对大鼠有明显的镇静作用，并能缩短出血时间、降低毛细血管通透性、兴奋垂体肾上腺系统、消炎、抗惊厥及增强网状内皮系统吞噬功能等药理作用。

3. 其他　水牛角与犀角二药，均有很长的应用历史。而历代主治温热病，多用犀角，罕有用水牛角者。现代研究，二者在化学成分和主要药理方面，均大同小异。自 20 世纪 50 年代以来，多将水牛角作为犀角的代用品。1993 年，国务院发出禁止犀角贸易的通知后，古方中所用的犀角，可改用水牛角，并适当加大其用量。

紫　草　《神农本草经》

为紫草科草本植物新疆紫草、紫草或内蒙紫草的根。前者的药材称"软紫草"，主产于新疆和西藏；后二者称"硬紫草"，主产于东北、内蒙古等地。春秋二季采挖入药。生用。

【性味归经】 甘，寒。归心、肝经。

【功效】 清热凉血，解毒，透疹。

【应用】

1. 用于温热病热入营血，斑疹紫暗；或血热妄行诸证　本品入于血分，既清热凉血，又清热解毒，故能主治温热病血分热毒壅盛，斑疹紫暗，常与赤芍、连翘等泻火解毒药和凉血化瘀药同用，如《张氏医通》紫草快斑汤、紫草消毒饮等。

本品清热凉血的功效，还常用于血热妄行的吐血、衄血、便血、血淋及痔疮肿痛出血等证，因其无止血之功，故多与其他凉血止血药同用。

2. 用于麻疹不透　本品长于透疹，可促进麻疹透发；又能凉血、解毒，并微有畅旺血行之效。为治疗麻疹初起，因热毒炽盛，血行瘀滞而疹点外发不透，其色紫暗而不红活的要药。可单用本品，开水泡服或煎服。尤多与清热解毒药和解表透疹药同用。本品单用或配伍金银花、绿豆等药，对于预防麻疹有一定效果。

3. 用于痈肿、疮疡、水火烫伤及湿疹等热毒证　本品主治以上外科及皮肤科病证，主要取其清热解毒作用，且多局部外用。如取本品放入芝麻油中微煎，适当浸泡后，滤取油液，外涂患处；也可与其他解毒、敛疮、活血、止痛药同用以制成软膏使用，如《仁斋直指方》紫草膏，其与黄连、黄柏同用，以治热疮；《幼科金针》紫草润肌膏，其与当归、麻油同作为膏，以治火烫伤；《外科正宗》生肌玉红膏，其与当归、白芷、血竭等药同用，以治疮疡、湿疹、阴痒、烫伤、火伤等诸般溃烂之证。

【用法用量】 煎服，3～10 g。外用适量。

【使用注意】 虚寒证忌用。本品略有缓下通便作用，便溏者不宜；用于血热毒盛，斑色紫暗及麻疹不透，因热结而兼便秘者，用量可稍重。

【参考资料】

1. 本草文献　《神农本草经》："主心腹邪气，五疸，补中益气，利九窍，通水道。"《名医别录》："疗腹肿胀满痛。以合膏，疗小儿疮及面皶。"《本草纲目》："治斑疹、痘毒，活血凉血，利大肠。"

2. 化学成分及药理作用　本品含乙酰紫草素及紫草素等多种萘醌类色素、紫草呋喃、脂肪酸、紫草多糖、黄酮和鞣质等化学成分。其煎剂对心脏小剂量兴奋、大剂量呈抑制作用；对金黄色葡萄球菌、大肠杆菌、流感病毒等病原微生物均具有一定的抑制作用；具有消炎、解热、解痉、阻止肝素的抗凝血、抗生育、降血糖、兴奋心血管系统、保肝及抗癌等药理作用。

第五节　清虚热药

清虚热药是以治疗阴虚内热证为主要作用的药物。本类药物多为苦寒或甘寒之品，主归肝、肾经。其退虚热作用，主要适用于肝肾阴虚等所致的虚热内扰，症见骨蒸潮热、手足心热、心胸烦热、盗汗、遗精、舌红少津、脉细数以及温热病后期，邪热未尽、阴液耗伤而虚热内生，症见夜热早凉、低热不退、脉细数者。阴虚内热以骨蒸潮热为主要临床表现，故有将退虚热之作用称为除骨蒸（或退蒸）。小儿的虚热证多见于疳积，习惯上又将治疗小儿疳积发热的退虚热作用称为除疳热。

大多数清虚热药除能清虚热、退骨蒸、除疳热外，同时还兼能清热泻火，或凉血、解毒，故又可主治相应的实热病证。而以上各类清热药中的知母、黄柏、生地、玄参、牡丹皮等，又兼有清虚热作用。在补阴药，尤其是补肝肾之阴的药中，亦多兼此功效，学习时应当前后参照、融会贯通。

本类药物主治之虚热证，系阴液不足。阳热失于制约而偏亢。清虚热药仅在缓解热象以治标，故在使用时须与补阴药，主要是滋补肝肾之阴的药物配伍，方能标本兼治。对于热病后期，虽阴液已伤。而邪热尚存，故还应注意配伍清热凉血、解毒之品，以针对未尽之热邪。

青　蒿　《神农本草经》

为菊科草本植物黄花蒿的地上部分。各地均产，以重庆、四川、海南等地出产者质优。夏秋二季于花前期采收。生用或用鲜品。

【性味归经】苦、辛，寒。归肝、胆、肾经。

【功效】退虚热，解暑热，清湿热，截疟。

【应用】

1. 用于温热病后期，邪伏阴分，症见夜热早凉，低热不退；或阴虚发热、骨蒸潮热　本品既退虚热，又略能凉血而清血分所伏邪热，治以上诸证颇为常用，并多与鳖甲、生地黄、牡丹皮等凉血、解毒及滋阴退热药同用，以共收清热祛邪、养阴退热之效，如《温病条辨》青蒿鳖甲汤。

治肝肾阴虚，阳气无制，虚火内扰，症见骨蒸潮热，手足心热，心烦颧红，盗汗遗精等，本品亦用以退虚热，且也须与鳖甲、知母、地骨皮等滋阴、清虚热的药配伍，如《证治准绳》清骨散。

2. 用于外感暑热证　本品苦寒而辛香，外能解暑热，内可清泻湿热。治外感暑热，症见发热、头痛等，常与连翘、西瓜翠衣等辛凉透表药及清解暑热药同用，如《时病论》清凉涤暑汤。因本品既解暑热，又能透热，还可芳化湿热，故尤宜用于暑热夹湿及暑热兼有外感之证。

3. 用于肝、胆、脾、胃湿热证 本品可清泄湿热，常与黄芩、茯苓、陈皮、枳壳等清热除湿、行气和胃药同用，如《通俗伤寒论》蒿芩清胆汤。

4. 用于疟疾 本品善能祛除疟邪（抑制或杀灭疟原虫）以截疟，又可解热以缓解疟疾发作时的寒战壮热，为治疗疟疾寒热的要药。单用较大量即可取效。如《肘后方》用本品一握（约60 g），加水浸渍后绞取汁液服。现代以本品提取物青蒿素及其衍生化合物制成片剂、胶囊剂等多种制剂内服；或作栓剂，塞入肛门，均有较好疗效。因本品解暑热、除湿热，对疟疾兼有暑热或湿热者，更为适宜。

【用法用量】煎服，6～10 g，不宜久煎；或以鲜品绞汁服。

【使用注意】虚寒证不宜。

【参考资料】

1. 本草文献 《神农本草经》："主疥瘙痂痒，恶疮，杀虱，留热在骨节间，明目。"《本草拾遗》："主妇人血气，腹内满，及冷热久痢。秋冬用子，春夏用苗，并捣绞汁服。亦暴干为末，小便冲服。如觉冷，用酒煮。"《滇南本草》："去湿热，消痰。治痰火嘈杂眩晕。利小便，凉血，止大肠风热下血，退五种劳热，发烧怕冷。"

2. 化学成分及药理作用 本品含青蒿素、青蒿甲素、青蒿酸、青蒿醇等多种倍半萜类，以海南、四川产者含量较高；并含多种黄酮类、香豆素类、挥发性成分及豆甾醇等。青蒿乙醚提取物、稀醇浸膏及青蒿素，对鼠疟、猴疟、人疟均有显著抗疟作用；并有抑菌、抗病毒、抗血吸虫及钩端螺旋体作用；另有解热、降血压、免疫调节、抗心律失常、抗辐射、抗硅沉着病作用；其挥发油有祛痰、镇咳、平喘作用。

地 骨 皮 　《神农本草经》

为茄科灌木植物枸杞的根皮。主产于河北、河南等地。全年可采挖入药，以清明节前后采挖者质较佳。生用。

【性味归经】甘、微苦，寒。归肾、肺、肝经。

【功效】退虚热，泻肺火，凉血。

【应用】

1. 用于阴虚火旺所致的骨蒸潮热、消渴及虚火牙痛等证 本品无苦燥伤阴、甘润滋腻之弊，为治阴虚火旺所致诸证的常用退虚热佳品。因其专于降火除蒸，而无养阴滋液之功，故使用时须与补阴药配伍，以共收标本兼治之效。治阴虚火旺，症见骨蒸潮热、盗汗等，本品常与知母、鳖甲等养阴药同用，如《圣济总录》地骨皮汤。治阴虚内热，津液亏耗，症见消渴多饮、烦热口燥，本品可与麦冬、天花粉、芦根等长于生津止渴的清热、养阴药配伍，如《圣济总录》地骨皮汤。治虚火上炎所致的牙痛，可单用煎汤漱口，亦可用煎液灌注牙髓腔，还宜与滋阴、清胃热等药配伍内服。

2. 用于肺热咳喘 本品能清泄肺热，故可用于肺中伏热，肺失清肃，气逆不降之咳嗽或气喘，然其作用缓和，且无止咳平喘之功，故使用时须与其他清肺止咳平喘药同用。如《小儿药证直诀》泻白散，其与桑白皮配伍，用治小儿肺盛，气急喘嗽；肺热咳喘而痰多者，宜再加入瓜蒌仁、桔梗等清化热痰之品，如《症因脉治》加味泻白汤。

3. 用于血热妄行所致的多种出血证 本品能清热凉血，可用治血热妄行所致的吐血、衄血、咳血、血淋及妇女崩漏、月经先期而量多等证。然其止血之力较为缓和，故轻者可单用，如《经验广集》地骨酒，用酒煎服以治血淋。但更宜与相应的凉血止血药同用，如《傅

《青主女科》清经散，其与白芍、熟地黄等药配伍，用治肝肾火旺，月经先期及血热崩漏；《普济方》用本品与枸杞子为散煎服，用治吐、下血。

【用法用量】 煎服，6～15 g。

【使用注意】 虚寒证不宜。

【参考资料】

1. 本草文献 《神农本草经》："主五内邪气，热中消渴，周痹。"《日用本草》："治上膈吐血；煎汤漱口，止齿血，治骨槽风。"《本草述》："主治虚劳发热，往来寒热，诸见血证、鼻衄、咳血，咳嗽、喘，消瘅，中风，眩晕，痉痫，腰痛，行痹，脚气，水肿，虚烦，心悸，健忘，小便不通，赤白浊。"

2. 化学成分及药理作用 本品含甜菜碱、胆碱、亚油酸、亚麻酸、地骨皮甲素、豆甾醇、谷甾醇、苯甲酸、柳杉酚等成分。本品的乙醇提取物、水提取物及乙醚残渣水提物，对发热家兔均有显著解热作用；其煎剂、酊剂及地骨皮甲素均有降压作用；煎剂有降血糖作用，浸膏有降血脂作用；50%煎剂对金黄色葡萄球菌、伤寒杆菌等有抑制作用；水煎剂有免疫调节作用。

白　薇 　《神农本草经》

为萝藦科草本植物白薇或蔓生白薇的根及根茎。各地均产。秋季采挖入药。生用。

【性味归经】 苦，寒。归肾、肝、肺、胃经。

【功效】 退虚热，清肺热，凉血，解毒，利尿通淋。

【应用】

1. 用于阴虚发热证 本品能退虚热，且长于清血分之虚热，可用治多种阴虚内热之证。治肝肾阴虚，虚火内扰的骨蒸潮热、盗汗等症，可与生地、知母、地骨皮等补阴药及退虚热药同用。治产后血虚，低热不退，可与当归、人参等补血益气药同用，如《全生指迷方》白薇汤。治温热病后期，余热未尽，耗伤阴液，症见夜热早凉者，本品既退虚热，又可凉血泻热，宜与生地、玄参、青蒿等养阴、凉血药及退虚热药同用。

2. 用于肺热及痰热咳嗽 本品有清泄肺热之功，用治肺热及痰热咳嗽，须与清肺、化痰、止咳药同用，如《普济方》用本品与川贝母、百部、款冬花同用以治之。

3. 用于血热出血证及温热病热入营血证 本品能清热凉血，且有一定解毒之功，可用治血热出血证及温热病热入营血证。治血热妄行的咳血、衄血等证，本品常与相应的凉血止血药同用。治温热病热入营血，症见高热烦躁、舌绛红者，可与生地、玄参等清热凉血、解毒药同用。

4. 用于热淋、血淋 本品能清泄膀胱湿热，以收利尿通淋之效。因其兼能凉血，故尤以治血淋，症见小便淋涩刺痛、尿中带血者更为适宜，如《千金要方》用本品与芍药同用以治之。也宜与滑石、甘草、生地等利尿通淋、凉血止血药同用。

此外，本品能清热解毒，又可凉血，故还可用于热毒疮肿，咽喉肿痛等证，多与其他清热利咽、解毒消痈药同用。

【用法用量】 煎服，6～12 g。

【使用注意】 虚寒证不宜。

【参考资料】

1. 本草文献 《神农本草经》："主暴中风，身热肢满，忽忽不知人，狂惑邪气，寒热酸疼，温疟洗洗，发作有时。"《名医别录》："疗伤中淋露。下水气，利阴气，益精……久服利人。"《本草纲目》："风温灼热多眠及热淋，遗尿，金疮出血。"

2. 化学成分及药理作用　本品主要含多种低聚糖苷，如白薇苷 C、白薇苷 D、白薇苷 E 及白薇新苷等，并含白薇素、挥发油。所含苷类能使心肌收缩作用增强，心率减慢；对肺炎球菌有抑制作用；并有解热、利尿作用。

银 柴 胡　《本草纲目拾遗》

为石竹科草本植物银柴胡的根。主产于陕西、甘肃、内蒙古等地。秋后采挖入药。生用。

【性味归经】 甘、微苦，微寒。归肾、肝经。

【功效】 清虚热，除疳热。

【应用】

1. 用于阴虚发热证　本品性寒不甚，退热而不易伤胃，味兼苦而不燥，无伤阴损液之弊，实为临床退虚热之佳品。且功专退虚热，故为治多种虚热证之专药。治肝肾阴虚，症见骨蒸潮热、盗汗等症，常与生地、鳖甲、地骨皮等补阴药或其他退虚热药同用，如《证治准绳》清骨散。治温热病后期之低热不退，亦常与其他补阴药或退虚热药同用，如《温症指归》银甲散，其与鳖甲同用。

2. 用于小儿疳积发热　本品能退虚热，除疳热，还常用于小儿疳积发热。治饮食积滞，或肠内虫积日久，损伤脾胃所致的疳积发热，肌肤瘦弱，消化不良，腹部膨大，大便不调，毛发枯少，或时作腹痛等，宜与白术、使君子、芜荑等健脾益气药和驱虫药同用，如《医宗金鉴》柴胡清肝散。

【用法用量】 煎服，6～10 g。

【使用注意】 虚寒证不宜。

【参考资料】

1. 本草文献　《本草从新》："治虚劳肌热骨蒸，劳疟热从髓出，小儿五疳羸热。"《本草求原》："清肺、胃、脾、肾热，兼能凉血。治五脏虚损，肌肤劳热，骨蒸烦痛，湿痹拘挛。"《本经逢原》："银柴胡，其性味与石斛不甚相远。不独清热，兼能凉血。《和剂局方》治上下诸血龙脑鸡苏丸中用之。凡入虚劳方中，惟银州者为宜，若用北柴胡，升动虚阳，发热喘嗽，愈无宁宇，可不辨而混用乎！"

2. 化学成分及药理作用　本品含甾体类、挥发油、黄酮类及 α-谷甾醇、β-谷甾醇、银柴胡环肽等成分。其水煎醇沉液有解热作用，且作用随生长年限增加而增强；同属品种有降低血清胆甾醇的作用，还有杀精子作用。

胡 黄 连　《新修本草》

为玄参科草本植物胡黄连的根茎。主产于云南、西藏等地。秋季采挖入药。生用。

【性味归经】 苦，寒。归肾、心、肝、胃、大肠经。

【功效】 退虚热，除疳热，清热燥湿，泻火解毒。

【应用】

1. 用于阴虚内热证　本品性寒，能入肾、肝二经以清虚热。主治肝肾阴虚，虚火内扰所致的骨蒸潮热等症，常与鳖甲、知母等补阴退热药同用，如《证治准绳》清骨散。

2. 用于小儿疳积发热　本品与银柴胡相似，既能清虚热，又能除疳热，可用于小儿疳积发热。因本品能清泄胃肠湿热，对疳积发热而兼湿热者，更为适宜。治因喂养不当，饮食不节，或肠虫积滞等多种原因所致的小儿疳积发热，症见小儿低热不退、面色萎黄、消瘦、腹痛、大便失调等，本品常与白术、神曲、黄连等补气健脾、清热燥湿药同用，如《医宗金鉴》肥儿丸。

此外，本品因有与黄连相似的清热燥湿、泻火解毒之功，故而得名胡黄连。临床上可用治胃肠湿热，泄泻不爽，痢疾腹痛；毒热疮肿，痔疮肿痛；肝热目赤，心热烦躁以及血热妄行诸证。如《苏沈良方》三物散，其与乌梅肉、灶下土等份服用，用治痢血；《孙天仁集效方》用本品为末，鹅胆汁调涂，用治痔疮疼肿，不可忍者；《普济方》用本品与生地黄等份为末，用猪胆汁为丸服用，用治吐血、衄血。然其功力不及黄连，故临床上多用黄连，而少用本品。

【用法用量】煎服，3～10 g。

【使用注意】虚寒证不宜。

【参考资料】

1. 本草文献　《新修本草》："主骨蒸劳热，补肝胆，明目。治冷热泻痢，益颜色，厚肠胃，治妇人胎蒸虚惊，治三消五痔，大人五心烦热……以人乳浸点目甚良。"《开宝本草》："主久痢成疳，伤寒咳嗽，温疟，骨热，理腰肾，去阴汗，小儿惊痫，寒热，不下食，霍乱下痢。"《本草正》："治吐血、衄血。"

2. 化学成分及药理作用　本品含胡黄连苷、云杉苷等多种环烯醚萜苷、三萜苷及酚苷，并含胡黄连醇、胡黄连甾醇、香荚酸、桂皮酸、阿魏酸等成分。有消炎、平喘、保肝、利胆作用；水浸液对多种皮肤致病真菌有不同程度的抑制作用；罗布麻宁对大鼠子宫有收缩作用，对蛙心有抑制作用。

自 学 指 导

【重点难点】

1. 在性能方面　除掌握各节药物在性、味、归经方面的共性之外，还应认识其不同的个性特点。如在药性方面：本类药因针对热性病证，故药性均为寒性。在药味方面：按照苦能清泄的五味理论，本类药均可标以苦味。然清热泻火药中石膏历来多谓其味辛甘，此与前人谓其解肌，又为矿物药，并联系五行学说有关；知母（及芦根、天花粉）有养阴（或生津）作用，故又有甘味；夏枯草辛香而散结，故又有辛味。清热燥湿药中椿皮因具有止泻、止带、止血之作用，故还标以涩味。清热解毒药中金银花还标有甘、辛味，连翘亦标有辛味，此与结合其真实滋味和解表作用有关；鱼腥草辛香，习惯强调其味辛；蒲公英还有甘味，此亦与其滋味有关。清热凉血药中因生地黄、玄参能养阴生津，故又有甘味；牡丹皮、赤芍因能活血化瘀，故又有辛味。清虚热药中青蒿芳香，能外解暑热，又有辛味；地骨皮滋味不苦，前人认为略有滋养之性，故又有甘味。在归经方面：清热泻火药以清气分实热证为主，故主归肺、胃经。因知母能滋阴降火，又归肾经；栀子长于清心肝之热，又归心肝经；夏枯草主治肝经之病，故仅归此经。清热燥湿药因其功效与主治均较多，故归经较为广泛，其中以归胃、大肠、肝、胆及膀胱为主，然黄芩长清肺热，故还善入肺经；黄连长清心火，还善入心经；黄柏长泻相火，还善入肾经。清热解毒药中能治温热病，或能解毒利咽喉，或长清肺胃之热者，如金银花、连翘、板蓝根、大青叶、青黛、贯众、鱼腥草、蒲公英、熊胆、山豆根等均可归肺胃经；能凉血，或长清心肝二经之热者，如板蓝根、大青叶、青黛、熊胆等可归心肝经；根据"诸痛痒疮，皆属于心"的认识，能解毒消痈者，如紫花地丁、半边莲、白蔹等可归心经；对于内痈则还可根据其主治肺痈或肠痈，谓其分别归其相应之经；能解毒治痢者，如白头翁、马齿苋、鸦胆子、拳参等主归大肠经。清热凉血药中以清解营血分之热为功，根据心主血、肝藏血的理论，凉血药均可归心肝二经。因生地黄、玄参能养肾、肺、胃阴，故又可归肾、肺、胃经；牡丹皮因退虚热而兼入肾经。清虚热药因主治阴虚内热证，该证系肝肾阴虚所致，故均可归此二经；其余归经则与兼有功效相关，如青蒿能治疟疾，又可归胆经；地骨皮、白薇能清肺热，又可归肺经；胡黄连能清胃肠湿热，又可归胃、大肠经等。

2. 在功效方面　清热泻火药除夏枯草和决明子是以清肝热为其主要功效之外，其他药物的主要功效均常称为清热泻火，但应注意功效的层次分化。其清热泻火包括清气分实热和清脏腑实热，清脏腑实热包括清肺热、清胃热。其清泄气分实热，以石膏与知母的作用较强。清热燥湿药均具清热燥湿、清热泻火（清脏腑气分之热）、清热解毒三大功效（教材中将龙胆草的解毒功效列入此部分，将苦参清心胃热功效省略）。清热解毒药均以清热解毒为其主要功效，容易记忆。清热凉血药均能清解营血、血分的热邪，故均可凉血，其规律性强，极易掌握。清虚热药均具有清虚热之功效，又称退虚热，有的针对阴虚内热的主症而称为除骨蒸（或退蒸）。

在兼有功效方面应当注意，清热泻火药除能清肺、胃之热外，淡竹叶还长于清心热；栀子还长于清心热及肝热；知母、芦根、天花粉还能生津止渴；芦根、天花粉还能祛痰；知母还能滋阴润燥，既滋肺阴、除肺燥，又养胃阴、生津止渴，还能滋肾阴、退虚热；石膏煅后外用可收湿敛疮。清热燥湿药中黄芩还长于清肺热、清少阳半表半里之热、退气分壮热，并凉血止血（清热安胎）；黄连长于清心火、清胃火；黄柏尚能退虚热（泻相火）；龙胆草长于清肝胆之火；穿心莲还能清肺胃之热；苦参能杀虫止痒、利尿；白鲜皮、秦皮均能解毒，白鲜皮还可祛风，秦皮还能清肝明目等。清热解毒药中金银花、连翘还可疏散风热，金银花还可解暑热，连翘还可清心热。板蓝根、大青叶、青黛、贯众、马齿苋还能凉血，贯众、马齿苋、马勃还可止血，大青叶尤长于消斑，鱼腥草、蒲公英、土茯苓还能清利湿热，鱼腥草、蒲公英、熊胆、射干、马勃还能清肺热，青黛、蒲公英、熊胆、野菊花还能清肝热，蒲公英还能清胃热，野菊花还能平肝阳，熊胆、重楼还能止痉，重楼还可消肿止痛，土茯苓还可解汞毒，红藤、败酱草还能活血止痛，山豆根还能利咽消肿，射干还能祛痰，白头翁还能凉血止痢，鸦胆子还能截疟等。清热凉血药中生地黄、玄参还能养阴，其养阴范围包括滋肾阴、退虚火，滋胃阴、生津止渴（润肠通便），养肺阴、润肺燥等具体功效；生地黄还可止血，玄参、水牛角、紫草可清热解毒，牡丹皮、赤芍可活血化瘀，牡丹皮、生地黄、玄参可退虚热，紫草可透疹。清虚热药中青蒿、胡黄连还能清湿热，地骨皮、白薇能清肺热、凉血，白薇、胡黄连还能解毒，银柴胡、胡黄连还能除疳热，青蒿还能解暑热、截疟，白薇还能利尿通淋。

3. 在主治（应用）方面　清热泻火药均可主治气分实热证及脏腑实热证。但在各药的相应主治（应用）中，还必须认识其个性特点。而这些特点往往是因各药在性能、作用强度及兼有功效等方面的不同而决定的。如石膏、知母、芦根、天花粉、淡竹叶、栀子都可主治温热病气分实热证，但因石膏长于辛透邪热，有良好的退壮热作用，知母苦寒清热，甘寒滋润，善入肺胃二经以清热泻火，故石膏、知母为治气分实热证之要药；芦根、天花粉、淡竹叶因清气分热之力较弱，一般多作为辅助药使用；栀子长于清心除烦，而主要用于热盛而烦躁不安者。以上各药均可主治肺热证与胃热证，但石膏偏于主治肺热喘息和胃热牙龈肿痛；知母既治肺热咳嗽、胃热口渴等实热证，又治阴虚燥咳、阴虚消渴等肺胃虚热证；芦根、天花粉清胃生津，清肺祛痰，宜于胃热津伤口渴及肺热咳嗽痰多之证；淡竹叶虽可用于肺胃热证，但更多用于有心火亢奋，症见心烦、口舌生疮、舌尖红赤者。栀子既入气分，又入血分，用于温热病，既可治气分实热证，又可治血分实热证。且栀子能清泄三焦之火，然尤以清心、肝、胃火见长，可用治热郁心胸、心烦不安，或心火上炎之口舌生疮、舌尖红赤，肝热目赤肿痛或肝热惊风，胃热咽喉肿痛或牙龈肿痛等；夏枯草、决明子均能清热，但都以入肝清热为主，可清肝明目。但夏枯草苦寒清降之力较强，善治肝火头痛、眩晕及目珠疼痛之证；决明子甘润微寒、除肝热目疾之外，肝虚目暗亦可选用。

清热燥湿药均可用于多种湿热病证、脏腑实热证以及热毒疮痛。治湿热病证，黄芩长清中、上焦之湿热，且善退肌热，故治湿温、暑湿较为多用；黄连清热燥湿力强，尤长于主治胃肠湿热之泻痢、呕吐；黄柏长清下焦之湿热，多用于肝胆湿热黄疸及下焦湿热淋证、带下、痿证等；龙胆草亦偏于下焦，尤宜主治肝胆湿热黄疸；苦参、穿心莲亦可用治胃肠湿热泻痢以及下焦湿热带下、黄疸等。治脏腑实热证，黄芩多主治肺热咳嗽、少阳热证、气分壮热；黄连主治心经热盛，烦躁不宁，甚至神昏谵语，或口舌生疮，以及胃热呕吐，或牙龈肿痛等；黄柏主治阴虚火旺，潮热盗汗等；龙胆草主治肝火头痛、头晕、目赤等症；穿心莲主治肺热咳嗽，热病之卫分证、气分证亦常选用。治疮痛肿痛等热毒证，以上诸药均可选用，惟黄连善入心经，作用较强。

清热解毒药均可主治热毒疮痈肿痛。惟板蓝根、射干、山豆根、白头翁、鸦胆子等药临床较为少用。在认识这一共性的基础上还应掌握其在主治疮痈方面的个性特点：如金银花不伤脾胃，治外痈与内痈俱佳，外敷与内服均宜；连翘长于清心解毒散结，被前人誉为"疮家圣药"，不仅用治痈疽疔毒，还可用于瘰疬痰核；鱼腥草长于清肺排脓，为肺痈要药；蒲公英亦不易伤胃，内痈与外痈、内服与外用均宜，尤多用于乳痈；红藤与败酱草多用于肠痈；紫花地丁尤长治疔毒。本节药物的主治还应掌握以下特点：即有的药物主要用于温热病，如金银花、连翘、板蓝根、大青叶、贯众均可用于温热病各个阶段及外感风热表证。有的清热解毒药主要用于热毒痢疾，白头翁既治湿热与热毒痢疾（多为细菌性痢疾），又治血痢（多为阿米巴痢疾），故被称为治痢良药；马齿苋亦药亦食，为治热毒下痢之佳品；鸦胆子主治阿米巴痢疾，不用于细菌性痢疾。有的清热解毒药主要用于热毒咽喉肿痛，山豆根苦寒性强，长于解毒消肿利咽，为治热毒咽喉红肿疼痛之要药；射干既解毒利咽，又可祛痰，宜于咽喉肿痛而有痰浊阻滞者；马勃利咽而作用平和。

清热凉血药均可主治温热病的营分证（症见身热夜甚、口渴、舌红无苔）、血分证（症见吐血、衄血、便血或发斑等）以及内伤杂病中的各种血热妄行证。主治血分热证，生地黄重在凉血、止血与养阴；玄参重在凉血、解毒与养阴；牡丹皮、赤芍重在凉血、活血化瘀。

清虚热药均可用于阴虚内热证，症见骨蒸潮热、手足心热、心烦颧红、盗汗遗精等。其中青蒿、白薇、银柴胡还可主治温热病后期之邪热未尽而阴液耗伤、虚热内生、低热不退者；胡黄连、银柴胡还常用于小儿疳积发热；白薇还可用于产后阴血不足，低热不退者。

此外，还应注意清热泻火药中石膏煅后外用可用于疮疡不敛、湿疹浸淫及水火烫伤等；

知母兼能滋肾阴、退虚热，用于肾阴不足，虚火内生，症见骨蒸潮热、虚烦盗汗等阴虚火旺证；芦根兼能排脓而用治肺痈咳吐脓痰；天花粉还略兼解热毒、活血以消肿排脓，临床上可用治热毒疮痈，症见红肿热痛以及脓成难溃者；淡竹叶兼能利尿，可用治心热下移小肠之热淋；栀子还能清热解毒、清利湿热、凉血止血，可用治多种热毒病证（如疮痈肿毒、咽喉肿痛等）、湿热病证（如黄疸、淋证等）以及多种血热出血证（如吐血、咳血、衄血、尿血等）；夏枯草兼能解毒散结，可用治痰火郁结之瘰疬、瘿瘤、乳癖、热毒疮痈、疔腮及咽喉肿痛等；决明子兼能润肠通便，可用治肠燥便秘。

清热燥湿药中黄芩兼能凉血止血、清热安胎，可用于多种血热妄行及胎热不安；黄柏兼能退虚热，可用治阴虚火旺之证；苦参兼能杀虫，且长治疥癣皮肤瘙痒及滴虫性阴痒带下，还可用治多种肠道寄生虫病。

清热解毒药中金银花还能解暑热，可用治暑热证；连翘兼能清心热，可用治热陷心包而见高热、烦躁、神昏等证；板蓝根、大青叶、青黛均能凉血，且善清肺胃以利咽喉，均可用治咽喉肿痛、疔腮、温毒发斑及血热妄行的多种出血证，其中尤以大青叶以凉血消斑见长，更宜用治温毒发斑；青黛、熊胆、蒲公英、野菊花都兼能清肝热或泻肝火，青黛、熊胆的泻肝火作用，多用于肝热内盛所致的惊风抽搐；熊胆、重楼兼能清肝熄风止痉，可用于肝热动风、抽搐痉挛；而青黛的泻肝火作用，还可用治肝火犯肺所致咳嗽；蒲公英、熊胆、野菊花的清肝热作用，可用治肝热目赤肿痛；贯众、马齿苋、马勃兼能止血，可用治多种血热出血证，然贯众、马齿苋多用治崩漏、便血、血淋等下部出血证，而马勃多用于吐血、衄血、咳血等上部出血证以及外伤出血；贯众兼能杀虫，可用于多种肠道寄生虫病的治疗；鱼腥草、蒲公英、土茯苓都兼能清利湿热，均可用治湿热淋证，鱼腥草、蒲公英还可用于湿热黄疸、湿热泻痢；而鱼腥草、土茯苓还可用治湿热带下；土茯苓的清利湿热作用还可用治湿疹、痹证，且长于解汞毒，而用治梅毒；鱼腥草、蒲公英、熊胆、射干、马勃还能清肺热，均可用于肺热或痰热咳嗽；蒲公英还能清胃热，可用治胃火所致的牙龈肿痛；野菊花还能平肝阳，可用治肝阳上亢之证；红藤、败酱草还能活血止痛，可用于瘀血阻滞引起的妇女月经失调、痛经、产后腹痛，然红藤的活血之力较强，故红藤还可用于跌打损伤及风湿痹痛等；射干兼能祛痰，可用治痰盛或寒痰咳喘；鸦胆子还能截疟，可用治疟疾；重楼、紫花地丁、半边莲还可解蛇毒，可用治毒蛇咬伤。

清热凉血药中生地黄、玄参兼能养阴，可滋养阴液以生津、润燥，用于多种阴虚燥热证，如用于胃阴耗伤之津伤口渴或内热消渴，肠燥津伤之大便秘结等。玄参还可滋阴降火，可用于肾阴不足而见骨蒸潮热，肺阴不足而见劳嗽咳血，阴虚火旺而见咽喉疼痛及瘰疬痰核等；生地黄还可止血，可用于多种血热出血证；玄参、水牛角均可泻火解毒，且尤长清泄心经之热毒，多用于热陷心包，症见壮热烦躁、神昏谵语等；玄参的解毒作用还可用于热毒所致的咽喉肿痛、痈肿疮毒及瘰疬痰核等；牡丹皮、赤芍兼能活血化瘀，可用治多种瘀血证，如瘀血所致的妇女月经失调，痛经，经闭，腹内癥块及跌打肿痛、疮痈肿毒，因赤芍更长于活血止痛，故还可用于痢疾腹痛；牡丹皮、生地黄、玄参均兼能退虚热，可用于阴虚内热证；紫草兼能解毒、透疹，可用治血分热毒发斑及麻疹不透等，其解毒作用还多外用于治痈肿、疮疡、水火烫伤及湿疹等。

清虚热药中青蒿、胡黄连兼能清湿热，青蒿长清肝胆湿热而用治湿热郁于肝胆、脾胃，症见寒热如疟，胸脘痞闷，呕恶口苦等证；胡黄连长清胃肠湿热，而多用治湿热泻痢；地骨皮、白薇还能清肺热、凉血，可用治肺热咳喘及血热出血证；白薇、胡黄连还能解毒，可用治热毒疮肿；银柴胡、胡黄连兼能除疳热，可用治小儿疳积发热；青蒿还能解暑热、截疟，可用治外感暑热证及疟疾；白薇还能利尿通淋，可用于热淋、血淋。

4. 在配伍方面　着重理解石膏配知母，石膏配麻黄、杏仁，知母配龟甲、熟地黄，黄芩配柴胡，黄连配黄芩、黄柏，黄连配木香，黄柏配知母，金银花配连翘，金银花、连翘配荆芥、薄荷，生地黄配牡丹皮、赤芍的主要意义。

5. 在药物比较方面　注意石膏与知母，黄连与黄芩、黄柏，金银花与连翘，生地黄与玄参，牡丹皮与赤芍在性能、功效与应用（主治）方面的异同。

6. 在用法用量方面　应注意记忆和理解本章药物的特殊用法和用量。为何石膏宜打碎先煎，外用宜火煅后研末。决明子用于便秘证不宜久煎，尤宜入丸散服用。黄芩止血、安胎多炒用。黄连主治胃热呕吐宜以姜汁炙用，主治上焦热证宜酒炙用。黄柏盐水炙后多用于阴虚火旺之证。穿心莲宜作丸散服。青黛不宜入汤剂，多作丸散服。熊胆不入汤剂，入丸散每次服 0.15～0.6 g。鸦胆子多以龙眼肉包裹或装入胶囊吞服，1 次 5～15 粒；亦可压去油后入丸、片剂服，不入汤剂。青蒿入汤剂不宜久煎，用以截疟等以鲜品绞汁服用更佳。

7. 在使用注意方面　注意记忆和理解本章药物在概述中介绍的共有的使用注意，并着重掌握部分药物特殊的使用注意。知母滋阴润燥，较为滋腻；栀子苦寒性较强，其所含成分有导泻作用；决明子有润肠通便作用，故此三药应忌用于脾虚便溏者。苦参不宜与藜芦配伍（十八反）。绵马贯众有毒，用量不可过大。鱼腥草含挥发油，不宜久煎。蒲公英用量过大可引起缓泻，不宜缓下者慎用。红藤有活血作用，孕妇慎用。山豆根大苦大寒，用量不可过大。在古代文献中，射干有活血通经、消癥之说，孕妇慎用，脾虚便溏者忌用量过大。白头翁有刺激性，灌肠及灌洗阴道宜慎。马齿苋能收缩子宫，孕妇慎用。鸦胆子对胃肠及肝肾有损害，不可多用久服，胃肠出血及有肝肾疾患者忌用，外用腐蚀赘疣时应以胶布保护周围正常皮肤。生地黄较为滋腻，且能润肠通便，故湿盛及脾虚便溏者忌用。玄参、赤芍不宜与藜芦配伍（十八反）。牡丹皮、赤芍有活血化瘀作用，孕妇不宜。紫草略有缓泻作用，便溏者亦不宜使用。

【复习思考题】

1. 试述清热药的分类和各类清热药的主治病证、配伍应用和使用注意。
2. 清热泻火药的性能特点、功效和主治病证各是什么？
3. 清热燥湿药的性能特点、功效和主治病证各是什么？
4. 简述栀子的功效和主治病证。
5. 简述青蒿的功效和主治病证。
6. 简述金银花在清热解毒方面的临床应用。
7. 简述玄参的功效与主治病证。
8. 石膏是治疗各种热证的要药吗？为什么？
9. 黄芩、黄连、黄柏在性能、功效和应用方面有哪些相同与不同之处？
10. 丹皮、赤芍在性能、功效和应用方面有哪些相同与不同之处？

第八章　泻　下　药

【目的要求】

1. 通过本章及章内各节概述部分的学习，应当了解泻下药、攻下药、润下药和峻下逐水药的含义以及泻下、攻下、润下、逐水等功效的含义；熟悉泻下药的分类；掌握泻下药及各类泻下药在功效、主治、性能特点、配伍应用与使用注意方面的共性以及常用泻下药的分类归属。

2. 通过本章具体药物的学习：

掌握大黄、芒硝的性能、功效、应用、特殊的用法用量及特殊的使用注意。

熟悉芦荟、甘遂、巴豆、牵牛子的功效、主治病证、特殊的用法及特殊的使用注意。

了解番泻叶、火麻仁、郁李仁、京大戟、芫花、商陆的功效、特殊用法用量及特殊的使用注意。

【自学时数】

4 学时。

1. 含义　凡以泻下通便为主要功效，常用以治疗便秘证或其他里实积滞证的药物，称为泻下药。

根据泻下药的泻下作用强弱等特点及主治病证的不同，本类药一般又分为攻下药、润下药和峻下逐水药三类。

2. 功效与主治　泻下药均有泻下通便之功，能引起腹泻，或滑利大肠，促进排便，可以用于各种大便秘结之证。使用泻下药的目的，还在于通过泻下通便，以排除体内壅积的多种邪气及有害之物，从而收到治疗多种里实证的效果。这些内容应结合每节的概述加以全面认识。

3. 性能特点　上述三类泻下药，在性能方面有明显的区别。攻下药兼有清热功效，其性味苦寒；润下药常兼有滋养之性，其性味多为甘平；峻下药则以苦寒为主，部分为辛温。排泄大便是大肠的生理功能，所以本类药的通便作用主要归大肠经；而峻下药逐水泻饮的功效还与肺、肾两脏相关，故又可归此二经。泻下通便的作用趋向是沉降的。

4. 配伍应用　泻下药主治的里实积滞证，往往因气机阻滞而出现腹胀腹痛，行气药既行气消胀止痛，又可增强泻下药的通便作用，所以本类药最常与行气药同用。此外，还应注意因证配伍：热积便秘，应与清热药配伍；寒积便秘，应与温里药配伍；里实而正虚者，应与补虚药配伍，使攻邪而不伤正气；里实而兼表证者，必要时可与解表药配伍，表里双解，以免单纯攻里而使邪气内陷。根据饮食、痰湿、瘀血、肠道寄生虫等不同积滞，又宜分别与消食、化痰、除湿（包括燥湿、化湿、利水渗湿等）、活血及驱虫药同用。

5. 使用注意　攻下药与峻下药容易损伤正气或脾胃，故小儿、老人及体虚患者慎用，必要时应攻补兼施。对体壮里实者，亦应攻邪而不伤正，中病即止，一般得泻即可，切勿过剂。妇女妊娠期忌用，月经期及哺乳期慎用攻下和峻下药，以免损害胎儿和孕妇。对于峻猛而有毒的泻下药，应严格注意其炮制、配伍禁忌、用法及用量的特殊要求，确保用药安全而有效。

第一节　攻　下　药

泻下通便作用较强，并具苦寒之性，常用以治疗热结便秘证的药物，称为攻下药。又叫苦寒攻下药。

攻下药均有较强的泻下通便作用，善能祛邪导滞，而且较为安全，常用于各种便秘证，尤其适合于热结便秘，大便燥结及实热积滞之证。以其泻下通便而导行积滞之效，还可通过配伍，用于寒积便秘、腹痛；湿热积滞于大肠之痢疾便下脓血、里急后重；饮食积滞之脘腹胀满、厌食、泻下不爽；对肠道寄生虫病，可协助驱虫药促进虫体的排出，以增强驱虫效果，并促进残留的驱虫药排出体外。以上胃肠积滞而见下痢后重、泻而不爽者，仍宜使用泻下药祛除邪气，消除病因，其治法称为"通因通用"。

攻下药又有较强的清热泻火或清热解毒功效，既能清除热邪，又可通过泻下，"釜底抽薪"，导热下行，以收清导实热之效。还宜用于温热病，里热炽盛而高热、烦躁，甚至神昏谵语，发狂之证；脏腑热盛，火气上炎所致的头昏头痛，目赤肿痛，咽喉、牙龈肿痛，及吐血、咯血、衄血等上部血热妄行之证。以上里热证，不论有无便秘，均常选用攻下药。

目前，根据"六腑以通为用"及"不通则痛，通则不痛"的中医理论，利用攻下药的通便导滞及清热作用，配伍相应的行气、活血及清热药，治疗以腹胀、腹痛或便秘不通为主要表现的多种急腹症，如急性胆囊炎、胰腺炎、胆道蛔虫、肠梗阻等，收到了良好的效果。

本类药物既能通泄，又可清泄，故性味苦寒。

孕妇及体虚而无积滞者忌用。

大　黄　《神农本草经》

为蓼科多年生草本植物掌叶大黄、唐古特大黄或药用大黄的根及根茎。前两种主产于青海、甘肃等地，药材称北大黄；后者主产于四川，药材称南大黄或川大黄。春季或秋末采挖其根及根茎入药。生用，或酒炒、酒蒸、炒炭用。

【性味归经】苦，寒。归大肠、脾、胃、心、肝经。

【功效】攻下积滞，泻火解毒，凉血止血，活血祛瘀，清泄湿热。

【应用】

1. 用于便秘证及多种胃肠积滞证　本品苦寒通降，攻下与泻热之力俱强，为主治热结便秘、高热、烦躁、腹中胀满等症之要药，常与芒硝、枳实、厚朴配伍，以增强通便泄热作用，并行气以除胀满，如《伤寒论》大承气汤。热结便秘而兼气、血、阴津亏耗者，须分别与益气、补血、养阴生津之药同用，以扶正祛邪。本品泻下通便之力虽强，而不良反应相对较小，其他便秘证亦常使用。如治寒积便秘、腹痛，可与附子、干姜等温里药同用，以共收温下之效，如《备急千金要方》温脾汤。习惯性便秘亦可用之，然惟其苦燥之性较甚，易引起继发性便秘，故不宜常服。

本品量小轻用可收缓下之效，又为通便以导行胃肠积滞的要药。如常与消食药配伍，用于饮食积滞；或与清热燥湿药配伍，用于湿热痢疾；或与驱虫药配伍，用以排出肠道寄生虫。

2. 用于温热病高热神昏或脏腑火热上炎证以及多种热毒证　本品可泻火解毒、导热下行、急下存阴，治温热病热邪亢盛，症见神昏谵语、烦躁，无论有无便秘，均可使用，可单用，如《圣惠方》雪煎方，单用本品治热病狂语；也常与石膏、黄连、连翘、大青叶等清热药同用。治头痛、目赤、咽喉及牙龈肿痛等火热上攻之证，本品又能清肝、胃、心、肺之热，亦可导热下行，经配伍相应药物，可收较好疗效，如《小儿药证直诀》泻青丸，其与龙胆、山栀子等药同用，用治肝火亢奋所致的目赤肿痛、小儿急惊等。

3. 用于血热妄行的出血证　本品具凉血止血之功，善能清导脏腑之热下行，故尤宜于热邪上炎，迫血妄行，血从上溢之吐血、咯血、衄血，如《金匮要略》泻心汤，其与黄连、黄芩同用，用治血热迫血妄行之吐血、衄血。因热所致的便血、尿血等证，亦可使用，常与相应的清热药和止血药配伍，如《十药神书》十灰散，其与大蓟、小蓟、白茅根、侧柏叶等同用。

4. 用于热毒疮疡及烧烫伤　本品能清热解毒，下泻热毒，且可活血以消肿止痛，治热毒疮痈，不论外痈、内痈均可使用。治皮肤痈肿疔疖之外痈，可内服，亦可外用，如《补缺肘后方》用本品捣筛，以苦酒和贴，治痈肿振掀不可触；《救急方》用本品磨水频刷之，治火丹赤肿遍身。治肠痈腹痛，常与丹皮、桃仁、冬瓜子等解毒消痈、活血止痛药配伍，如《金匮要略》大黄牡丹皮汤。治烧烫伤，多研细末，麻油调敷患处，或蜜调涂之。

5. 用于瘀血证　本品的活血祛瘀作用，可用于多种瘀滞证，但尤以用治腹部瘀滞证见长。治腹内瘀血之癥积痞块以及妇女血瘀所致的月经失调，痛经，经闭，产后腹痛，恶露不尽；跌打损伤，瘀肿疼痛等证，常与其他相宜的活血祛瘀药同用。如《金匮要略》大黄䗪虫丸，其与䗪虫、虻虫、水蛭等药同用，主治腹中瘀块及妇人经闭等；《金匮要略》下瘀血汤，其与桃仁、䗪虫同用，主治产后腹痛，恶露不尽等；《三因方》鸡鸣散，其与杏仁同用，主治跌打损伤，瘀肿疼痛等。

6. 用于湿热黄疸及湿热淋证　本品清泄湿热。治湿热黄疸，常与茵陈、栀子同用，可明显增强其利湿退黄作用，如《伤寒论》茵陈蒿汤。治湿热淋证，常与车前子、瞿麦等利尿通淋药同用，然尤宜用治血淋，如《和剂局方》八正散。

【用法用量】煎服，3～10 g。外用适量。入煎剂煎煮时间过久，其泻下成分破坏，作用减弱，故欲攻下者应后下，或用沸水泡服。生大黄长于泻下，作攻下药时宜生用；酒炙大黄泻下作用较弱，长于活血祛瘀，宜于瘀血证；酒蒸大黄及酒炙大黄的沉降清泻之性减弱，宜用于上部实热证；大黄炭偏于止血，宜用于失血证。

【使用注意】虚证及孕妇忌用，妇女月经期及哺乳期慎用。

【参考资料】

1. 本草文献　《神农本草经》："下瘀血，血闭，寒热，破癥瘕积聚，留饮宿食，荡涤肠胃，推陈致新，通利水谷，调中化食，安和五脏。"《名医别录》："平胃，下气，除痰实，肠间结热，心腹胀满，女子寒血闭胀，小腹痛，诸老血留结。"《本草纲目》："主治下痢赤白，里急腹痛，小便淋沥，实热燥结，潮热谵语，黄疸，诸火疮。"

2．化学成分及药理作用　本品主含蒽醌类衍生物，并含色酮类、芪苷类、萘酚苷类、鞣质、多糖化合物、有机酸、挥发油、脂肪酸、植物固醇等。本品有泻下；解热、镇痛；降血压、改善微循环、降低血脂、降低血清总胆固醇；利尿、促进尿素、肌酐的排泄，改善肾功能等作用。此外，还有止血、抗血栓形成、抗实验性胃溃疡形成、保肝、利胆、抑菌、抗病毒、消炎及抑制胃排空、抑制胃蛋白酶的消化、抑制胰蛋白酶活性等作用。

3．其他　本草称大黄性燥，久用反致便秘加重。现代研究本品同时含有鞣质、没食子酸等收敛成分，故大剂量或久用会引起继发性便秘；煎煮过久，亦会使泻下成分大量破坏，收敛成分大量煎出，致使无泻下作用反而出现便秘。

本品又称将军，故生大黄又称生军，其炮制品又有熟军、酒军、焦军等名称。

芒　硝　《名医别录》

为硫酸钠矿精制后的结晶体。主产于河北、河南等地。将天然矿物溶于热水中，滤液冷后析出的结晶，称为皮硝；皮硝与萝卜片共煮，取上层液冷后析出的结晶，为芒硝；芒硝风化失去结晶水而成的白色粉末，为玄明粉。

【性味归经】咸、苦，寒。归大肠、胃经。

【功效】软坚泻下，外用清热消疮肿。

【应用】

1．用于大便燥结之热积便秘证　本品苦寒，既可清泄，又能通泄，亦有较强的通便泻热作用。更因其味咸，长于软化坚硬燥结之大便，故为"咸能软能下"的代表药物。治疗实热积滞，大便燥结之证，常与大黄相须为用，以增强攻下热结之效，如《伤寒论》大承气汤。

2．用于咽痛、目赤及疮疡肿痛　本品局部外用，有清热消肿之效。既可单用，也常与其他清热解毒药同用，治疗咽喉肿痛，口舌生疮，目赤红肿，乳痈、痔疮肿痛及其他皮肤疮肿，如《外科正宗》冰硼散，其与冰片、硼砂、朱砂同用。

【用法用量】内服，10～15 g，宜溶入药汁，或以 200～300 mL 开水化服，不宜煎煮。外用适量。

【使用注意】虚证及孕妇忌用。不宜与三棱配伍（十九畏）。

【参考资料】

1．本草文献　《名医别录》："主五脏积聚，久热胃闭，除邪气，破留血，腹中痰实结搏，通经脉，利大小便及月水，破五淋，推陈致新。"《药性论》："通女子月闭癥瘕，下瘰疬，黄疸病，主堕胎；患漆疮，汁敷之；主时疾热壅，能散恶血。"《本草再新》："涤三焦肠胃湿热，推陈致新，伤寒疫痢，积聚结癖，停痰淋闭，瘰疬疮肿，目赤障翳，通经堕胎。"

2．化学成分及药理作用　本品主要含结晶硫酸钠（$Na_2SO_4 \cdot 10H_2O$），并含钙、镁、锶等多种元素，常夹杂极少量的氯化钠、硫酸镁、硫酸钙等。芒硝经口服后其硫酸根离子不易被肠粘膜吸收，存留肠内成为高渗溶液，使肠内水分增加，刺激肠壁，引起肠蠕动增强，可于 4～6 小时后发生泻下，排出流体粪便。

3．其他　古代本草将形如"圭角"（棱角锋芒明显）而明净的芒硝结晶称为"马牙硝"或"牙硝"，二者实为一物。故本品不宜与三棱同用，属于十九畏的禁忌内容。

附药

硝石 硝石一药，又名火硝、焰硝，主要含硝酸钾（KNO_3），有毒，功能破坚散积，利尿泻下，清热消肿。其与芒硝不同，应注意区别。

番泻叶 《饮片新参》

为豆科灌木植物狭叶番泻或尖叶番泻的叶。前者主产于印度、埃及、苏丹等地；后者主产于埃及，我国广东、广西、云南亦有栽培。9 月采收入药。生用。

【性味归经】苦，寒。归大肠经。

【功效】泻下通便。

【应用】

用于便秘证及胃肠积滞证 本品苦寒通降之性与大黄相似，亦有较强的泻下导滞、清导实热功效，可用于热积便秘和其他胃肠积滞证。因其入药历史不长，临床不如大黄多用。目前大多单味小剂量泡服，取其缓下通便之效，用以治疗习惯性便秘，因本品滋味较大黄适口，且不易引起继发性便秘，故较大黄更为多用。对产后、手术后的便秘患者，亦较大黄常用。若积滞较重，大便秘结而腹满胀痛之证，亦可与厚朴、枳实等行气药配伍。

此外，利用本品的泻下之功，还常用于 X 线腹部摄片或腹部、肛肠手术前服用，以清洁肠道，有利于摄片清晰和手术操作。

【用法用量】煎服，3~6 g；煎煮时间以 15 分钟左右为宜，过久则有效成分破坏，泻下作用减弱。一般以沸水浸泡 25 分钟后服用，每次 2~3 g。

【使用注意】虚寒证及孕妇忌用，妇女月经期、哺乳期慎用。本品用量不可过大，否则会导致腹痛、呕吐、头晕等反应。

【参考资料】

1. 本草文献 《饮片新参》："泄热，利肠府，通大便。"《现代实用中药》："治食物积滞，胸腹胀满，便秘不通。"

2. 化学成分及药理作用 狭叶番泻叶含番泻叶苷 A、番泻叶苷 B、番泻叶苷 C、番泻叶苷 D、芦荟大黄素、大黄酸葡萄糖苷、芦荟大黄素葡萄糖苷、大黄酸、黄酮类、植物甾醇及其苷类等成分。尖叶番泻叶所含化学成分与此大同小异。本品具有致泻作用，有效成分为番泻叶苷 A、番泻叶苷 B，其由胃和小肠吸收，在体内转变成有效活性成分，经血液循环而达大肠，导致大肠推进性运动而致泻；并有抗菌、止血、解痉及肌肉松弛作用。

3. 其他 本品还用于急性胃及十二指肠出血、急性胰腺炎、急性机械性肠梗阻、胆囊炎、流行性出血热、细菌性痢疾等疾病而有热积或实热内盛者。

芦 荟 《药性论》

为百合科多年生草本植物库拉索芦荟或好望角芦荟的叶汁经浓缩后的干燥物。主产于非洲，我国华南地区有栽培。全年可割叶经加工后直接入药。

【性味归经】苦，寒。归大肠、肝经。

【功效】泻下积滞，清肝热，外用清热解毒，杀虫止痒。

【应用】

1. 用于便秘及胃肠积滞证 本品苦寒降泄之性甚强，泻下导滞、清导实热功效与大黄相似，亦宜于热结便秘及胃肠积滞之证。因其刺激性甚于大黄，故一般少作攻下药使用。多以小量内服，取其缓下通便，用于便秘证。对热结便秘，兼见肝火亢旺，烦躁失眠者，本品通便泄热，且清肝火，尤为适宜，如《先醒斋医学广笔记》更衣丸。

2. 用于小儿疳积　本品轻用可缓下导滞，排除有害之物以调理胃肠功能，可用治胃肠积滞所致的疳积，宜与白术、山药等健脾胃之药同用。因蛔虫积滞之疳积，本品宜与槟榔、使君子等驱蛔虫药同用，既增强驱虫之力，还有助于虫体的排出，如《儒门事亲》用本品与使君子等份为末以治之。

3. 用于肝经实火证　本品能清泄肝火，又可导肝火下行。治肝火炽盛而便秘尿赤、头晕头痛、烦躁易怒等，常与龙胆草、青黛等长于清肝火药同用，如《医学六书》当归龙荟丸。治小儿肝热惊风，症见高热、痉挛抽搐等，本品常与蝉蜕、钩藤等清肝熄风药同用。

此外，本品外用，可以治疗痤疮、疮疖肿痛、痔疮肿痛及顽癣等皮肤瘙痒等证，有较好的清热解毒、杀虫止痒之效。

【用法用量】入丸服，每次 0.5～1 g。本品有特异臭气，味极苦，不宜入汤煎服。外用适量。

【使用注意】虚寒证及孕妇忌用，妇女月经期和哺乳期慎用。在攻下药中，芦荟的刺激性最强，用量过大可引起腹痛、盆腔充血，甚至引起肾炎。

【参考资料】

1. 本草文献　《药性论》："杀小儿疳蛔。主吹鼻杀脑疳，除鼻痒。"《开宝本草》："主热风烦闷，胸膈间热气，明目镇心，小儿癫痫惊风，疗五疳，杀三虫及痔病疮瘘。解巴豆毒。"《本草再新》："治肝火，镇肝风，清心热，解心烦，止渴生津，聪耳明目，消牙肿，解火毒。"

2. 化学成分及药理作用　本品主含芦荟大黄素苷等多种羟基蒽醌衍生物、黄酮类、树脂类、芦荟多糖、有机酸、氨基酸、游离单糖、胆固醇、菜油甾醇、谷甾醇等成分。具有刺激性泻下作用，泻下成分主要为芦荟大黄素苷；对四氯化碳性小鼠肝损伤有保护作用，对实验性大鼠血液中的乙醇有迅速的清除作用，其提取物及芦荟素、芦荟苦素及 β-胡萝卜素等有抗肿瘤作用，芦荟多糖具有免疫调节活性及抗实验性胃溃疡作用，其水浸液有抑菌作用。

3. 其他　据报道，以芦荟为原料的食品对人体具有保健功能。饮用芦荟汁，可以预防感冒及扁桃体炎等疾病，并有消炎、止痒、通便、镇咳、祛痰、安神等作用。以芦荟制成的膏剂外用，对皮肤粗糙、雀斑及痤疮等有治疗作用。芦荟粉局部撒敷，或用消毒棉（或油纱布）蘸取其粉堵压出血部位，可治疗外伤出血、小动脉血管破裂出血及牙龈出血等。

第二节　润下药

润下药以润肠通便为主要功效，用以治疗肠燥便秘证之大便干燥、排便困难者。

本类药物多为植物的种仁或其他质地滋润的药物，味甘而药性平和，能润滑大肠，使大便易于排泄，一般不致引起腹泻。

肠燥便秘证多因年老津枯、产后血虚、热病伤阴或失血所致，故多与相应的补虚药同用。

除本节二药外，更多的润下药，如苏子、瓜蒌仁、柏子仁、苦杏仁、决明子、当归、肉苁蓉、生首乌等，因另有其主要功效，而散见于别的章内，应加以联系。

火 麻 仁　《神农本草经》

为桑科一年生草本植物大麻的果实。各地均有栽培。秋季果实成熟时采收入药。生用。

【性味归经】甘，平。归大肠、脾经。

【功效】润肠通便。

【应用】

用于肠燥便秘证　本品多脂质润，性味甘平，能润肠通便，且略兼滋养之力。适用于津血不足的肠燥便秘，可单用，如《肘后方》单用本品以米杂为粥食之，治大便不通。亦宜与补血滋阴药和其他润下药同用，如《本事方》麻子苏子粥，其与紫苏子同用。属津亏燥热者，可与生地黄、玄参、麦冬等清热生津润燥药配伍；属精血不足者，可与当归、肉苁蓉、生首乌等补精血药配伍。若兼燥热而便秘较甚者，亦可与大黄、厚朴等清热泻下、行气药同用，以共收润肠泻热、行气通便之效，如《伤寒论》麻子仁丸。

【用法用量】煎服，15～30 g，临煎时打碎。入丸剂，其润肠之力较佳，每次 3~6 g。

【参考资料】

1. 本草文献　《名医别录》："主中风汗出，逐水，利小便，破积血，复血脉，乳妇产后余疾。"《食疗本草》："取汁煮粥，去五脏风、润肺。治关节不通、发落，通血脉。"《本草纲目》："利女人经脉，调大肠下痢；涂诸疮癞，杀虫；取汁煮粥食，止呕逆。"

2. 化学成分及药理作用　本品主含脂肪油，并含大麻素 A、大麻素 B、大麻素 C、大麻素 D、大麻素 E、大麻素 F、大麻素 G 等木脂素酰胺类及甾体、大麻烯、生物碱、大麻酚等。脂肪油在小肠中遇碱性肠液后产生脂肪酸，刺激肠壁蠕动促进排便；还有降血压及阻止血清胆固醇上升之作用。

郁 李 仁　《神农本草经》

为蔷薇科灌木植物欧李或郁李的种子。主产于河北、辽宁等地。秋季果实成熟时采收入药。

【性味归经】甘、苦，平。归大肠、膀胱经。

【功效】润肠通便，利水退肿。

【应用】

1. 用于肠燥便秘证　本品质润多脂，脂肪油含量高于火麻仁，润肠通便作用类似于火麻仁，且力量稍强。治肠燥便秘轻证，常与柏子仁、松子仁等润下药同用，如《世医得效方》五仁丸。大肠燥热较重，便秘腹胀、食少者，可再配伍清热泻下、养阴润燥之品，以共收清热润燥之效，如《圣济总录》郁李仁饮，其与芒硝、生地等药同用。

2. 用于水肿　本品略有利水退肿之功。治疗水肿、小便不利者，可与桑白皮、橘皮等利水退肿药和行气药同用，如《圣济总录》郁李仁汤。

【用法用量】煎服，6～12 g。入丸剂，每次 1.5～3 g。

【使用注意】孕妇慎用。

【参考资料】

1. 本草文献　《神农本草经》："主大腹水肿，面目、四肢浮肿，利小便水道。"《日华子本草》："通泄五脏，膀胱急痛，宣腰胯冷脓，消宿食，下气。"《本草纲目》："郁李仁甘苦而润，其性降，故能下气利水。"

2. 化学成分及药理作用　郁李含脂肪油、苦杏仁苷、挥发性有机酸、皂苷、粗蛋白质、植物甾醇、维

生素 B_1 等成分；欧李含郁李仁苷 A、郁李仁苷 B 及苦杏仁苷等成分。本品能促进肠蠕动，明显缩短排便时间；对实验动物（犬）有显著降血压作用；并有消炎、镇痛、利尿作用。

第三节　峻下逐水药

泻下作用峻猛，能引起剧烈腹泻的药物，称为峻下药。峻下逐水药泻下作用峻猛，服用后能引起连续的水泻性腹泻，使体内留滞的水湿从大便排出，从而减轻水肿、痰饮等水湿壅盛之证。适用于水肿胀满，小便不利；水积腹内，腹部胀满；痰饮内停胁下引起的胁下胀痛、咳喘气短；或痰阻心窍之癫、狂、痫证，而且患者正气尚可，邪盛证急，仅用利水等法又难以见效者。其中部分药物又可利尿，则可使水湿从二便排出。有的峻下药小剂量轻用，还可收到攻下便秘或导行积滞的效果。

本类药物大多苦寒，有的辛温，主归大肠与肺肾经，均有毒性。

所谓峻下逐水，就是通过引起强烈的水泻而排泄体内水湿的功效。其中主要用于水肿者，称为逐水退肿；兼治水肿痰饮者，称为逐水泻饮、攻逐水饮或逐水退肿泻饮。峻下药少量轻用，仅引起缓和的泻下，则为通便或导滞去积。

本类药物得畅泻即应停服，改以调养之品，以免损伤正气。合理地炮制，可降低峻下逐水药的毒烈之性。本类药物的用法、用量及禁忌均较特殊，尤应予以重视。

甘　遂　《神农本草经》

为大戟科多年生草本植物甘遂的块根。主产于山西、陕西等地。春初或秋末采挖入药。醋制用或生用。

【性味归经】 苦、辛，寒。有毒。归大肠、肺、肾经。

【功效】 逐水退肿泻饮，外用消疮肿。

【应用】

1. 用于水肿、痰饮及臌胀等多种水湿内停证　本品峻下逐水作用较强，服用后可引起多次如水下注样腹泻，使体内留滞的水湿迅速排出，从而缓解水肿胀满及痰饮的多种症状。可单用研末服。亦可与大戟、芫花等同类药物配伍，共奏逐水退肿泻饮之效，如《伤寒论》十枣汤。

2. 用于疮痈肿痛　生甘遂研末外用，能消疮肿，亦可配伍其他清热解毒、消痈散结药使用。

【用法用量】 入丸散，每次 $0.5\sim1$ g。本品有效成分难溶于水，故不入汤剂。醋制后内服，可降低毒性。外用适量。

【使用注意】 孕妇及虚证忌用。不宜与甘草配伍（十八反）。

【参考资料】

1. 本草文献　《神农本草经》："主大腹疝瘕，腹满，面目浮肿，留饮宿食，破癥坚积聚，利水谷道。"《药性论》："能泻十二种水疾，能治心腹坚满，下水，去痰水，主皮肤浮肿。"《珍珠囊》："味苦气寒，苦性泄，寒胜热，直达水热所结之处，乃泄水之圣药。水结胸中，非此不能除，故仲景大陷胸汤用之，但有毒，不可轻用。"

2. 化学成分及药理作用　本品含甘遂宁 A、甘遂宁 B，大戟酮，大戟二烯醇等萜类和甾类化合物，并含有机酸、酯类、酚类衍生物、树脂、鞣质等成分。能刺激肠管，增强肠蠕动，引起强烈腹泻；并能抗早孕、引产、抑制免疫；甘遂萜酯 A、甘遂萜酯 B 有镇痛作用。

京 大 戟　《神农本草经》

为大戟科多年生草本植物大戟的根。主产于江苏、四川、江西等地。春初或秋末采挖入药。醋制用或生用。

【性味归经】苦、辛，寒。有毒。归大肠、肺、肾经。

【功效】逐水退肿泻饮，外用消疮肿。

【应用】

1. 用于水肿、痰饮及臌胀等水湿内停证　本品性能及功用与甘遂较为相似，仅逐水之力稍逊，且常与甘遂同用。治水肿、痰饮、臌胀等证，可单用，也可与其他泻下逐水药同用。如《活法机要》用本品与大枣同煮，用治水肿；《伤寒论》十枣汤，用治多种水湿内停证。

2. 用于疮痈肿痛及瘰疬痰核　本品生用研末外敷，能消疮肿。治疮痈肿痛，可单用或配伍解毒消痈散结药。亦可用治瘰疬痰核。

【用法用量】本品多入丸散，每次 0.5～1 g。内服醋制，以降低毒性。生品外用适量。

【使用注意】虚证及孕妇忌用。不宜与甘草配伍（十八反）。

【参考资料】

1. 本草文献　《神农本草经》："主十二水，腹满急痛，积聚，中风皮肤疼痛，吐逆。"《药性论》："下恶血癖块，腹内雷鸣，通月水，善治瘀血，能堕胎孕。"《本草正》："性峻利，善逐水邪痰涎，泻湿热胀满。"

2. 化学成分及药理作用　本品含大戟苷、大戟脑、β-谷甾醇等萜类和甾类，并含有树脂、树胶、生物碱等。其乙醚和热水抽出物均能刺激肠管，使肠蠕动增强，导致剧烈泻下；对妊娠离体子宫有兴奋作用；能扩张毛细血管，抑制肾上腺素的升压作用以及镇痛作用和对心脏有抑制作用；并有抑菌、抗病毒、镇静、利尿等作用。

附药

红大戟　红大戟为茜草科植物红大戟的根。性味苦寒，归大肠、肺、肾经。功用与京大戟略同，但毒烈之性较为缓和，峻下逐水泻饮之力亦较京大戟弱；然长于消肿散结，亦多外用。用法用量：煎服，1.5～5 g；入丸散服，每次 1 g。使用注意同京大戟。

芫　　花　《神农本草经》

为瑞香科灌木植物芫花的花蕾。主产于安徽、江苏、浙江等地。春季花未开放时采摘花蕾入药。醋制用或生用。

【性味归经】辛、苦，微温。有毒。归大肠、肺、肾经。

【功效】逐水退肿泻饮，祛痰止咳，外用杀虫疗疮。

【应用】

1. 用于胸胁停饮及水肿、臌胀等水湿内停证　本品亦为作用较为猛烈的峻下药，可逐水泻饮退肿。但逐水之力稍弱于甘遂、大戟，且多同用。该药又兼能祛痰止咳，以泻胸胁水饮见长，故多用于饮停胁下，咳喘痰多，胸胁引痛之证。

本品虽可祛痰止咳，因其泻下峻猛，毒性较强，一般咳嗽咯痰者罕用。

2. 用于顽癣、疮肿　本品外用能杀虫、攻毒，适用于头癣、头疮及其他顽癣、疮痈疔肿。可单用研末，以猪脂（或凡士林）等调膏外涂；亦可与雄黄等攻毒、杀虫药同用，如《千金要方》以本品为末，胶和如粥敷之，以治痈；《集效方》用本品为末，猪脂和涂之，治白秃头疮。

【用法用量】煎服，3～6 g。本品多入丸散，每次 0.5～1 g。内服醋制，可降低毒性。生品外用适量。

【使用注意】孕妇及虚证忌用。不宜与甘草配伍（十八反）。

【参考资料】

1. 本草文献　《神农本草经》："主咳逆上气，喉鸣喘，咽肿短气，蛊毒鬼疟，疝瘕，痈肿。"《名医别录》："消胸中痰水，喜唾，水肿，五水在五藏皮肤及腰痛，下寒毒、肉毒。"《药性论》："治心腹胀满，去水气，利五脏寒痰，涕唾如胶者。主通利血脉，治恶疮风痹湿，一切毒风，四肢挛急，不能行步，能泻水肿胀满。"

2. 化学成分及药理作用　本品含芫花素、芹菜素、芫根苷和木犀草素等黄酮成分，芫花酯甲、芫花酯乙、芫花酯丙、芫花酯丁、谷甾醇、苯甲酸、刺激性油状物以及挥发油等。其水浸剂、煎剂及醇浸剂均有兴奋离体肠管的作用，能使肠蠕动增加而致泻，加大剂量则呈抑制作用，对犬尚有致吐作用；并有利尿、镇咳、祛痰、收缩子宫、抗生育、镇静、抗菌及促癌等作用。

3. 其他　甘遂、大戟、芫花三药均有明显毒性，常见中毒表现为腹痛、腹泻、水样大便及里急后重；严重者呕吐剧烈、头痛、心悸、血压下降、呼吸困难、抽搐、谵语，甚至引起肾功能或呼吸循环衰竭。

牵 牛 子　《名医别录》

为旋花科一年生攀援草本植物裂叶牵牛或圆叶牵牛的种子。种子表皮有黑白两种，等同入药。各地均产。秋季果实成熟时采收入药。生用或炒用。

【性味归经】苦，寒。有毒。归大肠、肺、肾经。

【功效】逐水退肿泻饮，攻下积滞，利尿，驱蛔虫。

【应用】

1. 用于水肿、臌胀等水湿内停证及痰饮咳喘　本品苦寒降泄，其峻下作用及毒烈之性在本类药中相对较缓，但仍为有毒而峻下之品。其既泻下逐水，又通利小便，能从二便排泄水湿，而以逐水为主，故主要适用于水肿、臌胀、二便不利等水湿壅盛且正气未衰者。可单用，如《千金要方》单用本品治水肿；《宣明论方》一气散，用本品治水气蛊胀满。也可与其他的泻下逐水、利尿消肿、行气药同用，如《本事方》用本品与厚朴同用，治四肢肿满；《景岳全书》录刘河间舟车丸，其与甘遂、大黄、槟榔、木香等药同用，治多种水湿壅盛之证。治痰饮咳喘，可与化痰、止咳平喘药同用。

2. 用于热结便秘或湿热泻痢及胃肠积滞证　本品小剂量轻用，可泻下通便或导行积滞，适用于热结便秘或湿热泻痢及饮食积滞等证。临床上可根据用药之目的，确定剂量，并作相应的配伍。治热结便秘或湿热泻痢，可与大黄、木香、槟榔等攻下药及行气药同用，如《儒门事亲》木香槟榔丸。治饮食积滞，可与莱菔子、青皮等消食行气药同用。

3. 用于蛔虫病　本品能驱蛔虫，虽驱蛔力不强，但可借其泻下之力以排除虫体，故常与其他驱蛔药同用，治疗蛔虫腹痛，如《普济方》牛榔丸，其与槟榔同用；《永类钤方》用本品与槟榔、使君子同用，治一切虫积。

【用法用量】 多入丸散，每次1.5～3g。逐水用量宜稍大，攻下宜适中，导积滞宜稍小。炒用作用较缓和。

【使用注意】 孕妇及虚证忌用。不宜与巴豆配伍（十九畏）。

【参考资料】

1. 本草文献 《名医别录》："主下气，疗脚满水肿，除风毒，利小便。"《药性论》："治痃癖气块，利大小便，除水气，虚肿，落胎。"《本草纲目》："逐痰消饮，通大肠气秘风秘，杀虫。"

2. 化学成分及药理作用 本品含牵牛子苷、牵牛子酸甲、没食子酸、麦角醇、裸麦角碱及蛋白质、甾醇类化合物等。能刺激肠道，促进蠕动，导致强烈泻下；牵牛子苷能加速菊糖在肾脏中排出；对猪蛔虫有一定的驱虫效果；量过大可引起呕吐、腹痛及粘液血便外，还可引起血尿，甚至出现语言障碍和昏迷等中毒反应。

商　陆　《神农本草经》

为商陆科多年生草本植物商陆或垂序商陆的根。各地均产。初春或秋末采挖。醋制用或生用。

【性味归经】 苦，寒。有毒。归大肠、膀胱经。

【功效】 逐水退肿，利尿，外用攻毒消痈。

【应用】

1. 用于水肿、臌胀等水湿内停证及痰饮咳喘 本品能入大肠以逐水，又入膀胱以利水，其泻下逐水及利尿作用均较明显，能通利二便以排泄水湿。尤宜用于水肿、臌胀，大便闭结，小便不利等水湿壅盛之证，常与利水退肿药同用，如《济生方》疏凿饮子，其与泽泻、茯苓等药同用。本品的实际滋味微甜而略带麻舌感，且较长时间煎煮可使毒性减弱，故古方还常以其煮粥食，或与鲤鱼、赤小豆、猪瘦肉等煮服，使攻邪而不致过伤正气。本品捣烂，或加麝香少许，调敷脐部，亦可利水消肿。

2. 用于疮痈肿痛 本品捣烂外敷，有攻毒消痈之功，鲜品更佳，可治疮痈初起，红肿疼痛者。

【用法用量】 煎服，6～10g。外用适量。醋制内服，可降低毒性。

【使用注意】 孕妇及虚证忌用。

【参考资料】

1. 本草文献 《神农本草经》："主水胀，疝瘕，痹；熨除痈肿。"《名医别录》："疗胸中邪气，水肿，痿痹，腹满洪直，疏五脏，散水气。"《药性论》："能泻十种水病；喉痹不通，薄切醋熬，喉肿处外傅（敷）之瘥。"

2. 化学成分及药理作用 本品含商陆皂苷元、商陆皂苷甲、商陆皂苷乙等苷类及三萜和甾族化合物、商陆多糖、商陆碱、加利果酸、甾醇、商陆酸等成分。其水浸剂、煎剂和酊剂，均有显著的祛痰作用，浸膏片能祛痰、止咳、平喘，并有抑菌、抗病毒作用；商陆皂苷甲和商陆酸有抗炎作用；商陆多糖、商陆皂苷有体外诱生干扰素及抗肿瘤作用；商陆毒素可刺激交感神经，促进胃肠蠕动，并刺激肠粘膜，引起腹痛、腹泻；并有利尿、降血压、降转氨酶等作用。

3. 其他 本品服用过量可引起恶心呕吐、腹泻、头痛、烦躁、语言不清、肌肉抽搐、血压下降、呼吸困难等中毒症状。其毒性成分加热后不稳定，经长时间煎煮或反复蒸晒，可降低其毒性。

巴　豆　《神农本草经》

为大戟科乔木植物巴豆的成熟种子。主产于四川、广西、云南等地。秋季果实成熟而蒴果尚未裂开时采收入药。生用、炒用或制霜用。

【性味归经】 辛，热。有大毒。归大肠经。

【功效】 攻下冷积，逐水退肿，祛痰利咽喉。

【应用】

1. 用于寒积便秘腹痛或食积阻结肠胃　本品药性辛热，泻下作用峻猛，善能攻下阻结于胃肠的寒邪与积滞，前人称其有"斩关夺门之功"。治寒积之急重证，突发心腹胀痛，其痛如锥刺，大便不通，甚至气急口噤者，可单用，取其攻下之力，急下寒积，荡涤肠胃，以使邪去正安，如《仁斋直指方》单用本品以治之；亦可与温中、泻下药同用，以共收攻逐寒积、通腑止痛之效，如《金匮要略》三物备急丸，其与干姜、大黄同用。

本品"峻用有劫病之功，微用亦有调中之妙"。治胃肠积滞日久难消，腹胀纳差，泻痢不止，泻而不爽者，取其较小剂量，峻药轻用，可收缓下导滞，推陈致新，调中止泻之效。可单用，如《世医得效方》针头丸，单用本品治夏月水泻不止；亦可与神曲、天南星等消食、化痰药同用，主治小儿冷积，停乳停食，腹部胀满，大便失调，咳喘有痰诸症，如《中华人民共和国药典》（2000版）保赤散。

2. 用于臌胀腹水　本品峻用，可逐水退肿。宜于臌胀腹水难消，且患者正虚不甚之证，有泻水治标之效。如《肘后方》用巴豆、杏仁炙黄为丸，每服1丸如小豆大，以下水为度，主治水臌胀满，动摇时有水声者；现代用本品配伍绛矾、神曲等药，主治血吸虫病之肝硬化腹水，有一定疗效。

3. 用于喉痹痰涎壅盛，呼吸不利　本品能祛痰涎、利咽喉，以使呼吸通畅。治疗喉痹重症，痰涎壅盛，阻塞气道，呼吸急促，甚至窒息欲死者（如白喉、喉炎引起的急性喉梗阻），单用亦有较强的祛痰作用，可将巴豆霜少许吹入喉部，通过吐泻排出痰涎，使阻塞症状得以缓解；亦可配伍其他祛痰、利咽药同用，如《百一选方》用本品与白矾同用，以治喉痹。

此外，本品局部外用，能蚀疮、杀虫。治疮痈脓成未溃，外敷患处，取其蚀疮之功，促进疮痈处肌肤溃破，以利排脓。治疥癣瘙痒，取少量涂搽，可杀虫止痒。以上二效，可单用，亦可配伍其他攻毒、杀虫、止痒药，如《普济方》以本品与雄黄、轻粉同用，治一切恶疮。

【用法用量】 其主要泻下成分为巴豆油，故不入汤剂；入丸散每次服0.1～0.3 g。制霜使用，可降低毒性；炒用亦较生品稍缓和。外用适量。

【使用注意】 虚证、体弱及妇女妊娠、哺乳、月经期忌用。不宜与牵牛子配伍（十九畏）。

【参考资料】

1. 本草文献　《神农本草经》："主伤寒温疟寒热，破癥瘕结聚坚积，留饮痰癖，大腹水胀。荡涤五脏六腑，开通闭塞，利水谷道。去恶肉。"《本草拾遗》："主癥癖，痃气，痞满，腹内积聚，冷气血块，宿食不消，痰饮吐水。"《本草纲目》："治泻痢，惊痫，心腹痛，疝气，风喎，耳聋，喉痹，牙痛，通利关窍。"

2. 化学成分及药理作用　本品主含巴豆油，并含巴豆毒素等有毒蛋白质、巴豆苷、生物碱、β-谷甾醇、氨基酸和酶等。巴豆油可刺激肠粘膜使之蠕动增强，分泌增加，并引起胃肠炎症状，继而在短期内可出现多次大量水泻；该油可致口腔、咽及胃部出现灼热感和呕吐，对皮肤有强烈刺激而产生急性接触性皮炎，重者出现水肿、水泡及全身反应；巴豆煎剂有抑菌作用；巴豆油有镇痛及促进血小板凝集作用；巴豆提取物有抗肿瘤作用；巴豆油、树脂和醇脂类有致癌活性；巴豆霜有免疫抑制作用。

3. 其他　巴豆中所含毒性成分，以巴豆油为最强，对胃肠道粘膜具有强烈的刺激、腐蚀性，可引起恶心、呕吐与腹痛，导致出血性胃肠炎；口服巴豆油 1/4～1/2 滴即会产生猛烈腹泻，服至 1 滴便有严重症状，服至 20 滴可致死亡，故临床多压去油制为巴豆霜使用。巴豆毒素能溶解红细胞，并使局部细胞坏死，但遇热后即失去其毒性。服用本品若进食辛热食物，可使其泻下加剧；若冷饮黄连、黄柏等清热药的煎液，或进食冷粥等，可稍能缓解其峻下之力。

千金子　《开宝本草》

为大戟科草本植物续随子的成熟种子。主产于河北、浙江、四川等地。秋季果实成熟时去壳收集种仁入药。制霜用。

【性味归经】辛，温。有毒。归大肠、肾经。

【功效】泻下逐水，破血消癥。

【应用】

1. 用于水肿、臌胀、二便不利　本品有较强的泻下逐水作用，又略兼利尿之功，故退肿效果较为明显。适宜于水肿胀满、臌胀腹满、二便不利之水湿壅盛实证。可单用，如《斗门方》用本品压去油服之，以治水肿；亦可与其他泻下药或利水退肿药同用，以增强逐水或利水之力，如《摘玄方》用本品与大黄同用，为丸服，治水肿胀满。

2. 用于癥瘕、经闭等瘀血证　本品能破瘀血以消癥瘕，通月经，用于以上病证，宜与相应的活血化瘀药同用。

此外，本品有一定的杀虫止痒之功，外用还可用治顽癣。

【用法用量】碾碎，置蒸笼内蒸透，用吸油纸包裹，压去油，制为千金子霜，入丸散服，每次 0.5～1 g。外用适量。

【使用注意】虚弱者及孕妇忌用。

【参考资料】

1. 本草文献　《日华子本草》："宣一切宿滞，治肺气水气，敷一切恶疮疥癣。"《开宝本草》："主妇人血结月闭，癥瘕疹癖，瘀血蛊毒……心腹痛，冷气胀满；利大小肠。"《本草正》："逐水杀虫，然有毒损人，不可过多。"

2. 化学成分及药理作用　本品含脂肪油，油中含多种甘油酯和二萜醇酯等。并含甾类、香豆素类、黄酮类、七叶树苷等成分。脂肪油中所含千金子甾醇等，对胃肠有刺激，可产生峻泻，其强度为蓖麻油的 3 倍；所含瑞香素有抑菌、消炎及镇痛作用；七叶树苷能促进尿酸排泄，并有利尿作用。

3. 其他　本品的中毒量为 9～15 g。服用后 1～3 小时发病，表现为剧烈呕吐、腹痛、腹泻、头痛、头昏、烦躁、出汗、心慌、血压下降，甚至呼吸、循环衰竭等。

本品在古代文献中又常以续随子为正名。

自 学 指 导

【重点难点】

1. 在性能方面 根据"五味"一节中"苦能通泄"的理论,本章有明显泻下通便作用的攻下药和峻下药多标有苦味,且作用趋向于沉降。其余性能因攻下、润下和峻下的不同,而有明显差异。攻下药既有较强的泻下作用,又可清热,故性味多为苦寒,主要归大肠与胃经。各药虽较猛烈,但习惯均认为是无毒之药。大黄又能活血与止血,还可归心、肝经。芒硝为软坚泻下的代表药,其滋味本为咸味,故素来谓其咸、苦而性寒。芦荟可清肝热,又归肝经。润下药能滋润肠燥,其功效可视为"补养"的范畴,多为甘平之品。峻下药多有明显的刺激性,除苦之外,历来还谓其有辛味。因其主要用以逐水,多兼利尿之效,故除归胃肠之外,一般还可归肺、肾(或膀胱)二经。本类药均有毒性。在药性方面,巴豆性热,其余多偏于寒,但均非清热之品,故实际意义不大。

2. 在功效方面 攻下药的泻下功效,有泻下通便、攻下通便、泻下导滞、攻积导滞或苦寒泻(攻)下等不同,其间的含义虽有细微区别,但一般可予以忽略而灵活选用。芒硝习惯称为软坚泻下,意在反映其咸味能软能下的特点。峻下逐水药的功效有逐水泻饮、逐水退肿两种提法,则因其主治证不同而有此区别,亦可统称峻下逐水。其中商陆与牵牛子兼能利尿,又可称为逐水利尿。攻下药及巴豆、牵牛子轻用以缓下时,则多称为缓下导滞或缓下通便。此外,还应注意各药的兼有功效,尤其是甘遂、大戟、商陆外用可消疮肿,芫花外用可杀虫等。

3. 在应用(或主治)方面 各种泻下药均可主治便秘。更应掌握临床通过泻下药的使用,还可主治因热邪、湿热、痰、水及食积等引起的多种里实证,并可辅助驱虫药排出肠道寄生虫。攻下药既能泻下,又可清热,亦常用于温热病热邪炽盛及脏腑实热、火气上炎之证,主要用以清导热邪,虽无便秘者,亦可选用。大黄为治热结便秘的要药,并广泛用于多种积滞证(或急腹症),亦常用于实热证,但习惯性便秘者久用,其燥性易致继发性便秘;芒硝宜于燥热内结之便秘;番泻叶多以少量泡服,主治习惯性便秘;芦荟宜于便秘而有肝热者。峻下逐水药主要用于水肿、胸腹积水及痰饮。其中甘遂、京大戟、芫花功用相似,常配伍同用,逐水之力以甘遂较强;芫花因兼祛痰止咳之功,较长于胸胁水饮;商陆、牵牛子兼能利尿,可使水湿从二便外出,尤宜于水肿小便不利之证;巴豆与牵牛子轻用,还可用于便秘和饮食积滞,以及脘腹胀痛、泻下不爽等症。

4. 在配伍方面 在概述部分,应着重掌握泻下药配伍行气药的意义:既可针对里实积滞、气机阻滞而引起的腹胀、腹痛,又可协助泻下药增效。此外,还应理解泻下药配伍清热、温里、补虚、消食、化痰、除湿等类药物的意义。在攻下药一节中,注意掌握大黄配伍芒硝,相须为用,主治热结(或燥热内结)便秘。并应理解大黄等攻下药配伍枳实、厚朴,或配伍附子、干姜,以及配伍茵陈、栀子等重要配伍的意义。

5. 在相似药物比较方面 本章药中重点掌握大黄与芒硝在性能、功效和主治方面的异同。

6. 在用法用量方面　本章药物的用法，应注意大黄生用、酒炙用、蒸制用、制炭用及煎煮时间的长短与其性用的关系（详见教材）。芒硝易溶于水，不宜煎煮，应溶化后对服；芦荟味极苦，并有特异臭气，宜入丸剂，不入汤、散剂。润下药多含脂肪油，入丸剂作用较佳。峻下逐水药中，因商陆久煎可使其毒性稍弱，且逐水及利尿之有效成分能溶于水，故宜入汤剂。其余各药的逐水成分均不易在水中溶出，这些药物用以治疗水肿、痰饮时，均应入丸散，不宜入汤剂。而且还应注意降低各药毒性的炮制要求。峻下逐水药毒性较强，各药的用量均较小，甘遂、京大戟、芫花入丸散，每次服 0.5～1 g；巴豆每次服 0.1～0.3 g；牵牛子每次服 1.5～3 g。并应注意巴豆、牵牛子二药的用量与不同用药目的的关系。

7. 在使用注意方面　攻下药和峻下药作用峻猛或有毒性，孕妇忌用。又因其易伤正气，凡正气虚弱而无里实积滞者，亦不宜使用。妇女月经期、哺乳期及小儿、老人、体虚患者而当用此类药物者，均应慎用。甘遂、京大戟、芫花不可与甘草配伍（十八反），牵牛子不可与巴豆配伍（十九畏）。

【复习思考题】

1. 泻下药为什么常与行气药配伍使用？
2. 简述泻下药的使用注意。
3. 攻下药在性能方面有什么特点？
4. 攻下药的临床应用是什么？
5. 简述峻下逐水药的功效与主治病证。
6. 大黄与芒硝在性能、功效与应用方面有何异同？
7. 大黄有哪些特殊用法和使用注意？

第九章 祛风湿药

【目的要求】

1. 通过本章及章内各节概述部分的学习，应当了解祛风湿药、祛风湿、舒筋、活络等有关功效术语的含义；熟悉祛风湿药的分类；掌握祛风湿药及各类祛风湿药在功效、主治、性能特点、配伍应用与使用注意方面的共性以及常用祛风湿的分类归属。

2. 通过本章具体药物的学习：

掌握独活、蕲蛇、木瓜、防己、秦艽、桑寄生的性能、功效、应用、特殊用法及特殊使用注意。

熟悉川乌、威灵仙、豨莶草、五加皮、狗脊的功效、主治病证、特殊用法和特殊使用注意。

了解雷公藤、络石藤的功效、特殊用法和特殊使用注意。

【自学时数】

4学时。

1. 含义 以祛风湿为主要功效，常用以治疗风湿痹证的药物，称为祛风湿药。

风湿痹证，是指因风寒湿邪侵袭人体，留滞经络、肌肉、筋骨、关节等处，致使经络气血闭阻不通，继而出现肢体疼痛、酸楚、重着、麻木、关节屈伸不利，甚至肿大变形的疾病。若邪郁化热者，还会出现关节红肿、灼热。因其风、寒、湿、热邪气的偏胜不同，临床又有行（风）痹、痛（寒）痹、着（湿）痹及热痹之分。

由于祛风湿药在药性和主治的寒热性质互异或其兼有的作用不同，一般将其分为祛风湿散寒药、祛风湿清热药和祛风湿强筋骨药三类。

2. 功效与主治 本章内的各种药物都具有祛风湿的功效，均可用以祛除风寒湿邪气，从而缓解或消除痹证的各种症状，故均可主治痹证。其中有的药物兼有止痛功效，除能止痹痛外，还可用于头风痛、齿痛、外伤性疼痛等。有的药物兼有舒筋活络功效，除能治疗痹证关节拘挛、屈伸不利及肌肤麻木外，还可以用于脚腓转筋、项强等其他筋脉挛急及中风后遗症之麻木偏瘫、口眼喎斜等。有的药物兼有补肝肾以健筋骨的功效，除宜于痹证日久筋骨痿软外，还可用于其他肝肾不足的证候。有的药物兼能清湿热或清热解毒，除宜于热痹外，还可用于水肿、黄疸、淋证、湿疹及皮肤瘙痒等证而因于湿热者或热毒疮痛等证。

所谓祛风湿，就是祛除留滞经络、肌肉、筋骨、关节的风寒湿邪气，以减轻或消除痹证所致的各种症状的治疗作用，又称为祛风胜湿、蠲痹、宣痹、除痹等。舒筋，是辛散宣通药物舒缓筋急以解除关节拘急、屈伸不利的治疗作用。活络，是通利脉络以缓解肌肤麻木或偏痹的治疗作用，又称通络。舒筋与活络密切相关，往往相提并论，称为舒筋活络或通经络。

3. 性能特点　本类药物中祛风湿散寒药及祛风湿强筋骨药的药性偏温，祛风湿清热药的药性偏于寒凉。本类药长于祛风燥湿，因辛能祛风，苦能燥湿，故味多辛、苦。然兼能补肝肾强筋骨者，还可有甘味。罹患痹痛之关节筋骨不健、腰膝酸软无力，系肝、肾虚弱所致，故本类药主要归此二经。

4. 配伍应用　使用祛风湿药，首先须注意因证选药，应根据痹证的邪气轻重、病程新久及邪正胜衰等不同情况，选择相宜的祛风湿药，并作适当配伍。如风邪偏盛，游走疼痛的行（风）痹，宜选用祛风力强的祛风湿药，并配伍祛风止痛药，痹证初起而有表邪者，尤应如此。寒邪偏盛，疼痛较剧的痛（寒）痹，宜选用散寒力强的祛风湿药，并配伍温经止痛药。湿邪偏盛，酸楚重着的着（湿）痹，宜选用除湿力强的祛风湿药，并配伍利水渗湿药、健脾燥湿药等。郁久化热，关节红肿灼热的热痹，宜选用性偏寒凉的祛风湿药，并配伍清热药。兼有肝肾不足，筋骨痿软者，宜选用祛风湿、健筋骨药，并配伍必要的补虚药。痹证一般均因邪气闭阻气血而为病，故各型痹证均宜配伍活血化瘀之药，以增强疗效，故素有"治风先治血"的经验。

5. 使用注意　祛风湿药（尤其是祛风湿散寒药）性多偏于温燥，易伤阴血，故阴虚血亏者应慎用，必要时须配伍滋补精血之品。痹证日久难愈，使用汤剂十分不便，历来祛风湿之方多作丸剂、酒剂或外用膏剂，以利患者使用；且酒的温通血脉和助溶作用，还可增强祛除风寒湿邪及活血止痛作用，但患有消化道溃疡者不宜选用酒剂。现代还有胶囊剂、片剂、口服液等多种新剂型可供选择。少数有毒的祛风湿药，应避免过量或使用过久而引起中毒反应。

第一节　祛风湿散寒药

祛风湿散寒药的药性偏于温燥，主要适用于风湿痹痛而属寒证，症见肢体疼痛、酸楚、重着、麻木、关节屈伸不利等。尤以治疗寒痹、湿痹、风痹常用。

多数祛风湿散寒药，还分别兼有止痛、舒筋活络、祛风止痒、祛风止痉等不同功效，又可主治其他疼痛证，中风手足不遂、口眼㖞斜，瘾疹、顽癣等皮肤瘙痒以及小儿惊风、破伤风之痉挛抽搐等证。

本类药物，芳香温通之物较多，较宜作酒剂或硬膏剂等外用。因其性多偏温燥，热盛或阴虚血亏者慎用。

独　　活　　《神农本草经》

为伞形科多年生草本植物重齿毛当归的根。主产于四川、湖北、安徽等地。春秋二季采挖入药。生用。

【性味归经】辛、苦，温。归肝、肾、肺经。

【功效】祛风湿，散风寒，止痛。

【应用】

1. 用于风寒湿诸痹　本品辛香发散，性偏温燥，有较强的祛风、散寒、胜湿和止痛之力。用治痹证，不论风痹、湿痹、寒痹，均十分常用。治风痹，可与防风、羌活等长于祛风止痛的祛风湿药配伍，如《千金要方》独活酒；治湿痹，可与苍术、薏苡仁等祛湿除痹药配伍，如《症因脉治》独活苍术汤；治寒痹，可与附子、乌头等长于温经止痛的祛风湿药配伍。与羌活相比，本品偏入肝肾经，而善祛下部风湿，故为治痹痛而见于腰膝之要药。主治腰膝痹痛，肝肾不足，气血亏虚之证，常与桑寄生、当归、人参、杜仲等补肝肾、益气血药同用，如《千金要方》独活寄生汤。

2. 用于外感风寒表证　本品能发散风寒以解表，可主治感冒风寒、恶寒发热、头身疼痛之证，且常与羌活、防风等长于祛风解表、散寒止痛之品同用，如《摄生众妙方》荆防败毒散。因其苦燥而可除湿之性亦与羌活相似，故以风寒感冒夹湿，头身酸痛沉重者，更为适宜，然本品不似羌活之雄烈，其解表之力较为温和，作用较之羌活为弱，故常与羌活相须为用以增疗效，如《内外伤辨惑论》羌活胜湿汤。

3. 用于多种疼痛证　本品的止痛之功，除用以缓解痹证和表证的疼痛症状外，还可用于头痛、齿痛及瘀血疼痛证。治风寒头痛，常与长于祛风散寒止痛药同用，如《症因脉治》独活细辛汤，其与细辛、川芎等同用。治风热头痛及牙痛，亦可与石膏、菊花、蔓荆子等疏风清热药同用。治外伤或产后等瘀血疼痛证，可与当归、川芎、红花等活血止痛药同用，如《外科正宗》通经导滞汤。

此外，本品兼有祛风止痒之功，可用于风邪郁阻肌表所致的皮肤瘙痒，常与防风、荆芥、白芷等药同用，内服与外用均可。

【用法用量】 煎服，6～12 g。外用适量。

【使用注意】 本品药性温燥，阴虚血亏及实热内盛者不宜。

【参考资料】

1. 本草文献　《神农本草经》："主风寒所击，金疮止痛，贲豚，痫痉，女子疝瘕。"《药性论》："治中诸风湿冷，奔喘逆气，皮肌苦痒，手足挛痛，劳损，主风毒齿痛。"《本草正》："理下焦风湿，两足痛痹，湿痒拘挛。"

2. 化学成分及药理作用　本品含挥发油，油中含有甲基苯酚、百里香酚、枞油烯等数十种成分；含香豆素类有二氢欧山芹醇、异欧前胡素、香柑内酯、花椒毒素、当归醇等；并含当归酸、胡萝卜苷等成分。本品有抗心律失常、降血压作用，对实验性血栓形成及血小板凝集有抑制作用，并有镇痛、镇静、消炎、解痉、抑菌、光敏感、保护实验性胃溃疡形成、兴奋呼吸等作用。

威　灵　仙　《新修本草》

为毛茛科攀援性灌木植物威灵仙、棉团铁线莲或东北铁线莲的根及根茎。前一种主产于江苏、安徽、浙江等地，应用最广；后两者主产于东北、华北等地，仅在少部分地区使用。秋季采挖入药。生用。

【性味归经】 辛、苦，微温。归肝、肾经。

【功效】 祛风湿，通经络，止痛。

【应用】

1. 用于风湿痹痛　本品辛散宣通，其性温燥，能祛风湿，通经络，尤长于通经络以缓解痹证之疼痛，筋脉拘挛，关节屈伸不利，肢体麻木等证。对风寒湿痹，关节疼痛，拘挛麻木，可单用，如《圣惠方》威灵仙散。但多入复方使用，属风湿寒痹之寒湿阻络，关节冷痛沉重者，常与附子、川乌、桂枝等温经散寒止痛药同用，如《普济方》用本品与川乌、五灵脂同用以治之；若风湿日久，经络瘀阻，关节疼痛较剧者，常与当归、乳香、片姜黄等活血止痛药同用；治风湿化热，关节红肿热痛者，常与秦艽、防己、薏苡仁等清热祛湿除痹药同用。

本品的通经络之功，还可用于中风手足不遂、口眼㖞斜等症，多与活血通络药同用。

2. 用于多种疼痛证　本品有止痛之功，可用于头风痛、牙痛及外伤疼痛等多种疼痛证的治疗，且尤以治疗下肢足疼见长。治下肢足疼、脚气肿痛、腰脚疼痛者，单用有一定疗效，如《简便单方》、《圣惠方》均单用本品和酒服。治牙痛，可用本品与鲜毛茛捣汁局部涂擦。因其止痛作用温和，亦多作其他止痛药之辅助药，且须针对病因配伍相应的药物。如治跌扑损伤，证见瘀血疼痛者，常与五灵脂、乳香、没药等活血止痛药同用；治气滞腹痛，常与乌药、延胡索等行气止痛药同用。

此外，本品单用或加入砂糖、醋，煎汤，慢慢咽下，可用于诸骨刺鲠咽之轻证，能松弛局部肌肉而使骨刺易于脱落。

【用法用量】煎服，6～12 g。治骨鲠可用 30 g。

【使用注意】本品服用量过大可引起胃脘灼热、疼痛、呕吐等反应。

【参考资料】

1. 本草文献　《新修本草》："腰、肾、脚膝、积聚、肠内诸冷病，积年不瘥者，服之无不立效。"《开宝本草》："主诸风，宣通五藏，去腹内冷滞，心隔痰水久积，癥瘕痃癖气块，膀胱宿脓恶水，腰膝冷疼及疗折伤。"《本草纲目》："威灵仙，气温，味微辛咸。辛泄气，咸泄水，故风湿痰饮之病，气壮者服之有捷效，其性大抵疏利，久服恐损真气，气弱者亦不可服之。"

2. 化学成分及药理作用　本品含白头翁素、原白头翁素、甾醇、皂苷类、糖类、酚类等；东北铁线莲的根含铁线莲苷 A、铁线莲苷 B、铁线莲苷 C 等；棉团铁线莲含挥发油、香豆素类、生物碱、树脂等。其水煎（或水浸）液有镇痛、抗利尿、降血压、降血糖、抑菌、抗疟等作用；水提醇沉液对大鼠实验性心肌缺血有保护作用，水提或醇提物均能促进胆汁分泌，松弛回肠平滑肌；根茎与须根的水煎剂对疟原虫感染有明显抑制作用；醋浸液对鱼骨刺有一定软化作用，能使咽及食管平滑肌松弛，蠕动增强，而致骨刺脱落。

3. 其他　据考证，《本草图经》、《救荒本草》等所载威灵仙为玄参科植物，《滇南本草》所载为菊科植物，目前均未见使用。其与现用品种的功用差异，尚不清楚。

川　　乌　《神农本草经》

为毛茛科多年生草本植物乌头的块根。主产于四川以及云南、陕西等地。夏秋二季采挖入药。制用或生用。

【性味归经】辛、苦，热。有大毒。归肝、肾、脾经。

【功效】祛风湿，散寒止痛。

【应用】

1. 用于风湿寒痹疼痛　本品味辛苦而性热，对风、寒、湿三气均有较强的祛散作用，为治风湿寒痹的要药。可内服，亦可局部外用。可单用，也多入复方。因其性热，其温经散寒力尤为显著，故更宜用于寒邪偏盛之痛痹。治寒痹，常与附子、肉桂、细辛等长于散寒止痛的药物同用，如《千金要方》乌头汤；治风痹，常与羌活、防风、全蝎等长于祛风止痛药同用，如《圣惠方》用本品与全蝎同用以治之；治湿痹，常与苍术、木瓜等长于燥湿、化湿、活血止痛药同用，如《普济方》乌术丸，其与苍术、五灵脂等药同用。

2．用于寒凝所致的多种疼痛证　本品能温经散寒，又长于止痛，故较宜用于寒邪凝滞，经脉不通所致的头痛、腹痛、牙痛、外伤及阴疽肿痛等。治头风痛，可与白芷、川芎、细辛、天南星等祛风止痛药同用，如《百一选方》用本品与天南星同用。治寒疝腹痛，可单用，如《金匮要略》大乌头煎，用本品水煎取汁，调入蜂蜜以服之；亦可与桂枝、干姜等温经、温中止痛药同用，如《金匮要略》乌头桂枝汤，其与桂枝、白芍等药同用。治疮痈肿痛，可单用本品外用，如《古今录验》用本品与苦酒渍之，外洗；亦可与长于解毒消痈药同用，如《僧深集方》用本品与黄柏为末，调涂之。治外伤疼痛，则可与长于活血止痛药同用，以增强其止痛之力。治牙痛，亦多外用，如《圣惠方》乌头丸，其与附子捣末和丸，以绵裹一丸，于痛处咬之。本品外用的麻醉止痛作用，还常与蟾酥、生南星等同用，如《医宗金鉴》外敷麻药方。

【用法用量】煎服，3～6 g，应先煎半小时至1小时（至入口无麻味为度）。内服宜制用。外用适量，多用生品。

【使用注意】孕妇忌用。不宜与半夏、瓜蒌、贝母、白及、白蔹配伍（十八反）。

【参考资料】

1．本草文献　《珍珠囊》："去寒湿风痹、血痹。"《本草纲目》："助阳退阴，功同附子而稍缓。"《长沙药解》："乌头，温燥下行，其性疏利迅速，开通关腠，驱逐寒湿之力甚捷，凡历节、脚气、寒疝、冷积、心腹疼痛之类并有良功。制同附子，蜜煎取汁用。"

2．化学成分及药理作用　本品含乌头碱、异乌头碱等多种生物碱。炮制后，其生物碱含量降低。乌头碱有镇痛、镇静、消炎、局部麻醉等作用；小剂量能使心率减慢，大剂量则引起心率不齐，甚至心室颤动。

3．其他　本品的中毒反应及救治详见温里药中的附子。

附药

草乌　草乌为同科野生植物北乌头的块根，其性能、功效、应用、用法用量及使用注意均与川乌相同，然草乌的毒烈之性甚于川乌。

蕲　蛇　《雷公炮炙论》

为蝰蛇科动物尖吻蝮蛇（五步蛇）除去内脏的全体。主产于湖北、江西、浙江等地。夏秋季捕捉，经加工后入药使用。

【性味归经】辛、甘，温。归肝经。

【功效】祛风湿，舒筋活络，祛风止痒，止痉。

【应用】

1．用于风寒湿诸痹　本品辛温走窜，能内入脏腑，外彻肌肤，祛风湿之力颇强，前人称其能"透骨搜风"，风寒湿诸痹均宜使用。因其长于舒筋活络，故为治疗风湿顽痹，日久难愈，关节拘挛疼痛，肢体麻木不仁的要药，并常与羌活、防风、秦艽、五加皮等长于祛风湿、舒筋络、强筋骨药同用，如《濒湖集简方》白花蛇酒。

2．用于中风不遂、手足麻木等　本品亦为活络之要药，治疗中风后气血痹阻，脉络不利，肌肤失养而口眼㖞斜、半身不遂、手足麻木、语言蹇涩者，常与黄芪、当归、地龙等益气养血、通络行瘀之药配伍，如《中华人民共和国药典》（1990年版）再造丸。

3．用于皮肤瘙痒　本品亦有较好的祛风止痒之效，可用于瘾疹、顽癣等多种皮肤病的皮肤瘙痒。可单用，如《瑞竹堂经验方》白花蛇酒，以本品为末，温酒服之，主治诸风疬癣；也常与其他长于祛风止痒药同用，如《医垒元戎》驱风膏，其与薄荷、荆芥等药同用，主治遍身疥癣。临床上还须针对风、湿邪气的偏胜，或血虚等不同证型，配伍相应的祛风、除湿或养血药物，如《证治准绳》白花蛇丸，其与苦参、白鲜皮、防风等药同用，主治风癣疮、皮肤瘙痒而有湿热者。

4. 用于小儿惊风、破伤风之痉挛抽搐者　本品有止痉之功，可用治小儿急慢惊风及破伤风，症见痉挛抽搐者，并多与乌梢蛇、蜈蚣等熄风止痉药同用，如《圣济总录》定命散。

【用法用量】煎服，6~15 g。本品尤宜入丸、散、酒剂，每次 1.5~3 g。

【使用注意】本品性偏温燥，阴虚及热盛者慎用。

【参考资料】

1. 本草文献　《药性论》："主治肺风鼻塞，身生白癜风、疬疡、斑点及浮风瘾疹。"《开宝本草》："主中风，湿痹不仁，筋脉拘急，口面㖞斜，半身不遂，骨节疼痛，大风疥癞及暴风瘙痒，脚弱不能久立。"《本草纲目》："通治诸风，破伤风，小儿风热，急慢惊风搐搦，瘰疬漏疾，杨梅疮，痘疮倒陷。"

2. 化学成分及药理作用　蛇体含蛋白质、脂肪、氨基酸、精胺、蛇肉碱、赖氨酸及硬脂酸、棕榈酸、胆甾醇等，蛇毒中含凝血酶样物质、酯酶及抗凝血物质等。蕲蛇提取物有镇静、镇痛作用，并能扩张血管而降血压；蛇毒有抗凝血、抗血栓形成、镇痛等作用。

3. 其他　蕲蛇在古代本草中以白花蛇为正名。现代药材中的金钱白花蛇，为眼镜蛇科动物银环蛇的幼蛇，其性能、功效、应用等与蕲蛇相似，但用量较小。

五步蛇为毒蛇，其唾腺中具有强烈的出血性及溶血性毒，故历代文献均称其有毒。实际上，干燥的蕲蛇仅毒牙内存留蛇毒，入药时已去其头部，其蛇肉并无明显毒性，在一般用量范围内作汤剂时尤其如此。所以，现将其性能中的有毒之性删除。

乌 梢 蛇　《药性论》

为游蛇科动物乌梢蛇除去内脏的全体。主产于浙江、江苏、安徽等地。夏秋二季捕捉，经加工后入药使用。

【性味归经】辛、甘，平。归肝经。

【功效】祛风湿，舒筋活络，祛风止痒，止痉。

【应用】

1. 用于风湿寒痹　本品祛风湿，舒筋活络之功与蕲蛇相似，但功力稍逊。其性虽平，但多用于风湿寒痹，筋骨疼痛，关节拘挛，肌肤不仁，并常与羌活、防风等祛风湿散寒药同用，如《圣惠方》乌蛇丸。

本品的舒筋活络作用，亦可用于中风不遂，口眼㖞斜，并多与养血药和活血药同用。

2. 用于皮肤瘙痒　本品能祛风止痒，为治风瘙瘾疹，疥癣等多种皮肤病所致皮肤瘙痒之常用药。常与蛇床子、苍术、防风等祛风、燥湿、止痒药同用。

3. 用于破伤风及小儿惊风，痉挛抽搐　本品的止痉之功，可用于破伤风及小儿急慢惊风，肢体痉挛抽搐，并常与蕲蛇、蜈蚣等熄风止痉药配伍，如《圣济总录》定命散。

【用法用量】煎服，6~15 g，入丸散，每次 2~3 g。

【使用注意】高热及阴血不足而生风者慎用。

【参考资料】

1. 本草文献　《药性论》："治热毒风，皮肌生疮，眉髭脱落，痂痒疥等。"《开宝本草》："主诸风瘙瘾疹，疥癣，皮肤不仁，顽痹诸风。"《本草纲目》："功与白花蛇同而性善无毒。"

2．化学成分及药理作用　本品主含蛋白质及脂肪，经水解氨基酸系统分析，含有天门冬氨酸、苏氨酸等17种氨基酸，并含蛇肌醛缩酶、二磷酸酯酶等成分。具有消炎、镇痛、镇静、抗惊厥等作用；乌梢蛇血清有抗五步蛇毒的作用。

附药

蛇蜕　乌梢蛇及其他多种蛇蜕下的皮膜，称为蛇蜕。具有祛风止痒，退翳，止痉等功效，可用于皮肤瘙痒，目翳，小儿惊风等证。

木　瓜　《名医别录》

为蔷薇科灌木植物贴梗海棠或木瓜（榠楂）的成熟果实。前者习称"皱皮木瓜"，主产于安徽、湖北等地，应用较广；后者习称"光皮木瓜"，主产于山东、江苏等地，华东、西南等地使用。夏秋季果实呈黄绿色时采收，经加工后入药。生用。

【性味归经】辛、甘、酸，微温。归肝、脾、胃经。

【功效】祛风湿，舒筋，化湿。

【应用】

1．用于风湿痹证　本品能祛湿除痹，其性微温而略有辛散之力，祛风湿之功甚为缓和，各型风湿痹证均可选用。因其长于舒筋，为风湿痹痛，筋脉拘挛，关节屈伸不利之要药。治风湿寒痹，可与川乌、独活、羌活等祛风湿散寒药同用；治风湿热痹证，亦可与秦艽、防己等祛风湿清热药同用。

本品可舒筋、除湿，尤宜用治湿邪下注，壅滞于脚踝的脚气肿胀酸痛；或筋急项强，不可转侧。治前者，可单用，亦可复方使用；可外敷，亦可内服。如《食疗本草》单用本品煮烂研作浆粥样以裹痛处，治脚膝筋急痛；《证治准绳》鸡鸣散，其与陈皮、槟榔、紫苏叶、吴茱萸等温中行气、除湿、止痛之品同用，治脚气疼痛。治后者，常与乳香、没药等活血止痛药同用，如《本事方》木瓜煎。

2．用于吐泻转筋　本品辛可化浊，甘酸则入肝缓急以舒筋。治湿浊中阻，脾胃升降失司，吐泻不止，脚腓转筋，挛急疼痛等证，既化湿浊以和脾胃，又舒筋脉以除脚腓挛急，凡属此证，不论寒热，均可配伍相应的药物使用。治寒湿所致者，常与吴茱萸、小茴香等温中燥湿药配伍，如《三因方》木瓜汤。治湿热所致者，常与黄芩、薏苡仁等清热除湿药配伍，如《霍乱论》蚕矢汤。

此外，本品略有消食积、止泻痢之效，又可用于饮食积滞，消化不良及泻痢腹痛。单用有一定效果，亦宜入复方，如《鸡峰普济方》木瓜汤，其与干姜、甘草等药同用，治泻不止。

【用法用量】煎服，10～15 g。

【使用注意】胃酸过多者用量不宜过大。

【参考资料】

1．本草文献　《名医别录》："主湿痹邪气，霍乱大吐下，转筋不止。"《本草拾遗》："下冷气，强筋骨，消食，止水痢后渴不止，作饮服之。又脚气冲心，取一颗去子，煎服之，嫩者更佳。又止呕逆，心膈痰唾。"《日用本草》："治脚气上攻，腿膝疼痛，止渴消肿。"

2．化学成分及药理作用　本品含苹果酸、酒石酸、枸橼酸等多种有机酸，皂苷，齐墩果酸、黄酮类和维生素C；并含有还原糖、蔗糖、过氧化酶、氧化酶、鞣质及果胶等成分。对动物实验性关节炎有明显消肿作用；对实验性急性肝损伤大鼠，可减轻肝细胞肿胀、变性、坏死，促进肝细胞修复，并能降低血清谷丙转氨酶活性；对各型痢疾杆菌等有较明显的抑菌作用；并有抗肿瘤、降血压作用。

蚕　沙　《名医别录》

为蚕蛾科昆虫家蚕蛾幼虫的粪便。主产于江苏、浙江及其他养蚕区。6～8月主要收集二眠或三眠蚕的粪便。生用。

【性味归经】辛，温。归肝、脾经。

【功效】祛风湿，舒筋活络，化湿和中。

【应用】

1. 用于风湿痹证之关节拘挛　本品性味辛温，能祛风湿，尤长于除湿，并舒筋而缓急。其作用与木瓜相似，较为温和，凡风湿痹证，筋骨疼痛，关节拘挛者，不论寒证或热证，均可与相应的祛风湿药同用。治风湿热痹，常与防己、秦艽等祛风湿清热药配伍，如《温病条辨》宣痹汤。治风湿寒痹，宜与祛风湿散寒药配伍。

本品的舒筋活络作用，还可用于中风不遂，口眼㖞斜，内服或蒸热外熨均可。

2. 用于湿阻中焦之吐泻转筋　本品既化脾胃湿浊以止吐止泻；又可舒筋以缓解脚腓痉挛之转筋。治疗吐泻不止而转筋者，常与木瓜、吴茱萸同用，以增强化湿、舒筋之力。

此外，本品祛风除湿之功，还可收止痒之效。对风邪或湿邪郁于肌肤所致的风疹瘙痒，可以内服，亦可煎汤外洗。

【用法用量】煎服，6～15 g；宜以纱布包后入煎，以防煎液浑浊。外用适量。

【参考资料】

1. 本草文献　《名医别录》："主肠鸣，热中，消渴，风痹，瘾疹。"《本草纲目》："蚕性燥，燥能胜风去湿，故蚕沙主疗风湿之病，有人病风痹用此熨法得效。"

2. 化学成分及药理作用　本品含叶绿素衍生物、植物醇、胆甾醇、氨基酸、胡萝卜素、维生素 A、维生素 B、维生素 C 等。其煎剂有消炎作用，并有促进生长及抗肿瘤作用。

伸筋草　《本草拾遗》

为石松科蕨类多年生草本植物石松的全草。主产于东北、华中及西南等地。一年四季均可采收入药。生用。

【性味归经】辛、苦，温。归肝经。

【功效】祛风湿，舒筋活络。

【应用】

用于风湿寒痹　本品辛苦性温，较长于舒筋活络，故宜于风湿寒痹，关节疼痛，屈伸不利等症。可单用，煎服或泡酒服，如《岭南采药录》单用本品治风痹筋骨不舒；亦常与威灵仙、寻骨风等其他祛风湿药配伍，以增强除痹止痛的疗效。

本品舒筋活络的功效，还可用于跌打损伤，常与乳香、没药、苏木、䗪虫等活血止痛、疗伤药同用。

【用法用量】煎服，6～15 g。外用适量。

【使用注意】孕妇慎用。

【参考资料】

1. 本草文献　《本草拾遗》："主久患风痹，脚膝疼冷，皮肤不仁，气力衰弱。"《滇南本草》："下气，消胸中痰满横格之气，推胃中隔宿之食，去年久腹中之坚积，消水肿。"《生草药性备要》："消肿，除风湿。浸酒饮，舒筋活络，其根治气结疼痛，损伤，金疮内伤，去痰止咳。"

2. 化学成分及药理作用　本品全草含石松碱、二氢石松碱、棒石松宁碱等多种生物碱，蒽醌类化合物、甾醇、香荚兰酸、阿魏酸等酸性物质及石松醇等三萜化合物；孢子含脂肪油、挥发油、甾醇及糖类等成分。石松碱等生物碱有解热、镇静、治疗大鼠实验性硅沉着病、升高血压及利尿作用。

附药

舒筋草　为同科植物石子藤的全草。其性能功效与伸筋草相似。

寻 骨 风　《植物名实图考》

为马兜铃科多年生攀援草本植物绵毛马兜铃的根或全草。主产于河南、江苏、江西等地。夏秋二季采集入药。生用。

【性味归经】辛、苦，平。归肝经。

【功效】祛风湿，通经络，止痛。

【应用】

1. 用于风湿寒痹　本品既祛风湿，又有较强的通络止痛作用，对于风湿痹证，关节疼痛，可单用或泡酒服。治风湿寒痹，宜与独活、威灵仙、羌活等长于祛风散寒除痹药同用，可内服，亦可作酒剂或硬膏剂外用。

2. 用于胃痛、牙痛或跌打损伤疼痛　本品具止痛之功，可用于多种疼痛证。治胃痛、牙痛，可单用；但更宜因证配伍清胃或行气、温中之药。治跌打损伤，宜与活血止痛药同用。

【用法用量】煎服，6～10 g。外用适量。

【使用注意】用量过大可引起恶心、呕吐，胃脘不适，乏力，头晕，心慌等，故不可过用。本品性偏辛燥，阴血亏虚者慎用。

【参考资料】

1. 本草文献　《饮片新参》："散风痹，通络，治骨节痛。"《江西民间草药》："治疟疾，风湿关节痛。"《南京民间药草》："全草浸酒服，治筋骨痛及肚痛。"

2. 化学成分及药理作用　本品含马兜铃酸、香草酸、尿囊素、生物碱、挥发油、内脂等成分。所含生物碱对大鼠甲醛性和蛋清性关节炎有明显消肿作用；煎剂对风湿性、类风湿性关节炎有较好的止痛、消肿和改善关节功能的作用；并有抑制艾氏腹水癌及抗早孕作用。

松 节　《名医别录》

为松科乔木油松或马尾松的树干或树枝上的结节。各地均产。一年四季可采收入药。生用。

【性味归经】辛、苦，温。归肝经。

【功效】祛风湿，通经络，止痛。

【应用】

1. 用于风湿寒痹　本品味辛苦而性温通，能祛风湿，通经络，止疼痛，较宜于风湿寒痹，关节疼痛，筋脉拘急等证。可单用本品浸酒内服，或局部涂搽；更宜与独活、羌活等祛风湿、散寒、止痛药同用。

2. 用于跌打损伤及脚气肿痛　本品能通经止痛。治跌打损伤，瘀血肿痛，可单用，如

《圣惠方》松节散；亦宜与乳香、红花等活血止痛药同用。治寒湿下注，脚气肿痛，可单用，如《补缺肘后方》单用本品以治之，亦宜与紫苏叶、木瓜、槟榔等散寒除湿药同用。

本品的止痛作用，还可用于牙痛。可单用，如《圣惠方》用本品烧灰揩之以治牙齿历蠹，齿根黯黑；亦可配伍使用，如《圣惠方》槐白皮散，其与槐白皮、地骨皮同用，以治齿风疼痛。

【用法用量】煎服，10~15 g。外用适量。

【使用注意】本品辛香温燥，阴虚血亏者慎用。

【参考资料】

1. 本草文献 《名医别录》："主百节久风，风虚，脚痹疼痛。"《日华子本草》："治脚软，骨节风。"《滇南本草》："行经络，治痰火，筋骨疼痛，湿痹痿软，强筋骨。"

2. 化学成分及药理作用 本品主要含挥发油、树脂、纤维素、木质素等成分，挥发油中主要有 α-蒎烯及 β-蒎烯，另含少量左旋樟烯、二戊烯等成分。具有一定的消炎、镇痛作用，并有抑菌、抗病毒、抗肿瘤、溶石作用及多种免疫活性。

海风藤 《本草再新》

为胡椒科攀援藤本植物风藤（细叶青蒌藤）的藤茎。主产于福建、广东、台湾等地。夏秋二季采割入药。生用。

【性味归经】辛、苦，微温。归肝经。

【功效】祛风湿，通经络。

【应用】

用于风湿寒痹 本品辛苦微温，功专祛风湿，通经络，而以通络为主，较宜于风湿寒痹，关节疼痛，经脉拘挛，可与独活、威灵仙、寻骨风等祛风湿散寒药同用。因其微温，亦可配伍秦艽、防己等祛风湿清热药，用于湿热痹证。

本品通经络的功效，还可用以治疗跌打损伤等瘀血证，宜与乳香、没药等活血止痛药同用。

【用法用量】煎服，6~15 g。

【参考资料】

1. 本草文献 《本草再新》："行经络，和血脉，宽中理气，下湿除风，理腰脚气，治疝，安胎。"《浙江中药手册》："宣痹，化湿，通络舒筋。治腿膝痿痹，关节疼痛。"

2. 化学成分及药理作用 本品藤叶含挥发油，油中成分有 α-侧柏烯、莰烯等，并含木脂素类、细叶青蒌藤素、细叶青蒌藤酰胺等成分。海风藤能增加小鼠心肌营养血流量，降低狗心肌缺血区侧枝血管阻力；并能拮抗内毒素引起的大鼠动脉血压下降，减轻内毒素血症引起的肺水肿；细叶青蒌藤素有抑制肿瘤的作用。

第二节 祛风湿清热药

祛风湿清热药的药性偏寒，味多辛、苦。主要适用于风湿热痹，关节红肿热痛之证。然在本类药中，除防己等少数药外，多为微寒之品，且有的药物生用偏寒，若经适当炮制，还可成为祛风湿散寒药，实际上并不专治风湿热痹。防己等药的苦寒性虽然较强，但祛风湿、止痹痛之效亦佳，若与较多温经止痛或祛风湿散寒药配伍，亦可用于风湿寒痹证。

多数祛风湿清热药，还分别兼有止痛、舒筋活络、清热除湿、清热解毒的功效，还可用于其他疼痛证，中风半身不遂、偏瘫、口眼㖞斜，湿热证及热毒证的治疗。

防 己 《神农本草经》

为防己科木质藤本植物粉防己或马兜铃科缠绕草本植物广防己的根。粉防己又称汉防己，主产于浙江、安徽、江西等地；广防己又称木防己，主产于广东、广西等地。秋季采挖入药。生用。

【性味归经】苦、辛，寒。归肝、肾、膀胱经。

【功效】祛风湿，止痛，利水消肿。

【应用】

1. 用于风湿痹证　本品长于祛风除湿，其苦寒之性较甚，既祛风湿，又止痹痛，尤能祛除经络、肌肉、关节之风湿热邪，故宜于湿热痹证，关节红肿热痛，并多与秦艽、薏苡仁、蚕沙等药同用，如《温病条辨》宣痹汤。因本品祛风湿及止痛之力均较强，治风湿痹证而有寒者，亦常选用，但应与乌头、肉桂等温性的祛风湿药或温经散寒药配伍，如《千金要方》防己汤。

2. 用于水肿　本品性味苦寒，能利小便而入膀胱以清泻湿热。较宜于下焦湿热壅盛所致的水肿胀满，小便不利，如《金匮要略》防己椒目葶苈大黄丸，其与葶苈子、大黄、椒目同用。水肿多属本虚标实，若因于阳衰气虚者，本品亦可利水退肿以治标，但须与黄芪、白术、桂枝等温助阳气及补脾益气药同用，以扶正治本为主，如《金匮要略》防己黄芪汤、防己茯苓汤等。

此外，本品的止痛作用，还可用于牙痛、头痛及外伤疼痛等证。治胃火牙龈肿痛，可与升麻、石膏等清胃热药同用；治肝火头痛，可与夏枯草、菊花等清肝、平肝药同用；治外伤疼痛，应与活血止痛药同用。

【用法用量】煎服，6～10 g。

【使用注意】本品苦寒之性较强，易伤脾胃，脾胃虚寒者慎用。

【参考资料】

1. 本草文献　《神农本草经》："主风寒温疟，热气诸痛。除邪，利大小便。"《名医别录》："疗水肿、风肿，去膀胱热，伤寒寒热邪气，中风手脚挛急，止泄，散痈肿恶结，诸㾦疥癣虫疮，通腠理，利九窍。"《药性论》："汉防己：治湿风口面㖞斜，手足疼，散留痰，主肺气嗽喘。木防己：治男子肢节中风毒风不语，主散结气痈肿，温疟，风水肿，治膀胱。"

2. 化学成分及药理作用　粉防己含粉防己甲素、粉防己乙素、粉防己丙素、粉防己丁素，粉防己碱、防己诺林碱、轮环藤酚碱等生物碱类成分及黄酮苷、挥发油、酚类、有机酸等；广防己含木兰碱、马兜铃酸、马兜铃内酰胺、尿囊素及 β-谷甾醇等。粉防己及所含生物碱有扩张冠状动脉、保护心肌缺血、抗心律失常、松弛血管平滑肌、降血压、抑制血小板凝集、抑菌、抗阿米巴原虫、消炎、镇静、镇痛、抗过敏、抗癌、松弛横纹肌等作用。

3. 其他　《本草拾遗》认为："汉防己主水气，木防己主风气。"实际上汉防己与木防己均长于祛风湿，止痹痛，都为风湿痹痛所常用。而汉防己利水之力胜于木防己，故宜用于水肿，小便不利。

秦　艽　《神农本草经》

为龙胆科多年生草本植物秦艽、麻花秦艽、粗秦艽或小秦艽的根。主产于陕西、甘肃、四川等地。春秋二季采挖入药。生用。

【性味归经】苦、辛，微寒。归肝、肾、胃、胆经。

【功效】祛风湿，通经络，止痛，清湿热，退虚热。

【应用】

1.用于风湿痹痛及中风不遂　本品药性苦辛微寒，既祛风湿，又善除湿热，较宜于湿热痹证，关节红肿热痛者，并多与防己、忍冬藤、薏苡仁等长于治疗热痹的祛风湿、通经络药同用。因本品辛苦而不燥烈，被前人称为"风家润药"；且祛风湿，通经络，止痹痛之力均较佳。故风湿痹证，关节疼痛，筋脉拘挛，不论偏寒或偏热，新病或久不愈者，皆常选用。《医学心悟》蠲痹汤，以秦艽、独活、羌活为主，作为治疗风湿痹证的基础方，风邪胜者，加防风；寒邪胜者，加附子；湿邪胜者，加防己、草薢、薏苡仁；郁久化热者，去肉桂，加黄柏。可见其应用广泛。

本品的活络之功，还广泛用于中风而致肌肤麻木，口眼㖞斜，手足不遂者，多与熟地黄、白芍、当归等养血活血药同用，如《不知医必要》秦艽汤。

2.用于湿热黄疸、疮肿、湿疹等病证　本品性味苦寒，能清泄湿热。除主治湿热痹证外，还可用于黄疸、疮肿、湿疹等多种湿热证。治湿热黄疸，能除肝胆湿热而退黄，可单用，如《海上集验方》单用本品以治之。但常与茵陈、大黄等其他除湿退黄药配伍，以增强疗效。治湿热疮肿、湿疹，多与苦参、黄连、大黄等清热燥湿药配伍，可内服，亦可煎汤外洗或研末搽患处，如《仁斋直指方》用本品为末搽于患处，治疮口不合。

3.用于阴虚内热证　本品入肾经而退虚热。治阴虚内热，骨蒸潮热者，宜与补阴药配伍，以针对阴虚之病因，共收滋阴清热之效，如《卫生宝鉴》秦艽鳖甲散，其与鳖甲、生地黄等药同用。

此外，本品的止痛作用，还可治疗牙痛等疼痛症。如本品配伍防己，于拔牙后服用，有明显的止痛和消肿之效。

【用法用量】煎服，6～10 g。

【使用注意】本品具有苦寒之性，脾胃虚寒者慎用。

【参考资料】

1.本草文献　《神农本草经》："主寒热邪气，寒湿风痹，肢节痛，下水，利小便。"《药性论》："利大小便，瘥五种黄病，解酒毒，去头风。"《本草纲目》："秦艽，手足不遂，黄疸，烦渴之病须之，取其去阳明之湿热也。阳明有湿，则身体酸疼烦热，有热则日晡潮热骨蒸。"

2.化学成分及药理作用　本品含龙胆苦苷、龙胆碱、秦艽苷、甾醇苷、糖类及挥发油等化学成分。在提取过程中，可生成秦艽碱甲、秦艽碱乙、秦艽碱丙等生物碱。秦艽有消炎、抑菌、镇静、镇痛、降低血压、减轻豚鼠因组织胺引起的哮喘及抽搐、降低毛细血管通透性、抗过敏性休克等作用。龙胆苦苷对疟原虫有抑杀作用，并能促进胃液及游离盐酸分泌增加和抗肝炎作用。

络 石 藤　《神农本草经》

为夹竹桃科攀援木质藤本植物络石的带叶藤茎。主产于江苏、湖北、山东等地。冬季至次年春季采集入药。生用。

【性味归经】 辛、苦，微寒。归肝、心经。

【功效】 祛风湿，舒筋活络，清热解毒。

【应用】

1. 用于风湿痹证　本品能祛风湿，通经络，可用于风湿痹痛，筋脉拘挛，关节屈伸不利等证的治疗。因其性微寒，故较宜于风湿痹证，郁久化热之湿热痹，宜与秦艽、防己等祛风湿清热药同用。治风湿寒痹，可单用浸酒服；更宜与祛风湿散寒药同用。

2. 用于热毒疮痈及咽喉疼痛　本品能清热解毒以消肿，可用于热毒壅结所致的疮痈及咽喉红肿疼痛。治痈肿疼痛，可与金银花、连翘、乳香、没药等解毒消痈、活血消肿药同用，如《外科精要》止痛灵宝散，其与瓜蒌、乳香、没药等同用。治喉痹咽部肿痛，可单用煎汤，慢慢咽下，如《近效方》单用本品以治之；亦可与其他长于清热解毒利咽药配伍，如《得配本草》则与射干、栀子等药同用，以增强其清热解毒利咽之效。

【用法用量】 煎服，6~15 g。

【参考资料】

1. 本草文献　《神农本草经》："主风热死肌痈伤，口干舌焦，痈肿不消，喉舌肿，水浆不下。"《名医别录》："主大惊入腹，除邪气，养肾，主腰髋痛，坚筋骨，利关节。"《中国药用植物志》："祛风止痛，通络消肿。适用于关节痛，肌肉痹痛，腰膝酸痛等症；也能消散诸疮，去咽喉肿痛。"

2. 化学成分及药理作用　本品含老刺木碱等吲哚生物碱、牛蒡苷、络石糖苷、罗汉松树脂酚苷、降络石糖苷等木脂素类，并含黄酮类、三萜及甾类等。其煎液对金黄色葡萄球菌、福氏痢疾杆菌等有抑菌作用，并有消炎作用；牛蒡苷可引起血管扩张、血压下降；所含强心苷有强心和促进血液循环作用。

雷 公 藤　《中国药用植物志》

为卫矛科藤本植物雷公藤的全株。主产于浙江、江苏、安徽等地。夏季采集叶与花，夏末秋初采集果实及茎，秋后采集根入药。生用。

【性味归经】 辛、苦，寒。有毒。归心、肝经。

【功效】 祛风湿，通经络，清热解毒。

【应用】

1. 用于风湿诸痹　本品辛苦而性寒，能祛风湿，其通经络的作用较强，能缓解痹证所致的关节拘挛，减轻疼痛等症状。虽为苦寒之品，然各型风湿痹证均可选用，其中尤长治类风湿性关节炎。单用有效，内服或外用皆可。如每日取藤茎的木质部15 g煎服，或口服其苷类成分制成的雷公藤片，疗程2~3个月，均有一定疗效。亦可入复方使用。属风湿热痹者，可与秦艽、防己、忍冬藤等祛风湿清热药配伍；属风湿寒痹者，可与独活、川乌等祛风湿散寒药配伍。

2. 用于热毒疮痈、皮肤瘙痒等病证　治湿热蕴结肌肤之瘙痒，本品苦寒而燥，能清除湿热以止痒；治疮痈红肿疼痛者，则主要取其清热解毒、消肿止痛之功。单用本品煎服、制成糖浆口服，或水煎涂搽，取叶捣敷局部，或与金银花、连翘、蒲公英、苦参、白鲜皮、地肤子等解毒消肿药、祛风燥湿止痒药同用，以增强疗效。

【用法用量】 煎服，3~6 g；除去皮部后可用6~15 g。以煎煮1~2小时为宜，既可降低毒性，又可确保疗效。外用适量。

【使用注意】本品毒性较大，其茎、叶毒性强于根，尤其是皮部毒性较木质部强，故入汤剂内服宜用其根，并除尽其皮，且用量不可太过。其毒性作用有二：一是对胃肠的局部刺激，引起恶心呕吐、腹痛腹泻、便血等；二是吸收后可引起中枢神经系统及肝、心、肾等内脏的损害。故孕妇、脾胃虚弱及有心、肝、肾等器质性疾患者忌用。

【参考资料】

1. 本草文献　《中国药用植物志》："雷公藤，苦、涩，寒。有毒。功能舒筋活血，祛风除湿。主治风湿性关节炎，跌打损伤。"《湖南药物志》："杀虫，消炎，解毒。"

2. 化学成分及药理作用　本品主含苷类，雷公藤碱、雷公藤次碱等多种生物碱以及二萜类、五环三萜类、蒽醌类、木脂素类、脂肪油、挥发油、卫矛醇及鞣质等。具有消炎、镇痛、抑制免疫、抗生育、抑菌、降血压、改善微循环等作用，能使肾上腺皮质束状带上部细胞分泌活动增强、皮质细胞肥大、球状带有丝分裂增加，能降低蛋白尿、提高血浆蛋白、促进肾小球病变的消退，雷公藤定碱有抗肿瘤作用；雷公藤多苷有抗生育作用。

3. 其他　本品的临床应用较为广泛，除以上病证外，还常用于治疗红斑性狼疮、过敏性紫癜、慢性肾炎、支气管哮喘、白塞综合征、干燥综合征、强直性脊柱炎、坐骨神经痛等。

本品的主要毒性成分为生物碱，雷公藤多苷片的副作用和毒性，明显低于生药的制剂，其常见的副作用有胃肠道反应、白细胞减少、血小板减少、妇女月经失调、雄性生精细胞减少及精子畸变等。

豨 莶 草　《新修本草》

为菊科草本植物豨莶、腺梗豨莶或毛梗豨莶的地上部分。各地均产。夏秋季开花前或花期采割入药。生用或制用。

【性味归经】辛、苦，生品性寒，制后性温。归肝、心经。

【功效】祛风湿，舒筋活络，生用清热解毒。

【应用】

1. 用于风湿诸痹　本品辛可祛风，苦可燥湿，生用或制用，均可祛风湿，舒筋活络。但其祛风湿作用较为缓和，制用则辛散温通作用稍强。治风湿痹证，骨节疼痛，或麻木拘挛者，须较长时间坚持服用本品，方有疗效，如《活人方汇编》豨莶散，单用本品治风湿诸痹。若入复方，则可增强其祛风湿、舒筋活络之功，如《养生经验合集》豨桐丸，其与臭梧桐同用。治风寒湿痹，应制后入药，并常与羌活、防风、川乌等祛风湿散寒药同用，如《张氏医通》豨莶丸；治热痹多用生品，并常与秦艽、防己等祛风湿清热药同用。

2. 用于热毒疮痈及湿疹　本品生用能清热解毒，除湿止痒，故生用于疮痈肿毒以及湿疹瘙痒的治疗。内服外用均可，如《乾坤生意秘韫》用本品与乳香、白矾等同用，治发背疔疮、一切恶疮等。

此外，本品的活络作用，还可用于中风之麻木、偏瘫或口眼㖞斜。近代以其降血压而用于高血压病。

【用法用量】煎服，15～30 g。外用适量。

【使用注意】本品生用与制用，其药性与功效有别，应根据主治证的寒热而选择使用。

【参考资料】

1. 本草文献　《新修本草》："主热蟨，烦满不能食，生捣汁服三四合，多则令人吐。""主金疮，止痛，断血，生肉，除诸恶疮，消浮肿，捣封之。汤渍、散敷并良。"《本草纲目》："豨莶，生捣汁服则令人吐，故云有小毒；九蒸九暴则补人，去痹，故云无毒。生则性寒，熟则性温，云热者非也。"《本草经疏》：

"祛风除湿，兼活血之要药。"

2．化学成分及药理作用　本品主含豨莶苷、豨莶苷元、多种二萜及其苷类，此外尚含多种倍半萜内脂等化学成分。本品及豨莶苦味醇酸有消炎作用；豨莶草煎剂有降血压、舒张血管、抗血栓形成作用，对细胞免疫和体液免疫有抑制作用，对非特异性免疫亦有一定抑制作用；对血栓形成有抑制作用，对小鼠肠系膜微循环障碍后血流恢复有显著促进作用；并有抑菌、抑制疟原虫和抗早孕作用。

臭梧桐　《本草图经》

为马鞭草科灌木或小乔木植物海州常山的嫩枝和叶。主产于江苏、浙江、安徽等地。夏季结果前或开花前采收。生用。

【性味归经】辛、苦，微寒。归肝、心经。

【功效】祛风湿，通经活络，清热解毒。

【应用】

1．用于风湿诸痹　本品性能功效与豨莶草相似，亦能祛风湿，通经活络。治疗风湿痹证，关节疼痛拘挛，肢体麻木，不论偏寒或偏热，均可选用，如《纲目拾遗》单用本品，加白蜜为丸以治之。亦常与豨莶草相须为用。还可根据其偏寒或偏热之不同，配伍相应的祛风湿散寒药或祛风湿清热药。

本品的通经活络功效，亦可用于中风后的半身不遂、口眼㖞斜等。现代研究发现本品能降血压，又用以治疗高血压病。

2．用于热毒疮痈及皮肤瘙痒、湿疹等证　治热毒疮肿，本品能清热解毒，宜与连翘、紫花地丁、蒲公英等长于消痈肿的清热解毒药同用。治皮肤瘙痒、湿疹，亦因其本品辛散苦燥而能祛除风热或湿热之邪。可内服，也可煎汤外洗。亦宜与其他祛风燥湿止痒药同用。

【用法用量】煎服，6~15 g，不宜久煎。外用适量。

【参考资料】

1．本草文献　《本草图经》："治疟。"《纲目拾遗》："洗鹅掌风、一切疮疥，煎汤洗汗斑，湿火腿肿久不愈者，同萆间子浸酒服。并能治一切风湿，止痔肿，煎酒服。治臁疮，捣烂作饼，加桐油贴。"《岭南采药录》："治一切痈疽，捣烂罨之。"

2．化学成分及药理作用　本品含臭梧桐糖苷、海州常山素，生物碱，臭梧桐素甲、臭梧桐素乙，海州常山苦素 A、海州常山苦素 B 等。臭梧桐叶的水浸剂、煎剂及流浸膏均有降压、抗血栓形成、降低血清胆固醇作用，其煎剂有镇静、镇痛作用，其煎剂和酒精浸剂对动物甲醛性或蛋清性关节炎均有抑制作用。

桑　枝　《本草图经》

为桑科乔木植物桑的嫩枝。全国各地均产。春末至夏初采收入药。生用或炒至微黄用。

【性味归经】辛、苦，平。归肝经。

【功效】祛风湿，通经络。

【应用】

用于风湿痹痛，关节拘挛　本品性平，能祛风湿、通经络以消除痹痛而利关节，其作用较为缓和，故治疗风湿痹证，不论寒热，均可选用，尤以上肢之湿热痹证最为适宜。可单用，如《本事方》单用本品内服以治臂痛。若热邪偏盛者，宜与秦艽、防己等祛风湿清热药同用；寒邪偏盛者，宜与独活、桂枝、防风等祛风湿散寒药同用。

此外，本品能利小便，可用于水肿小便不利。又因其有降血压作用，现代临床还用于治疗高血压病。

【用法用量】煎服，15～30 g。

【参考资料】

1. 本草文献 《本草图经》："疗遍体风痒干燥，脚气风气，四肢拘挛，上气，眼晕，肺气嗽，消食，利小便，兼疗口干。"《本草备要》："利关节，养津液，行水祛风。"《本草撮要》："桑枝，功专去风湿拘挛，得桂枝治肩臂痹痛；得槐枝、柳枝、桃枝洗遍身痒。"

2. 化学成分及药理作用 本品含桑素、桑色烯、环桑素等黄酮成分及鞣质等。桑枝皮水浸液有明显降压作用，水煎液有一定的抗布氏杆菌的作用，其浸出液对兔及绵羊有明显的养毛作用。

老 鹳 草 《滇南本草》

为牻牛儿苗科草本植物牻牛儿苗或老鹳草的地上部分。全国各地均产。夏秋二季采收入药。生用。

【性味归经】辛、苦，微寒。归肝、大肠经。

【功效】祛风湿，舒筋活络，清热解毒。

【应用】

1. 用于风湿诸痹 本品辛散苦燥，辛可祛风，苦可燥湿，有祛风湿、舒筋活络之功。然药性较为平和，故可用治各型风湿痹证，关节疼痛，筋脉拘挛，肢体麻木等。如单用本品，加入适量白酒、蜂蜜，制为老鹳草膏，内服，即有一定疗效，但多入复方，根据痹证之偏寒、偏热不同，配伍相应的祛风湿药。

本品的舒筋活络之功，还可用治跌打损伤，妇女月经不调，痛经等证，宜与乳香、没药、当归、丹参等活血疗伤药或活血调经药同用。

2. 用于热毒疮肿，热毒及湿热泻痢 本品能清热解毒，清泄湿热。治热毒疮痈，可以内服，亦可外敷，或与紫花地丁、蒲公英、连翘等解毒消痈药同用。治热毒或湿热泻痢，单用本品煎服即可获效，亦宜与马齿苋、地锦草等解毒治痢药配伍。

【用法用量】煎服。10～30 g。外用适量。

【参考资料】

1. 本草文献 《滇南本草》："祛诸风皮肤发痒。治筋骨疼痛，痰火痿软，手足筋挛，麻木，利小便，泻膀胱积热，攻散诸疮肿毒，退痨热发烧，治风火虫牙，痘疹疥癞等症。"《本草纲目拾遗》："去风，舒经活血，健筋骨，通络脉。损伤，痹症，麻木，皮风，浸酒常饮。"

2. 化学成分及药理作用 本品含挥发油，油中主要成分为牻牛儿醇，槲皮素、鞣质及其他色素等化学成分。全草煎剂对金黄色葡萄球菌、乙型链球菌、肺炎双球菌、卡他球菌、福氏痢疾杆菌及流感病毒，均有较显著的的抑制作用；除去鞣质，则抑菌力减弱。煎剂在一定剂量内能抑制肠蠕动而止泻，大剂量则有泻下作用。本品并有消炎、保肝、抗氧化、抗癌及镇咳作用。

3. 其他 本品在《滇南本草》中载其性温，后世多称其性平，根据其有清热解毒之功，故应以微寒之性更为允当。

第三节 祛风湿强筋骨药

祛风湿强筋骨药性味多为辛苦甘温，主要归肝、肾二经。主治风寒湿痹日久未愈，肝肾不足，痹痛不止而兼筋骨不健者。

祛风湿强筋骨药，还兼有补肝肾，强筋骨作用，还可用于肝肾亏虚，小儿行迟。成人筋骨痿软、腰膝酸痛以及妇女冲任不固之胎漏下血诸证。但仍以兼有风湿痹证者，最为适宜。

五 加 皮　《神农本草经》

为五加科灌木植物细柱五加的根皮。主产于湖北、河南等地。秋季采挖。剥取根皮入药。生用。

【性味归经】辛、苦、甘，温。归肝、肾经。

【功效】祛风湿，强筋骨，利尿退肿。

【应用】

1．用于风寒湿痹诸证　本品性偏温燥，宜用于风寒湿痹证，关节疼痛，屈伸不利等证。因其又能强健筋骨，对风寒湿痹日久未愈，正气受损而筋骨软弱，腰膝无力者，更为适合。可单用浸酒服，如《本草纲目》五加皮酒。亦尤常与独活、杜仲、牛膝等祛风湿药及补肝肾、强筋骨药同用，如《卫生家宝方》五加皮散，其与杜仲同用，以治腰痛。

2．用于肝肾不足之筋骨痿弱者　肝藏血而主筋，肾藏精而主骨，若精血亏虚，肝肾不足，则小儿发育不良，牙齿生长及坐立行走迟缓，囟门久不闭合；成人腰膝软弱、筋骨不健。治此类病证，本品可与熟地黄、龟甲、牛膝等补肝肾、益精血之药同用，如《保婴撮要》五加皮散，其与牛膝、木瓜同用，以治小儿行迟等。

3．用于水湿内停之水肿、小便不利等　本品兼能利水退肿，可用治水湿内停之水肿、小便不利等证。若因脾虚气滞所致，常与茯苓皮、橘皮等健脾、行气、渗湿利水药同用；肾阳虚所致，常与桂枝、杜仲、附子等温阳药配伍。

【用法用量】煎服，6～15 g。

【参考资料】

1．本草文献　《神农本草经》："主心腹疝气，腹痛，益气疗躄，小儿不能行，疽疮阴蚀。"《名医别录》："男子阴痿，囊下湿，小便余沥，女人阴痒及腰脊痛，两脚疼痹风弱，五缓虚羸，补中益精，坚筋骨，强意志。"《本草纲目》："治风湿痿痹，壮筋骨。"

2．化学成分及药理作用　本品含刺五加糖苷 B_1、α-芝麻素、紫丁香苷、异秦皮素葡萄糖苷、谷甾醇、胡萝卜苷、4-甲氧基水杨醛、鞣质及维生素 B_1 等成分。具有消炎、镇痛、抗心律失常、增强学习与记忆、抗疲劳、抗应激、抗排异、增强戊巴比妥钠的中枢抑制、增强免疫功能、抗溃疡、抗肿瘤、抗四氧嘧啶性高血糖、降血脂、促进未成年大鼠副性腺发育及止血等作用。

3．其他　据本草考证，历代作"五加皮"使用的尚有同属植物无梗五加、糙叶五加及刺五加等多种植物。现代研究发现刺五加补虚作用较佳，具有良好的"适应原样"作用，能增强机体的非特异性抵抗力；能调节病理过程，使其趋于正常化；能改善大脑皮质的兴奋与抑制过程，提高脑力劳动效能。现已单独以"刺五加"为名入药，为益气健脾，补肾安神之品。

桑 寄 生　《神农本草经》

为桑寄生科小灌木植物桑寄生或槲寄生的带叶茎枝。前者主产于华南、西南地区，后者主产于东北、华北、西南地区。冬季至次年春季采集入药。生用。

【性味归经】甘、辛、苦，平。归肝、肾经。

【功效】祛风湿，通经络，补肝肾，健筋骨。

【应用】

1. 用于风湿痹证　本品性平，虽辛苦但不燥烈，能祛风湿，通经络以除痹痛，其祛邪之力较为缓和。因其长于补肝肾以强健筋骨，故尤宜用于风寒湿痹日久不愈，损及肝肾而腰膝酸软，筋骨无力者，且多与独活、杜仲、当归、牛膝等祛风湿、补肝肾及益气血之药配伍，如《千金要方》独活寄生汤。

2. 用于肝肾不足之胎动不安，胎漏，崩漏下血，肝阳上亢，中风不遂等证　本品补肝肾之功，可收固冲任以安胎、止血，补肝肾而健筋骨之效，可用治肝肾不足所致的多种病证。治肝肾不足之胎动不安，常与补肾、安胎之品同用，如《圣惠方》用本品与阿胶、艾叶同用。治冲任不固，胎漏或崩漏下血，常与续断、菟丝子、阿胶等滋补肝肾药和止血药配伍，如《医学衷中参西录》寿胎丸。治肝阳上亢、肝风上扰，常与天麻、钩藤等平肝熄风药同用，如《杂病证治新义》天麻钩藤饮。治肝肾不足，筋骨不健之软弱无力，常与续断、杜仲、牛膝等补肝肾、强筋骨之药同用。

【用法用量】煎服，10～15 g。

【参考资料】

1. 本草文献　《神农本草经》："主腰痛，小儿背强，痈肿，安胎，充肌肤，坚发、齿，长须眉。"《名医别录》："主金疮，去痹，女子崩中，内伤不足，产后余疾，下乳汁。"《日华子本草》："助筋骨，益血脉。"

2. 化学成分及药理作用　本品含槲皮素、萹蓄苷、磷脂等；叶含槲皮素、α-儿茶素、槲皮苷、金丝桃苷等；若寄主为马桑，则含有马桑内脂、杜亭内脂、马桑亭等倍半萜成分。槲寄生含齐墩果酸、黄酮苷、β-香树脂醇、有机酸和果胶等。桑寄生有降血压，扩张冠状动脉，增加冠状动脉血流量，减慢心率，利尿，抑菌，抗病毒，抗氧化等作用。槲寄生有改善心功能、抗心律失常、降血压、抗血小板凝集、改善微循环、抑制肿瘤细胞等作用。

3. 其他　现代报道桑寄生和槲寄生，对冠心病心绞痛、心律失常、高血压、高脂血症等病，均有一定疗效。

明代《滇南本草》已认识到寄生因所寄生的植物不同，其性能和功用均有差异。桑寄生主要寄生于桑科、茶科、山毛榉科、蔷薇科、豆科等乔木上，槲寄生主要寄生于榆、桦、柳、枫、杨等乔木上。现代研究，二者化学成分和药理作用，亦存在区别。故《中华人民共和国药典》（1985年版），已将其分别为二药。目前初步认为：二者均能祛风湿，补肝肾。但桑寄生更长于强筋骨、固冲任，胎漏、崩漏下血及高血压病多用。其确切的差异，尚有待研究。马桑树上寄生的桑寄生有毒，含有神经毒马桑内酯等，使用宜慎，且不能作桑寄生入药。

狗　脊　《神农本草经》

为蚌壳蕨科多年生草本植物金毛狗脊的根状茎。主产于云南、广西、福建等地。秋季采挖入药。生用或砂烫去绒毛用。

【性味归经】辛、苦、甘，温。归肝、肾经。

【功效】祛风湿，补肝肾，强腰脊。

【应用】

1. 用于风寒湿痹　本品辛苦而温，辛能祛风，苦能燥湿，温能散寒，可散关节筋骨等处之风寒湿邪；又能补肝肾以健筋骨，强腰脊。故宜用于风寒湿痹以及风寒湿痹兼有肝肾不足，筋骨软弱、腰脊疼痛之证，且常与杜仲、川牛膝、木瓜、苏木等祛风湿药及补肝肾药配伍，如《普济方》四宝丹，其与川乌、萆薢、苏木等药同用。

2.用于肝肾不足，腰痛脊强，俯仰不利以及肾气不固诸证　本品长于补肝肾而强腰脊，利俯仰。对肝肾不足，腰脊失养之腰痛脊强、不能俯仰，不论有无风寒湿痹，俱宜用之，并常与菟丝子、肉苁蓉、杜仲等补肝肾、强腰膝药同用，如《圣惠方》狗脊丸，其与菟丝子、萆薢同用。本品略兼收涩之性，能补肝肾、温肾气、固冲任，故亦可用治肾气不固所致的尿频、遗尿、带下等证。治肾虚不固之遗尿、尿频者，宜与温肾缩尿的桑螵蛸、益智仁等药同用。治冲任虚寒，带下清稀量多，宜与鹿茸、鹿角霜等补精血、固冲任的药物配伍，如《普济方》白蔹丸，其与鹿茸、白蔹同用。

【用法用量】煎服，10～15 g。

【使用注意】本品因兼固涩之性，肾虚有热、小便不利等证不宜。

【参考资料】

1.本草文献　《神农本草经》："主腰背强，机关缓急，周痹寒湿，膝痛。颇利老人。"《名医别录》："疗失溺不节，男子脚弱腰痛，风邪淋露，少气目暗，坚脊，利俯仰，女子伤中，关节重。"《药性论》："治男子女人毒风软脚，邪气湿痹，肾气虚弱，补益男子，续筋骨。"

2.化学成分及药理作用　本品含绵马酚、山柰醇、鞣质、淀粉、色素等成分。狗脊的金黄色绒毛有止血作用，可外用于止血。

千 年 健　　《本草纲目拾遗》

为天南星科草本植物千年健的根茎。主产于云南、广西等地。春秋二季采挖入药。生用。

【性味归经】辛、苦，温。归肝、肾经。

【功效】祛风湿，健筋骨，止痛。

【应用】

用于风湿寒痹　本品辛温苦燥，以祛风湿，止痹痛见长，故较宜于风湿寒痹所致的腰膝冷痛，关节拘挛等症，不论有无筋骨软弱，均可选用，且多与五加皮、独活、防风等祛风湿、止痹药配伍。因其强健筋骨之力甚弱，痹痛而兼有肝肾不足者，宜与桑寄生、杜仲、牛膝、枸杞等补肝肾、强筋骨药同用。

【用法用量】煎服，5～10 g。

【参考资料】

1.本草文献　《本草纲目拾遗》："壮筋骨，浸酒……止胃痛，酒磨服。"《本草正义》："千年健，今恒用之于宣通经络，祛风逐痹，颇有应验。盖气味皆厚，亦辛温走窜之作用也。"《饮片新参》："入血分，祛风湿痹痛，强筋骨，治肢节酸疼。"

2.化学成分及药理作用　本品含芳香性挥发油，油中有 α-蒎烯、β-蒎烯、柠檬烯、芳樟醇、丁香油酚等成分。用滤纸片平板法试验，千年健挥发油能显著抑制布氏杆菌（牛 544 型、羊 16 型、猪 1330 型）在平板上的生长。

3.其他　《本草再新》谓本品"有小毒"，现代临床曾报道 2 例服用本品的制剂后，出现恶心、呕吐、眩晕，继之引起全身抽搐、不省人事、二便失禁等中毒反应。故对其"毒性"尚待进一步研究，为确保用药安全，其用量不可过大。

自　学　指　导

【重点难点】

1. 在性能方面　风湿疼痛多因"风寒湿三气杂至，合而为痹"，临床以寒证居多，本章药物的药性多偏于温性。在三类祛风湿药中，祛风湿散寒药及祛风湿强筋骨药一般为温性（川乌、草乌温性强，标以热性）。桑寄生（及乌梢蛇、寻骨风）温性不明显，常标以平性。祛风湿清热药一般为寒性，其中防己的寒性较强，豨莶草生用性寒而制用偏温（桑枝寒性不明显）。本章药物能祛除风邪与湿邪，具有辛散和苦燥的特点，一般均可标以辛、苦之味。其中五加皮、桑寄生、狗脊能补肝肾，蕲蛇（乌梢蛇）能缓和痉挛（止痉），木瓜能缓和筋急（舒筋），符合甘味的作用特点，故又有甘味。风湿痹证多发于关节、筋骨，根据肝主筋、肾主骨的理论，故本章药多归肝、肾二经（有的还标以归脾经）。其中独活可解表而又归肺经，木瓜（蚕沙）化湿和中而又归脾（胃）经，秦艽利胆退黄又归胆经。川乌、草乌及雷公藤有较强毒性。

2. 在功效方面　本章所有药物的共性是都具有祛风湿的功效，该功效有时又称为祛风胜湿、蠲痹、除痹与宣痹等。其中威灵仙、蕲蛇、木瓜、秦艽、豨莶草、桑寄生等本章内多数药物还具有舒筋活络功效，应注意理解该功效又称为通经络。舒筋与活络的含义是不同的，但又常相提并论。蕲蛇长于活络，木瓜长于舒筋。独活、威灵仙、川（草）乌、防己、秦艽（及寻骨风、松节、千年健）能止痛。五加皮、桑寄生、狗脊（及千年健）能强筋骨。络石藤、雷公藤、生豨莶草（及臭梧桐、老鹳草）能清热解毒。此外，还应注意独活解表（发散风寒）、蕲蛇（及乌梢蛇）止痒及止痉、木瓜（及蚕沙）化湿、防己与五加皮利尿、秦艽清湿热及退虚热等特殊而重要的兼有功效。

3. 在应用（主治）方面　本章各药均可主治风湿痹证。但祛风湿散寒药宜于风湿寒痹，祛风湿清热药宜于风湿热痹，祛风湿强筋骨药宜于痹证而兼肝肾不足，筋骨不健者。此外，还应着重掌握独活长于祛下部风湿，并宜于风寒感冒夹湿；蕲蛇等活络药可主治中风不遂；木瓜长于主治筋脉拘挛，并常用于吐泻转筋；防己宜于湿热水肿；以及各药其他兼有功效相应的主治病证。

4. 在配伍方面　各种痹证均可因邪气闭阻而血行不畅，适当配伍活血之药，可以增强祛风湿药通痹止痛之功，故素有"治风先治血"的说法。另外，还应分别理解祛风湿药配伍祛风、温经、利湿、清热、补虚等类药物，以及独活配伍羌活、防风，黄芪、桑寄生配伍独活等较重要的配伍意义。

5. 在相似药物比较方面　主要掌握独活与羌活在性能、功效与应用方面的异同。其相同点是：二药均具有发散风寒、祛风湿和止痛的功效，都常用以治疗风寒表证（尤其是风寒夹湿，恶寒发热而头身酸痛沉重者）和风湿寒痹证。二者的主要不同点是：羌活发散风寒气味雄烈，作用较强，而独活较为温和，故主治风寒表证，羌活较为多用。在作为祛风湿药使用时，相对而讲，独活多用于腰膝等下部痹痛，而羌活多用于肩背等上部痹痛。由上可知：

二药均为性温，味辛、苦之品，并可归肺、肝、肾经，但独活更以入肝、肾二经为主。

6. 在用法方面　川（草）乌内服应制用（不宜生用），并应先煎。蕲蛇尤宜入丸散服。汉防己作用较强，尤其是利水之力更胜于木防己。雷公藤入药时应除去外皮，并久煎 1～2 小时，可降低其毒性。豨莶草生用性偏寒，宜于热证；制后性偏温，宜于寒证。臭梧桐不可久煎。

7. 在使用注意方面　本章各药主要的特殊使用应注意川（草）乌、雷公藤有毒，孕妇忌用，且不可过用；川（草）乌还不可与半夏、瓜蒌、贝母、白及、白蔹配伍；威灵仙虽未标其有毒，但过量可引起胃脘灼热、疼痛、呕吐等反应；防己苦寒性较强，脾胃虚寒者不宜。

【复习思考题】

1. 简述祛风湿药的功效与主治病证。
2. 临床应如何因证选用祛风湿药？祛风湿药的常见配伍应用有哪些？
3. 祛风湿药有什么使用注意？
4. 蕲蛇、木瓜、秦艽、桑寄生的功效与应用各是什么？
5. 独活与羌活在性能、功效与应用方面有何异同？
6. 选用川乌时有哪些注意事项？

第十章 化湿药

【目的要求】

1. 通过本章学习，应当了解化湿药及化湿功效的含义；掌握化湿药的功效与主治病证、性能特点、配伍应用和使用注意；掌握相似药物功效、应用的异同点；了解苦温燥湿药与苦寒燥湿药的区别及配伍关系。

2. 通过本章具体药物学习：

掌握苍术、厚朴、广藿香、白豆蔻的性能、功效和应用；熟悉佩兰、砂仁、草果的功效与主治；了解草豆蔻的功效。

3. 本章内的附药，供学习时参考。

【自学时数】

3学时。

1. 含义　以化湿运脾为主要功效，常用以治疗湿浊阻中的药物，称为化湿药。因本类药物一般多具有芳香气味，故又称为芳香化湿药。

2. 功效与主治　化湿药具有化湿运脾的功效。所谓化湿就是指药物的运化湿浊，消散中焦湿邪的作用。其中气味辛香者，多称化湿；味兼苦，性偏温燥，或化湿作用较强者，多称为燥湿。而运脾又称为醒脾、悦脾或健脾，是指健运脾胃，恢复脾胃的运化功能。此外，本类药还分别兼有解表、行气、开胃、止呕、温中等功效。

化湿药主要适用于湿浊阻中，脾为湿困之证，症见脘腹胀满，体倦，呕恶，口甘多涎，食少，便溏，舌苔白腻等。温燥之性较强者，能温化寒湿，可用于寒湿阻中所致脘腹胀满冷痛，呕吐泄泻，畏寒肢倦；温性不强者若经配伍，可用于暑湿、湿温、湿热病湿热阻中所致之身热不扬，汗出热不解，病情缠绵不已；或脘腹痞闷，呕恶便溏，舌苔黄腻等症。

3. 性能特点　化湿药气味芳香辛苦，性偏温燥。辛香化浊，苦温燥湿，能使湿浊消散。脾喜燥恶湿，土爱暖而喜芳香，辛香又能行散，调理中焦气机，促进脾的运化，故可收化湿醒脾之效。因脾主运化水湿，脾合气于胃，故化湿药主要归脾、胃经。

4. 配伍应用　应用化湿药物应根据湿浊内阻的不同情况及兼证而进行适当的配伍使用。湿为阴邪，其性粘腻，易阻遏气机，出现脘腹胀满者，配伍行气药，既可增强化湿之效，又可消除胀满之症；若湿浊阴凝，或湿与寒合，而寒湿阻中，脘腹冷痛者，可与温里药配伍，以温化寒湿；若湿与热合者，常与清热燥湿及解暑、清利之品配伍，以清化湿热；若脾胃虚弱，或脾虚湿阻，神疲乏力，脘痞纳差者，常与补气健脾药同用，以健脾除湿；若湿阻较甚者，化湿药也常与利水渗湿药配伍使用，以增强除湿之效。

5. 使用注意　本类药物多为辛香温燥之品，易于耗气伤阴，故慎用于气阴亏虚，津血不足，舌干少津，大便干结者；又因本类药物气味芳香，富含挥发油，一般以作丸散剂服用疗效较好，若入汤剂，不宜久煎，宜后下，以免有效成分挥发而降低疗效。

苍　术　《神农本草经》

为菊科草本植物茅苍术（茅术、南苍术）或北苍术的根茎。前者主产于江苏、湖北、河南等地，后者主产于内蒙古、山西、辽宁等地。春秋季采挖根茎入药。生用或炒用。

【性味归经】苦、辛，温。归脾、胃、肺经。

【功效】燥湿健脾，祛风湿，解表。

【应用】

1. 用于湿浊阻中证　本品苦温辛香，既能芳化湿浊，苦燥脾湿，以除中焦秽浊之气，又能健运脾胃，促进运化，为燥湿健脾要药。常用于湿浊阻中，脾失健运而致的脘腹胀满，困倦乏力，食欲不振，呕恶泄泻，舌苔白腻等证。与厚朴相须为用，既能增强化湿之效，又能行气消除胀满之症。如《和剂局方》平胃散，配伍厚朴、陈皮等药。对于水湿泄泻，大便清稀，甚如水样，本品能燥湿运脾，使湿邪得去，中焦得运，泄泻得止，常与茯苓、猪苓、泽泻等利水渗湿药配伍，以增强治湿之效。对于脾虚湿盛，水肿，或痰饮等证，本品除湿健脾，则湿邪痰饮可化，常与白术、茯苓等利水健脾药配伍。对于寒湿困脾，身重肢冷，口淡不渴，脘闷胸胀之证，宜与肉桂、干姜等温里药配伍，以增强温散之力。治湿热疮疹，或湿热脚气肿痛，当与黄柏、黄芩、木通等清热燥湿及清热利湿药配伍以增强清除湿热之效。

2. 用于风湿痹证　本品辛温苦燥，能祛风散寒除湿，可用于风湿痹证。又因本品长于祛湿，故对痹证而湿胜者尤宜。常与薏苡仁、独活、羌活等祛风湿药配伍。若湿热痹痛，当与石膏、知母等清热药配伍。

3. 用于风寒表证　本品辛散，能开腠理，发汗解表，祛除风寒邪气，又长于胜湿。故多用于风寒表证而夹湿的恶寒发热，头痛身疼，无汗者。常与羌活、防风、白芷等辛温解表药配伍。

此外，本品尚能明目，可用于多种目疾。治夜盲及眼目昏涩，可单用，或配伍应用。如《圣惠方》以本品与羊肝蒸煮同食。

【用法用量】煎服，5～10 g。

【使用注意】本品苦温燥烈，易伤津耗液，故阴虚内热、多汗者忌用。

【参考资料】

1. 本草文献　《药品化义》："苍术，味辛主散，性温而燥，燥可去湿，专入脾胃，主治风寒湿痹，山岚瘴气，皮肤水肿，皆辛烈逐邪之功也。统治三部之湿，若湿在上焦，易生痰湿，以此燥湿行痰；湿在中焦，滞气作泻，以此宽中健脾；湿在下部，足膝痿软，以此同黄柏治痿，能令足膝有力；取其辛散气雄，用之散邪发汗，极其畅快。"《玉楸药解》："白术守而不走，苍术走而不守，故白术善补，苍术善行。其消食纳谷，止呕住泄亦同白术；而泄水开郁，苍术独长。"

2. 化学成分及药理作用　本品含挥发油，油中主要成分为苍术醇（系桉叶醇和茅术醇的混合结晶物）。尚含苍术酮、维生素 A 样物质、维生素 B 及菊糖等。苍术挥发油对实验性动物有健胃、镇静、降糖、排钾、排钠及抑菌作用。

3. 其他　《本经》但言"术"而无苍、白之分。陶弘景指出术有白术、赤术两种，赤术即苍术。至

《证类本草》始有苍术之名。古方之用"术"者，应视其具体病证，选用苍术或白术。南苍术及北苍术均为苍术的正品药材，其中南苍术为道地药材，而又以江苏茅山一带所产的质量最好，故有茅苍术之名。夜盲，古称雀盲，俗名鸡盲，以入夜视物不清，至天明视觉正常为特征。多因久病体虚，气血不足，或脾胃虚弱，运化失司，或肝肾亏虚，精血不能上承，目失所养所致。

厚 朴 《神农本草经》

为木兰科落叶乔木植物厚朴或凹叶厚朴的干皮、根皮及枝皮。产于四川、湖北、安徽等地。4～6月剥取根皮及枝皮入药。生用或姜汁制用。

【性味归经】辛、苦，温。归脾、胃、肺、大肠经。

【功效】燥湿，行气，平喘。

【应用】

1. 用于湿浊阻中证　本品辛香苦温，既能温燥化湿，又能行气除胀。适用于湿阻中焦，气滞不利所致的脘腹胀满疼痛，食少呕恶之证。属寒湿阻中者，常与苦温燥湿药，如苍术、陈皮等配伍使用，如《和剂局方》平胃散。属湿热阻中，湿热俱重者，常与黄连、栀子、薏苡仁等清热燥湿、清热利湿之品配伍，以除湿清热。

2. 用于胃肠气滞证　本品气味芳香行散，善行中焦之气机，消除脘腹胀满，为行气消胀要药，常与枳实相须为用，以增强行气消胀之力，用于胃肠气滞之证。若食积不化，脘腹胀痛，嗳腐吞酸，多与枳实、麦芽等行气消食药配伍，以行气消食，如《兰室秘藏》枳实消痞丸。若实热积滞，大便秘结，脘腹胀痛，常与大黄、芒硝等泻下清热药配伍，以泻热通便行气，如《伤寒论》大承气汤。若脾胃气滞，脘腹胀痛，大便不通，常与枳实、大黄等行气泻下药配伍，以行气通便，如《金匮要略》厚朴三物汤。若脾虚气滞，体倦食少，脘腹胀满，常与人参、白术等补气健脾药配伍，以补脾行气。

3. 用于肺气壅逆之喘咳证　本品辛散苦降，燥湿化痰，降气平喘。治痰湿内阻，肺气不降，咳喘胸闷之证，常与半夏、橘皮、紫苏子等燥湿化痰，降气平喘之品配伍。若痰饮化热，胸闷气喘，烦躁不安，常与石膏、麻黄、杏仁等清热宣肺药配伍。若宿有喘疾，又因外感风寒而发者，常与桂枝、杏仁等发汗解表，宣肺平喘之品配伍，如《伤寒论》桂枝加厚朴杏子汤。

【用法用量】煎服，3～10 g。

【参考资料】

1. 本草文献　《名医别录》："温中益气，消痰下气。疗霍乱及腹痛胀满，胃中冷逆，胸中呕不止，泄痢淋露，除惊，去留热心烦满，厚肠胃。"《药性论》："主疗积年冷气，腹内雷鸣虚吼，宿食不消，除痰饮，去结水，破宿血，消化水谷，止痛。大温胃气，呕吐酸水。"

2. 化学成分及药理作用　厚朴树皮含挥发油，油中主要成分含 β-桉叶醇、厚朴酚、四氢厚朴酚、异厚朴酚；另含木兰箭毒碱、厚朴碱及鞣质等。具有抑菌、降压、抗实验性胃溃疡、抑制胃液分泌、兴奋支气管平滑肌，对肠道平滑肌呈现小剂量兴奋、大剂量抑制的作用。

附药

厚朴花　为厚朴花蕾。性味辛温，其功似厚朴而力缓，具有化湿、行气之能，用于湿阻气滞之脘腹胀满疼痛，纳少，苔腻等，常与化湿行气药配伍。用法用量：煎服，3～6 g。

广藿香 《名医别录》

为唇形科草本植物广藿香的地上部分。主产于广东。夏、秋季枝叶茂盛时采割。鲜用，或阴干切段生用。

【性味归经】辛，微温。归脾、胃、肺经。

【功效】化湿，解表，止呕。

【应用】

1. 用于湿浊阻中证　本品具有良好的芳化湿浊，醒脾快胃作用。常用于湿浊阻中，脾失健运所致的脘腹胀满，食欲不振，呕恶泄泻，身体困倦者。其性偏温，尤宜于寒湿阻中者，常与苍术、厚朴等化湿行气药配伍，如《和剂局方》不换金正气散。本品辛散而不峻烈，微温而不燥热，又常与清热药配伍用于暑湿、湿温之湿热阻中证，如《嵩崖尊生》藿香汤，与黄连等药配伍，治小儿暑月湿热，上吐下泻；《温热经纬》甘露消毒丹，与黄芩、滑石、茵陈等药配伍，治疗湿温病湿热并重之证。

2. 用于外感风寒表证　本品辛温芳香，外可透毛窍，散表邪，内能化湿浊，快脾胃。常用于暑天外感风寒，内伤湿浊而致的恶寒发热，头痛身疼，腹胀脘闷，呕恶腹泻，苔腻者。常与解表化湿药如紫苏、白芷、厚朴等药配伍，如《和剂局方》藿香正气散。

3. 用于呕吐　本品既能醒脾和胃，又能止呕。凡呕吐之证，无论寒热虚实皆可使用。因其长于化湿，对湿浊阻中所致的呕吐尤为适宜。若寒湿阻中，胃失和降，恶心呕吐者，常与丁香、半夏等温中止呕药同用；湿热阻中，恶心呕吐者，常与黄连、竹茹等清胃、止呕药配伍；脾胃虚弱，恶心呕吐者，宜与人参、橘皮等补气健脾药及理气和中之品配伍；妊娠恶阻，恶心呕吐者，宜与砂仁、紫苏等和胃安胎药配伍。

【用法用量】煎服，5～10 g。鲜品 10～30 g。

【参考资料】

1. 本草文献　《药品化义》："藿香，其气芳香，善行胃气，以此调中，治呕吐霍乱，以此快气，除秽恶痞闷。且香能和合五脏，若脾胃不和，用之助脾而进饮食，有醒脾开胃之功。"《本草求真》："藿香，辛香微温，香甜不峻，但馨香气正能助脾醒胃以辟诸恶，故凡外来恶气内侵，而见霍乱呕吐不止者，须用此投服，俾其胸开气宽，饮食克进。"《本草正义》："藿香，清芬微温，善理中州湿浊痰涎，为醒脾快胃，振动清阳妙品。"

2. 化学成分及药理作用　广藿香含有挥发油，油中主要成分为广藿香醇、苯甲醛、丁香油酚、桂皮醛、广藿香醇、广藿香吡啶、表愈创吡啶，以及多种倍半萜；此外尚含生物碱类、黄酮类化合物。本品挥发油能促进胃液分泌，增强消化力，对胃肠平滑肌有解痉作用。广藿香酮有抗真菌作用。本品还有抑菌、发汗、收涩止泻、扩张血管作用。

3. 其他　除广藿香外，尚有其同科不同属植物土藿香的地上部分作藿香药用，并有较长历史，但二者在性状、气味、所含成分上均有所不同，其质量则以广藿香为优，目前为藿香的正品，而土藿香多作为地方性药物使用。

藿香叶偏于发汗，藿香梗偏于和中，鲜藿香芳香气盛，夏季还可泡汤代茶，作化湿和中饮料。

佩　兰　《神农本草经》

为菊科草本植物佩兰的地上部分。主产于江苏、河北、山东等地。夏秋采收。鲜用或晒干切段生用。

【性味归经】辛，平。归脾、胃、肺经。

【功效】化湿，解表。

【应用】

用于湿浊阻中证　本品气味芳香，其化湿醒脾作用与广藿香相似而力缓。长于治疗寒湿阻中，脘腹胀满，纳呆不饥，呕恶之证，每与藿香相须为用，或与苍术、厚朴、白豆蔻等化湿药配伍，以增强芳香化湿之效。又因本品药性平和，不偏温燥，故尤长于治脾经湿热，口中甜腻、多涎、口臭。可单用，或与清热除湿药配伍使用。本品亦适用于暑湿、湿温之湿热阻中证。治外感暑湿，寒热头痛、胸闷不饥、腹胀苔腻，常与藿香、荷叶、青蒿等化湿、解暑之品配伍。治湿温初起，发热、肢体困倦、胸脘胀痛，可与滑石、薏苡仁、藿香等药配伍。

【用法用量】煎服，5～10 g。鲜品加倍。

【参考资料】

1. 本草文献　《本经》："主利水道，杀蛊毒，辟不祥。久服益气，轻身不老，通神明。"《素问·奇病论》："津液在脾，故令人口甘也，此肥美之所发也……治之以兰，除陈气也。"

2. 化学成分及药理作用　本品含挥发油，油中主要成分为对-聚伞花素、乙酸橙花醇酯和 5-甲基麝香草醚；叶含香豆精、邻香豆酸及麝香草氢醌。本品对流感病毒有直接抑制作用，并对多种细菌有抑制作用。佩兰挥发油具有明显祛痰作用。

3. 其他　佩兰在《本经》中称为兰草，或单称为"兰"，至清代《本草从新》始称之为佩兰。又兰草与泽兰古代常相互混淆，今民间仍有将佩兰作泽兰用者。李时珍虽谓"一类二种"，但据其所说的生境、形态各不相同。泽兰为唇形科植物地瓜儿苗，与兰草（佩兰）不同，不宜混用。

白 豆 蔻　《名医别录》

为姜科草本植物白豆蔻的成熟果实。主产于泰国、柬埔寨、老挝、越南等地。我国云南、广东、广西等地亦有栽培。秋季采收。生用，用时捣碎。

【性味归经】辛，温。归胃、脾、肺经。

【功效】化湿，行气，温中，止呕。

【应用】

1. 用于湿浊阻中证　本品气清香，能化中焦湿浊，行脾胃之气。适用于湿浊阻中，脾胃气滞，脘腹胀满，不思饮食之证。属寒湿阻中者，又能温中散寒。可单用，或与砂仁、厚朴等化湿行气药配伍使用。本品长于化湿行气，且温而不烈，故常用于湿温初起，胸闷不饥，舌苔浊腻之证。若湿邪偏重者，常与薏苡仁、滑石等清利湿邪之品配伍，如《温病条辨》三仁汤。若热重于湿者，还应与清热燥湿药配伍，如《温病条辨》黄芩滑石汤。

2. 用于呕吐　本品芳香，能和胃降逆止呕，可用于多种呕吐。因其温脾暖胃，化湿行气，尤宜用于胃寒湿阻气滞之呕吐者。可单用，亦可与藿香、半夏、橘皮等除湿行气、降逆止呕药同用。治小儿胃寒吐乳不食，可与砂仁、甘草等温胃和中之品同用。

【用法用量】煎服，3～6 g。入散剂为佳，入汤剂宜后下。

【参考资料】

1. 本草文献　《玉楸药解》："白豆蔻，清降肺胃，最驱膈上郁浊，极疗恶心呕哕，嚼之清凉，清肃肺腑，郁烦应时开爽。古方谓其大热，甚不然也。"《本草求真》："白豆蔻本与缩砂密一类，气味既同，功亦莫别，然此另有一种清爽妙气，上入肺经气分，而为肺家散气要药；且其辛温香窜，流行三焦，温暖脾胃，而使寒湿膨胀、虚疟、吐逆反胃、腹痛、并翳膜、目眦红筋等症悉除，不似缩砂密辛温香窜兼苦，功专和胃、醒脾、调中，而于肺、肾他部则止兼而及之也。"《开宝本草》："主积冷气，止吐逆，反胃，消谷下气。"

2. 化学成分及药理作用　本品主要含挥发油，油中主要成分为右旋龙脑及右旋樟脑。本品能促进胃液分泌，增进胃肠蠕动，制止肠内异常发酵，祛除胃肠积气，具有良好的芳香健胃作用，并能止呕。果壳水煎剂对志贺痢疾杆菌有抑制作用。

附药

白豆蔻壳　为白豆蔻的果壳。性味功效与白豆蔻相似，但温性不强，力亦较弱。适用于湿阻气滞所致的脘腹痞闷，食欲不振，呕吐等。用法用量：煎服，3～5 g。

砂　仁　《药性论》

为姜科草本植物阳春砂或海南砂或缩砂的干燥成熟果实。阳春砂主产我国广东、广西等地。海南砂主产于广东、海南岛及湛江地区。缩砂产于越南、泰国、印度尼西亚等地。均于夏秋间果实成熟时采收。用时打碎。

【性味归经】辛，温。归脾、胃经。

【功效】化湿，行气，温中，止呕。

【应用】

1. 用于湿浊困脾之证　本品气味芳香，善入脾胃，为化湿行气、醒脾和胃之良药。适用于湿浊阻中，脘腹胀痛，食少纳呆，呕吐腹泻之证，常与白豆蔻等化湿药同用，以增强化湿行气之效。因本品长于行气温中，故尤宜于寒湿气滞者。若寒湿内阻，脘腹胀闷冷痛，食少腹泻，常与草豆蔻、干姜等温中、化湿药配伍。若脾胃气滞，脘腹胀满作痛，常与木香、枳实等行气除胀止痛药配伍。若脾虚气滞，食少纳差，脘腹胀闷，常与人参、白术等补气健脾药配伍，如《张氏医通》香砂六君子汤。

2. 用于脾胃虚寒之吐泻　本品善于温脾暖胃，利气快膈，并能止呕、止泻。适用于脾胃虚寒之呕吐、泄泻证。治中焦虚寒，胃气上逆所致的脘腹冷痛，呕吐，呃逆者，常与干姜、半夏等温中止呕药配伍，如经验方砂半理中汤。治脾胃虚寒，清浊不分，腹痛泄泻者，可单用，也可与白术、干姜等温脾药配伍。若治湿伤脾胃，升降失职，吐泻腹痛者，常与藿香、半夏、木瓜等化湿和中、降逆止呕之品配伍。

3. 用于胎动不安　本品能行气安胎，和中止呕。适用于胎动不安之证。若气血不足，胎动不安者，宜与人参、白术、熟地黄等补气养血药配伍。若肾虚胎元不固，胎动不安者，宜与杜仲、续断、桑寄生等补肾安胎药配伍。若妊娠恶阻，呕恶不能食者，宜与苏梗、白术等和胃安胎药配伍。

【用法用量】煎服，5～10 g。宜后下。

【参考资料】

1. 本草文献　《药性论》："主冷气腹痛，止休息气痢，劳损。消化水谷，温暖脾胃。"《开宝本草》："主虚劳冷泄，宿食不消，赤白泻痢，腹中虚痛，下气。"《本草蒙筌》："止恶心，却腹痛。"

2. 化学成分及药理作用　缩砂仁含挥发油，油中主要成分为 d-樟脑、一种萜烯等。阳春砂仁亦含挥发油，油中成分与缩砂仁相似，但另含柠檬烯、皂苷等成分。砂仁挥发油有芳香健胃作用，能促进消化液的分泌，增进肠道运动，排除消化道积气。

3. 其他　砂仁正品药材为阳春砂仁、海南砂仁及缩砂仁，而以阳春砂仁质量为优。

附药

砂仁壳　为砂仁之果壳。性味功效与砂仁相似，而温性略减，药力薄弱，适用于脾胃气滞，脘腹胀痛，呕恶食少等证。用量同砂仁。

草 豆 蔻　《名医别录》

为姜科草本植物草豆蔻的近成熟种子。主产于广西、广东等地。夏秋二季采收。捣碎生用。

【性味归经】 辛，温。归脾、胃经。

【功效】 燥湿，行气，温中，止呕。

【应用】

1. 用于寒湿阻中证　本品芳香入脾胃，长于燥湿化浊，温中散寒，行气消胀。可用于寒湿困阻脾胃，气机不畅，胃脘冷痛作胀之证，多与干姜、厚朴、陈皮等温中行气药配伍，如《内外伤辨惑论》厚朴温中汤。

2. 用于中寒吐泻证　本品温燥，能温中散寒，降逆止呕，运脾止泻。治中焦虚寒，脘腹冷痛，恶心呕吐者，常与高良姜、肉桂、陈皮等温中止呕药配伍，如《博济方》草豆蔻散。治脾胃虚寒，久泻不止者，多与高良姜、肉豆蔻等温中止泻药同用，如《圣济总录》草豆蔻散。

【用法用量】 煎服，5～10 g。

【参考资料】

1. 本草文献　《本草衍义补遗》：“草豆蔻性温，能散滞气，消膈上痰。若明知身受寒邪，日食寒物，胃脘作疼，方可温散，用之如鼓应桴；或湿痰郁结成病者，亦效。”《本草经疏》：“豆蔻，辛能破滞，香能入脾，温热能祛寒燥湿，故主温中及寒客中焦、心腹痛、中寒呕吐也。”《珍珠囊》：“益脾胃、去寒，又治客寒心胃痛。”《本草原始》：“补脾胃，磨积滞，调散冷气甚速，虚弱不能饮食者最宜，兼解酒毒。”

2. 化学成分及药理作用　本品含挥发油和黄酮类物质。草豆蔻煎剂对金黄色葡萄球菌、痢疾杆菌及大肠杆菌有抑制作用，对豚鼠离体肠管低浓度呈兴奋，高浓度则为抑制作用。挥发油对离体肠管有抑制作用。草豆蔻浸出液能使动物胃蛋白酶活力明显升高。

草 果　《饮膳正要》

为姜科草本植物草果的成熟果实。主产于云南、广西、贵州等地。秋季果实成熟时采收。捣碎取仁用，或将净草果仁姜汁微炒用。

【性味归经】 辛，温。归脾、胃经。

【功效】 燥湿，散寒，截疟。

【应用】

1. 用于寒湿阻中证　本品气浓味厚，辛温燥烈，其温燥温中之力，皆强于草豆蔻，故寒湿偏盛者更宜。常用于寒湿阻中，胃失和降之呕吐，呃逆，或寒湿阻中，脾郁失运，清浊相混之泄泻，常与温中止呕或温中止泻药配伍。

2. 用于疟疾　本品芳香，燥湿散寒，辟秽化浊，又能截疟。适用于寒湿偏盛之疟疾，多与常山等截疟药配伍，如《和剂局方》常山饮。

【用法用量】 煎服，3～6 g。

【参考资料】

1. 本草文献　《本草纲目》引李杲云：“温脾胃，止呕吐，治脾寒湿、寒痰；益真气，消一切冷气膨胀，化疟母，消宿食，解酒毒、果积。兼辟瘴解瘟。”《饮膳正要》：“治心腹痛，止呕，补胃，下气。”《本经逢原》：“除寒，燥湿，开郁，化食，利膈上痰，解面食、鱼、肉诸毒。”《本草求原》：“治水肿，滞下，功同草蔻。"

2. 化学成分及药理作用　草果仁含挥发油，此外含淀粉、油脂、微量元素等。本品有镇咳、祛痰、镇痛、平喘、解热、消炎、抗细菌和抗真菌作用。

自 学 指 导

【重点难点】

1. 在性能方面　应熟悉本章药中佩兰性平，广藿香微温，其余各药的温性均较明显。各药除有辛味外，因苍术、厚朴又有燥湿作用，故又有苦味。本节药归经除均入脾胃经外，广藿香、与苍术能解表，又归肺经，厚朴行气、平喘，又归肺与大肠经。

2. 在功效方面　本章虽称化湿药，但习惯上因苍术、厚朴更偏于苦燥，草果、草豆蔻燥性甚于相似的白豆蔻和砂仁，多将其功效称为燥湿。本类药中的厚朴、白豆蔻、砂仁又为行气之品（草豆蔻、草果的此功效甚弱，多不提），宜与行气药联系。广藿香、白豆蔻、砂仁、草豆蔻兼能和中止呕，佩兰与草果亦可止呕，因作用不强而未予强调，但主治中仍有呕吐证。苍术、广藿香和佩兰能解表，可与发散风寒药联系。

3. 在主治（应用）方面　应注意苍术温燥性较强，能芳化湿浊、苦燥脾湿，且可健运脾胃，为治湿阻中焦之要药；其治痹证，以湿胜者尤宜；治风寒表证，亦多用于夹湿者。厚朴无健脾功效，芳化苦燥之力不及苍术，但兼可行气，治湿阻中焦证，二药常相须为用；本品以行气消胀见长，亦为治疗胃肠气滞、脘腹胀满之要药；其治肺气壅逆之喘咳，不论有痰无痰均可选用。广藿香辛香而不峻烈，微温而不燥热，为芳化湿浊之良药，湿热证亦颇常用；其治外感风寒，以内兼湿浊者最宜；用于呕吐，无论寒热虚实，但以湿浊阻中所致者尤为对证。佩兰药性平和，在化湿药中，长于治疗脾经湿热（脾瘅），症见口中甜腻、多涎、口臭者。白豆蔻之气清香，其行气、止呕之效，优于同类的砂仁、草豆蔻等品；又因长于入脾胃及肺经，故湿温初起，胸闷不饥等证，亦较砂仁等药多用。砂仁与白豆蔻相似，行气、化浊、止呕不及白豆蔻，而长于温脾止泻，行气安胎，治脾胃虚寒之泄泻及妊娠恶阻、气滞胎动不安等证。草果温燥之性甚于同类的砂仁等药，更宜于寒湿阻中之证，并可主治疟疾。

4. 在配伍方面　应着重理解苍术配厚朴、苍术配黄柏的主要意义。

5. 在药物比较方面　应注意苍术与厚朴、广藿香与佩兰、广藿香与香薷、白豆蔻与砂仁在性能、功效与应用方面的相同与不同之处。

【复习思考题】

1. 化湿药的性能特点和功效主治各是什么？

2. 广藿香治呕吐应怎样配伍使用？

3. 厚朴的性能、功效和主治各是什么？

4. 比较砂仁与白豆蔻在功效与主治方面的异同。

5. 藿香与苍术均治湿滞中焦之证，药性与作用有何不同？

第十一章　利水渗湿药

【目的要求】

1. 通过本章及章内各节概述部分的学习，应当了解利水渗湿药、利水消肿药、利尿通淋药、利湿退黄药及其有关功效术语的含义；掌握利水渗湿药在功效、主治、性能特点、配伍应用与使用注意的共性，以及常用利水渗湿药的分类归属。

2. 通过本章具体药物的学习：

掌握茯苓、泽泻、薏苡仁、车前子、关木通、金钱草、虎杖、茵陈的性能、功效、应用及特殊的使用注意。

熟悉猪苓、滑石、石韦的功效、主治病证、特殊的用法用量及特殊的使用注意。

了解香加皮、萆薢、海金沙、瞿麦、地肤子的功效、特殊的使用注意；以及木通的品种，香加皮与五加皮的区别。

【自学时数】

6学时。

1. **含义**　以通利小便，排泄水湿为主要功效，常用以治疗水湿病证的药物，称为利水渗湿药。

水之与湿，异名同类，弥漫散在者为湿，凝聚停蓄者为水，但二者并无本质的区别，也难截然划分，故常以水湿并提。能使水湿之邪，缓缓渗透，进入水道，形成尿液，排出体外，称此作用为渗湿；而使水道通利，排尿流畅，尿量增多，称此作用为利水。二者仍无明显差异，故常以利水渗湿合称。本类药物服用后，能使小便通利，尿量增多，故又称为利尿药，或利水药，或渗湿药，或利小便药。

利水渗湿药在功效主治上各有差异，一般将其分为利水消肿药、利尿通淋药、利湿退黄药。

2. **功效与主治**　利水渗湿药的主要功效是通利小便，排除水湿邪气。因其作用特点不同，而功效又可分为利水消肿，利尿通淋，利湿退黄等。药性寒凉的利尿药，通利小便而兼能清热，使湿热邪气从小便而出，具有清利湿热的功效。

利水渗湿药是通过渗利作用，使水湿邪气，化为尿液，由小便排出体外，而达到治疗目的，故广泛用于水湿为患的多种病证。前人倡导："治湿不利小便，非其治也。"强调了利水渗湿在治疗水湿病证中的重要性。水湿之邪为阴邪，其性重浊粘滞，易阻遏气机，故水湿为患多见肿胀，重着，倦怠，小便不利，分泌物增多等表现。由于水湿邪气侵犯停蓄的部位不同，常见的病证有：水肿，淋证，黄疸，泄泻，痰饮，白带过多，湿痹，湿温，暑湿，湿疹，湿疮等。

3. 性能特点　利水渗湿药能渗能利，故一般具有淡味。药性多平，其具有清热作用者偏于寒凉，并有苦味。肾为水脏，主津液，肾的气化功能正常，水湿才能形成尿液。小肠受盛化物，接纳胃中水谷，使清者由脾转输到全身，浊者经阑门下入大肠，其无用水液渗入膀胱，起分别清浊的作用，与尿液生成也有一定联系。而膀胱为州都之官，是贮尿、排尿的器官。故利水渗湿药主要归肾、膀胱、小肠经。

4. 配伍应用　利尿渗湿药的使用，除应针对水湿病证分别选用相适应的药物外，还应针对病机进行适当配伍。如治湿热淋证，应选用利尿通淋药，并与清热解毒药配伍；治湿热黄疸，应选用利湿退黄药，并与清热疏肝或芳香化湿药配伍；治湿温、湿热疮疹，除选用寒凉的利尿渗湿药外，并应分别与清热燥湿药、芳香化湿药、清热解毒药配伍；治寒湿证，在选用利水渗湿药时应随证与温里药、苦温燥湿药配伍。水湿停留与肺、脾、肾三脏功能失调密切相关，若水湿内停而肺气不宣者，宜与开宣肺气药配伍；水湿之证而兼脾虚者，当与补气健脾药配伍；水湿停滞而因肾虚不足者，应与补肾之药配伍。此外，因湿为阴邪，其性粘滞，易阻遏气机，出现胀满之证者，应与行气药配伍；湿与风寒邪气相搏，留滞关节，出现风湿痹痛者，应与祛风湿药配伍；若湿聚为痰，痰饮壅滞者，宜与化痰药配伍。

5. 使用注意　本类药物为渗利之品，易耗伤津液，故凡阴液亏虚者，当慎用。本类药物又具降泄滑利之性，故对于肾气不固的滑精，遗尿，小便量多者，也不宜用。水湿为阴邪，粘滞重浊，易郁遏阳气，故治水湿之证，不可过用清利之品，以免重伤其阳，变生他证。

第一节　利水消肿药

以通利小便，消除水湿为主要功效，常用以治疗水肿及其他多种水湿病证的药物，称为利水消肿药。

本类药性味多甘淡而平，其中兼能清热者为寒性。水肿，是指体内水湿潴留，泛滥肌肤，引起眼睑、头面、腹背甚至全身浮肿的病变。多由外邪侵袭，饮食起居失常，或劳倦内伤，导致肺失通调，脾失转输，肾失开合，膀胱气化无权，三焦水道失畅，水湿停留所致。故主要归肾、膀胱、小肠经。

本类药具有利水消肿的功效。所谓利水消肿，就是通利水道，使小便排泄畅利，尿量增多，排出停蓄体内的水湿，以消退水肿的作用。通过利小便，又能排除水湿邪气。本类药适用于水湿为患的水肿、小便不利、泄泻、痰饮、带下等证，而其他各种与水湿有关的病证也可选用。

使用本类药应根据病证的病因病机适当配伍。如水肿的形成，与肺脾肾三脏密切相关，故本类药治疗水肿常与宣肺药，或补气健脾药，或温补肾阳药配伍；水湿泄泻多因水湿邪气伤及脾胃，运化受阻，清浊不分而成，故本类药治疗水湿泄泻，常与化湿运脾药配伍同用。

茯　苓　《神农本草经》

为多孔菌科真菌茯苓的菌核。主产于云南、安徽、贵州、四川等地。野生或人工培植。野生茯苓常在7月至次年3月采挖，人工种植于7~9月采挖。去皮切片，生用。

【性味归经】甘、淡，平。归肾、脾、心经。

【功效】利水渗湿，健脾补虚，宁心安神。

【应用】

1. 用于水肿、小便不利、泄泻、痰饮、带下等水湿所致的多种病证　本品甘淡，淡能渗湿，甘能补脾，既能祛邪，又能扶正，使其利而不伤，补而不滞，且药性平和，不偏寒热，作用和缓，故凡水湿为患之证，无论寒热虚实皆可用之，实为利水渗湿的要药。若水湿壅滞，水肿、小便不利，常与猪苓、泽泻等利水渗湿药配伍，以增强利水消肿作用，如《伤寒论》五苓散；若寒湿停滞，脾肾阳虚水肿，宜与附子、干姜、桂枝等温里助阳药配伍，以温阳利水；治湿热带下，宜与黄柏、车前仁、泽泻等清热利湿药配伍，以清利湿热；对脾虚湿盛的泄泻、水肿、带下等，本品既能利水渗湿，又能健脾补中，可收标本兼治之功，宜与健脾渗湿药人参、白术、薏苡仁配伍，如《和剂局方》参苓白术散；若治湿痰咳嗽，宜与半夏、橘皮等燥湿化痰药配伍，如《和剂局方》二陈汤。

2. 用于脾虚证　本品能健脾补虚，促进脾胃的运化功能。适用于脾气虚弱，运化失调之证。若脾胃虚弱，食少纳差，倦怠乏力，常与补气健脾药人参、白术等配伍，如《和剂局方》四君子汤；若脾阳不运，水湿停蓄，痰饮咳嗽，常与桂枝、白术等助阳、健脾之品配伍，如《伤寒论》苓桂术甘汤；若脾胃虚弱，食不消化，腹胀便溏，常与人参、白术、山楂、神曲等健脾消食药配伍，如《和剂局方》参苓白术散。

3. 用于心神不宁证　本品既能宁心安神，又能补中健脾。故多用于气血亏虚，心神失其所养的失眠、心悸、多梦、健忘等证。若心肝血虚，虚烦不寐，常与酸枣仁、柏子仁等养心安神药配伍；若心脾两虚，气血不足，心神不宁，心悸，健忘，多与人参、当归、酸枣仁等补益气血药配伍。水湿、痰浊所致之心神不宁，亦宜选用本品。

【用法用量】煎服，10~15 g。

【参考资料】

1. 本草文献　《神农本草经》："主胸胁逆气，忧恚惊讶恐悸，心下结痛，寒热烦满，咳逆，口焦舌干，利小便，久服安魂养神。"《名医别录》："大腹淋沥，膈中痰水，水肿淋结。开胸腹，调脏气，伐肾邪，长阴，益气力，保神守中。"《日华子本草》："补五劳七伤，安胎，暖腰膝，开心益智，止健忘。"

2. 化学成分及药理作用　茯苓主要成分为茯苓聚糖、三萜类化合物、蛋白质、脂肪、卵磷脂、胆碱、组胺酸、麦角甾醇、胆碱、腺嘌呤、组胺酸、卵磷脂、钾盐、蛋白质、葡萄糖等。茯苓具有显著利尿作用，能促进尿中钾、钠、氯等电解质的排出；茯苓多糖有明显增强免疫功能作用；茯苓对肝脏损伤有保护作用，能显著降低谷丙转氨酶的活性，防止肝细胞坏死；茯苓煎剂有镇静、降低血糖作用，并对金黄色葡萄球菌、大肠杆菌、变形杆菌等有抑制作用。此外，有一定抗肿瘤作用。

3. 其他　茯苓在加工时将菌核内部的白色部分切成薄片或小方块，即为白茯苓；皮层下的赤色部分，即为赤茯苓；带有松根的白色部分切成方形，为茯神，亦称抱木茯神。前人经验认为白茯苓偏于健脾，赤茯苓偏于利水渗湿，茯神偏于安神。此外，茯苓菌核的黑色外皮，为茯苓皮，性味同茯苓，功能长于利水退肿，多用于水肿实证。

传统将朱砂拌茯苓称为朱茯苓，用其增强宁心安神之效。但因朱砂主含硫化汞（HgS），不溶于水，且不能加热煎煮，如经加热，易析出汞（Hg），产生毒性。故朱茯苓只宜作丸散剂服用，不宜作汤剂用。

茯苓含有菌丝，水分较难浸透，若入汤剂，以切成薄片（约3mm）或打碎入煎为宜，以便有效成分充分溶解，确保疗效。

猪　苓　《神农本草经》

为多孔菌科真菌猪苓的菌核。寄生于桦树、枫树、柞树等的腐根上。主产于陕西、河北、云南等地。春秋二季采挖。生用。

【性味归经】甘、淡，平。归肾、膀胱经。

【功效】利水渗湿。

【应用】

用于水湿停滞的小便不利、水肿、泄泻、淋浊、带下、脚气、黄疸等证　本品功专通水道，利小便，祛水湿，其作用较茯苓为强，主要用于水肿实证。故凡水湿停滞之证均可选用。若脾虚水肿，小便不利，常与黄芪、茯苓等补气利水药配伍；若阴虚有热的淋浊，亦可与滑石、泽泻、阿胶等清热养阴药配伍；若湿热蕴结，小便淋涩，常与竹叶、木通、滑石等清热利尿药配伍；若寒湿带下，应与桂枝等温阳利水药配伍。

【用法用量】煎服，5～10 g。

【参考资料】

1. 本草文献　《神农本草经》："主痎疟、解毒……利水道。"《本草纲目》："开腠理，治淋肿脚气，白浊带下，妊娠子淋胎肿，小便不利。"

2. 化学成分及药理作用　猪苓主含麦角甾醇、粗蛋白、可溶性糖分、多糖等。其水煎剂有较强利尿作用。其利尿机制主要是抑制肾小管对水及电解质，特别是钾、钠、氯的重吸收所致；猪苓多糖具有增强免疫作用，为一种非特异性免疫增强剂；猪苓多糖还有一定的抗肿瘤作用、抗放射作用和防治肝炎作用。

泽　泻　《神农本草经》

为泽泻科植物泽泻的块茎。主产于福建、四川、江西等地。冬季茎叶开始枯萎时采挖。麸炒或盐水炒用。

【性味归经】甘、淡，寒。归肾、膀胱经。

【功效】利水渗湿，泄热。

【应用】

用于水湿停滞的水肿、小便不利、泄泻、带下、痰饮等证　本品甘淡，入膀胱经，善于渗泄水湿，通利小便，其作用较茯苓为强，主要用于水肿实证，适用于水湿为患的病证。若水湿停蓄，肢体浮肿，小便不利，常与利水消肿之茯苓、猪苓等药配伍，如《伤寒论》五苓散；治水湿停滞，清浊相混，大便清稀，常与通利小便、化湿醒脾之茯苓、猪苓、苍术、厚朴等药配伍，如《丹溪心法》胃苓汤；若治痰饮内停，头目昏眩者，常与健脾利水之白术同用，如《金匮要略》泽泻汤。

本品药性寒凉，既能渗湿，又能泄肾与膀胱之热，尤宜于下焦湿热证；若湿热淋浊、带下，常与清热燥湿利水之龙胆草、黄芩、木通等药配伍，如《医方集解》龙胆泻肝汤。

此外，对湿热下注，扰动精室，或肾阴不足，相火偏亢的遗精，本品可发挥渗湿泄热和泻相火的作用，常与清热燥湿、利湿或滋肾阴、泻相火之黄柏、知母等同用，如《医宗金鉴》知柏地黄丸。

【用法用量】煎服，5～10 g。

【参考资料】

1. 本草文献　《神农本草经》：“主风寒湿痹，乳难，消水，养五脏，益气力，肥健。”《名医别录》：“补虚损五劳，除五脏痞满，起阴气，止泄精、消渴、淋沥，逐膀胱、三焦停水。”《本草纲目》：“渗湿热，行痰饮，止呕吐、泻痢、疝痛、脚气。”

2. 化学成分及药理作用　本品主要含三萜类化合物、挥发油、生物碱、天门冬素、脂肪酸、树脂等。具有显著的利尿作用，能增加尿量，增加尿素与氯化物的排泄，对肾炎患者利尿作用更为明显。有降压、减肥、降血脂、抗脂肪肝及保肝作用，泽泻多种成分对实验性高胆固醇血症有明显的降血清胆固醇作用和抗动脉粥样硬化作用，对金黄色葡萄球菌、肺炎双球菌、结核杆菌等有抑制作用。

3. 其他　泽泻药味甘淡，是其功效作用的总结，其真实滋味是苦味。

薏 苡 仁　《神农本草经》

为禾本科草本植物薏苡的成熟种仁。主产于福建、河北、辽宁等地。秋季果实成熟时采收。生用或炒用。

【性味归经】甘、淡，微寒。归脾、胃、肾、肺经。

【功效】利水渗湿，健脾，舒筋，清热排脓。

【应用】

1. 用于水湿所致的小便不利、水肿、泄泻、带下等证　本品甘补淡渗，功似茯苓而力稍弱，具有良好的利水渗湿及健脾作用。故适用于水湿滞留的多种病证，而脾虚湿滞者尤为适宜；其性偏凉，更宜用于湿热证。若脾虚湿盛之水肿腹胀，食少泄泻，脚气浮肿等，常与人参、茯苓、白术等利水健脾药同用，如《和剂局方》参苓白术散。若治湿热淋浊，可单用，或与金钱草、车前子、滑石等利尿通淋药配伍，如《杨氏经验方》单用本品煎服；若治湿温，常与竹叶、滑石、通草等清热利湿之品同用，如《温病条辨》薏苡竹叶散。

2. 用于风湿痹证　本品既能除湿，又能利关节，舒筋脉，有缓和筋脉挛急的作用。适用于风湿痹证，对湿痹的肢体重着疼痛，筋脉拘急之证，尤为常用。若风湿在表，身痛发热，常与麻黄等解表药配伍，如《金匮要略》麻黄杏仁薏苡甘草汤；若湿郁热蒸，蕴于经络，骨节烦痛，常与防己、蚕砂等祛风湿及清热通络之品配伍，如《温病条辨》宣痹汤；如风湿痹痛，日久不愈，或筋脉拘急，可单用本品常服，如《本草纲目》薏苡仁粥，以本品与粳米煮粥，日日服用，缓缓起效；也可与独活、防风、苍术等祛风湿药配伍，如《类证治裁》薏苡仁汤。

3. 用于肺痈、肠痈　本品性寒，清肺与大肠热，并能排脓消痈，故为治肺痈、肠痈的常用药。治肺痈，咳吐脓痰，常与苇茎、桃仁等清肺祛痰、化瘀之药配伍，如《千金要方》苇茎汤；治肠痈，发热腹痛，常与牡丹皮、瓜蒌仁、桃仁等清热、活血、通便之药配伍，如《医宗金鉴》薏苡汤。

【用法用量】煎服，10～30 g。清利湿热宜生用，健脾止泻宜炒用。本品力缓，用量宜大。除入汤、丸、散剂外，亦可作粥食用，为食疗佳品。

【参考资料】

1. 本草文献　《神农本草经》：“主筋急拘挛，不可屈伸，风湿痹，下气。”《名医别录》：“除筋骨邪气不仁，利肠胃，消水肿，令人能食。”《药性论》：“主肺痿肺气，吐脓血，咳嗽涕唾上气……煎服之破五溪毒肿。”《本草纲目》：“健脾益胃，补肺清热，去风利湿。炊饭食，治冷气，煎饮，利小便热淋。”

2. 化学成分及药理作用　本品主要含薏苡仁油、薏苡仁酯、薏苡仁内脂、氨基酸及维生素 B 等。薏苡仁油有阻止或降低横纹肌挛缩作用，对子宫有兴奋作用，其脂肪油能使血清钙、血糖量下降，并有解热、镇静、镇痛、消炎和增强免疫功能的作用，煎剂对癌细胞有一定抑制作用。

香 加 皮　《中药志》

为萝藦科植物杠柳的根皮。主产于山西、河南、河北等地。春秋二季采挖。生用。

【性味归经】 苦、辛，微温。有毒。归肾、肝、心经。

【功效】 利尿消肿，祛风湿。

【应用】

1. 用于水肿，小便不利　本品有利水消肿的作用，适用于肢体浮肿，小便不利。可单用，亦可与茯苓皮、大腹皮等利尿消肿药配伍同用，以增强利尿消肿之功。

2. 用于风湿痹证　本品芳香，能祛风湿，可用于风湿痹证，关节拘急疼痛。常与祛风湿、强筋骨药配伍。

【用法用量】 煎服，3~6 g。浸酒或入丸散，酌量。

【使用注意】 本品有毒，不宜多用；酒剂宜作外用。

【参考资料】

1. 本草文献　《四川中药志》："镇痛，除风湿。治风寒湿痹，脚膝拘挛，筋骨疼痛。"《陕甘宁青中草药选》："祛风湿，壮筋骨，强腰膝。"

2. 化学成分及药理作用　香加皮的茎皮和根皮含 10 余种苷类化合物，其中最主要是强心苷、杠柳毒苷和皂苷杠柳苷。此外还有 4 - 甲氧基水杨醛及其葡萄糖苷等。本品具有强心利尿作用。杠柳皮尚有杀虫作用。

3. 其他　服用本品，强心苷过量可出现中毒反应，引起心律失常，甚至死亡，故当注意用量。

据考证，古本草所记载的五加皮来源于五加科植物，而现代使用的五加皮药材，有南五加皮与北五加皮之分。南五加皮即五加科植物，北五加皮即上述萝藦科植物杠柳的根皮，因其有特异香气，又名香五加皮，1977 年版《中华人民共和国药典》定名为香加皮。南、北五加皮科属不同，功效也不一样，应区别使用。一般认为，南五加皮无毒，补肝肾，强筋骨，祛风湿作用较好，兼能利尿。北五加皮仅有利水消肿，祛风湿作用，有毒，故临床不可混用。

冬 瓜 皮　《开宝本草》

为葫芦科草本植物冬瓜的果皮。全国各地均有栽培。夏末秋初果实成熟时采收。生用。

【性味归经】 甘，微寒。归肾、肺、小肠经。

【功效】 利水消肿，清解暑热。

【应用】

1. 用于水肿，小便不利　本品甘淡，渗利水湿。适用于水肿，小便不利之证。其性质平和，药力较弱，故治水肿，小便不利，多与泽泻、猪苓等利水消肿药同用。

2. 用于暑热证　本品微寒，能清解暑热。治暑热烦渴，小便短赤，常与西瓜翠衣、绿豆等清解暑热之品同用。若治暑湿泄泻，多与滑石、薏苡仁、扁豆、荷叶等清暑利尿化湿之品同用。

【用法用量】 煎服，15~30 g。

【参考资料】

1. 本草文献　《本草纲目》："治肠痈。"《滇南本草》："止渴，消痰，利小便。"《本草从新》："走皮肤，去湿追风，补脾泻火。"

2. 化学成分及药理作用　本品含胆甾醇、三萜类化合物、挥发性成分、树脂、维生素、纤维素及脂素类成分等。本品煎剂有利尿作用。

附药

冬瓜仁　为冬瓜的种子。又称白瓜子、冬瓜子。性味与冬瓜皮相同。功能清肺化痰，利湿排脓。用于肺热咳嗽、肺痈、肠痈、带下、白浊等。用法用量：煎服，10～15 g。

玉米须　《滇南本草》

为禾本科一年生草本植物玉蜀黍的花柱及柱头。全国各地均有栽培。玉米上浆时即可采收，但常在秋后剥取玉米时收集。鲜用或晒干生用。

【性味归经】　甘，微寒。归膀胱、肝、胆经。

【功效】　利水消肿，利尿通淋，利湿退黄。

【应用】

1. 用于水肿，小便不利　本品甘淡渗利，能通利小便，使尿量增多，有消退水肿之功。治水湿停蓄，肢体浮肿，小便不利，可单用本品煎服；也可与冬瓜皮、赤小豆、薏苡仁、茯苓皮等利水消肿药同用。

2. 用于湿热淋证　本品善入膀胱，能清利湿热，畅利小便，有利尿通淋之功。治湿热淋证，可单用本品大剂量煎服；也可与车前子、滑石、金钱草等利尿通淋药同用。

3. 用于黄疸　本品能利湿退黄，可用于黄疸。因其药性平和，无论阳黄或阴黄均可选用，而临床多用于阳黄。可单用本品大剂量煎汤服，也可与利湿退黄药配伍，以增强疗效；如治湿热黄疸，可与茵陈、栀子等清热利湿药同用；若治阴黄，常与干姜、附子等温里药同用；若治肝胆结石所致的黄疸，常与金钱草、鸡内金、郁金等利胆排石药同用。

【用法用量】　煎服，30～60 g。

【参考资料】

1. 本草文献　《滇南本草》："宽肠下气。治妇人乳结……乳汁不通，红肿疼痛，发冷发热，头痛体困。"《现代实用中药》："为利尿药，对肾脏病、浮肿性疾患、糖尿病等有效。又为胆囊炎、胆石、肝炎性黄疸等的有效药。"《四川中药志》："清血热、利小便。治黄疸、风热、出疹、吐血及红崩。"

2. 化学成分及药理作用　玉米须含脂肪油、挥发油、树胶样物质、树脂、苦味糖苷、皂苷、生物碱及维生素 C、泛酸、维生素 K、谷甾醇、苹果酸、柠檬酸等。本品有较强的利尿作用，还能抑制蛋白质排泄。能促进胆汁分泌，降低其粘稠性及胆红质含量。有增加血中凝血酶原含量及升高血小板数和加速血液凝固作用。

葫芦　《日华子本草》

为葫芦科攀援草本植物瓢瓜的干燥果皮。全国大部分地区有栽培。秋季采收。生用。

【性味归经】　甘，平。归肺、小肠经。

【功效】　利水消肿。

【应用】

用于面目浮肿，大腹水肿，脚气肿胀等　本品通利水道，畅利小便，行水而消肿胀。治面目浮肿、大腹水肿及脚气肿胀，可单用，也可与猪苓、茯苓、泽泻等利水药配伍。

【用法用量】煎服，15～30 g。

【参考资料】

1. 本草文献　《滇南本草》："利水道，通淋，除心肺烦热。"《本草再新》："利水，治腹胀，黄疸。"

2. 化学成分及药理作用　葫芦含葡萄糖、戊聚糖、木质素等。本品有明显利尿作用。

3. 其他　另有一种葫芦，《神农本草经》称为苦瓠。其果实中间细束如腰，故称亚腰葫芦，亦称京葫芦、小葫芦。性味苦寒，利水消肿作用较葫芦强。古方有单用治疗腹水、黄疸者。现代用其与虫笋同用，治疗晚期血吸虫病腹水。但苦寒较甚，易伤脾败胃。煎服，5～10 g。

泽　漆　《神农本草经》

为大戟科草本植物泽漆的全草。我国大部分地区均产，以江苏、浙江产量较多。4～5月开花时采收。生用。

【性味归经】辛、苦，微寒。有毒。归小肠、大肠、肺经。

【功效】利水消肿，化痰止咳。外用解毒散结。

【应用】

1. 用于大腹水肿，四肢面目浮肿　本品苦寒降泄，有较强的利水消肿作用。治大腹水肿、肢体面目浮肿，可单用，如《圣惠方》以本品嫩叶熬膏，温酒送服；也可与健脾利水药茯苓、赤小豆、鲤鱼等同用，如《千金要方》泽漆汤。

2. 用于痰饮喘咳　本品辛宣苦降，有化痰止咳平喘之功。可用于痰饮咳喘之证，常与半夏、白前、甘草等化痰止咳药配伍，如《金匮要略》泽漆汤；若治肺热咳喘，常与桑白皮、地骨皮、黄芩等清肺热药同用。

3. 用于瘰疬痰核，癣疮　本品外用有解毒散结之功。治瘰疬痰核，可单用，如《便民图纂》以本品熬膏外敷，也可与夏枯草、牡蛎、浙贝母等软坚散结之品配伍内服；若治癣疮，可以本品研末，油调外擦，或鲜品捣汁外涂。

【用法用量】煎服，5～10 g。外用适量。

【使用注意】本品有毒，不宜过量或长期使用。脾胃虚寒者慎用。

【参考资料】

1. 本草文献　《神农本草经》："主皮肤热，大腹水气，四肢面目浮肿，丈夫阴气不足。"《日华子本草》："止疟疾，消痰退热。"《植物名实图考》："煎熬为膏，敷无名肿毒。"

2. 化学成分及药理作用　泽漆含皂苷，槲皮素－5，3－二－D－半乳糖苷、泽泻醇、大戟乳脂、丁酸、树脂等。泽漆对结核杆菌及金黄色葡萄球菌、绿脓杆菌、伤寒杆菌有抑制作用。能抑制支气管腺体中酸性粘多糖合成，并使痰量减少，并促使支气管粘膜上皮炎症的修复。

3. 其他　泽漆有毒，过量可引起中毒，轻者出现上腹部不适或疼痛，重者可致剧烈腹痛、腹泻、恶心呕吐、头晕头痛、烦躁不安、血压下降，甚至休克。其毒性成分主要在鲜品白色乳浆中，干品毒性较小，故泽漆内服宜用干品。

蝼　蛄　《神农本草经》

为蝼蛄科昆虫华北蝼蛄（北方蝼蛄）或非洲蝼蛄（南方蝼蛄）的虫体。全国各地均产。前者主产于华北，后者主产于江苏、广东、福建。夏秋间捕捉。生用。

【性味归经】咸，寒。归膀胱、大肠、小肠经。

【功效】利水消肿。

【应用】

1. 用于水肿实证　本品走窜之性强，作用猛烈，有较强的利水消肿之功。适用于头面、肢体浮肿，大腹水肿，小便不利之实证。可单用，如《圣惠方》以本品研末服；也可与峻下逐水药甘遂、大戟等配伍，如《普济方》半边散。

2. 用于石淋　本品有通淋之功，适用于石淋。可单用，如《本草图经》单用本品烘干研末，温酒送服；也可与海金沙、石韦等利尿通淋药同用。

【用法用量】煎服，5～9 g；研末服，每次 1～1.5 g。外用适量。

【使用注意】气虚体弱者及孕妇均忌服。

【参考资料】

1. 本草文献　《神农本草经》：“主产难，出肉中刺，溃痈肿，下哽噎，解毒，除恶疮。夜出者良。”《本草纲目》：“利大小便，通石淋，治瘰疬，骨鲠。”《日华子本草》：“治恶疮，水肿，头面肿，入药炒用。”“冷有毒。”

2. 化学成分　蝼蛄的血液和淋巴液中游离氨基酸有 13 种，其中丙氨酸、组氨酸、缬氨酸含量较高。

荠　菜　《名医别录》

为十字花科植物荠菜的带根全草。我国各地均有分布，江苏、安徽及上海郊区有栽培。3～5 月采集。晒干，生用。

【性味归经】甘，凉。归肝、胃经。

【功效】清热利水，凉血止血。

【应用】

1. 用于水肿　本品有利水消肿之功。治大腹肿满，常与葶苈子等利水消肿药配伍，如《三因方》葶苈子丸。

2. 用于泄泻，痢疾　本品能清热、止血。治痢疾，可单用煎水服，也可与翻白草、委陵菜等清热解毒药同用；治泄泻，常与车前草、白术等利水渗湿药同用。

3. 用于血热出血　本品既能止血，又能清热凉血，适用于血热妄行的吐血、便血、崩漏。多与仙鹤草、地榆、茜草等凉血止血药同用，以增强止血之效。

此外，本品尚有清肝热、明目降压之功，适用于目赤涩痛，高血压。治目赤肿痛，常与菊花、决明子等清肝明目药同用；也可外用，如《圣惠方》以本品鲜根捣绞取汁，点目；治高血压有肝热表现者，常与黄芩、夏枯草等降压药同用。

【用法用量】煎服，15～30 g。鲜品加倍，外用适量。

【参考资料】

1. 本草文献　《名医别录》：“主利肝气，和中。”《日用本草》：“凉肝明目。”《现代实用中药》：“止血。治肺出血，子宫出血，流产出血，月经过多，头痛、目痛或视网膜出血。”

2. 化学成分及药理作用　荠菜含胆碱，乙酰胆碱，马钱子碱，山梨醇，甘露醇，侧金盏花醇等。其煎剂及流浸膏能使出血、凝血时间缩短，对冠状血管有舒张作用并能使血压下降，对实验性胃溃疡有抑制作用。

第二节　利尿通淋药

以利尿通淋为主要功效，常用以治疗淋证的药物，称为利尿通淋药。

淋证，是指小便频数短涩，淋沥刺痛，欲出不尽，小腹拘急，或痛引腰腹的病证。多由湿热蕴结下焦，膀胱气化不利所致。包括热淋、石淋、血淋、膏淋等。若湿热下注，热邪偏盛，小便灼热刺痛，短赤色黄，或寒热、口苦者，为热淋；湿热下注，煎熬尿液，结为沙石，小便艰涩，或时夹沙石，排尿突然中断，尿道窘迫疼痛者，为石淋；湿热下注膀胱，热伤脉络，迫血妄行，小便淋涩，尿色深红，或夹血块者，为血淋；湿热下注，气化不利，脂液失于约束，小便混浊，或如米泔水，置之沉淀如絮状者，为膏淋。

本类药味多甘淡，其次为苦，药性寒凉。甘淡能利水渗湿，苦能降泄，寒凉则能清热。淋证病变部位在膀胱，故本类药主要归膀胱经。

本类药具有利尿通淋的功效。所谓利尿通淋，就是通过清利湿热，恢复膀胱气化，使小便排泄通畅，消除淋沥涩痛的作用。主要适用于湿热蕴结膀胱，膀胱气化失司的湿热淋证。症见小便频数，短赤不利，淋沥涩痛等。此外，本类药还可用于湿热为患的其他病证。

使用本类药治疗淋证，应根据不同证候而进行适当配伍。若热邪偏盛的热淋，当与清热解毒药配伍；热伤血络的血淋，应与清热凉血或止血药配伍；结石阻塞的石淋，宜与排石药配伍；湿浊偏盛的膏淋，宜与化湿药配伍；若其他湿热证，应与相应的清热药配伍。

车前子　《神农本草经》

为车前科草本植物车前或平车前的成熟种子。前者分布于全国各地，后者主要分布于北方各省。主产于黑龙江、辽宁、河北等地。夏秋二季种子成熟时采收。生用或盐水炙用。

【性味归经】甘、淡，寒。归肾、肝、肺、膀胱经。

【功效】利尿通淋，渗湿止泻，清肝明目，清肺化痰。

【应用】

1. 用于湿热淋证　本品具有良好的清利湿热，利尿通淋之功。为治湿热下注，蕴结膀胱所致的小便淋沥涩痛的要药。治热淋，常与清利湿热，利尿通淋之木通、滑石、瞿麦等药配伍，如《和剂局方》八正散；治血淋，常与小蓟、白茅根、蒲黄等凉血止血药同用；治石淋，常与金钱草、海金沙、滑石等通淋排石药同用；治膏淋，可单用，如《肘后备急方》以本品煎服，治小便白浊，也可与萆薢、石韦、茯苓等通淋化浊之品配伍，如《医学心悟》萆薢分清饮。

2. 用于水湿内停的水肿、泄泻　本品善于通窍而利小便，使水湿邪气由小便而出。对于水肿者，能利尿以消肿，水湿泄泻者，能分别清浊而止泻，故为治水肿、水湿泄泻的常用药。治水湿停蓄的水肿，小便不利，常与茯苓、猪苓、泽泻等利水药配伍；若脾肾阳虚水肿，宜与附子、肉桂、山茱萸等温补脾肾之品配伍，如《济生方》肾气丸；若治水湿泄泻，可单用本品为末，米饮送服，或与茯苓、泽泻、薏苡仁等利水渗湿药配伍。

3. 用于肝热目疾　本品性寒入肝，善清肝热，并能明目。治肝热目赤肿痛，常与菊花、夏枯草、决明子等清肝明目药配伍；若治肝肾阴亏，两目昏花，或生翳膜，常与菟丝子、熟地黄等滋补肝肾药配伍，如《和剂局方》驻景丸。

4．用于热痰咳嗽　本品入肺经，能清肺化痰止咳。可用治肺热咳嗽，痰多黄稠，常与瓜蒌、浙贝母、黄芩等清肺化痰药同用。

【用法用量】煎服，10～15 g。宜布包煎。

【使用注意】车前子包煎时，布不宜包得过紧，以免车前子在煎煮膨胀后，影响有效成分的溶出，降低疗效。

【参考资料】

1．本草文献　《神农本草经》："主气癃，止痛，利水道小便，除湿痹。"《名医别录》："男子伤中，女子淋沥，不欲食，养肺强阴益精……明目疗赤痛。"《本草纲目》："导小肠热，止暑湿泻痢。"

2．化学成分及药理作用　车前子含粘液质、琥珀酸、车前烯醇、腺嘌呤、胆碱、车前子碱、脂肪油、维生素A样物质和维生素B等。本品有显著利尿作用，并能促进呼吸道粘液分泌，稀释痰液，有祛痰、镇咳、平喘作用，对各种杆菌和葡萄球菌均有抑制作用。

附药

车前草　为车前的全草。性味功用同车前子，且能清热解毒。除用治淋证、水肿、泻痢、目疾、咳嗽外，还适用于热毒痈肿。治热毒疮痈，内服或用鲜品捣烂外敷。煎服，10～30 g。鲜品加倍，外用适量。

滑　石　《神农本草经》

为硅酸盐类矿物滑石族滑石。主产于山东、江西、山西等地。研粉或水飞用。

【性味归经】甘、淡，寒。归膀胱、胃经。

【功效】利水通淋，清解暑热。外用收湿敛疮。

【应用】

1．用于湿热淋证　本品甘淡而寒，善于开通下窍，清利膀胱湿热，有利尿通淋之功。治湿热下注膀胱所致的热淋，小便不利，淋沥涩痛及尿闭，常与清利湿热，利尿通淋之车前子、木通等药配伍，如《和剂局方》八正散；若治石淋，常与金钱草、海金沙等利尿通淋排石药配伍，如二金排石汤。

2．用于暑湿，湿温　本品甘淡性寒，既能利水，又能解暑热，是为治暑湿、湿温的常用药。治暑湿证见身热烦渴，小便短赤者，可与甘草配伍，即《伤寒标本》六一散；治湿温，发热身重，胸闷不饥，常与黄芩、通草等清热利湿药配伍，如《温病条辨》黄芩滑石汤；若治湿热、暑湿泄泻，与车前子、薏苡仁、茯苓等清热利湿药同用。

3．用于湿疹，湿疮　本品外用有清热、收湿敛疮作用，为治湿疹、湿疮的常用外用药。可单用，或与黄柏、煅石膏、枯矾等清热解毒、收湿敛疮药配伍，外敷或撒布于患处；若治痱子，可配制成痱子粉使用，常与薄荷、甘草等药同用。

【用法用量】煎服，10～15 g，宜布包。外用适量。

【使用注意】脾虚，热病伤津及孕妇忌用。

【参考资料】

1．本草文献　《神农本草经》："主身热泄澼，女子乳难，癃闭，利小便，荡胃中积聚寒热，益精气。"《名医别录》："通九窍六腑津液，去留结、止渴，令人利中。"《本草纲目》："疗黄疸，水肿脚气，吐血衄血，金疮血出，诸疮肿毒。"

2．化学成分及药理作用　滑石含硅酸镁、氧化铝、氧化镍等。本品所含硅酸镁有吸附和收敛作用，对发炎的皮肤粘膜有保护作用，内服能保护胃肠粘膜，有止泻作用。滑石粉撒布创面形成被膜，有保护创面，吸收分泌物，促进结痂的作用。

关 木 通　《神农本草经》

为马兜铃科藤本植物东北马兜铃藤茎。主产于吉林、辽宁、黑龙江等地。秋季采收。生用。

【性味归经】苦，寒。归心、小肠、膀胱经。

【功效】利尿通淋，通经下乳。

【应用】

1. 用于湿热淋证　本品味苦气寒，上能清心降火，下能利水泄热，以使湿热邪气从小便排出，而奏利尿通淋，泄热之效。治膀胱湿热，小便短赤，淋沥涩痛，常与利尿通淋药车前子、滑石等配伍，如《和剂局方》八正散；若治心火上炎，口舌生疮，或心火下移小肠而致心烦、尿赤，常与清热利尿药竹叶、生地黄等配伍，如《小儿药证直诀》导赤散。

本品尚能利尿消肿。可用于水肿、脚气。治水肿，小便不利，常与泽泻、茯苓、大腹皮等利水消肿药配伍，如《圣济总录》通草饮；治脚气肿胀，小便不利，常与槟榔、猪苓、紫苏等利水行气药配伍，如《证治准绳》木通散。

2. 用于血瘀经闭，乳少　本品有通利血脉，通经下乳的作用。适用于血瘀经闭，乳少之证。治产后气血郁滞，乳汁不通者，常与王不留行、穿山甲等通经下乳之药配伍；治产后气血不足，乳汁短少者，常与黄芪、当归等补气血药配伍，或与猪蹄炖汤服。若治瘀血阻滞，月经不调，或经闭，常与红花、桃仁、当归、丹参等活血通经药同用。

本品能通利血脉，亦能利关节，故也可用治湿热痹痛。常与秦艽、防己、薏苡仁等祛风湿、清热药同用。

【用法用量】煎服，3~9 g。

【使用注意】据报道，关木通一日60 g水煎服，有致急性肾功衰竭者，故用量不宜过大。

【参考资料】

1. 本草文献　《中国药典》："泻热、降火。治口舌生疮，小便赤涩。"

2. 化学成分及药理作用　关木通含马兜铃酸、鞣酸、钙质、皂碱素、常春藤皂苷元、脂肪油等。本品有利尿和强心作用，对痢疾杆菌、伤寒杆菌及某些皮肤真菌有抑制作用。马兜铃酸有抑制肿瘤细胞生长作用。

3. 其他　目前所用的木通药材，主要有关木通、川木通、淮通和白木通四种；其中使用最广的是关木通，为马兜铃科植物木通马兜铃的木质茎；其次是川木通，为毛茛科植物小木通、绣球藤等的木质茎；淮通为马兜铃植物大叶马兜铃、淮通马兜铃的木质茎，而不宜作木通使用；白木通则为木通科植物木通的木质茎，目前仅在少数地区自产自销，而历代所记载的木通即为本品，目前很少使用。

木通、通草名称不同，气味有别。而古书将木通科之木通称为"通草"；今之通草，古书则称为"通脱木"，当加区别，不可混淆。

通　　草　《本草拾遗》

为五加科灌木植物通脱木的茎髓。主产于贵州、四川、云南等地。秋季采收。生用。

【性味归经】甘、淡，微寒。归肺、胃经。

【功效】清热利湿，通乳。

【应用】

1. 用于湿热淋证　本品具有清利湿热，利尿通淋之功。适用于湿热蕴结，小便不利，淋沥涩痛之证。常与利尿通淋药滑石、石韦、冬葵子等配伍，如《普济方》通草饮子。

2. 用于湿温　本品甘淡而寒，能清热利湿。适用于湿温，发热身重，胸脘痞闷，小便短赤之证。常与薏苡仁、滑石、白豆蔻等清利湿热药同用。

3. 用于产后乳汁不通　本品有通乳之功，可用于乳汁不下或不畅。常与猪蹄、穿山甲等扶正通乳之品配伍，如《杂病源流犀烛》通乳汤。

4. 用于水肿　本品淡渗，利水而消肿。因气淡力弱，治水肿，常与猪苓、泽泻、木通等利水消肿药配伍，以增强利水消肿之效。

【用法用量】煎服，5～10 g。

【参考资料】

1. 本草文献　《日华子本草》："明目，退热，催生，下胞，下乳。"《本草图经》："利小便……兼解诸药毒。"《本草纲目》："引热下降而利小便……通气上达而下乳汁。"《本草备要》："治目昏耳聋，鼻塞失音。"

2. 化学成分及药理作用　通草主含糖醛酸、脂肪、蛋白质及多糖等。本品有利尿及促进乳汁分泌作用。

石　韦　《神农本草经》

为水龙骨科草本植物庐山石韦和石韦或有柄石韦的叶片。各地普遍野生。主产于浙江、湖北、河北等地。四季均可采收。切碎生用。

【性味归经】苦，微寒。归肺、膀胱经。

【功效】利水通淋，清肺止咳，凉血止血。

【应用】

1. 用于湿热淋证　本品味苦微寒，上能清泄肺金，下能清利膀胱，故对湿热蕴结，小便淋沥涩痛之证，具有良好的清热利尿通淋之功，为治疗湿热淋证的常用药。若湿热蕴结，小便短赤，淋沥涩痛，常与车前子、滑石、木通等利尿通淋药配伍，如《普济方》石韦散；本品又有凉血止血之功，故治血淋涩痛尤宜，常与白茅根、小蓟等止血通淋药同用。

2. 用于肺热咳喘　本品入肺，能清肺化痰，并能止咳平喘。适用于肺热偏盛，咳嗽喘息者。可单用本品，或与清热化痰、止咳平喘药同用。

3. 用于血热出血证　本品入血分，能凉血止血。适用于血热妄行所致的吐血、咯血、便血、崩漏下血。可单用，如《本草纲目》以本品为末，温酒服，治崩中漏下；也可与凉血止血药配伍。

【用法用量】煎服，5～10 g。

【参考资料】

1. 本草文献　《神农本草经》："主劳热邪气、五癃闭不通，利小便水道。"《名医别录》："止烦下气，通膀胱满，补五劳，安五藏，去恶风，益精气。"《本草纲目》："主崩漏，金疮，清肺气。"

2. 化学成分及药理作用　石韦含皂苷、蒽醌类、黄酮类、鞣质等。其煎剂对金黄色葡萄球菌、变形杆菌、大肠杆菌等均有不同程度的抑制作用。庐山石韦有镇咳祛痰作用。

海金沙　《嘉祐本草》

为海金沙科蕨类植物海金沙的成熟孢子。主产于广东、浙江等地。秋季采收。生用。

【性味归经】甘，寒。归膀胱、小肠经。

【功效】利尿通淋。

【应用】

1. 用于湿热淋证　本品甘淡而寒，其性下降，善通水道，清泄膀胱、小肠湿热，功专利尿通淋，为治小便淋涩疼痛的常用药。治石淋，常与金钱草等利尿通淋排石之品同用；治血淋，常与石韦、小蓟等利尿通淋、凉血止血之品同用；治膏淋，常与利尿通淋、祛湿浊之滑石等药配伍，如《世医得效方》海金沙散；治热淋，常与车前草、栀子等利尿通淋、清热解毒之品配伍。

2. 用于水肿，小便不利　本品利尿之功，亦可排除水湿邪气而消除肿胀，但本品性寒，以治湿热肿满，小便不利者为宜。多与泽泻、猪苓、防己、木通等利水消肿之品同用，以加强利水消肿之效。

【用法用量】煎服，6～12 g，宜布包煎。

【参考资料】

1. 本草文献　《嘉祐本草》："主通利小肠，得栀子、马牙消、硼砂共疗伤寒热狂，或丸或散。"《本草纲目》："治湿热肿满，小便热淋，膏淋，血淋，石淋，茎痛，解热毒气。"《本草正义》："利水通淋，治男子淫浊，女子带下。"

2. 化学成分及药理作用　海金沙含脂肪油、海金沙素、棕榈酸、硬脂酸等。其煎剂对金黄色葡萄球菌、绿脓杆菌、福氏痢疾杆菌、伤寒杆菌等均有抑制作用。

附药

海金沙藤　为海金沙的全草。性味功效与海金沙同，而更长于清热解毒。多用治热淋、石淋等证，其次亦可用于痈肿疮毒、痄腮和黄疸。用法用量：煎服，15～30 g。外用适量，煎汤外洗或捣敷。

萆　　薢　《神农本草经》

为薯蓣科草本植物绵萆薢和粉背薯蓣的根茎。主产于浙江、湖北、广西等地。春秋季采挖。生用。

【性味归经】苦，微寒。归膀胱、肝、胃经。

【功效】利尿通淋，祛风湿。

【应用】

1. 用于膏淋　本品味苦，其性下降，能利湿而分清去浊。为治小便混浊，或尿如米泔之膏淋要药。常与利湿化浊药茯苓、车前子、石韦等配伍，如《医学心悟》萆薢分清饮；对于妇女湿热下注的带下证，本品有清利下焦湿热之功，常与薏苡仁、黄柏等清热除湿之品同用。

2. 用于风湿痹证　本品能祛风湿，通络止痛。可用于风湿痹证，腰膝酸痛，筋脉屈伸不利。若偏于寒湿者，可与附子、肉桂、牛膝等温里散寒、活血之药配伍；若属湿热者，常与防己、薏苡仁、银花藤等清热除湿通络之品同用。

【用法用量】煎服，10～15 g。

【使用注意】本品利湿，易伤阴，故肾阴亏虚遗精滑泄者慎用。

【参考资料】

1. 本草文献　《神农本草经》："主腰背痛强，骨节风寒湿周痹，恶疮不瘳，热气。"《名医别录》："伤中恚怒，阴痿失溺，关节老血，老人五缓。"《滇南本草》："治风寒，温经络，腰膝疼，遍身顽麻，利膀胱水道，赤白便浊。"《本草纲目》："治白浊，茎中痛，痔瘘坏疮。"

2. 化学成分及药理作用　草薢含薯蓣皂苷等多种甾体皂苷，总皂苷水解后生成薯蓣皂苷元等，此外，还含鞣质、淀粉、蛋白质等。薯蓣皂苷、克拉塞林苷均有抗菌作用，薯蓣皂苷有保护心肌的作用。

瞿　麦　《神农本草经》

为石竹科草本植物瞿麦和石竹的带花全草。全国大部分地区有分布，主产于河北、河南、辽宁等地。夏秋季花果期采割。生用。

【性味归经】苦，寒。归心、小肠、膀胱经。

【功效】利尿通淋，活血通经。

【应用】

1. 用于湿热淋证　本品具苦寒降泄之性，能清心与小肠火，导热下行，而有利尿通淋之功，为治淋证常用药，尤以热淋、血淋为宜。治热淋，常与车前子、木通等清热利湿、利尿通淋药配伍，如《和剂局方》八正散；治血淋，常与小蓟、白茅根等利尿通淋、凉血止血药同用；治石淋，常与金钱草、冬葵子、滑石等利尿通淋排石药配伍。

2. 用于血滞月经不调，经闭　本品能通行血脉，有活血通经的作用。适用于瘀血阻滞，月经不调，或经闭。而本品药性苦寒，又能泄热，故血热者尤宜，多与桃仁、红花、赤芍、丹参等活血调经药同用。

【用法用量】煎服，10～15 g。

【使用注意】本品苦寒性降，活血通经，孕妇忌服。

【参考资料】

1. 本草文献　《神农本草经》："主关格诸癃结，小便不通，出刺，决痈肿，明目去翳，破胎坠子，下闭血。"《药性论》："主五淋。"《日华子本草》："催生……治月经不通，破血块，排脓。"

2. 化学成分及药理作用　瞿麦含维生素A样物质，皂苷，糖类。其煎剂口服有显著利尿作用，瞿麦穗较茎强，利尿的同时，氯化钠的排出量增加；并有兴奋肠管，抑制心脏，降低血压，影响肾血容积作用。对金黄色葡萄球菌、大肠杆菌、伤寒杆菌、福氏痢疾杆菌、绿脓杆菌均有抑制作用。

萹　蓄　《神农本草经》

为蓼科草本植物萹蓄的全草，全国各地均产。夏季茎叶生长茂盛时采收。生用。

【性味归经】苦，微寒。归膀胱经。

【功效】利尿通淋，驱虫；外用杀虫止痒。

【应用】

1. 用于湿热淋证　本品味苦性寒，善于下行，能清泄下焦湿热，有利尿通淋之功。用于湿热蕴结膀胱，小便频数短赤，少腹拘急，淋涩刺痛之证。可单用本品煎汤频服，也可与车前子、木通、滑石等利尿通淋药配伍，如《和剂局方》八正散；若治血淋，常与小蓟、大蓟、白茅根、石韦等利尿通淋，凉血止血药同用。

2. 用于虫积腹痛　本品对蛔虫、蛲虫、钩虫有驱杀作用。治蛔虫腹痛，可单用，如《药性论》以本品浓煎服用；也可与苦楝皮、槟榔等驱虫药同用；治蛲虫病肛门瘙痒，可单用，如《食医心镜》以本品煎汤空腹服，或用其汁煮粥服，或以之煎汤熏洗肛门，也可与榧子、槟榔等驱虫药配伍服用；治钩虫，常与苦楝皮等驱虫药配伍服用。

3. 用于湿疹，湿疮，阴痒　本品外用有杀虫止痒之功。治皮肤湿疹、湿疮、阴痒等证，可单用，或与苦参、地肤子、蛇床子等杀虫止痒药同用，煎水洗患处。

【用法用量】煎服，10～30 g，鲜品加倍。外用适量。

【参考资料】

1. 本草文献　《神农本草经》："主浸淫疥瘙，疽痔，杀三虫。"《名医别录》："疗女子阴蚀。"《药性论》："主蛔虫等咬心，心痛面青，口中沫出临死者，取十斤新细判，以消水一石，煎去滓，成煎如饴空心服，虫自下皆尽止。主患痔疾者，常取叶捣汁服效。治热黄，取汁顿服一升。"

2. 化学成分及药理作用　萹蓄含萹蓄苷、槲皮苷、咖啡酸、绿原酸、钾盐、硅酸等。本品有显著利尿作用，能增加尿中钾、钠的排出，连续给药也不会产生耐药性，用量宜大，过小则无利尿作用；并有驱虫（蛔虫、蛲虫）及缓下作用。此外，对葡萄球菌、福氏痢疾杆菌、绿脓杆菌以及须疮癣菌、羊毛状小芽孢菌、皮肤霉菌等均有抑制作用。

地 肤 子　《神农本草经》

为藜科草本植物地肤的成熟果实。全国大部分地区有产。秋季果实成熟时采收，生用。

【性味归经】苦，寒。归膀胱经。

【功效】清热利湿，通淋，止痒。

【应用】

1. 用于湿热淋证　本品苦寒降泄，入膀胱经，能清利下焦湿热，通利尿道淋涩。适用于膀胱湿热，小便不利，淋沥涩痛之证，常与木通、瞿麦等利尿通淋之品配伍。

2. 用于皮肤瘙痒　本品能清利湿热，又善于外达，去皮肤中邪气而止痒。适用于湿疹、湿疮、风疹、皮肤瘙痒。内服或外用均可。治湿热疮疹瘙痒，常与黄柏、白鲜皮、苦参等清热燥湿止痒药配伍内服；治风疹皮肤瘙痒，常与蝉蜕、荆芥、防风等祛风止痒药配伍内服；治下焦湿热，阴部瘙痒，可与苦参、白矾、龙胆草等清热除湿止痒药同用，煎水外洗。

【用法用量】煎服，10～15 g。外用适量。

【参考资料】

1. 本草文献　《神农本草经》："主膀胱热，利小便。补中，益精气。"《名医别录》："去皮肤中热气，散恶疮，疝瘕，强阴，使人润泽。"《本草始原》："去皮肤中积热，除皮肤外湿痒。"《滇南本草》："利膀胱小便积热，洗皮肤之风，疗妇人诸经客热，清利胎热，妇人湿热带下。"

2. 化学成分及药理作用　地肤子含三萜皂苷、脂肪油、维生素 A 类物质。本品水浸剂（1:3）对许兰黄癣菌、奥杜盎小芽孢癣菌、铁锈色小芽孢癣菌、羊毛状小芽孢癣菌、星形奴卡菌等皮肤癣菌，均有不同程度的抑制作用。

冬 葵 子　《神农本草经》

为锦葵科草本植物冬葵的成熟种子。全国各地均有分布。夏秋季种子成熟时采收。生用或捣碎用。

【性味归经】甘，寒。归大肠、小肠、膀胱经。

【功效】利水通淋，下乳，润肠通便。

【应用】

1. 用于湿热淋证　本品有利尿通淋之功，适用于湿热淋证。治热淋，小便不利，淋沥涩痛，常与石韦、赤茯苓、泽泻等利尿通淋药配伍，如《鸡峰普济方》葵子散；治血淋，可单用，如《千金要方》以本品煎服，也可与白茅根、小蓟、车前草等凉血止血药同用；若治石淋，常与金钱草、海金沙、鸡内金等通淋排石药同用。

2. 用于水肿　本品能利水消肿，可用于水肿胀满。可单用，如《肘后方》以本品为丸服；也可与茯苓等利水消肿药配伍，如《金匮要略》葵子茯苓散。

3. 用于乳汁不行，乳房胀痛　本品有通乳之功。如《妇人良方》以本品与砂仁等同用，治产后气血壅滞，乳汁不通，乳房胀痛；也可与木通、穿山甲等通乳之品配伍；若治乳汁不通，郁而成痈者，则与瓜蒌壳、蒲公英、丝瓜络等清热行气散结之药同用。

4. 用于肠燥便秘　本品质润滑利，能润肠通便。可用于肠燥津枯，大便秘结，常与郁李仁、杏仁、桃仁等润肠通便药同用。

【用法用量】煎服，10～15 g。

【使用注意】孕妇慎用。

【参考资料】

1. 本草文献　《神农本草经》："主五脏六腑寒热，羸瘦，五癃，利小便。"《名医别录》："疗妇人乳难内闭，肿痛。"《本草纲目》："通大便，消水气，滑胎，治痢。"

2. 化学成分　冬葵子含脂肪油、蛋白质。

灯 心 草　《开宝本草》

为灯心草科草本植物灯心草的茎髓。全国各地均产，而主产于江苏、四川、云南等地。夏秋季采收。生用。

【性味归经】甘、淡，微寒。归心、肺、小肠经。

【功效】利尿通淋，清心除烦。

【应用】

1. 用于湿热淋证　本品甘淡微寒，甘淡渗湿，寒以清热，有清热利尿通淋之功。适用于湿热淋证，小便不利，短赤涩痛。常与滑石、木通、冬葵子等利尿通淋药配伍，如《丹溪心法》宣气散。

2. 用于水肿　本品通利小便，能消水肿。适用于水肿，小便不利。可单用本品煎服；也可与茯苓、猪苓、泽泻等利水消肿药同用，以增强利水消肿之效。

3. 用于心烦不眠，小儿夜啼　本品善入心经，有清心除烦之功。适用于心热烦躁，失眠不安，及小儿夜啼、惊痫之证。可单用，如《集验方》以本品煎服；也可与栀子、淡竹叶、蝉蜕、钩藤等清心除烦及熄风止痉药配伍。

【用法用量】煎服，1.5～2.5 g。或入丸散。

【参考资料】

1. 本草文献　《医学启源》："通阴窍涩，利小水，除水肿闭，治五淋。"《本草衍义补遗》："治急喉痹，小儿夜啼。"《本草纲目》："降心火，止血，通气，散肿，止渴。"

2. 化学成分及药理作用　灯心草含纤维、脂肪油、蛋白质，尚含有多聚糖。本品有利尿、止血作用。

第三节　利湿退黄药

以清泄湿热，利胆退黄为主要功效，常用以治疗湿热黄疸的药物，称为利湿退黄药。

黄疸，是以身黄、目黄、小便黄为其主症的病证。多由感受外邪，或饮食不节，脾胃受损，湿邪内阻中焦，影响肝胆，胆汁不循常道，渗入血液，溢于肌肤所致。若湿热蕴蒸，胆汁外溢肌肤而发黄，身目呈橘黄色，小便黄如浓茶汁，发热口渴者，为阳黄；若寒湿内侵，脾阳不振，胆汁外溢而发黄，身目萎黄晦暗，口淡不渴，神疲乏力，纳呆腹胀，大便不实者，为阴黄。

本类药性味多为苦寒。苦能降泄，寒能清热。主要归脾、胃、肝、胆经。

本类药具有利湿退黄的功效。所谓利湿退黄，就是通过清利湿热，消除壅滞，使胆汁排泄畅利，循其常道，而消退黄疸的治疗作用。主要适用于湿热黄疸，症见目黄，身黄，小便黄。此外，还可用于湿温、湿热疮疹等。

使用本类药应根据黄疸的病机而进行配伍。若湿热阳黄而里热偏盛者，应与清热泻火、清热解毒药配伍；其湿浊偏盛者，应与化湿和利湿药配伍；若寒湿阴黄，宜与温里药配伍；若湿温、湿热疮疹，当与清热解毒药、清利湿热药配伍，以提高疗效。

茵　　陈　《神农本草经》

为菊科草本植物茵陈蒿或滨蒿等的干燥地上部分。我国大部分地区有分布，主产于陕西、山西、安徽等地。春秋季采收。生用。

【性味归经】 苦，微寒。归肝、胆、脾、胃经。

【功效】 清利湿热，利胆退黄。

【应用】

1. 用于黄疸　本品苦寒降泄，长于利胆退黄，为治黄疸要药。又因本品善于清利脾胃肝胆湿热，更以治湿热阳黄，发热、身目发黄、黄色鲜明、小便短赤者见长。治湿热黄疸其热偏盛者，常与清热泻火药栀子、大黄等配伍，如《伤寒论》茵陈蒿汤；其湿偏重者，常与利水渗湿药茯苓、猪苓、泽泻等药配伍，如《金匮要略》茵陈五苓散；若治寒湿阴黄，黄色晦暗，畏寒腹胀，常与温里药附子、干姜等药配伍，如《张氏医通》茵陈四逆汤。

2. 用于湿温，湿疹，湿疮　本品苦寒，能清利湿热。治湿温邪在气分，发热困倦、胸闷腹胀、小便短赤，常与黄芩、滑石、木通、藿香等清热燥湿及清热利湿药配伍，如《温热经纬》甘露消毒丹；治湿热疮疹，常与黄柏、苦参、地肤子等清热燥湿或杀虫止痒药同用，内服外用均宜。

【用法用量】 煎服，10～30 g。外用适量。

【参考资料】

1. 本草文献　《神农本草经》："主风湿寒热邪气，热结黄疸。"《名医别录》："治通身发黄，小便不利，除头热，去伏瘕。"《医学衷中参西录》："善清肝胆之热，兼理肝胆之郁，热消郁开，胆汁入小肠之路毫无阻隔也。"《本草再新》："泻火，平肝，化痰，止咳发汗，利湿，消肿，疗疮火诸毒。"

2. 化学成分及药理作用　茵陈蒿和滨蒿均含香豆精及挥发油。本品有显著利胆作用，在增加胆汁分泌的同时，也增加胆汁中固体物、胆酸和胆红素的排泄；本品还有解热、降压和利尿作用；其煎剂对人型结核菌、白喉杆菌、炭疽杆菌、伤寒杆菌、大肠杆菌、痢疾杆菌、金黄色葡萄球菌、脑膜炎双球菌及流感病毒有不同程度的抑制作用，并能抑杀钩端螺旋体。

金 钱 草　《本草纲目拾遗》

为报春花科草本植物过路黄（神仙对坐草）的全草，习称大金钱草。江南各省均有分布。夏秋二季采收。晒干，切段生用。

【性味归经】甘、淡，微寒。归肝、胆、肾、膀胱经。

【功效】除湿退黄，利尿通淋，解毒消肿。

【应用】

1. 用于湿热黄疸　本品甘淡微寒，长于利胆退黄，并能清利肝胆湿热，为治湿热黄疸常用之药。又因本品有排石作用，故治肝胆结石所致的黄疸尤宜。常与茵陈、大黄、郁金等利湿退黄、疏肝利胆之品配伍。

2. 用于石淋，热淋　本品能清泄膀胱湿热，通利下窍，消除小便淋涩，有利尿通淋之功。而又善于排石，故治石淋尤为多用。治石淋，可单用本品大剂量煎汤代茶饮，或与海金沙、鸡内金、滑石等利尿通淋排石药配伍；治热淋，常与车前子、木通等利尿通淋药配伍。

3. 用于疮痈肿毒，毒蛇咬伤　本品内服和外用均有清热解毒作用。疮痈肿毒或毒蛇咬伤，可用鲜品捣取汁内服，或捣烂外敷；亦可与蒲公英、野菊花等清热解毒之品同用，以增强疗效。

【用法用量】煎服，30～60 g。鲜品加倍，外用适量。

【参考资料】

1. 本草文献　《本草纲目拾遗》引王安云："治反胃噎膈，水肿臌胀，黄白火疮，疝气阴症伤寒。"《四川中药志》："清血热，清肺止咳，消水肿。治肾结石，胆结石，跌打损伤及疟疾。"

2. 化学成分及药理作用　金钱草含酚性成分和甾醇、黄酮类、氨基酸、鞣质、挥发油、胆碱、钾盐等。其煎剂有显著利尿作用；并能明显促进胆汁分泌，具有排石作用；对金黄色葡萄球菌有抑制作用。

3. 其他　全国各地作金钱草用的植物还有：①唇形科植物活血丹（连钱草），药材称江苏金钱草，为江苏、浙江一带所习用；②豆科植物广金钱草，药材称广金钱草，为广东、广西一带所习用；③伞形科植物白毛天胡荽，药材称江西金钱草，为江西一带所习用；④旋花科植物马蹄金，药材称小金钱草，为四川部分地区所习用。以报春花科过路黄为正品，其他品种不应混称金钱草。

虎　杖　《名医别录》

为蓼科多年生草本植物虎杖的根茎和根。我国大部分地区均产。主产于江西、江苏、山东等地。春秋二季采挖。生用或鲜用。

【性味归经】苦，寒。归肝、胆、肺经。

【功效】利胆退黄，清热解毒，活血祛瘀，清肺祛痰。

【应用】

1. 用于湿热黄疸　本品苦寒，善于清泄肝胆湿热，祛除肝胆瘀滞，有利胆退黄之功，为治湿热黄疸良药。治湿热黄疸，可单用本品煎服，或与茵陈、金钱草、栀子等清热利湿退黄药配伍，以增强疗效。

本品苦寒之性，亦能清泄下焦湿热，适用于湿热淋浊、带下之证。治湿热蕴结膀胱，小便淋沥涩痛，可单用本品，如《姚僧坦集验方》以此为末，米饮下，治五淋，亦可与车前子、木通、瞿麦等利尿通淋药同用；治湿热白浊、带下，多与黄柏、薏苡仁、芡实、萆薢等清热除湿之品配伍。

2. 用于水火烫伤，热毒疮痈，毒蛇咬伤　本品苦寒，能清热解毒，并入血分，凉血泄热，活血定痛，内服外用皆宜。治水火烫伤所致肌肤灼痛，或溃破流黄水者，可单用本品研末，香油调敷，亦可与清热解毒敛疮之品配伍，调油敷患处；治热毒壅滞所致的疮痈肿毒，可用鲜品捣汁外敷，或煎汤洗患处，或与清热解毒药配伍，煎汤内服；治毒蛇咬伤，可取鲜品捣烂敷肿胀处，或煎浓汤内服。

3. 用于血滞经闭，跌打损伤 本品入肝经，有活血祛瘀，消肿定痛的作用。治瘀血内阻所致的月经不调，痛经，经闭，常与桃仁、红花、益母草、延胡索等活血通经药同用。治跌打损伤，瘀肿疼痛，常与乳香、没药、当归、三七等活血祛瘀，消肿定痛药配伍。

4. 用于肺热咳嗽 本品入肺经，能清泄肺热，并能化痰止咳。治邪热内盛，肺失宣降之咳嗽、咯痰者，常与浙贝母、枇杷叶、杏仁等清肺化痰止咳药同用。

【用法用量】煎服，10～30 g。外用适量。

【使用注意】本品活血祛瘀，孕妇忌服。因略有泻下通便作用，脾虚便溏者不宜。

【参考资料】

1. 本草文献 《名医别录》："主通利月水，破留血癥结。"《本草拾遗》："主风在骨节间及血瘀。煮汁作酒服之。"《日华子本草》："治产后恶血不下，心腹胀满。排脓，主疮疖痈毒，妇人血晕，扑损瘀血。"《滇南本草》："治五淋白浊，痔漏，疮痈，妇人赤白带下。"

2. 化学成分及药理作用 虎杖主要含蒽醌类化合物，如大黄素、大黄素－8－葡萄糖苷、大黄酚、大黄酸、大黄素甲醚－8－葡萄糖苷等；并含大量的缩合型鞣质；此外，尚含有维生素 C、氨基酸、多糖等。虎杖煎剂有降脂护肝作用；对金黄色葡萄球菌、绿脓杆菌、溶血性链球菌、伤寒杆菌、痢疾杆菌、大肠杆菌、变形杆菌等均有抑制作用；虎杖对流感病毒亚甲型、脊髓灰白质炎病毒Ⅱ型、乙型脑膜炎病毒京卫研1号、乙型肝炎抗原等均有一定抑制作用；还能升高白细胞及血小板，具有降压、镇静、利尿、降血糖、降血脂、止血、消炎、止咳平喘等作用。

3. 其他 本品在文献中常见异名还有阴阳莲，大叶蛇总管，斑杖，花斑竹等。

地耳草 　《植物名实图考》

为金丝桃科一年生草本植物地耳草的全草。主产于广西、四川、湖南等地。夏秋季采收。生用或鲜用。

【性味归经】苦，微寒。归肝、胆经。

【功效】利湿退黄，清热解毒，活血消肿。

【应用】

1. 用于湿热黄疸 本品苦寒，有消退黄疸，清利湿热，及清热解毒之功。适用于湿热黄疸。可单用本品大剂量煎服，或与金钱草、茵陈、虎杖、郁金等利湿退黄药同用，以增强退黄之效。

2. 用于疮痈 本品既能清热解毒，又能消散痈肿。适用于疮痈肿毒。治肺痈，常与鱼腥草、薏苡仁、蒲公英等清肺热、消痈排脓之药同用；治肠痈，常与败酱草、冬瓜仁、红藤等清热解毒，活血消痈药同用；治乳痈，多与蒲公英、金银花、瓜蒌、青皮等清热解毒、消肿散结药同用；若治湿热毒气所致痈肿疮毒，可单用本品捣烂外敷，或煎水内服。

3. 用于跌打损伤 本品能活血消肿。治跌打损伤，瘀肿疼痛，可单用，或与乳香、没药、骨碎补等活血疗伤药同用；也可局部用鲜品捣烂外敷，增强疗效。

【用法用量】煎服，15～30 g。鲜品加倍，外用适量。

【参考资料】

1. 本草文献　《分类草药性》:"解一切蛇虫毒,清火,止泄泻,刀伤用良。"《福建民间草药》:"活血,破瘀,消肿,解毒。"广州部队《常用中草药手册》:"清热解毒,渗湿利水,消肿止痛。治急慢性肝炎,早期肝硬化,肝区疼痛,阑尾炎,疔肿痈疽,毒蛇咬伤,跌打扭伤。"

2. 化学成分及药理作用　地耳草含黄酮类、内脂、酚类、鞣质、蒽醌等。本品对牛型结核杆菌、肺炎双球菌、金黄色葡萄球菌、链球菌等有不同程度抑制作用。

垂 盆 草　《本草纲目拾遗》

为景天科肉质草本植物垂盆草的全草。全国各地均产。夏秋季采集。生用或鲜用。

【性味归经】甘、淡、微酸,凉。归心、肝、胆、小肠经。

【功效】利湿退黄,清热解毒。

【应用】

1. 用于湿热黄疸　本品既能利湿退黄,又能清热解毒。治湿热黄疸,可单用,也可与茵陈蒿、金钱草、虎杖等利湿退黄药同用。

2. 用于痈疮肿毒,毒蛇咬伤,烫火伤等　本品有清热解毒,消痈肿之功。治痈疮肿毒,可单用,或与野菊花、紫花地丁、蒲公英等清热解毒药配伍,内服外敷均可;治毒蛇咬伤,烫火伤,可单用鲜品洗净捣烂取汁服,并以汁外涂或以渣外敷局部。

【用法用量】煎服,15～30 g。鲜品加倍,外用适量。

【参考资料】

1. 本草文献　《本草纲目拾遗》:"治诸毒及烫烙伤、疔痈……虫蛇螫咬。"《天宝本草》:"利小便,敷火疮肿痛,汤火症;退湿热,兼治淋症。"《四川中药志》:"治喉头红肿,消痈肿,敷蛇伤及足生鸡眼。"

2. 化学成分及药理作用　垂盆草含甲基异石榴皮碱等生物碱、景天庚糖、果糖、蔗糖等。本品对白色、金黄色葡萄球菌有抑制作用,对大肠杆菌、伤寒杆菌、绿脓杆菌、白色念珠菌、福氏痢疾杆菌等也有一定抑制作用;并有保肝作用和降低血清谷丙转氨酶的作用。

自 学 指 导

【重点难点】

1. 利水消肿药

(1) 在性能方面　本节药物的药性不一,如茯苓、猪苓为平性,薏苡仁微寒而炒后微温,泽泻性寒,香加皮偏温。除香加皮以外,均为甘淡之味,此与五味理论中淡味能渗能利有关。故茯苓等功效为利水渗湿之药,当为淡味,又淡为甘之余味,故又附于甘味之后,而致其甘与淡味并列。其归经历来不尽一致,因肾为主水之脏,故俱可主归肾经,教材中有的药物未列此经。此外,亦入膀胱。

(2) 在功效方面　本节药物虽统称利水消肿药,但各药的主要功效,并不都是利水消肿。仅将利水作用局限,一般常用以治疗水肿、小便不利的药物,才将其功效称为利水消肿。而茯苓等利水作用应用广泛,且味为甘淡之药,则习惯将其相应的功效定称利水渗湿。在兼有功效中,泽泻能泄热,清泄下焦肾与膀胱之热,或称清湿热、泻相火。薏苡仁之清热，主要为清肺热与清大肠热，亦可清湿热。

（3）在应用（或主治）方面　因茯苓药性平和，不偏寒热，既利水渗湿，又可健脾，利水而不易伤正气，补中而不致碍湿邪，故用于水湿病证，不论寒热虚实，均常选用。猪苓虽无健脾作用，但利水作用强于茯苓。泽泻利水之力强于茯苓，还能清肾与膀胱之热，故尤宜下焦湿热诸证。薏苡仁利水的应用与茯苓相似，但功力稍逊，其性微寒，善治湿热证（如湿温与淋证等）。

（4）在配伍方面　茯苓与猪苓、泽泻相须配伍，增强利水渗湿作用，常用于水肿等水湿内盛之证。

（5）药物比较方面　比较茯苓与薏苡仁，茯苓与猪苓在性能、功效与应用方面的异同，香加皮与五加皮在功效与药材方面的异同。

2．利水通淋药

（1）在性能方面　本节药物既是利湿药，又是清热药，故药性均偏于寒，教材各药虽有寒与微寒之分，但实际意义均不大，故不必逐药细分。在药味标定时，以利水渗湿而言，宜为甘淡；若以清泄而言，则宜为苦味。本节各药之味，二者皆有，实与滋味有关。其中车前子与关木通为掌握药，一标以甘淡，一标以味苦，各有其代表性。其归经应以膀胱为主，车前子因清泄肝肺，又归此二经；关木通清心利小肠，亦兼归此二经。

（2）功效方面　均有利尿通淋的功效，实际上包括了利湿和清泄湿热两方面的作用，应注意理解。车前子渗湿止泻的功效，颇为特殊，是通过利小便而实大便；关木通能清心火与小肠之热，与通淋有一定关系，教材于功效项下未予专列，但均应加以注意。

（3）在主治应用方面　均可主治湿热淋证，症见小便频数、尿赤涩痛、滴沥难尽等。应注意关木通长于清心利小肠，宜于心火下移小肠，小便淋涩而有心烦或口舌生疮者；石韦因可凉血止血，治血淋尤宜；金钱草长于排石，善治砂（石）淋；萆薢长于利湿浊，多用于膏淋；车前子、关木通还可主治水肿等证；车前子既治肝热目疾，又治肝虚目暗。

（4）在特殊用法和特殊使用注意方面　车前子、滑石、海金沙入汤剂均应包煎，但意义各不相同：车前子含较多粘液质，包煎是避免粘液质大量溶出，致使煎液粘稠而难与药渣分离；滑石为矿石粉末，其包煎是为了防止滑石粉末混悬于煎液之中；海金沙为蕨类植物的孢子，其体轻浮，其包煎是防止浮散，利于煎煮。本节药物中不宜于孕妇者较多，其中滑石、关木通等因其性滑利，又利尿伤津，故不宜用。瞿麦兼能活血通经，故孕妇尤应忌用。木通的品种有关木通、川木通与白木通之分，对肾功能有损害者是关木通。

3．利湿退黄药

（1）在性能方面　本节药亦有利湿和清热双重作用，故药性为寒。与利尿通淋药之味的标定相似，茵陈、虎杖为苦味，金钱草则味甘淡，均与滋味有一定关系；虎杖活血，亦可有辛味。各药相同的归经是肝胆；黄疸的发生，与脾胃亦有关，茵陈为退黄要药，习惯亦强调归脾胃经；金钱草又为利尿通淋药，故又归肾与膀胱经；虎杖清肺祛痰，可归肺经，以其活血，亦可谓其归心经。

（2）在功效方面　本节药物的相同功效是利湿退黄，均可书为清利湿热，利胆退黄。教材中因茵陈功效单一，故将其分写；金钱草与虎杖功效较多，又合二为一，其实并无区别。虎杖功效尤多，但与大黄相联系，则容易记忆。此二药均可清泄湿热（或除湿退黄）、清热泻火、清热解毒、活血化瘀、泻下通便（强弱不同），只是虎杖可祛痰，大黄可止血不同而已。

（3）在应用方面　茵陈为治黄疸之要药，应用广泛，要注意其治热盛、湿盛及寒湿黄疸的配伍差异。金钱草又治肝胆结石，故结石引起的黄疸尤宜；虎杖治黄疸，既可除湿退黄，又能除肝胆瘀滞，亦可利尿通淋而治淋证。

【复习思考题】

1．为什么说茯苓为利水渗湿要药？
2．简述滑石的功效与主治病证。
3．简述茵陈主治黄疸的配伍应用。
4．简述金钱草的功效与主治病证。
5．简述猪苓与泽泻的功用异同。
6．试述利水渗湿药的分类，各类药物的功效主治以及配伍应用原则。
7．泽泻、车前子、滑石均为寒性的利尿药，其应用有何异同？
8．比较茯苓与薏苡仁在功效与应用方面的异同。

第十二章　温　里　药

【目的要求】

1. 通过本章学习，应当掌握温里药的功效、主治、性能特点、配伍应用及使用注意；了解温里药的含义以及散寒止痛、回阳救逆等有关功效术语的含义。

2. 通过本章具体药物的学习，掌握附子、干姜、肉桂、吴茱萸的性能、功效、应用、特殊用法和特殊使用注意；熟悉花椒、丁香、小茴香的功效、主治及特殊使用注意；了解高良姜、胡椒、荜茇的功效。

【自学时数】

5 学时。

1. 含义　以温里祛寒为主要功效，常用以治疗里寒证的药物，称为温里药，又称祛寒药。

2. 功效与主治　温里药均能温里祛寒，因其主要归经不同，而分别具有温脾，温胃，温肾，暖肝，温心，温肺，温通经脉等多种不同的功效。寒性凝滞而主痛，温散寒凝，通行经脉，又具有散寒止痛之功。部分药物还兼能助阳，回阳。温里药主要适用于里寒证。

里寒有外寒直中脏腑经脉，寒由外侵而形成者，也有自身阳气不足，寒从内生所致者。寒为阴邪，易伤阳气，里寒常伴阳虚证。里寒证包括：脾胃受寒，或脾胃虚寒证，症见脘腹冷痛，呕吐泄泻，食欲不振，舌淡苔白等；肝经受寒证，症见少腹冷痛，寒疝作痛，或厥阴头痛等；肾中有寒，或肾阳不足证，症见腰膝冷痛，阳痿宫寒，夜尿频多，遗尿滑精等；心肾阳虚证，症见畏寒肢冷，心悸怔忡，小便不利，肢体浮肿等；肺寒痰饮证，症见痰鸣咳喘，痰白清稀，舌淡白而滑等；亡阳证，症见畏寒蜷卧，汗出神疲，四肢厥冷，脉微欲绝。

里寒证已如上述，功效术语尚有温里祛（散）寒，散寒（温里）止痛，温中散寒，回阳救逆，温肺化饮等。温里祛（散）寒，是指温热性药物消除在里之寒邪，以消除或缓解里寒证的治疗作用。散寒（温里）止痛，是指药物消散在里之寒邪，并可直接缓解疼痛的治疗作用。温中散寒，是指药物温散中焦（脾胃）的寒邪，以消除或缓解脾胃寒证的治疗作用。其中又能直接缓解脘腹疼痛者，称为温中止痛。回阳救逆，是指药物扶助心肾阳气，以急救亡阳证的治疗作用。其中仅能温心复脉者，习惯称为回阳或回阳通脉。温肺化饮，是指药物温散肺中寒邪，并化除肺中痰饮，以治疗寒痰冷饮伏肺而咳喘痰多清稀之证的治疗作用。

3. 性能特点　温里药味辛而性温热。其辛能行散，温热祛寒。因主治证候不同而分别归脾、胃、肝、肾、心、肺经，以温散在里之寒邪；部分温里药为有毒之品，使用时应加注意。

4. 配伍应用　使用本类药物应根据不同证候作适当配伍。若外寒内侵，而表寒未解者，当与辛温解表药配伍，以表里双解；寒主收引，兼见气滞者，常与行气药配伍，以温通气机；寒凝经脉，兼见血瘀者，宜与活血祛瘀药配伍，以温通经脉；寒与湿合，寒湿内阻者，宜与芳香化湿药配伍，以温散寒湿；寒为阴邪，易伤阳气，虚寒相兼，宜与补阳药配伍，以温阳散寒；若阳虚气脱者，宜与大补元气药配伍，以补气回阳固脱。

5. 使用注意　本类药物性多辛温燥烈，易耗伤阴液，动火助热，故实热、阴虚火旺、津血亏虚者忌用；孕妇及气候炎热时宜慎用。部分药物有毒，应注意炮制、剂量及用法，避免中毒，以保证用药安全。

附　子　《神农本草经》

为毛茛科草本植物乌头子根的加工品。主产于四川及湖北、湖南等地。6月下旬至8月上旬采收。加工炮制为盐附子、黑附子（黑顺片）、白附片用。

【性味归经】辛、甘，热。有毒。归心、肾、肝、脾经。

【功效】回阳救逆，补火助阳，散寒止痛。

【应用】

1. 用于亡阳证　本品秉性纯阳，辛甘大热，能助心阳以复脉，补命门之火以救散失之元阳，并能散寒却阴，以利阳气恢复，故为"回阳救逆第一品药"。适用于亡阳证。若久病阳衰，或阴寒内盛，或大吐、大泻、大汗所致的四肢逆冷、脉微欲绝者，常与干姜配伍，既能增强回阳救逆之功，又能降低其毒性，如《伤寒论》四逆汤；若阳气暴脱，伴元气大亏所致的大汗自出、手足厥冷、呼吸微弱、脉微欲绝者，常与大补元气之人参同用，以回阳救逆，补气固脱，如《正体类要》参附汤，临床更以参附注射液急救回阳。

2. 用于阳虚证　本品辛甘大热，补火助阳，能下助肾阳，中温脾阳，上助心阳，故肾、脾、心等多种阳虚证皆可选用。治肾阳不足，命门火衰所致的形寒肢冷、腰膝酸痛、夜尿频多、阳痿宫寒，多与温补肾阳之鹿角胶、肉桂、杜仲等药配伍，以增强温助肾阳的疗效，如《景岳全书》右归丸；若脾肾阳虚，阴寒内盛的脘腹冷痛、食少便溏或泄泻，宜与干姜、白术等温中助阳药配伍，如《和剂局方》附子理中汤；治脾肾阳虚，水湿内停的肢体浮肿、小便不利，常与健脾利水药白术、茯苓等配伍，以温阳利水，如《伤寒论》真武汤；治脾阳不足，寒湿内阻的阴黄，证见身目发黄、黄色晦暗、畏寒腹胀，常与利湿退黄药茵陈、茯苓等配伍，以温里退黄，如《张氏医通》茵陈四逆汤；治心阳不足的心悸气短、胸痹心痛、形寒肢冷，可与肉桂、三七、人参等温阳益气宽胸药配伍，以温通心阳；治阳虚外感风寒的恶寒重、发热轻、倦怠嗜卧，应与麻黄、细辛等发散风寒药配伍，以助阳解表，如《伤寒论》麻黄附子细辛汤。

3. 用于寒凝疼痛　本品辛散温通，有较强的散寒止痛作用，为寒凝疼痛的常用药。治风寒湿痹，周身骨节疼痛，尤善于治寒痹痛剧者。常与桂枝、白术等祛风湿、散寒止痛药配伍，如《伤寒论》甘草附子汤；治寒凝气滞腹痛，宜与行气止痛药玄胡索、木香等配伍，如《济生方》玄附汤。

【用法用量】煎服，3～15 g。宜先煎0.5～1小时，至口尝无麻感为度。

【使用注意】本品辛热燥烈，易伤阴助火，故热证、阴虚阳亢及孕妇忌用。又因本品有毒，内服须炮制，并注意用量和煎煮方法，以免中毒。

【参考资料】

1. 本草文献 《珍珠囊》："温暖脾胃，除脾湿肾寒，补下焦之阳虚。"《用药法象》："除脏腑沉寒，三阳厥逆，湿淫腹痛，胃寒蛔动。"《本草正义》："附子，本是辛温大热，其性善走，故为通行十二经纯阳之要药，外则达皮毛而除表寒，里则达下元而温痼冷，彻内彻外，凡三焦经络，诸脏诸腑，果有真寒，无不可治。"

2. 化学成分及药理作用 本品含乌头碱、次乌头碱、塔拉胺、川乌碱甲、川乌碱乙及消旋去甲基乌药碱、棍掌碱等。附子煎剂有明显的强心作用，熟附片强心作用较强，煎煮愈久，强心作用愈显著，毒性愈低，其强心作用与其所含消旋去甲基乌药碱有密切关系；对甲醛性和蛋清性关节肿胀有明显的消炎作用；所含乌头碱、乌头原碱有镇痛和镇静作用；附子煎剂有抗心肌缺血缺氧的作用；对垂体－肾上腺皮质系统有兴奋作用；有促进血凝作用。

3. 其他 本品有毒，内服不慎可引起中毒。中毒症状多在服药后 10 分钟至 2 小时出现，轻者，口、舌及全身发麻，恶心呕吐，胸部有重压感，呼吸紧迫；中度者，烦躁汗出，面色苍白，皮肤发冷，四肢抽搐，呼吸困难，血压下降，心律紊乱；重度者，口唇指端发绀，神志不清或昏迷，以致循环或呼吸衰竭而死亡。中毒解救：轻度中毒，可用绿豆 60 g，黄连 6 g，甘草 15 g，生姜 15 g，红糖适量，水煎服或鼻饲；还可用蜂蜜 50～120 g，用凉开水冲服；严重中毒者，用大剂量阿托品解救。

导致附子中毒的原因颇多，有药材品种不清、炮制方法不当、内服剂量过大、煎煮时间过短以及机体对药物敏感性等多种因素，而其中最为重要或多见的原因是煎煮时间过短所致。因此，凡附子作为汤剂内服，必须煎至口尝无麻感为度，以免中毒。久煎除对镇痛、抗炎的作用有一定影响外，并不影响强心作用。

附子药材，过去由于加工炮制方法的不同，商品规格有数十种，而现在已简化，只保留盐附子、黑顺片、白附片等数种。盐附子，即将泥附子洗净后，取较大者用食盐和胆巴液浸制而成；黑顺片，即取泥附子按大小分别洗净，用胆巴水浸煮后，加黄糖及菜油制成的调色剂调制成浓茶色而成；白附片，即选择大小均匀的泥附子，洗净，用胆巴水浸煮后，去皮切片，硫黄熏、晒而成。

在"十八反"中，认为乌头反半夏、瓜蒌、贝母、白蔹、白及，因附子为"乌头类"药物，故《药典》亦规定本品不宜与以上药物同用。

干　姜　《神农本草经》

为姜科植物姜的干燥根茎。主产于四川、广东、湖北等地。均系栽培。冬季采收。切片晒干或低温烘干，生用。

【性味归经】辛，热。归脾、胃、心、肺经。

【功效】温中散寒，回阳通脉，温肺化饮。

【应用】

1. 用于脾胃寒证 本品辛散性热，主入脾胃经，长于温散中焦寒邪，具有健运脾胃功能。故凡脾胃寒证，无论外寒内侵，还是阳气不足的寒证皆宜选用。治脾胃寒证，可单用，如《外台秘要》以本品研末服；也可与高良姜、吴茱萸、花椒等温中散寒药配伍。若胃寒呕吐，常与半夏、吴茱萸等温中降逆止呕药配伍；若脾胃虚寒，脘腹冷痛，食欲不振，饮食减少，呕吐泄泻，常与补气健脾药人参、白术等配伍，如《伤寒论》理中汤。

2. 用于亡阳证 本品辛热，能温心回阳以通脉。治阴寒内盛，心肾阳衰，或大吐大泻，阳气衰竭所致的亡阳厥逆，脉微欲绝，每与附子相须为用，以增强回阳救逆之功，并可降低附子的毒烈之性，如《伤寒论》四逆汤，以之与附子等药同用。

3. 用于寒饮咳喘 本品辛热，入脾胃肺经，既能温散肺中寒邪，以利肺之宣降，而痰饮可化，又能温运脾胃，以去湿浊，可绝生痰之源，故常用治寒痰水饮迫肺所致的形寒背冷，痰多清稀，咳嗽或喘息者，多与温肺化饮，止咳平喘之细辛、五味子、麻黄等配伍，如《伤寒论》小青龙汤。

【用法用量】煎服，3~10 g。

【参考资料】

1. 本草文献　《神农本草经》："主胸满咳逆上气，温中止血，出汗，逐风湿痹，肠澼下利，生者尤良。"《名医别录》："治寒冷腹痛，中恶霍乱，胀满，风邪诸毒，皮肤间结气，止唾血。"《珍珠囊》："干姜其用有四；通心助阳，一也；去脏腑沉寒痼冷，二也；发诸经之寒气，三也；治感寒腹痛，四也。"

2. 化学成分及药理作用　本品含挥发油，油中主要成分为姜烯、姜醇、水芹烯、茨烯、柠檬醛、姜辣素、龙脑、橙花醛等，此外尚含树脂及淀粉。干姜浸剂能抑制胃液酸度及胃液的分泌。姜的乙醇提取液能直接兴奋心脏，对血管运动中枢有兴奋作用。干姜有镇呕、镇静、镇痛、驱风健胃、止咳作用。

肉　　桂　《神农本草经》

为樟科乔木肉桂的树皮。主产于广西、广东、海南等地。多在秋季剥取。因剥取部位及品质的不同而加工成多种规格，常见的有企边桂、板桂、桂通等。生用。

【性味归经】辛、甘，热。归脾、肾、心、肝经。

【功效】补火助阳，散寒止痛，温经通脉。

【应用】

1. 用于阳虚证　本品辛甘大热，补火助阳，有类似于附子温补肾阳，温运脾阳和温助心阳的作用，为补火助阳要药，适用于肾、脾、心等多种阳虚证。并常与附子相须为用，以增强补火助阳之功。治肾阳不足，命门火衰的畏寒肢冷、腰膝软弱、夜尿频多、阳痿宫寒、滑精早泄，常与温补肾阳药附子、鹿角胶、菟丝子等配伍，如《景岳全书》右归丸；治脾肾阳虚的四肢逆冷，食少神疲、大便稀溏，常与温脾补肾药附子、人参、白术等配伍，如《三因方》桂附理中汤；治心阳不足，心悸气短、胸闷不舒，常与温阳补气药人参、黄芪、薤白等配伍，如《博爱心鉴》保元汤。

2. 用于寒凝疼痛证　本品辛甘大热，既能温通经脉，运行气血，又能散寒止痛，故为治寒凝诸痛之良药。治寒邪内侵，或脾胃虚寒的脘腹冷痛，可单用，如《圣惠方》以本品研末，酒煎服；或与干姜、高良姜、荜茇等配伍；若治胸阳不振，寒邪内侵的胸痹心痛，可与附子、干姜、高良姜等散寒止痛药或川芎、郁金、丹参等活血止痛药配伍；治风寒湿痹，或寒邪偏盛的痛痹，常与独活、桑寄生、杜仲等祛风湿、补肝肾药配伍，如《千金要方》独活寄生汤；治寒疝腹痛，常与小茴香、吴茱萸、乌药等温里散寒、行气止痛药配伍，如《景岳全书》暖肝煎；对于冲任虚寒，寒凝血滞的痛经、闭经，常与温经散寒、活血止痛药干姜、小茴香、川芎等同用，如《医林改错》少腹逐瘀汤；若治阳虚寒凝的阴疽肿痛，常与温经通阳、散寒行滞的白芥子、麻黄、鹿角胶等药同用，如《外科全生集》阳和汤。

3. 用于寒凝血瘀证　本品能温通血脉，促进血行，消除瘀滞，常用于寒邪凝滞的瘀血证。若治妇人产后瘀血阻滞，恶露不尽，腹痛不止，可单用，如《肘后方》以本品研末，温酒送服，治产后瘀阻腹痛；也可与当归、川芎等活血祛瘀药配伍；若治妇女气滞血瘀的癥瘕积聚，常与行气活血、祛瘀消癥药莪术、桃仁、赤芍、枳壳等同用，如《济阴纲目》蓬莪术丸；若寒凝血滞，月经不畅，或经闭，常与活血调经药红花、当归、香附等同用，如《古今医鉴》通经四物汤；若跌打损伤，瘀肿疼痛，常与活血祛瘀药当归、川芎、泽兰等配伍，如

《博济方》当归散。

此外，本品能温运阳气，有鼓舞气血生长的功能。若久病体虚，气血不足的少气懒言、乏力自汗、面色淡白或萎黄、心悸失眠、头晕目眩，当与人参、当归等益气补血药配伍，能增加补气补血之功，如《和剂局方》人参养营汤，《医学发明》十全大补汤；若气血虚寒，疮疡脓成不溃，或溃后久不收敛，本品散寒通阳，促进气血生长，有利于疮疡溃脓和愈合，常与黄芪、当归等补气血药同用，如《圣济总录》托里黄芪汤。

【用法用量】 煎服，1～4.5 g，宜后下；研末冲服，每次 1～2 g。

【使用注意】 本品辛热，耗阴动血，故阴虚火旺，血热出血者忌用；孕妇慎用；不宜与赤石脂同用（十九畏）。

【参考资料】

1. 本草文献 《名医别录》："主心痛，胁风，胁痛，温筋，通脉，止烦、出汗。"《日华子本草》："治一切风气，补五劳七伤，通九窍，利关节，益精，明目，暖腰膝，破痃癖癥瘕，消瘀血，治风痹骨节挛缩，续筋骨，生肌肉。"《本草纲目》："治寒痹，风喑，阴盛失血，泻痢，惊痫"；"治阳虚失血，内托痈疽痘疮，能引血化汗化脓，解蛇蝮毒。"

2. 化学成分及药理作用 本品含挥发油，称为桂皮油或肉桂油，油中主要成分为桂皮醛、乙酸桂皮酯、乙酸丙苯酯等；此外，尚含粘液质、鞣质等。本品有扩张血管、促进血循环、增加冠脉及脑血流量，使血管阻力下降等作用。其甲醇提取物及桂皮醛有抗血小板凝集、抗凝血酶作用。桂皮油、桂皮醛、肉桂酸钠具有镇痛、镇静、解热、抗惊厥等作用。桂皮油对胃粘膜有缓和的刺激作用，并通过刺激嗅觉反射性地促进胃功能，能促进肠运动，使消化道分泌增加，增强消化功能，排除消化道积气，缓解胃肠痉挛性疼痛。桂皮油可引起子宫充血，对革兰阳性及阴性菌有抑制作用。桂皮的乙醚、醇及水浸出液对多种致病性真菌有一定的抑制作用。

3. 其他 肉桂药材有企边桂、板桂、桂通、桂心等多种。企边桂，为剥取生长 10 多年的肉桂树树干皮，经夹在木制凹凸板内晒干而成，呈长片状。板桂，又称桂楠，为剥取老年肉桂树干皮，夹在桂夹内，晒至七成干时取出，阴干而成，呈板片状。桂通又称官桂、桂尔通、条桂、筒桂，为栽培 5～6 年肉桂幼树干皮或粗枝皮，剥下后晒 1～2 天，卷成圆筒状阴干而成，呈圆筒形或半槽状。桂心，为除去栓皮者。企边桂香气较浓烈，油性大，质量较好。

吴茱萸 《神农本草经》

为芸香科灌木或小乔木吴茱萸、石虎或疏毛吴茱萸接近成熟的果实。主产于贵州、广西、四川等地。8～11 月果实尚未开裂时采收。生用或制用。

【性味归经】 辛，苦，热。有小毒。归肝、脾、胃、肾经。

【功效】 散寒，止痛，止呕，燥湿。

【应用】

1. 用于寒凝疼痛证 本品辛散苦泄，性热祛寒，善入肝经，既散肝经之寒邪，又解肝经之郁滞，并有良好的止痛作用，为治寒气滞诸痛要药。治中焦虚寒，肝气上逆的厥阴头痛，本品能散寒降逆止痛，常与生姜等温中降逆药配伍，如《金匮要略》吴茱萸汤；治肝郁胃寒，或中焦虚寒，脘腹冷痛，常与高良姜、砂仁、丁香等药配伍；治寒凝肝经，疝气疼痛，常与温经散寒、行气止痛药小茴香、川楝子、木香等配伍，如《医方简义》导气汤；若治寒凝肝经，肝气不舒，冲任不利，血行不畅，经产腹痛，常与温经散寒、和血养血药桂枝、当归、川芎等配伍，如《金匮要略》温经汤；若治寒湿侵袭，脚气肿痛，本品有散寒燥湿、止痛之功，常与宣散湿浊药槟榔、木瓜、紫苏等配伍，如《证治准绳》鸡鸣散。

2. 用于胃寒呕吐证　本品温中止呕，适用于胃寒呕吐、呃逆之证。常与半夏、生姜等温胃止呕药同用；若治肝郁化火，肝火犯胃，或胃中有热，胃失和降，呕吐吞酸，则与清热止呕药黄连同用，如《丹溪心法》左金丸。

3. 用于虚寒泄泻　本品苦热，性热散寒，味苦燥湿，能散寒燥湿以止泻。治寒湿泄泻，可以单用，或与其他温中燥湿药同用；若治脾肾虚寒的五更泄泻，常与温补脾肾、涩肠止泻药补骨脂、肉豆蔻、五味子等配伍，如《证治准绳》四神丸。

此外，用于湿疹，湿疮。本品外用有燥湿止痒作用。治湿疹，湿疮，可单用，或与收湿止痒药配伍，煎洗或干粉撒布患处。若以本品研末用米醋调敷足心（涌泉穴），还可治口疮和高血压。

【用法用量】煎服，1.5～4.5 g。外用适量。

【使用注意】本品辛热燥烈，易耗气动火，故不宜多用、久服。

【参考资料】

1. 本草文献　《神农本草经》："主温中下气，止痛，咳逆寒热，除湿，血痹，逐风邪，开腠理。"《药性论》："霍乱转筋，胃中冷气，吐泻腹痛。"《本草纲目》："开郁化滞，治吞酸，厥阴痰涎头痛，阴毒腹痛，疝气。"

2. 化学成分及药理作用　本品含挥发油，油中主要成分为吴茱萸烯、罗勒烯、吴茱萸内酯、吴茱萸内酯醇等；此外尚含吴茱萸酸、吴茱萸苦素、吴茱萸碱、吴茱萸次碱等多种生物碱。本品有镇痛作用；能升高体温，大剂量能兴奋中枢，并引起视力障碍以及错觉。其煎剂口服有止呕及抗盐酸性溃疡、消炎痛加乙醇性胃溃疡的作用；对水浸大鼠应激性和结扎幽门性胃溃疡有抑制形成的倾向，给犬灌胃，有明显的降压作用，但当与甘草配伍时，其降压作用消失，其降压作用主要是扩张外周血管所致，且与组织胺释放有关。其煎剂对家兔小肠活动的影响，低浓度时兴奋，高浓度时抑制。本品能抑制血小板聚集，抑制血小板血栓及纤维蛋白血栓形成。本品煎剂、吴茱萸次碱和脱氢吴茱萸碱对家兔离体及在体子宫有兴奋作用。本品尚有利尿作用，水煎及醇、乙醚提取物在体外都能杀灭猪蛔虫、蚯蚓及水蛭。其煎剂对霍乱弧菌及堇色毛癣菌、同心性毛癣菌等多种皮肤真菌均有不同程度的抑制作用。

3. 其他　本品有小毒，较大量服用可引起腹痛、腹泻，并可引起视力障碍及错觉等。

小 茴 香　《药性论》

为伞形科草本植物茴香的成熟果实。全国各地均有栽培。秋季果实成熟时采收。生用或盐水炙用。

【性味归经】辛，温。归肝、肾、脾、胃经。

【功效】散寒止痛，理气和中。

【应用】

1. 用于疝气痛　本品辛香温散，既能温肾暖肝，又能行气止痛，为治寒疝疼痛之要药。若寒凝气滞，疝气疼痛，可单用。也可与行气散寒止痛药吴茱萸、乌药、青皮、木香等配伍，如《医学发明》天台乌药散；若肝郁肾寒，睾丸偏坠胀痛，常与行气止痛药橘核、荔枝核等配伍，如《张氏医通》香橘散。

本品温散肝经寒邪，行气止痛，亦可用于肝经受寒，少腹冷痛，或冲任虚寒，气滞血瘀的痛经。多与温经活血、行气止痛药肉桂、当归、川芎、香附子等配伍，如《医林改错》少腹逐瘀汤。

2. 用于中焦虚寒，气滞腹痛　本品气味芳香，具有温中散寒，醒脾开胃，行气止痛之功。治胃寒气滞的脘腹胀痛，常与高良姜、香附、乌药等温中散寒、行气止痛药同用；治脾胃虚寒，脘腹胀痛，呕吐食少，常与白术、橘皮、砂仁等温中行气、补气健脾药同用。

此外，本品炒热布包，温熨痛处，有良好的散寒止痛作用。可用于寒疝痛，睾丸偏坠，少腹冷痛。

【用法用量】煎服，3~6 g。外用适用。

【参考资料】

1. 本草文献　《开宝本草》："主膀胱、肾间冷气及盲肠气，调中止痛，呕吐。"《日华子本草》："治干、湿脚气并肾劳癫疝气，开胃下食，治膀胱痛，阴疼。"《吉林中草药》："散寒止痛。治疝气，肾寒小腹痛，胃痛，腰痛，遗尿。"

2. 化学成分及药理作用　本品含挥发油，油中主要成分为茴香醚、小茴香酮等；此外，尚含有多种氨基酸等。茴香油能增强胃肠运动，在腹气胀时，促进气体排出，减轻疼痛；本品还有利胆作用；茴香油对真菌、鸟型结核菌、金黄色葡萄球菌等有抑杀作用。

　附药

八角茴香　为木兰科常绿小乔木八角茴香的成熟果实。又名大茴香、八角。性味功效与小茴香相似，但功力较弱，主要用作食物调味品，用法用量与小茴香同。

丁　香　《雷公炮炙论》

为桃金娘科乔木植物丁香的花蕾，习称公丁香。主产于坦桑尼亚、马来西亚，我国海南省也有栽培。通常于当年9月至次年3月，花蕾由绿转红时采收。生用。

【性味归经】辛，温。归脾、胃、肾经。

【功效】温中降逆，散寒止痛，温肾助阳。

【应用】

1. 用于胃寒呕吐、呃逆　本品辛温，其性下行，善于温中散寒，降逆止呕止呃，为治胃寒呕吐、呃逆之要药。治胃寒呕吐、呃逆，可单用，如《千金要方》以本品煎服，也可与生姜、半夏等温中止呕药配伍；治虚寒呕吐、呃逆，常与温中补气降逆药生姜、人参、柿蒂等配伍，如《症因脉治》丁香柿蒂散；治脾胃虚寒，吐泻食少，常与温中健脾药肉桂、吴茱萸、白术等配伍，如《圣惠方》丁香散。

2. 用于胃寒脘腹冷痛　本品辛散温通力强，既能温散寒邪，消除凝滞，又能止痛。治胃寒脘腹冷痛，常与温中行气止痛药吴茱萸、干姜、砂仁等配伍。

3. 用于肾虚阳痿、宫冷。本品温肾助阳，有壮阳起痿之功。常与补肾壮阳药淫羊藿、巴戟天、附子等同用。

【用法用量】煎服，1~3 g。

【使用注意】不宜与郁金同用（十九畏）。

【参考资料】

1. 本草文献　《日华子本草》："治口气，反胃……疗肾气，奔豚气，阴痛，壮阳，暖腰膝……杀酒毒，消疳癣，除冷劳。"《开宝本草》："温脾胃，止霍乱。（治）壅胀，风毒诸肿，齿疳䘌。"《本草正》："温中快气。治上焦呃逆……除胃寒泻痢……七情五郁。"

2. 化学成分及药理作用　本品含挥发油，油中主要成分为丁香油酚、乙酰丁香油酚、β-石竹烯等。本品内服能促进胃液分泌，增强消化力，减轻恶心呕吐，缓解腹部气胀，并能抑制胃溃疡的发生。丁香油酚有局部麻醉止痛作用。丁香酚有镇静及明显抗惊厥作用，并能引起呼吸抑制。丁香水提取物及乙醚提取物有明显的消炎、镇痛作用。丁香水提取物及丁香油有明显的抗血栓形成作用。其水或醇提取液对猪蛔虫有麻醉和杀灭作用。其煎剂对葡萄球菌、链球菌及白喉、变形、绿脓、大肠、痢疾、伤寒等杆菌有抑制作用。丁香及丁香油酚对致病性真菌有抑制作用。在体外，丁香对流感病毒 PR_8 株有抑制作用。

附药

母丁香　为丁香的成熟果实，又名鸡舌香。性味功效与公丁香相似，但气味较淡，功力较逊。用法用量与公丁香同。

高 良 姜　《名医别录》

为姜科草本植物高良姜的根茎。主产于广东、广西、台湾等地。夏末秋初采挖生长 4～6 年的根茎。生用。

【性味归经】辛，热。归脾、胃经。

【功效】温中，散寒，止痛，止呕。

【应用】

1. 用于胃寒腹痛　本品辛散温通，善于温散中焦寒邪，并能止痛。适用于胃寒脘腹冷痛。可单用，也可与干姜相须为用，如《和剂局方》二姜丸；或与肉桂、厚朴、砂仁等温中行气药配伍。治寒凝气滞，肝郁犯胃，脘腹疼痛，常与行气疏肝药香附等配伍，如《良方集腋》良附丸。

2. 用于胃寒呕吐　本品既能温中散寒，又能止呕。用于胃寒呕吐，常与半夏、生姜等温中止呕药配伍；若治虚寒呕吐，则与人参、白术、橘皮等药配伍。

【用法用量】煎服，3～6 g；研末服，每次 3 g。

【参考资料】

1. 本草文献　《名医别录》："主暴冷，胃中冷逆，霍乱腹痛。"《本草纲目》："健脾胃，宽噎膈，破冷癖，除瘴疟。"《本草从新》："暖胃散寒，消食醒酒，治胃脘冷痛。"

2. 化学成分及药理作用　本品含挥发油，油中主要成分为桉油精、桂皮酸甲酯、α-蒎烯、丁香酚、荜澄茄烯等；此外，尚含黄酮类化合物如槲皮素、山奈素、异鼠李素、高良姜素等。高良姜水提物能显著兴奋离体兔空肠的自发收缩活动，使空肠收缩的张力增强、振幅增大。其水提物能明显抑制小鼠胃肠推进功能，对抗番泻叶引起的小鼠腹泻。高良姜水、醚和丙酮提取物均有明显的抗溃疡作用。其水提取物及其挥发油有一定的抗凝、镇痛、消炎、抗缺氧等作用。其煎剂对炭疽杆菌、白喉杆菌、溶血性链球菌、枯草杆菌、肺炎链球菌、金黄色葡萄球菌、人型结核杆菌等有不同程度的抑制作用。

花 椒　《神农本草经》

为芸香科灌木或小乔木花椒或青椒的成熟果皮。我国大部分地区有分布，但以四川产者为佳，故又名川椒、蜀椒。秋季采收，生用或炒用。

【性味归经】辛，热。归脾、胃、肾经。

【功效】温中止痛，驱虫；外用杀虫止痒。

【应用】

1. 用于中寒腹痛　本品辛散温通，并能止痛。适用于寒凝中焦，脘腹冷痛，常与温中散寒止痛药干姜、附子等配伍，如《金匮要略》大建中汤；若治寒湿阻中，腹痛泄泻者，常与燥湿行气药苍术、厚朴等配伍，如《普济方》椒术丸。

2. 用于虫积腹痛　本品既能温中散寒，又能驱杀肠道寄生虫而止痛。治蛔虫腹痛，常与使君子、乌梅等驱蛔药配伍；若虫积腹痛而寒热错杂，手足厥逆，烦闷吐蛔者，则与温里和清热药干姜、黄柏、乌梅等配伍，如《金匮要略》乌梅丸；若治蛲虫病，可用本品煎液保留灌肠。

3. 用于湿疹瘙痒，阴痒　本品外用有燥湿杀虫止痒之功。适用于皮肤湿疹瘙痒，阴痒。可单用本品煎水外洗，也可与祛风杀虫止痒药配伍，煎水外洗，或做成膏剂外涂患处。

【用法用量】煎服，3～6 g。外用适量。

【参考资料】

1. 本草文献　《药性论》："治咳嗽，腹内冷痛，除齿痛。"《本草纲目》："散寒除湿，解郁结，消宿食，通三焦，温脾胃，补右肾命门，杀蛔虫，止泄泻。"《本草述》："椒目治喘，似于水气之喘更为得宜。"

2. 化学成分及药理作用　本品含挥发油，油中主要成分为牻牛儿醇、柠檬烯、枯醇、异茴香醚及不饱和有机酸等。本品挥发油有麻醉止痛作用。本品有杀灭猪蛔虫的作用，对白喉杆菌、炭疽杆菌、肺炎链球菌、金黄色葡萄球菌、伤寒杆菌、绿脓杆菌和某些皮肤真菌有抑制作用。花椒油有降低血清胆固醇及甘油三酯的作用。

附药

椒目　为花椒的种子。性味苦寒。归肺、肾、膀胱经。功能利水消肿、降气平喘。用于水肿胀满、痰饮咳喘等。用法用量：煎服，3～10 g。

胡　椒　《雷公炮炙论》

为胡椒科藤本植物胡椒的接近成熟或成熟果实。主产于海南、广东、广西等地。秋末至次春果实呈暗绿色时采收，为黑胡椒；果实变红时采收，为白胡椒。生用，用时打碎。

【性味归经】辛，热。归脾、胃、大肠经。

【功效】温中散寒，止痛。

【应用】

1. 用于寒凝腹痛　本品辛热温散，长于温中散寒止痛，适用于寒邪凝滞的脘腹冷痛。可单用，如《食疗本草》以本品研末，酒送服，或入猪肚炖服，也可与高良姜、荜茇等温中止痛药同用。

2. 用于中寒呕吐，泄泻　本品既能温暖脾胃，又有止呕止泻之功。适用于脾胃受寒之吐泻证。若胃寒呕吐，常与生姜、半夏等温中止呕药同用；若脾胃虚寒之泄泻，常与白术、吴茱萸等温中健脾药同用；亦可单用研末敷贴脐部。

此外，可作调味品，有开胃进食之功。

【用法用量】煎服，2～4 g；研末服，每次 0.6～1.5 g。外用适量。

【参考资料】

1. 本草文献　《唐本草》："主下气，温中，去痰，除脏腑中风冷。"《海药本草》："去胃口气虚冷，宿食不消，霍乱气逆，心腹卒痛，冷气上冲，和气。"《本草纲目》："暖肠胃，除寒湿反胃、虚胀冷积，阴毒，牙齿浮热作痛。"

2. 化学成分及药理作用　本品含胡椒碱、胡椒脂碱、胡椒新碱及挥发油。本品内服有健胃作用。所含胡椒碱有明显的抗惊厥作用和镇静作用。胡椒内服可使皮肤血管扩张，产生温热感。

荜　茇　《雷公炮炙论》

为胡椒科藤本植物荜茇接近成熟或成熟果穗。产于海南、云南、广东等地。9～10 月间果穗由绿变黑时采收，生用。

【性味归经】 辛，热。归脾、胃、大肠经。

【功效】 温中散寒，止痛。

【应用】

1. 用于胃寒腹痛　本品辛热，长于温胃散寒止痛，适用于胃寒凝滞，脘腹冷痛。可单用；也可与干姜、高良姜、肉桂等温中止痛药配伍，如《和剂局方》大已寒丸。

2. 用于脾胃受寒之呕吐、泄泻　本品辛热散寒，温暖脾胃，有止呕止泻之功。治胃寒呕吐，可单用，如《圣惠方》以本品为散，清粥饮调下；也可与肉桂、胡椒、厚朴等温胃止呕药配伍，如《圣济总录》荜茇散；治脾胃虚寒泄泻，常与肉豆蔻、干姜、白术等温中止泻药配伍，如《圣济总录》荜茇散。

【用法用量】 煎服，1.5～3 g。外用适量。

【参考资料】

1. 本草文献　《开宝本草》："温中下气，补腰脚，杀腥气，消食，除胃冷，阴疝痃癖。"《海药本草》："水泻虚痢，呕逆醋心，产后泄利。"《本草纲目》："治头痛、鼻渊牙痛。"

2. 化学成分及药理作用　本品含胡椒碱、荜茇酰胺、荜茇脂酰胺、芝麻素、挥发油等，油中主要成分为十三碳烷、十三烷醇、丁香烯等。本品有抗溃疡、降低血脂作用。所含胡椒碱有抗惊厥作用。提取的精油，对白色及金黄色葡萄球菌、枯草杆菌、大肠杆菌、蜡样芽孢杆菌、痢疾杆菌等均有抑制作用。

荜 澄 茄　　《雷公炮炙论》

为樟科乔木或灌木山鸡椒的成熟果实。主产于广西、广东、四川等地。秋季果实成熟时采收。生用。

【性味归经】 辛，温。归脾、胃、肾、膀胱经。

【功效】 温中散寒，行气止痛。

【应用】

1. 用于胃寒腹痛　本品辛散温通，善于温中散寒，行气止痛。适用于胃寒脘腹冷痛，可单用，或与高良姜、肉桂等温中止痛药配伍，如《宣明论方》荜澄茄丸。

2. 用于胃寒呕吐、呃逆　本品辛温，还具行气降逆，止呕止呃之功。适用于胃寒呕吐、呃逆，常与白豆蔻、半夏、丁香等温中止呕药配伍。

3. 用于寒疝腹痛　多与吴茱萸、香附、乌药等温里散寒，行气止痛药同用。

此外，本品还能温肾，散膀胱之寒。用于下焦虚寒之小便不利，或寒湿郁滞之小便浑浊。多与萆薢、茯苓、乌药等温里散寒除湿药同用。

【用法用量】 煎服，2～5 g。

【参考资料】

1. 本草文献　《开宝本草》："下气消食，皮肤风。心腹间气胀，令人能食。"《日华子本草》："治一切气，并霍乱吐泻，肚腹痛，肾气膀胱冷。"《本草纲目》："暖脾胃，止呕吐哕逆。"

2. 化学成分及药理作用　本品含挥发油，油中主要成分为柠檬醛、甲基庚烯酮、柠檬烯、芳香醇等。本品所含挥发油有镇静、镇痛、抗过敏作用，对组织胺和乙酰胆碱喷雾引起的支气管平滑肌痉挛有明显的保护作用。体外对金黄色葡萄球菌及大肠、痢疾、伤寒等杆菌有抑制作用。

3. 其他　古代本草所载的荜澄茄为胡椒科攀援性藤本植物荜澄茄的果实，与目前的药材品种不同。

自 学 指 导

【重点难点】

1. 在性能方面　本章药物应在着重理解其共性的基础上，重点掌握附子、干姜、肉桂、吴茱萸的性能。因温里作用的特点是行散，加之各药俱有浓烈的芳香气或明显的辛辣刺激味，故其味的共性是辛。附子、肉桂助阳，属于补的作用范畴，而又有甘味；吴茱萸能燥湿，且滋味较苦，所以又有苦味。本章虽以温里为名，但各药并不一概定为温性，其中附子、干姜、肉桂、吴茱萸等品，一般定为热性。以上四药的归经有同有异，其相同的是均可归脾（胃）经，附子、肉桂归肾、心、肝经，干姜又归心、肺经，吴茱萸又归肝经（其归肾经可以不掌握）。

2. 在功效方面　本章药物的功效应注意附子、肉桂、吴茱萸、小茴香，四药温里作用较广，既温脾胃，又温肝经等，且可止痛，故称其温里功效为散寒止痛。其余药物的温里作用多局限于脾胃，故称为温中（散寒）。除干姜无明显止痛作用之外，其余各药既温中，又止痛，故均将其温里作用称为温中止痛。肉桂长于入血分而散寒，故又有温经通脉的功效。附子与肉桂的助阳，包括助肾阳、助心阳与助脾阳三方面，而丁香之助阳，则只是助肾阳。花椒内服驱虫，主要是驱蛔虫。

3. 在应用（主治）方面　应注意功效为散寒止痛之药，既可主治中焦有寒之证，又可主治经脉受寒之头痛、身痛、腹痛、疝痛等；而功效为温中（或温中止痛）者，其主治仅有脾胃有寒之脘腹冷痛、呕吐泄泻、食少等。附子的散寒止痛，实有与川乌相似的祛风湿作用，故教材中强调主治寒痹证。肉桂入血分，温经通脉，可助活血药温通化瘀之力，故强调其主治寒凝血瘀诸证，其温运阳气、助生气血作用，又可用于气血不足之证。附子与肉桂主治阳虚证，则各种阳虚证均宜。吴茱萸止呕，宜于寒证，肝郁化火犯胃者亦可配伍使用。

4. 在配伍方面　应着重理解附子配伍干姜、附子配伍肉桂、附子配伍人参、肉桂配伍活血药、肉桂配伍补气血药的主要意义。

5. 在药物比较方面　应注意附子与肉桂、肉桂与桂枝在性能、功效与应用方面的异同，干姜与生姜在功效与主治方面的异同。

6. 在用法用量及使用注意方面　注意以下药物的特殊用法用量及使用注意之处。附子为有毒之品，内服须炮制，用量不宜过大，且入药宜先煎半小时以上，至口尝无麻辣感为度；其辛热之性较强，燥热伤阴助火，故阴虚阳亢者及孕妇忌用。肉桂辛香浓烈，含挥发油，用量不宜过大，一般以 2～5 g 为宜，入汤剂宜后下，常以粉末冲服，用量更小；其性辛热动血伤阴，忌用于阴虚火旺，血热出血者，慎用于孕妇，不宜与赤石脂同用。吴茱萸有小毒，其辛热之性易耗气动火，用量不宜过大，也不宜久用，以免中毒。小茴香、丁香、胡椒、荜茇、荜澄茄等均为辛香之品，含挥发油，用量不宜太大，入汤剂不宜久煎。

【复习思考题】

1．试述温里药的性能特点、功效、主治与配伍原则和使用注意。
2．附子、肉桂均为补火助阳之品，常相须为用，二药在功效主治上有何不同？
3．简述丁香的功效与主治病证。
4．比较干姜和生姜在性能与功效方面的异同。

第十三章　行　气　药

【目的要求】

1. 通过本章学习，了解行气药及有关行气功效术语的含义；掌握行气药的功效、主治、性能特点、配伍应用及使用注意。

2. 通过本章具体药物的学习，掌握橘皮、枳实、木香、香附、川楝子的性能、功效、应用、特殊用法及特殊使用注意；熟悉青皮、乌药、沉香、薤白的功效、主治及特殊用法；了解佛手、青木香、荔枝核、柿蒂的功效及特殊使用注意。

【自学时数】

5 学时。

1. 含义　以疏畅气机为主要功效，常用以治疗气滞或气逆证的药物叫行气药，也称为理气药，行气力强者又称破气药。

2. 功效与主治　行气药具有行气的功效。因其作用部位及作用强弱的不同，而分别有行气调中，行气疏肝，行气宽胸，行气消胀，行气止痛，破气散结等多种不同的表述。部分药物还兼能降气，有止呕，止呃，平喘之功。行气药主要适用于气机不畅的气滞及气逆证。

气机不畅主要与脾、胃、肝、肺等脏腑功能失调有关。由于寒暖失宜，忧思郁怒，湿浊痰饮瘀阻，外伤以及饮食不节等多种因素，而使脾胃升降失调，肝失疏泄，肺失宣降等气机失调。气机不畅有气滞和气逆的不同。气滞者为气机郁滞不畅，运行阻滞，常出现闷、胀、痞满、疼痛等共同的症状反应。气逆者为气机上逆，常出现恶心、呕吐、呃逆、喘息等症状反应。气机不畅的常见病证有：脾胃气滞、气逆证，症见脘腹胀闷疼痛，嗳气吞酸，不思饮食，恶心呕吐，大便秘结，或泻痢不爽，泻后坠胀等；肝郁气滞证，症见情绪不舒，抑郁不乐，胁肋苦满胀痛，乳房胀痛，疝气疼痛，月经失调，痛经，经闭，或癥瘕积聚等；肺失宣降或胸阳闭阻证，症见胸闷不畅，咳嗽气喘，胸痹心痛等。

行气药能通畅气机，调节脾、胃、肝、肺的功能，因而由于脾、胃、肝、肺功能失调而出现的湿浊，水肿，痰饮，饮食积滞，瘀血阻滞等证，也可选用行气药。

3. 性能特点　行气药多为芳香之品，一般性味辛温，有的兼有苦味，或为寒性。辛能行散，温能通畅，故有疏通气机的作用。一般气机不畅，功能失调，多与脾、胃、肝、肺有关，故行气药多归脾、胃、肝、肺经。

4. 配伍应用　行气药的使用应根据病证和病机的不同，选择和配伍相适宜的药物。脾胃气滞因于饮食积滞者，宜与消食药配伍；因于寒湿困脾者，宜与苦温燥湿药配伍；因于湿热阻滞者，宜与清热除湿药配伍；兼有脾胃气虚者，宜与补中益气药配伍。肝郁气滞因于肝血不足者，应与养血柔肝药配伍；若因肝经受寒者，应与散寒暖肝药配伍；若肝郁气滞而月经不调者，应与活血调经药配伍。肺气壅滞因于外寒客肺者，当与宣肺解表药配伍；若因于痰饮阻肺者，当与祛痰化饮药配伍；若胸痹而有气滞血瘀者，当与活血祛瘀药配伍；若咳喘兼有肺肾两虚者，当与补益肺肾、纳气平喘药配伍。

5. 使用注意　本类药物多辛温香燥，易耗气伤阴，故气阴不足者慎用。作用峻猛的破气药则易耗气，故孕妇慎用。行气药含挥发性成分，入汤剂一般不宜久煎，以免丢失挥发性有效成分，影响疗效。

橘　皮　《神农本草经》

为芸香科小乔木橘及其栽培变种的成熟果皮。主产于广东、福建、四川等地。秋末冬初果实成熟时采收果皮。生用。

【性味归经】辛、苦，温。归脾、肺经。

【功效】行气调中，燥湿化痰。

【应用】

1. 用于脾胃气滞证　本品作用温和，长于行脾胃之气，调中快膈，故凡脾胃气滞之证皆可选用。又因本品兼能降逆止呕，燥湿健脾，其治脾胃气滞兼有呕恶者，以及湿阻气滞者尤宜。治脾胃气滞，脘腹胀满，痞闷疼痛，可单用，如《普济方》以本品研末，温酒调服；也可与木香、枳实、砂仁等理气调中药配伍，如《鸡峰普济方》宽中汤；治中焦气滞，胃失和降，恶心呕吐，常与半夏、生姜、竹茹等和胃止呕药配伍，如《金匮要略》橘皮汤；治湿浊阻中，脾胃气滞，脘腹胀满、呕恶泄泻，常与苍术、厚朴等化湿行气药配伍，如《和剂局方》平胃散；治脾虚气滞，脘腹胀满，腹痛喜按，饮食减少，或食后腹胀，大便溏薄，常与人参、白术、茯苓等补气健脾药配伍，如《小儿药证直诀》异功散。

2. 用于湿痰、寒痰咳嗽　本品辛散温通，能行能降，既能燥湿化痰，温散寒痰，又能宣降肺气。适用于湿痰，寒痰咳嗽之证。治湿痰壅滞，咳嗽痰多、胸闷呕恶，常与半夏、茯苓等燥湿化痰药配伍，如《和剂局方》二陈汤；若寒痰咳嗽，痰多清稀，胸闷喜唾，常与干姜、紫菀等温肺化痰药配伍，如《圣济总录》四顺散。

【用法用量】煎服，3～9 g。

【参考资料】

1. 本草文献　《神农本草经》："主胸中瘕热、逆气，利水谷，久服去臭，下气。"《药性论》："治胸膈间气，开胃，主气痢，消痰涎，治上气咳嗽。"《本草纲目》："橘皮，苦能泄能燥，辛能散，温能和，其治百病，总是取其理气燥湿之功。同补药则补，同泻药则泻，同升药则升，同降药则降。"

2. 化学成分及药理作用　本品含挥发油、黄酮苷（如橙皮苷、新橙皮苷等）、川皮酮，以及肌醇、维生素、胡萝卜素、对羟福林等。橘皮挥发油中主含柠檬烯。本品煎剂对胃肠、子宫平滑肌均有抑制作用；对心脏小剂量可增强收缩力，使心输出量增加；大剂量时可抑制心脏。鲜橘皮煎剂有扩张血管的作用。所含橘皮苷与甲基橙皮苷均有维生素P样作用，可降低毛细血管的通透性，防止毛细血管出血；能拮抗组织胺、溶血卵磷脂引起的血管通透性增加；能增强纤维蛋白溶解，抗血栓形成；磷酰橙皮苷对实验性高脂血兔，有降低血清胆固醇作用，并能明显地减轻和改善其主动脉粥样硬化病变。有利胆作用。橘皮所含挥发油有刺激性祛痰作用，主要成分是柠檬烯。广陈皮在试管内可抑制葡萄球菌、卡他奈菌、溶血性嗜血菌的生长。

3. 其他　习惯认为新鲜橘皮味较辛辣，气较燥烈，而经放置陈久后，气味缓和，行而不峻，温而不燥烈，其质量为优，故名为陈皮。橘皮药材以广东新会所产者为佳品，奉为道地药材，又称之为广陈皮或新会皮。

附药

橘核 为橘的种子。性味苦平。归肝经。功能理气散结止痛。用于疝气痛，睾丸肿痛，乳房肿痛及乳房结块等。用法用量：煎服，3～10 g。

橘络 为橘的中果皮及内果皮之间的纤维束群。性味甘苦平。归肝、肺经。功能行气通络，化痰止咳，用于痰滞经络之胸痛，咳嗽，痰中带血。用法用量：煎服，3～5 g。

橘叶 为橘树的叶。性味辛苦平。归肝经。功能疏肝行气，消肿散结。用于肝郁气滞，胸胁作痛，乳痈肿痛，乳房结块及癥瘕等。用法用量：煎服，6～10 g。

化橘红 为芸香科植物化州柚或柚的未成熟或接近成熟的外层果皮。性味辛、苦，温。归肺、脾、经。功能理气宽中、燥湿化痰。用于湿痰或寒痰咳嗽及食积呕恶胸闷等。用法用量：煎服，3～10 g。

青　皮　《本草图经》

为芸香科小乔木植物橘及其栽培变种的幼果或未成熟果实的果皮。主产于广东、福建、四川等地。5～6 月间收集自落的幼果，晒干，称为"个青皮"；7～8 月间采收未成熟果实的果皮，在果皮上纵剖成四瓣至基部，晒干，习称"四花青皮"。生用或醋炙用。

【性味归经】苦、辛，温。归肝、胆、胃经。

【功效】行气疏肝，破气消积。

【应用】

1. 用于肝气郁滞证　本品药性峻烈，作用力强，长于行气疏肝，破气散结，故适用于肝郁气滞证。若肝气郁结，情志抑郁，或暴怒伤肝，肝失条达，胁肋胀痛，常与柴胡、香附、郁金等行气疏肝之品配伍，如《医醇賸义》青阳汤；若乳房肿硬胀痛，常与瓜蒌、橘叶、丝瓜络等行气疏肝、软坚散结之品配伍；若乳痈肿痛，常与清热解毒、行气散结之品配伍，如《医宗金鉴》瓜蒌牛蒡汤；若寒疝疼痛，常与吴茱萸、小茴香、乌药等温里散寒、行气止痛之品配伍，如《医学发明》天台乌药散；若肝郁气滞，经行不畅，或痛经，常与香附、柴胡、丹参等疏肝行气、活血调经之品配伍。

2. 用于食积腹痛　本品兼入胃经，能行气消积，和胃止痛。适用于食积气滞，脘腹胀痛。常与消食药山楂、神曲、麦芽等配伍，如《沈氏尊生书》青皮丸；若食积气滞较甚，腹痛大便不通者，宜与大黄、槟榔等泻下药同用，以增强消食导滞之效。

【用法用量】煎服，3～9 g。醋炙疏肝止痛力强。

【参考资料】

1. 本草文献　《本草图经》："主气滞，下食，破积结及膈气。"《本草纲目》："治胸膈气逆，胁痛，小腹疝痛，消乳肿，舒肝胆，泻肺气。"

2. 化学成分及药理作用　本品所含主要成分与橘皮相似，但所含对羟福林比橘皮为高。本品所含挥发油对胃肠道有温和的刺激作用，能促进消化液的分泌和排除肠内积气。其煎剂能抑制肠道平滑肌，呈现解痉作用，且较橘皮为强。本品能松弛胆囊，增加胆汁分泌，有明显利胆作用。其挥发油有祛痰、平喘作用。其注射液静注有显著的升压作用，对心肌的兴奋性、收缩性、传导性和自律性均有明显的正性作用。

枳　实　《神农本草经》

为芸香科小乔木橙及其栽培变种或甜橙的幼果。主产于四川、江西、福建等地。5～6

月间采集自落的果实。生用或麸炒用。

【性味归经】辛、苦，微寒。归脾、胃、大肠经。

【功效】破气消痞，化痰消积。

【应用】

1. 用于胃肠气滞证　本品辛散苦降，气锐性猛，作用力强，善行中焦之气，能破气散结，消除痞满，为破气消痞之要药。故适用于胃肠气滞，痞满之证。治饮食积滞，脘腹痞满胀痛，嗳腐气臭，常与山楂、神曲、莱菔子等消食药配伍，如《症因脉治》枳实散；治脾胃虚弱，运化无力，食后脘腹痞满作胀，宜与白术等补气健脾药配伍，如《内外伤辨惑论》枳术丸；治热结便秘，腹部胀满痞痛，则与清热泻下药大黄、芒硝等配伍，如《伤寒论》大承气汤；治湿热积滞，腹部痞满，大便不通或泻痢后重，宜与黄连、黄芩、大黄等清泄湿热药配伍，如《内外伤辨惑论》枳实导滞丸。

2. 用于痰阻气滞，胸痹等证　本品辛散苦泄，善于化痰浊而消积滞，破气结以通痞塞。治痰浊痹阻，胸阳不振，气结在胸，胸痹心痛，宜与薤白、桂枝、瓜蒌壳等温阳化浊、行气宽胸之品配伍，如《金匮要略》枳实薤白桂枝汤；治痰热结胸，胸脘痞闷疼痛，宜与黄连、瓜蒌、半夏等清热化痰药配伍，如《温病条辨》小陷胸加枳实汤；若痰涎壅盛，胸痛痞塞，咳嗽痰多，宜与燥湿化痰、行气散结药半夏、天南星、陈皮等同用，如《校注妇人良方》导痰汤。

此外，本品尚可用治胃扩张、胃下垂、子宫脱垂、脱肛等脏器下垂之证，多与黄芪、人参、升麻、柴胡等补气、升阳药配伍，以增强益气升阳之效。

【用法用量】煎服，3～9 g，大量可用至 30 g。炒后较平和。

【使用注意】孕妇慎用。

【参考资料】

1. 本草文献　《名医别录》："除胸胁痰癖，逐停水，破结实，消胀满，心下急痞痛，逆气，胁风痛，安胃气，止溏泄，明目。"《本草再新》："破气，化痰，消食宽肠，杀虫，败毒。"《现代实用中药》："治咳嗽，水肿，便秘，子宫下垂及脱肛。"

2. 化学成分及药理作用　酸橙果皮含挥发油（主要为右旋柠檬烯、枸橼醛、右旋芳樟醇等），并含黄酮苷（主要为橙皮苷、新橙皮苷、柚皮苷、野漆树苷及忍冬苷等）、N－甲基酪胺、对羟福林等。枳实能缓解乙酰胆碱或氯化钡所致的小肠痉挛。对有胃瘘、肠瘘的犬灌服枳壳煎液，可使胃肠收缩节律增加，对胃肠平滑肌有一定兴奋作用。枳实或枳壳煎剂对已孕、未孕小白鼠离体子宫有抑制作用，对已孕、未孕家兔离体、在位子宫均呈现兴奋作用。枳实、枳壳煎剂对动物离体心脏有强心作用。枳实注射液静脉注射能增加冠脉、脑、肾血流量，降低脑、肾血管阻力。枳实、枳壳煎剂及枳壳的乙醇提取液给麻醉犬、兔静脉注射有明显的升压作用。枳实能使胆囊收缩，奥狄括约肌张力增加，有较强的抗过敏活性。枳实、枳壳有抑制血栓形成的作用。

附药

枳壳　为芸香科小乔木植物酸橙及其栽培变种接近成熟的果实（去瓤），生用或麸炒用。性味、归经、功用与枳实同，但作用较缓和，长于行气宽中除胀。用法用量同枳实。

木　香　《神农本草经》

为菊科草本植物木香、川木香的根。木香产于云南、广西及印度、缅甸等地；川木香主产于四川、西藏等地。秋冬两季采挖。生用或煨用。

【性味归经】辛、苦，温。归脾、胃、大肠、肝、胆经。

【功效】行气止痛。

【应用】

1. 用于脾胃气滞证　本品辛行苦泄温通，善于通行脾胃气滞，具有良好的行气止痛作用，为治脾胃气滞，脘腹胀痛之要药。治脾胃气滞，脘腹胀痛，常与陈皮、枳壳、厚朴等行气调中药配伍，如《证治准绳》木香顺气散；治食积气滞，脘腹胀痛，呕恶嗳气，大便腐臭，常与山楂、神曲、麦芽等消食药配伍，如《和剂局方》木香汤；治脾虚气滞，脘腹胀痛，食少便溏，常与人参、白术等补气健脾药配伍，如《增补万病回春》香砂六君子汤。

2. 用于大肠气滞，泻痢后重　本品辛行苦降，亦善于通行大肠之气，使肠道气机通畅，而大便通调，后重自除。治湿热壅滞，肠中气机不畅，泻痢，里急后重，常与清热燥湿药黄连同用，如《兵部手集方》香连丸；若湿热互结，或食积气滞脘腹胀满，大便秘结，或泻而不爽，则与泻下药大黄、槟榔等配伍，如《儒门事亲》木香槟榔丸。

3. 用于肝胆气滞证　本品不仅能行气调中，而且还能疏利肝胆。对于湿热郁蒸，脾运失常，肝失条达，胆失疏泄，气机阻滞所致胁肋胀满疼痛，口苦，黄疸，本品能疏肝利胆及行气止痛，常与柴胡、郁金等疏肝理气药，以及茵陈、金钱草、大黄等清热利湿、利胆退黄药配伍。

【用法用量】煎服，3~9 g。生用行气力强，煨用行气力缓而多用于泄泻。

【参考资料】

1. 本草文献　《日华子本草》："治心腹一切气，膀胱冷痛，呕逆反胃，霍乱，泄泻，痢疾，健脾消食，安胎。"《珍珠囊》："散滞气，调诸气，和胃气，泄肺气。"《本草纲目》："木香乃三焦气分之药，能升降诸气。"

2. 化学成分及药理作用　云木香含挥发油，油中成分为单紫杉烯、α-紫罗兰酮、木香烯内酯、α-木香羟、β-木香羟、木香内酯、二氢脱氢木香内酯、木香酸、木香醇、水芹烯等；此外，尚含木香碱等。云木香生物碱对组织胺引起的豚鼠支气管及小肠平滑肌的痉挛有明显解痉作用。木香煎剂能通过迷走神经的作用，使动物在体大肠兴奋，收缩力加强，蠕动加快，缓解胃肠胀气的腹痛。对兔离体肠管能降低其紧张性，并可拮抗乙酰胆碱引起的收缩效应，有促进胃液分泌，助消化作用。小剂量的水提液及醇提液能兴奋在体蛙心与犬心，大剂量则有抑制作用。对伤寒杆菌、痢疾杆菌、大肠杆菌及多种真菌有一定的抑制作用。此外，有利尿及促进纤维蛋白溶解等作用。

3. 其他　木香，现代临床处方有广木香、云木香、川木香等数种。广木香，即上述木香，产于印度、缅甸、巴基斯坦等地，经我国广州进口，故称广木香；抗日战争前，有人从印度带回木香种子，在云南丽江一带种植，生长良好，称云木香。川木香之品种不同，因主产于四川等地而得名。广木香质量较川木香为佳。

沉　香　《名医别录》

为瑞香科乔木植物沉香及白木香含有树脂的木材。白木香主产于海南、广东、台湾等地；沉香主产于东南亚、印度等地。全年均可采收。割取含树脂的木材，除去不含树脂的部分，阴干，锉末，生用。

【性味归经】辛、苦，温。归脾、胃、肾经。

【功效】行气止痛，温中止呕，纳气平喘。

【应用】

1. 用于寒凝气滞证　本品辛散温通，气味芳香，温而不燥，行而不泄，具有行气散寒止痛之功。治寒凝气滞的胸腹胀痛，常与温中行气药乌药、木香、槟榔等配伍，如《卫生家宝》沉香四磨汤；治脾胃虚寒的脘腹冷痛，常与温中助阳的肉桂、干姜、附子等药同用，如《卫生宝鉴》沉香桂附丸；若中焦气弱，脏腑积冷，心腹疼痛，大便溏泄者，宜与人参、白术等益气补中药配伍，如《内外伤辨惑论》沉香温胃丸。

2. 用于胃寒呕吐　本品辛温散寒，苦泄降逆，而善于温中散寒，降逆止呕。治寒邪犯胃，呕吐清水，常与胡椒、丁香、陈皮等温中止呕药配伍，如《圣济总录》沉香丸；治脾胃虚寒，呕吐呃逆，经久不愈，常与人参、丁香、白豆蔻等补脾温中止呕药配伍。

3. 用于虚喘证　本品既能温肾纳气，又能降逆平喘。适用于下元虚冷，肾不纳气之虚喘证。常与肉桂、附子、补骨脂等温肾助阳，纳气平喘药配伍，如《和剂局方》黑锡丹；若上盛下虚的痰饮喘咳，常与苏子、前胡、半夏、厚朴等化痰止咳、降气平喘药配伍，如《和剂局方》苏子降气汤。

【用法用量】煎服，1～3 g，宜后下；或磨汁冲服，或入丸散剂，每次 0.5～1 g。

【参考资料】

1. 本草文献　《海药本草》："主心腹痛，霍乱中恶。"《本草纲目》："治上热下寒，气逆喘急，大肠虚闭，小便气淋，男子精冷。"《医林纂要》："坚肾，补命门，温中，燥湿，泻心，降逆气，凡一切不调之气，皆能调之。"

2. 化学成分及药理作用　本品含挥发油，油中含苄基丙酮、对甲氧基苄基丙酮等；此外，尚含氢化桂皮酸、对甲氧基氢化桂皮酸。沉香提取物能使环己巴比妥引起的小鼠睡眠时间延长。沉香水煎液和水煎醇沉液能抑制离体豚鼠回肠的主动收缩，对抗组织胺、乙酰胆碱引起的痉挛性收缩。所含挥发油有促进消化液及胆汁分泌作用，以及麻醉、止痛及肌肉松弛作用。沉香煎剂对人型结核杆菌、伤寒杆菌、福氏痢疾杆菌均有较强的抗菌作用。

乌　药　《本草拾遗》

为樟科灌木或小乔木乌药的根。主产于浙江、安徽、江西等地。全年均可采挖。生用或麸炒用。

【性味归经】辛，温。归脾、肺、肾、膀胱经。

【功效】行气止痛，温肾散寒。

【应用】

1. 用于寒凝气滞所致的胸腹诸痛证　本品上入肺经，中入脾经，下入肾经，具有宣畅气机，温散寒邪，行气止痛之功。治寒凝气滞，胸胁闷痛，常与薤白、瓜蒌皮、延胡索等行气宽胸药配伍；治寒凝气滞，脘腹胀痛，常与沉香、木香、枳实、槟榔等理气调中药配伍，如《医方集解》五磨饮子；治寒疝腹痛，常与小茴香、青皮、肉桂等散寒行气止痛药配伍，如《医学发明》天台乌药散；治痛经，常与当归、川芎、香附等行气活血之品配伍，如《济阴纲目》乌药汤。

2. 用于虚寒性尿频，遗尿　本品能下达肾与膀胱，温肾散寒，除膀胱冷气，有缩尿止遗之功。治肾阳不足，膀胱虚冷之小便频数，小儿遗尿，常与补肾助阳的山药、益智仁等配伍，如《妇人良方》缩泉丸。

【用法用量】煎服，3～9 g。

【参考资料】

1. 本草文献 《本草纲目》："治中气，脚气，疝气，气厥头痛，肿胀喘急，止小便频数及白浊。"《本草通玄》："理七情郁结，气血凝停，霍乱吐泻，痰食稽留。"《玉楸药解》："破瘀泄满，止痛消胀。"

2. 化学成分及药理作用 本品含生物碱和挥发油，油中主要成分为乌药烷、乌药烃、乌药醇、乌药酸、乌药醇酯等。乌药对胃肠道平滑肌有兴奋和抑制的双向调节作用，能促进消化液的分泌。其挥发油内服能兴奋大脑皮质、促进呼吸、兴奋心肌、加速血液循环、升高血压及发汗；外涂能使局部血管扩张、血液循环加速、缓和肌肉痉挛疼痛。乌药的正己烷提取物可预防四氯化碳引起的血清谷丙转氨酶和谷草转氨酶的升高。乌药干粉能明显缩短家兔血浆再钙化时间，促进血凝，有良好的止血作用。

3. 其他 乌药习惯以浙江天台所产者品质较佳，故有"天台乌药"或"台乌"之名。

荔枝核 《本草衍义》

为无患子科乔木荔枝的成熟种子。主产于福建、广东、广西等地。夏季采摘成熟果实。生用或盐水炙用，用时打碎。

【性味归经】辛、微苦，温。归肝、胃经。

【功效】行气，散寒，止痛。

【应用】

1. 用于疝气，睾丸肿痛 本品善入肝经，具有行气散结，散寒止痛之功。治寒疝疼痛，常与小茴香、吴茱萸、橘核等散寒止痛药同用；若治睾丸肿痛，则常与行气止痛药木香、川楝子、小茴香等配伍，如《证治准绳》荔枝散。

2. 用于气滞腹痛 本品辛苦而温，能疏肝和胃，行气止痛。治肝郁气滞、肝胃不和之胃脘疼痛，常与行气调中止痛药木香配伍，如《景岳全书》荔香散。治肝郁气滞血瘀之痛经或产后腹痛，常与疏肝行气药香附配伍，如《妇人良方》蠲痛散；也可与当归、川芎、柴胡等活血调经药同用。

【用法用量】煎服，4.5～9 g。或入丸散剂。

【参考资料】

1. 本草文献 《本草纲目》："治癞疝气痛，妇人血气刺痛。"《本草备要》："入肝肾，散滞气，辟寒邪，治胃脘痛，妇人血气痛。"

2. 化学成分及药理作用 本品含皂苷、鞣质、α-甘氨酸等。本品所含α-（亚甲环丙基）甘氨酸可使血糖下降、肝糖原含量降低。荔枝核水提物对乙型肝炎病毒表面抗原有抑制作用。

香 附 《名医别录》

为莎草科草本植物莎草的根茎。全国大部分地区均产，主产于广东、河南、四川等地。秋季采挖。生用，或醋炙用。

【性味归经】辛、微苦，平。归肝、脾经。

【功效】疏肝理气，调经止痛。

【应用】

1. 用于肝郁气滞证 本品辛散行气，入肝经，调经止痛。治肝气郁结，精神抑郁，胁肋胀痛，常与疏肝行气药柴胡、枳壳等配伍，如《景岳全书》柴胡疏肝散；治寒凝气滞，肝郁犯胃，胃脘疼痛，常与温中止痛药高良姜配伍，如《良方集腋》良附丸；若治疝气疼痛，时作时止，或阴囊偏坠硬痛，则常与小茴香、吴茱萸、乌药等温里散寒、行气止痛药配伍。

2. 用于月经不调，痛经，乳房胀痛 本品性平辛散，善于调理气机，能行气和血，疏肝解郁，使气血通利，疏泄调达，为妇科理气调经止痛要药。治肝郁气滞，月经愆期，常与活血调经药当归、川芎等配伍，如《沈氏尊生书》香附芎归汤；治胞宫虚寒，月经不调，常与温经散寒调经药艾叶、肉桂、吴茱萸等配伍，如《沈氏尊生书》艾附暖宫丸；治气郁血滞，经行腹痛，可单用，如《重订瑞竹堂经验方》四制醋附丸，以本品用酒、盐水、米醋等制后，醋糊为丸服；也可与当归、川芎、白芍、延胡索等调经止痛药配伍；治肝郁气滞，乳房胀痛，或结块，常与青皮、瓜蒌壳、柴胡等行气散结之品配伍。

【用法用量】煎服，6~9 g。醋炙止痛力量增强。

【参考资料】

1. 本草文献　《本草正义》："香附，味辛甚烈，香气颇浓，皆以气用事，故专治气结为病。"《本草纲目》："利三焦，解六郁，消饮食积聚，痰饮痞满，胕肿腹胀，脚气，止心腹肢体头目齿耳诸痛……妇人崩漏带下，月候不调，胎前产后百病。"

2. 化学成分及药理作用　本品含挥发油，油中主要成分为β-蒎烯、香附子烯、α-香附酮、β-香附酮、α-莎香醇、β-莎香醇；此外尚含生物碱、黄酮类及三萜类等。5%香附浸膏对豚鼠、兔、猫和犬等动物的离体子宫，无论已孕或未孕，均有抑制作用。其挥发油有轻度雌激素样作用。香附醇提物有消炎、镇痛、镇静及一定的解热作用，并对离体兔回肠平滑肌有直接抑制作用。其水煎剂有降低肠管紧张性和拮抗乙酰胆碱的作用。香附烯及香附油对金黄色葡萄球菌、宋内氏痢疾杆菌有抑制作用，其提取物对某些真菌有抑制作用。其总生物碱、苷类、黄酮类及酚类化合物的水溶液有强心及降血压的作用。此外，香附水煎剂可明显增加胆汁流量，并对肝细胞有保护作用。

佛　　手　《滇南本草》

为芸香科小乔木或灌木佛手的果实。主产于广东、福建、四川等地。秋季果实尚未变黄或刚变黄时采收。生用。

【性味归经】辛、苦，温。归肝、脾、胃、肺经。

【功效】疏肝理气，行气调中，燥湿化痰。

【应用】

1. 用于肝郁气滞证　本品辛行温通，善于疏肝解郁，行气止痛。治肝郁气滞，胁肋胀痛，常与柴胡、青皮、郁金等疏肝理气之品配伍。

2. 用于脾胃气滞证　本品气清香，入脾胃，能行气调中。治脾胃气滞，脘腹胀痛，呕恶食少，常与木香、橘皮、枳壳等行气调中之品配伍。

3. 用于痰湿壅肺，咳嗽痰多　本品苦燥，入肺经，既能燥湿化痰，又能行气宽胸。故对湿痰壅肺，咳嗽痰多，胸闷气急，或胸胁作痛者有效，常与半夏、橘皮、瓜蒌皮等化痰行气之品配伍。

【用法用量】煎服，3~9 g。

【参考资料】

1. 本草文献　《滇南本草》："补肝暖胃，止呕吐，消胃寒痰，治胃气疼痛，止面寒疼，和中行气。"《本草再新》："治气舒肝，和胃化痰，破积，治噎膈反胃，消癥瘕瘰疬。"

2. 化学成分及药理作用　本品含柠檬油素及微量香叶木苷和橙皮苷。佛手醇提取物对肠道平滑肌有明显的抑制作用，对乙酰胆碱引起的十二指肠痉挛有显著的解痉作用，有扩张冠状血管，增加冠脉血流量的作用，高浓度时抑制心肌收缩力、减缓心率、降低血压、延长小鼠存活时间、保护实验性心肌缺血。佛手有一定的祛痰作用，其煎剂能对抗组织胺引起的豚鼠离体气管收缩。

香 橼 《本草拾遗》

为芸香科小乔木枸橼或香圆的成熟时果实。主产于浙江、江苏、广东等地。秋季果实成熟时采收。生用。

【性味归经】 辛、微苦，温。归肝、脾、胃、肺经。

【功效】 疏肝解郁，理气调中，化痰止咳。

【应用】

1. 用于肝郁气滞证　本品辛行苦泄，有疏肝理气，行气止痛之功。治肝郁气滞，胁肋胀痛，脘腹痞闷之证，常与柴胡、香附、郁金等疏肝理气药配伍。

2. 用于脾胃气滞证　本品能行脾胃之气，有宽中快膈，行气止痛之功。可用于脾胃气滞，脘腹胀痛、嗳气吞酸、呕恶食少之证，常与木香、砂仁等理气调中之品配伍。

3. 用于湿痰咳嗽痰多　本品能行气调中，燥湿化痰止咳。适用于痰湿壅滞，咳嗽痰多、胸胁不利之证，常与半夏、茯苓等燥湿化痰药配伍。

【用法用量】 煎服，3～10 g。

【参考资料】

1. 本草文献　《本草拾遗》："下气，除心头痰水。"《本草通玄》："理上焦之气，止呕逆，进食，健脾。"《医林纂要》："治胃脘痛，宽中顺气，开郁。"

2. 化学成分及药理作用　本品含橙皮苷、柠檬酸、苹果酸、维生素 C 及挥发油等。香橼有促进胃肠蠕动，健胃及祛痰作用，并可抑制血栓形成。

川 楝 子 《神农本草经》

为楝科乔木植物川楝的成熟果实。我国南方各地均产，以四川产者为佳。冬季果实成熟时采收。生用或炒用，用时打碎。

【性味归经】 苦，寒。有小毒。归肝、胃、小肠、膀胱经。

【功效】 行气止痛，驱蛔虫。外用杀虫止痒。

【应用】

1. 用于气滞疼痛证　本品既能疏肝，又能止痛，为行气止痛药。适用于气机阻滞的多种疼痛证。又因其药性苦寒，有清肝火、泻郁热之功，故对于气滞而兼有肝热者尤为适宜，每与行气止痛的延胡索配伍，如《圣惠方》金铃子散；若肝郁气滞，胁肋胀痛，或肝胃不和，胸胁脘腹作痛，常与柴胡、白芍、枳壳、青皮等行气疏肝调中之品配伍；若肝郁气滞而兼血瘀，胁肋疼痛，常与活血祛瘀药三棱、莪术、乳香等配伍，如《医学衷中参西录》金铃泻肝汤；若寒凝肝脉，睾丸偏坠，疝气疼痛，常与吴茱萸、小茴香、木香等散寒行气止痛药同用，如《医方简义》导气汤。

2. 用于蛔虫腹痛　本品既能驱蛔虫，又能行气止痛。治蛔虫腹痛，常与使君子、槟榔等驱虫药配伍，如《小儿药证直诀》安虫散。

此外，本品外用尚有杀虫止痒之功，适用于头癣。以本品炒黄研末，用熟猪油，或麻油，或凡士林调成油膏，涂患处。

【用法用量】 煎服，3～10 g。外用适量。

【使用注意】 本品有小毒，用量不可过大。

【参考资料】

1. 本草文献　《神农本草经》："主温疾，伤寒大热烦狂，杀三虫，疥疡，利小便水道。"《本草纲目》："楝实导小肠膀胱之热，因引心包相火下行，故心腹痛及疝气为要药。"

2. 化学成分及药理作用　本品含川楝素、楝树碱、山奈醇及脂肪油等。本品所含川楝素对猪蛔虫、蚯蚓、水蛭等有明显的杀灭作用；能兴奋肠管平滑肌，使其张力和收缩力增加，并有松弛奥狄括约肌，收缩胆囊，促进胆汁排泄作用。10%川楝子乙醇浸液对真菌有抑制作用，尤其对白色念珠菌、新生隐球菌有较强抑菌作用。川楝子对铁锈色小芽孢癣菌及金黄色葡萄球菌有抑制作用，并有吞噬菌体作用。此外，本品还有抗癌和消炎作用。

3. 其他　本品有小毒，若内服过量可出现中毒反应，主要为肝脏损害、中毒性肝炎、精神失常、视力障碍、胃及小肠炎症、内脏出血、血压下降、呼吸循环衰竭，甚至死亡。

青 木 香　《新修本草》

为马兜铃科缠绕草本植物马兜铃的根。主产于江苏、浙江、安徽等地。春秋二季采挖。生用。

【性味归经】辛、苦，寒。归肝、胃经。

【功效】行气止痛，解毒。

【应用】

1. 用于肝胃气滞　本品能入肝胃，有行气止痛之功。因本品苦寒，又能清热，故以治热证者为宜。适用于肝胃气滞，胸胁、脘腹胀痛之证。单用本品研末服；也可与川楝子、香附、木香、砂仁等疏肝和胃之品配伍；若治胃寒气滞，脘腹胀满，常与高良姜、香附、砂仁等温中行气之品配伍。

2. 用于泻痢腹痛　本品行气止痛，又有燥湿解毒之功，适用于夏令饮食不洁，暑湿内阻所致泻痢腹痛。可单用研末服，或鲜品捣汁服；也可与黄连、黄柏等清热燥湿解毒药配伍。

3. 用于痈疮疔毒，皮肤湿疹，毒蛇咬伤　本品外用有解毒消肿之功。治疮痈疔毒，可单用本品研末，水蜜调敷，或以鲜品捣敷；治皮肤湿疮，可取本品煎水外洗，并研末外撒。若治毒蛇咬伤，则常与白芷同用，外用并内服。

【用法用量】煎服，3～10 g。散剂每次 1.5～2 g。外用适量。

【使用注意】本品不宜多服，过量可引起恶心、呕吐等胃肠道反应。

【参考资料】

1. 本草文献　《日华子本草》："治血气。"《本草纲目》："利大肠，治头风，瘙痒，秃疮。"《本经逢原》："治痈肿、痰结、气凝诸痛。"

2. 化学成分及药理作用　本品含挥发油，油中主要成分为马兜铃酮，并含马兜铃酸、青木香酸、木兰花碱、土青木香甲素及丙素等。青木香煎剂对多种原因引起的高血压有明显降低血压作用。所含木兰花碱对肾性高血压的降压作用明显。青木香总碱对金黄色葡萄球菌及绿脓、大肠、变形等杆菌有不同程度的抑制作用，并能增强腹腔巨噬细胞的吞噬性，有增强免疫功能作用。此外，本品有抗癌、镇静、催吐、驱蛔等作用。

3. 其他　本品在《新修本草》等古代文献中，称为马兜铃根、土青木香等，自明代始有青木香之名，而此前本草、方书中的青木香，则为广木香的别名，应注意区别。

薤 白　《神农本草经》

为百合科草本植物小根蒜和薤的地下鳞茎。全国各地均有分布，主产于江苏、浙江等地。夏秋二季采挖。生用。

【性味归经】辛、苦，温。归肺、心、胃、大肠经。

【功效】通阳散结，行气导滞。

【应用】

1. 用于胸痹证　本品辛散苦降，温通滑利，散阴寒之凝滞，行胸阳之壅结，为治胸痹之要药。治寒痰阻滞，胸阳不振的胸痛胸闷，常与行气宽胸、通阳散结化痰之瓜蒌壳、半夏、桂枝、枳实等配伍，如《金匮要略》瓜蒌薤白白酒汤、瓜蒌薤白半夏汤、枳实薤白桂枝汤；若治痰瘀胸痹，常与瓜蒌、川芎、丹参等化痰行气、活血祛瘀药配伍。

2. 用于胸腹胀满，泻痢后重　本品能通调胃肠气机、消胀止痛。治胃寒气滞，脘腹痞满胀痛，常与高良姜、砂仁、木香等温中行气药同用；若治湿热内蕴，胃肠气滞，泻痢，里急后重，常与黄连、黄柏、木香、枳实等清热燥湿、行气调中之品同用。

【用法用量】煎服，5～10 g。

【参考资料】

1. 本草文献　《用药法象》："治泻痢下重，能泄下焦阳明气滞。"《本草纲目》："治少阴病厥逆泄痢及胸痹刺痛，下气散血安胎。"

2. 化学成分及药理作用　本品含大蒜氨酸、甲基大蒜氨酸、大蒜糖等。薤白能促进纤维蛋白溶解，降低动脉脂质斑块、血脂、血清过氧化脂质，抑制血小板凝集和释放反应，抑制动脉平滑肌细胞增生。薤白水溶剂对痢疾杆菌、金黄色葡萄球菌有抑制作用。此外，还具有降压、利尿、抗癌、镇痛等作用。

柿　蒂　《本草拾遗》

为柿树科乔木植物柿的宿存花萼。主产于四川、广东、广西等地。秋冬二季果实成熟时采集或食用时收集。生用。

【性味归经】苦、涩，平。归胃经。

【功效】降气止呃。

【应用】

用于呃逆证　本品药性平和，善降胃气，凡胃气上逆所致呃逆均可选用。治胃寒呃逆者，常与温中降逆止呃药丁香、生姜等配伍，如《济生方》柿蒂汤；治脾胃虚寒呃逆者，常与益气温中降逆药人参、丁香等配伍，如《症因脉治》丁香柿蒂汤；治胃热呃逆者，常与芦根、竹茹等清胃降逆药同用；治痰湿壅滞呃逆者，常与旋覆花、代赭石、半夏等化痰降逆药同用。

【用法用量】煎服，6～10 g。

【参考资料】

1. 本草文献　《滇南本草》："治气隔反胃。"《本草备要》："止呃逆。"

2. 化学成分及药理作用　本品含鞣质，羟基三萜酸，葡萄糖，果糖及中性脂肪油等。柿蒂提取物有抗心律失常、镇静及抗生育作用。

檀　香　《名医别录》

为檀香科小乔木檀香的木质心材。产于海南、广东、云南及印度、印度尼西亚等地。全年均可采伐，以夏季采收为佳。生用。

【性味归经】辛，温。归脾、胃、肺经。

【功效】行气调中，散寒止痛。

【应用】

1. 用于寒凝气滞，脘腹冷痛 本品辛散温通，有行气调中，散寒止痛之功。治寒凝气滞，脘腹冷痛，常与温中行气药沉香、木香、藿香等配伍，如《医学入门》聚香饮；治胃脘寒痛，呕吐食少，可以本品研末，干姜汤泡服；也可与白豆蔻、砂仁、沉香等温中止呕药同用。

2. 治寒凝气滞胸痛 本品气味芳香，能行气散寒，宽胸利膈止痛。适用于寒凝气滞血瘀的胸痹痛。常与高良姜、细辛、荜茇、延胡索等温里散寒，行气活血药同用。

【用法用量】煎服，1～3 g，宜后下。

【参考资料】

1. 本草文献 《日华子本草》："治心痛，霍乱，肾气腹痛。"《珍珠囊》："引胃气上升，进食。"《本草纲目》："治噎膈吐食。"

2. 化学成分及药理作用 本品含挥发油，油中主要成分为 α-檀香萜醇、β-檀香萜醇，并含檀萜烯、檀萜烯酮等。白檀香油有微弱的抗菌和利尿作用，对皮肤、粘膜有刺激作用。檀香液给离体蛙心灌流，呈负性肌力作用，对四逆汤、五加皮中毒所致心律不齐有拮抗作用。

3. 其他 檀香在文献中有白檀香、紫檀香两种。白檀香（白檀）即上述檀香的正品，紫檀香（赤檀）为豆科植物紫檀的心材，两者科属不同，功效有别。如《本草纲目》云："白檀辛温，气分之药也，故能理卫气而调脾肺，利胸膈。紫檀咸寒，血分之药也，故能和营气而消肿毒，治金疮。"《本草从新》也谓白檀香："理气，辛温，调脾肺，利胸膈，疗噎膈之吐，止心腹之痛。"紫檀香："和血，咸平，血分之药，和营卫，消肿毒，敷金疮，止血定痛。"故临床用药应区别对待。

玫 瑰 花 　《食物本草》

为蔷薇科灌木植物玫瑰的花蕾。主产于江苏、浙江、福建等地，春末夏初花将开放时分批采收。生用。

【性味归经】甘、辛，温。归肝、脾经。

【功效】行气解郁，活血止痛。

【应用】

1. 用于肝胃气滞证 本品芳香，既能疏肝解郁，又能醒脾和胃，并能止痛。可用于肝胃不和，胸胁脘腹胀痛，呕恶食少之证，常与佛手、郁金、香附、砂仁等疏肝理脾药同用。

2. 用于月经不调，经前乳房胀痛，跌打伤痛 本品能疏通气血，有行气解郁，活血止痛之功。治肝气郁滞之月经不调，经前乳房胀痛，常与当归、川芎等活血调经药同用。治跌打伤痛，多与赤芍、桃仁、红花等活血祛瘀药同用。

【用法用量】煎服，3～6 g。

【参考资料】

1. 本草文献 《药性考》："行血破积，损伤瘀痛，浸酒饮。"《纲目拾遗》："和血，行血，理气。治风痹。"《本草再新》："舒肝胆之郁气，健脾降火。治腹中冷痛，胃脘积寒，兼能破血。"

2. 化学成分及药理作用 本品含挥发油，油中主要成分为香茅醇、牻牛儿醇、橙花醇、丁香油酚、苯乙醇等；此外，尚含槲皮苷、苦味质、鞣质、脂肪油、有机酸等。玫瑰花对大鼠有促进胆汁分泌作用。

绿 萼 梅 《本草纲目》

为蔷薇科小乔木梅的花蕾。入药分白梅花、红梅花两种。白梅花主产于江苏、浙江等地；红梅花主产于四川、湖北等地。初春花未开放时采摘。生用。

【性味归经】 辛、涩，平。归肝、胃、肺经。

【功效】 疏肝和胃，理气化痰。

【应用】

1. 用于肝胃气滞证　本品芳香行气，既能疏肝解郁，又能理气和胃。可用于肝胃气滞之胁肋胀满，脘腹疼痛，嗳气纳呆之证。常与柴胡、佛手、香附等疏肝理气调中之品同用。

2. 用于梅核气　本品能疏肝解郁，理气化痰。用于痰气郁结的梅核气，多与半夏、厚朴等化痰行气之品同用。

【用法用量】 煎服，3~6 g。

【参考资料】

1. 本草文献　《本草纲目拾遗》："百草镜：开胃散郁，煮粥食，助清阳之气上升，蒸露点茶，止渴生津，解暑涤烦。"《饮片新参》："绿萼梅平肝和胃，止脘痛，头晕，进饮食。"

2. 化学成分　本品含挥发油，油中主要成分为苯甲醛、异丁香油酚、苯甲酸、芦丁、槲皮素及绿原酸等。

3. 其他　梅花入药有红、白两种，故有白梅花、红梅花之名，以绿萼白花、气味清香者为佳。

大 腹 皮 《开宝本草》

为棕榈科乔木槟榔的果皮。又名槟榔皮、大腹毛。产于海南、广西、云南等地。冬春二季采收成熟果实的果皮入药。生用。

【性味归经】 辛，微温。归脾、胃、大肠、小肠经。

【功效】 行气导滞，利水消肿。

【应用】

1. 用于脾胃气滞证　本品善于疏通中焦气滞，具有行气宽中，消除胀满之功。治食积气滞，脘腹胀满，嗳气吞酸，大便秘结，或泻而不爽，常与山楂、莱菔子、枳壳等消食行气药配伍；若治湿阻气滞，脘腹胀满，本品又常与藿香、厚朴、陈皮等化湿行气药配伍。

2. 用于水肿，脚气　本品辛散，既能开宣肺气而通利水道，又能行气导滞以消除胀满。故适用于水肿、脚气。治水肿，小便不利，常与利水除湿药茯苓皮、桑白皮等配伍，如《三因方》五皮饮；治脚气肿痛，常与木瓜、槟榔等行气、除湿药配伍，如《证治准绳》大腹皮饮。

【用法用量】 煎服，5~10 g。

【参考资料】

1. 本草文献　《本草纲目》："降逆气，消肌肤中水气浮肿，脚气壅逆，瘴疟痞满，胎气恶阻胀闷。"《本草求真》："腹皮其性轻浮，能散无形之积滞，故痞满膨胀，水气浮肿，脚气壅逆者宜之。惟虚胀禁用，以其能泄真气也。"

2. 化学成分及药理作用　本品含槟榔碱及槟榔次碱等。有兴奋胃肠道，促进纤维蛋白溶解等作用。

刀 豆 《救荒本草》

为豆科草质藤本植物刀豆的成熟种子。主产于江苏、安徽、湖北等地。秋季种子成熟时采收。生用。

【性味归经】甘，温。归胃、肾经。

【功效】降气止呃，温肾助阳。

【应用】

1. 用于中焦虚寒之呃逆、呕吐　本品甘补温中，降气止呃。治中焦虚寒之呃逆、呕吐，常与丁香、柿蒂等降逆止呃药同用。

2. 用于肾虚腰痛　本品入肾经，能温肾助阳，用于肾虚腰痛。多与桑寄生、杜仲、巴戟天等补肾助阳之品同用；也可置猪腰子内，烧熟食，作食疗。

【用法用量】煎服，10～15 g。

【参考资料】

1. 本草文献　《滇南本草》："健脾。"《本草纲目》："温中下气，利肠胃，止呃逆，益肾补元。"《中药材手册》："补肾，散寒，下气，利肠胃，止呕吐。治肾气虚损，肠胃不和，呕逆，腹胀，吐泻。"

2. 化学成分　本品含尿素酶、血球凝集素、刀豆氨酸以及淀粉、蛋白质、脂肪等。

甘　松　《本草拾遗》

为败酱科草本植物甘松或匙叶甘松的根及根茎。主产于四川、甘肃、青海等地。春秋二季采挖。以秋季采者为佳。生用。

【性味归经】辛、甘，温。归脾、胃经。

【功效】行气止痛。

【应用】

1. 用于寒凝气滞之脘腹胀痛　本品芳香，有行气调中，醒脾开胃，散寒止痛之功。治寒凝气滞，脘腹胀痛，常与砂仁、木香、厚朴等温中行气止痛药同用。

2. 用于脾虚气滞，食少腹胀　本品辛甘而温，能行气调中，促进脾胃运化。可用于思虑伤脾，脾胃气滞，胸闷腹胀，不思饮食，常与柴胡、香附、白豆蔻、砂仁等行气开胃药同用。

【用法用量】煎服，3～6 g。外用适量。

【参考资料】

1. 本草文献　《日华子本草》："治心腹胀，下气。"《开宝本草》："主恶气，卒心腹痛满。"《本草纲目》："治脚气膝浮，煎汤淋洗。"

2. 化学成分及药理作用　甘松的根及根茎含马兜铃烯、甘松酮、德比酮、缬草酮、广藿香醇；匙叶甘松的根含呋喃香豆精类化合物甘松素、甘松醇、白芷素等。甘松有镇静、安定作用。所含缬草酮有抗心律不齐作用。匙叶甘松能使支气管扩张，其醇提取物对实验动物的离体平滑肌器官（大肠、小肠、子宫、支气管）有抗组织胺、5－羟色胺及乙酰胆碱的作用，亦可拮抗氯化钡引起的平滑肌痉挛。

九 香 虫　《本草纲目》

为蝽科昆虫九香虫的全虫。主产于云南、四川、贵州等地。3 月前捕捉。生用或用文火微炒用。

【性味归经】辛、咸，温。归肝、胃、肾经。

【功效】行气止痛，温肾助阳。

【应用】

1. 用于肝胃气滞的胁肋脘腹胀痛　本品善入肝胃，能行散温通，有行气温中止痛之功。治肝气郁滞，胁肋胀满疼痛，常与香附、延胡索、郁金等疏肝理气药同用；治胃寒气滞，脘腹冷痛，常与高良姜、干姜、香附、砂仁等散寒理气止痛药同用。

2. 用于肾阳不足之阳痿，腰膝冷痛　本品能入肾经，有温肾助阳，壮阳起痿之功。治肾阳不足的阳痿，腰膝酸痛，常与淫羊藿、巴戟天、杜仲、补骨脂等补肾助阳药同用。

【用法用量】煎服，3～10 g，本品尤宜炒后研末服用，每次 3 g。

【参考资料】

1. 本草文献　《本草纲目》："治膈脘滞气，脾肾亏损，壮元阳。"《本草新编》："兴阳益精。"《现代实用中药》："适用于神经性胃痛，腰膝酸痛，胸脘郁闷，因精神不快而发胸窝滞痛等症，配合其他强壮药同服有效。"

2. 化学成分及药理作用　虫体含脂肪、蛋白质、甲壳质，脂肪中含硬脂酸、棕榈酸、油酸等。九香虫对金黄色葡萄球菌、伤寒杆菌、副伤寒杆菌、福氏痢疾杆菌有较强抗菌作用。有促进机体代谢作用。

自学指导

【重点难点】

1. 在性能方面　本章药物的药性大多偏温，香附较为平和；川楝子、青木香因能清热而性寒；枳实自《本经》起皆称其微寒，对此有人回避，也有人提出质疑，其实际意义不大，故仍从之。各行气药均可有辛味，又因多数药性偏香燥，有的可以降泄（如柿蒂），有的可以清泄，故本章药物一般都兼有苦味，但应理解其苦的意义各有不同；因沉香之燥性较弱，且其滋味不苦，故未标苦味。本章各药均可归脾胃或大肠经，香附、川楝子、青皮等疏肝药则主要归肝经，橘皮、佛手又归肺经，沉香、乌药又归肾经。但应重点掌握橘皮、枳实、木香、香附、川楝子等 5 药的性能。

2. 在功效方面　本章药物一般都具有行气的功效，惟柿蒂专于降胃气，实际上不是行气药，只是不便归类而习惯附于本章，故无行气功效。橘皮等柑橘类的行气药，主要具有调中、除胀功效，无明显止痛作用；其中枳实长于除痞胀，较为特殊。薤白则不长于除胀和止痛，多用于痢疾后重，故习称行气导滞。其他药则长于止痛（亦可除胀），具有行气止痛的功效。青皮、香附以行气疏肝为主，川楝子、佛手、荔枝核等药亦可疏肝。其余各药的兼有功效，则不难区别。

3. 在主治（应用）方面　本章药物都可用于脾胃及大肠气滞诸证，只是柿蒂并无行气作用，故不用于气滞证。其中川楝子、青木香苦寒易伤脾胃，香附、薤白不长于治疗脾胃气滞证，故在教材的有关应用中，均未列出该证。应理解这些药不常用于脾胃气滞，并不是无此主治证。枳实、木香、薤白只是对大肠气滞、痢疾后重的作用相对较强，故在其应用中加以强调。此外，还应重点理解：橘皮善能行气调中，作用温和，各种脾胃气滞证均常选用；青皮破气散结力较强，食积气滞较甚者，以及血瘀癥瘕积聚证，亦多选用；枳实长于消痞，凡湿热、热结、食积、痰阻、脾虚等多种原因所致气滞而痞闷者，均常选用；煨木香可以主治脾虚泄泻并有气滞之证；乌药、沉香因长于温中，较宜于寒凝气滞者；川楝子、青木香较宜于气滞而有热者。其余因特殊功效而兼有的相应主治，如橘皮之治湿痰证，薤白、枳实之治痰气阻滞或寒凝之胸痹，沉香之治胃寒呕吐、虚喘，乌药之治虚寒尿频、遗尿等，均不难判别。

4．在配伍方面　应着重理解橘皮配伍苍术、厚朴，橘皮配伍人参、白术，木香配伍黄连的主要意义。

5．在药物比较方面　本章药物中应注意橘皮与青皮在功效、主治及药材来源方面的异同。

【复习思考题】

1．行气药的归经有何特点？为什么？

2．枳实与厚朴在行气方面有何异同？

3．简述沉香的功效与主治病证。

4．简述木香的功效主治。

5．比较橘皮与青皮在药材来源、功效与主治方面的异同。

6．列出治疗胸痹病证的行气药有哪些？

第十四章 消 食 药

【目的要求】

1. 通过本章学习，了解消食药及有关功效术语的含义；掌握消食药的功效、主治、性能特点、配伍应用和使用注意。

2. 通过本章具体药物的学习：掌握山楂、莱菔子、鸡内金的性能、功效、应用、特殊用法及特殊使用注意；熟悉神曲、麦芽的功效、主治病证、特殊使用注意；了解谷芽的功效及特殊用法。

【自学时数】

2学时

1. 含义 凡以消食化积为主要功效，常用以治疗饮食积滞证的药物，称为消食药。

2. 功效与主治 本类药均有消食化积之功，适用于食积停滞，临床症见脘腹胀满，嗳腐吞酸，恶心呕吐，大便失常（秘结或溏泻。溏泻则泻下不爽，泻下物酸腐臭秽，且多腹痛则泻，泻后痛减），矢气臭秽等。

食积停滞或称"停食"，"伤食"，多见于小儿。因小儿生机旺盛，发育迅速，对水谷精微的需求相对于成人更为迫切；又小儿不知饥饱，若遇所喜食物往往不能节制而过吃，容易导致饮食积滞。食积停滞也可见于成人，除因暴饮暴食引起停食外，还可因于素体脾胃虚弱，饮食稍有不慎（如过食油腻或量稍过）则难以运化；或外感邪气，尤其是风寒之邪易伤脾胃，影响脾胃功能，即使正常量的饮食亦可造成停食，形成现代临床所称的胃肠型感冒；或情志所伤，肝木乘脾，脾运化功能下降，亦可造成停食。

3. 性能特点 本类药物多属甘平之品，归脾胃二经。饮食的正常消化，一般归之于胃，以胃主受纳和消化饮食为主。实际上脾也参与了饮食的消化，《诸病源候论》曰："脾气磨而消之则能食"。消食药是帮助脾胃消化饮食，正如元代王好古称："麦芽、神曲二药，胃气虚人宜服之，以代戊己腐熟水谷"。说明本类药物在脾胃消化功能不足时，有代脾胃消化饮食的作用。

4. 配伍应用 应用本类药物，须根据不同的病情，作适当选择，并与相应的药物配伍。一般情况下，食积内停于中焦，多阻塞气机，出现脾胃气滞表现，当配伍理气和中之品；湿阻中焦又饮食积滞，当与化湿药配伍；若食积化热者，应配伍清热药；若食积腹泻，大便不爽或便秘者，可配伍泻下药；若素体脾胃虚弱者，当配伍补气健脾之品；若兼寒象，又当配入温中散寒药；若因外感风寒或肝郁气滞而致食积停滞者，宜配入发散风寒药或疏肝解郁之品。

5. 使用注意　在使用上，消食药作用虽缓和，但部分药也有耗气之弊，对气虚食滞者当调养脾胃为主，消食药不宜过用久服，以免耗伤正气。同时，应当认识到，有饮食积滞者才宜使用消食药，但并非所有饮食积滞都非用消食药不可，如暴伤饮食，食停胃中，症情急重者，消食药缓不济急，当用涌吐法吐出胃中宿食，以免食伤脾胃。

山　楂　《新修本草》

为蔷薇科灌木或小乔木山里红或山楂的成熟果实。主产于山东、河北、河南等地。秋季果实成熟时采收。生用或炒用。

【性味归经】酸、甘，微温。归脾、胃、肝经。

【功效】消食化积，活血散瘀。

【应用】

1. 用于饮食积滞证　本品能消食化积，用于各种饮食积滞证，尤善促进油腻肉食消化，为治油腻肉食积滞之要药。单用煎服有效，常与神曲、麦芽等消食药配伍，以增强消食之功，如《痘科类编》三仙散。

2. 用于产后恶露不尽，瘀滞腹痛　本品微有辛温之性，其活血散瘀作用较为温和，《医学衷中参西录》言其"化瘀血而不伤新血"，故对产后恶露不尽者可化其瘀而不加重其出血。使用时既可单味煎汤饮用，又可与当归、川芎、红花等活血祛瘀药同用。

此外，本品还可用于泻痢腹痛或疝气等。治泻痢腹痛，《医钞类编》以"山楂肉炒为末"治之；亦可与黄连、木香等解毒、行气导滞之品配伍。治疝气，可与小茴香、荔枝核等长于治疝之行气止痛药同用。

【用法用量】煎服，10~15 g，大剂量可用至 30 g。生山楂擅长消食散瘀；炒山楂酸味减少，可缓和对胃的刺激性，长于消食健胃；焦山楂长于止泻，食滞而腹泻者多用；山楂炭偏于收涩，主要长于止泻、止血，脾虚腹泻、胃肠出血多用。

【参考资料】

1. 本草文献　《本草纲目》："化饮食，消肉积，癥瘕，痰饮，痞满吞酸，滞血痛胀。"《随息居饮食谱》："醒脾气，消肉食，破瘀血，散结消胀，解酒化痰，除疳疾，止泻痢。"

2. 化学成分及药理作用　本品含金丝桃苷、槲皮素、芦丁等黄酮类化合物，其次含多种有机酸，如山楂酸、齐墩果酸、熊果酸等，并含氨基酸、蛋白质、维生素 C，山楂核含有脂溶性成分，此外还含有内酯苷类、脂肪酶、维生素 C 及糖类等。山楂提取物有强心、降压、增加冠脉流量、扩张血管及抗心律失常作用，对实验性心肌缺血有保护作用，其中山楂水解物山楂总黄酮和三萜酸类均有降压作用，但以三萜酸类降压效应最强；其次是山楂具有明显的降血脂和减轻动脉粥样硬化的作用；在提高免疫方面，可增加家兔血清溶菌酶含量及 T 淋巴细胞转化率等；对痢疾杆菌及大肠杆菌等在体外均有较强的抑制作用；山楂能增加胃中消化酶的分泌，促进消化，所含脂肪酶可促进脂肪分解，所含多种有机酸能提高蛋白酶的活性，使肉类易被消化。

3. 其他　因本品有强心、增加冠脉流量、降血压、降血脂等作用，临床用以治疗冠心病、高血压病、高脂血症等，均有一定疗效。

神　曲　《药性论》

为大量面粉、麦麸与适量鲜辣蓼、鲜青蒿、杏仁、赤小豆粉和鲜苍耳混和后经发酵而成的加工品。全国各地均产。生用或炒用。

【性味归经】甘、辛，温。归脾、胃经。

【功效】消食化积。

【应用】

用于饮食积滞证　本品甘温，能消食和中，并略兼辛味，尚能"行脾胃滞气"（《本草经疏》），故对饮食积滞证颇为常用。炒焦后又具止泻之功，对食积腹泻可发挥消食与止泻双重作用，并常与焦山楂、焦麦芽同用，习称"焦三仙"。又因本品含解表退热之品，故对食积而兼外感发热者较之其他消食药物更为适宜。

此外，丸剂中有金石药品者，难于消化吸收，古方以本品为赋形剂作糊丸，其消食化积之功又可助金石药品之消化，如磁朱丸。

【用法用量】煎服，6～15 g。

【参考资料】

1. 本草文献　《药性论》："化水谷宿食，癥结积滞，健脾暖胃。"《珍珠囊》："养胃气，治赤白痢。"《本草纲目》："消食下气，除痰逆霍乱，泄痢胀满诸疾。"

2. 化学成分及药理作用　本品含有酵母菌、乳酸菌、霉菌、蛋白酶、淀粉酶、维生素 B 复合体、麦角甾醇、蛋白质及脂肪、挥发油等。有促进消化液分泌，增进食欲的作用。

3. 其他　建曲，因主产于福建泉州而得名，又名泉州神曲。是以神曲原料再加厚朴、木香、白术、青皮、槟榔、葛根、紫苏、荆芥、防风、羌活、枳实、香附等 40 多味药品加工而成。味苦性温，功用与神曲相同而理气解表作用更强，尤宜于食积而有外感风寒者。

麦　芽　《药性论》

为禾本科草本植物大麦的成熟果实经发芽干燥而成。全国各地均产。生用或炒用。

【性味归经】甘，平。归脾、胃经。

【功效】消食化积，回乳。

【应用】

1. 用于饮食积滞证　本品性味甘平，消食化积作用较好，尤长于"消化一切米、面、诸果食积"（《本草纲目》），故最适宜于过食米面薯芋之食滞证。可单用。亦常与山楂、神曲等药同用，如《痘科类编》三仙散。

2. 用于断乳或乳汁郁积引起的乳房胀痛　本品有回乳之功，可减少乳汁分泌，常单用生麦芽或炒麦芽 120 g（或生、炒麦芽各 60 g）煎服。

【用法用量】煎服，10～15 g，大剂量 30～120 g。生麦芽消食化积，炒麦芽性偏温而气香，消食健胃，而焦麦芽偏于消食止泻。

【使用注意】授乳期妇女不宜使用。

【参考资料】

1. 本草文献　《药性论》："消化宿食，破冷气，去心腹胀满。"《医学启源》："补脾胃虚，宽肠胃，捣细炒黄色，取面用之。"《滇南本草》："宽中，下气，止呕吐，消宿食，止吞酸吐酸，止泻，消胃宽膈，并治妇人奶乳不收，乳汁不止。"

2. 化学成分及药理作用　本品含淀粉酶、转化糖酶、酯酶、蛋白质分解酶、磷脂、维生素 B、麦芽糖、葡萄糖等。本品所含消化酶及维生素 B 有助消化作用，麦芽煎剂对胃酸与胃蛋白酶的分泌有促进作用，所含淀粉酶不耐高温，煎剂消化淀粉的功效仅相当于粉剂的 1/3，炒黄后效价约丧失 1/2；生麦芽中所含麦角类化合物有抑制催乳素的分泌作用；麦芽浸膏口服有降低血糖的作用，麦芽粉有保肝作用。

3. 其他 《医学衷中参西录》认为本品可以疏肝，治肝郁不舒者，可与柴胡、香附等配伍使用。

谷　芽 《本草纲目》

为禾本科草本植物稻的成熟果实，经发芽干燥而成。全国各地均产。生用或炒用。

【性味归经】甘，平。归脾、胃经。

【功效】消食化积。

【应用】

本品消食化积的功用与麦芽相似，但作用较麦芽缓和，二者常相互配伍，以增强疗效。本品消食而不耗气，尤宜于脾虚而食积不甚者。

【用法用量】煎服，10～15 g，大剂量30 g。生谷芽长于消食化积，炒谷芽长于消食健胃，焦谷芽偏于消食止泻。

【参考资料】

1. 本草文献 《本草纲目》：“快脾开胃，下气和中，消食化积。”《本经逢原》：“启脾进食，宽中消谷而能补中。”

2. 化学成分及药理作用 本品含淀粉酶、维生素 B 及淀粉、蛋白质等。有促进消化、增进饮食的作用，其酶含量较麦芽低，消化淀粉之力不及麦芽，煎煮及炒谷芽会降低其消食效力。

3. 其他 有的文献将粟芽称为谷芽，而将本品改称稻芽，容易造成药材使用混乱。此二者应分别以谷芽或粟芽为正名。

莱菔子 《日华子本草》

为十字花科草本植物萝卜的种子，全国各地均产。初夏采收成熟种子。晒干，生用或炒用，用时宜捣碎。

【性味归经】辛、甘，平。归脾、胃、肺经。

【功效】消食，行气，祛痰。

【应用】

1. 用于食积气滞证 本品辛、甘，既能消食和中，又可行气消胀，故尤宜于食积气滞所致的脘腹胀满、嗳气吞酸、腹痛等症。多与山楂、神曲、陈皮等消食药、行气药同用，如《丹溪心法》保和丸。

2. 用于咳喘痰多，胸闷食少 本品能入肺经，祛痰降气，以治咳喘痰多之证，并常与祛痰药白芥子、苏子同用，如《韩氏医通》三子养亲汤；亦有单用本品者，如《医学集成》清金散，以本品蒸熟用。

【用法用量】煎服，6～10 g。生品长于祛痰，炒后药性缓和，有香气，可避免生品服后恶心的副作用，长于消食除胀。

【使用注意】本品辛散耗气，虚证患者慎用，气虚而无食积、痰滞者慎用，亦不宜与人参等补气药同用，因其会降低人参的补气效力。

【参考资料】

1. 本草文献 《本草纲目》：“下气定喘治痰，消食除胀，利大小便，止气痛，下痢后重。”《本草从新》：“破积消食除痰。”

2. 化学成分及药理作用 本品含脂肪油、少量挥发油、硬脂酸、谷甾醇、黄酮苷及多糖等。生用或炒用均能增强兔离体回肠的节律性收缩作用，抑制小白鼠的胃排空作用，提高豚鼠胃幽门部环行肌紧张性和降低胃底纵行肌紧张性，炒用作用大于生品；炒莱菔子能明显对抗肾上腺素对兔离体回肠节律性收缩的抑制；水提物对葡萄球菌及大肠、痢疾、伤寒等杆菌有一定的抑制作用；水浸剂对多种致病性皮肤真菌有抑制作用。其水提物有一定的抗炎和降血压作用；本品还有平喘、止咳、抗炎等作用。

鸡 内 金　《神农本草经》

为雉科动物家鸡的砂囊内壁。全国各地均产。杀鸡后，取出鸡肫，立即取下内壁，洗净，晒干。炒用。

【性味归经】甘，平。归脾、胃、膀胱经。

【功效】消食健脾，涩精止遗，化结石。

【应用】

1. 用于饮食积滞及小儿疳积　本品消食作用较佳，并有健脾作用，既直接促进食积消化，又健运脾胃以防食积，故对食积兼脾虚者尤为多用。小儿疳积多属本虚而标实，常见脾虚而饮食停积，故本品亦十分适宜。病情较轻者，可单用研末服；若病情较重，可与神曲、麦芽、山楂等消食药配伍；兼脾虚者再配入人参、白术、山药等补气健脾之品。

2. 用于肾虚遗尿、遗精　本品有固精止遗之功，常与菟丝子、桑螵蛸等补肾固涩之品同用。临床亦有以本品炒焦研末，黄酒送服治遗精者。

3. 用于砂石淋证及胆结石。本品有化坚消石之功，治泌尿道结石或胆结石，与金钱草等利尿通淋及利胆退黄之品配伍。

【用法用量】煎服，3～10 g；研末服，每次 1.5～3 g。研末用效果优于煎剂。

【参考资料】

1. 本草文献　《名医别录》："小便利，遗溺，除热止烦。"《本草纲目》："治小儿食疟，疗大人淋漓，反胃，消酒积。"《医学衷中参西录》："用鸡内金为脏器疗法，若再与白术等份并用，为消化瘀积之要药，更为健补脾胃之妙品，脾胃健壮，益能运化药力以消积也。"

2. 化学成分及药理作用　本品含有促胃液素、淀粉酶、少量蛋白酶、角蛋白、糖蛋白、多种氨基酸及微量元素等。成人服用后，能使胃液分泌量增加，胃运动增加，认为可能是胃激素促进胃分泌，或是消化吸收后，通过体液因素兴奋胃壁的神经肌肉所致。另外，实验表明，水煎液对加速排除放射性锶有一定作用，酸提取物较水煎剂效果好，尿中排出的锶比对照组高 2～3 倍。

3. 其他　本品入药须洁净，应除去囊内容物及其他杂质。炮制火候宜适中。

鸡 矢 藤　《生草药性备要》

为茜草科草质藤本植物鸡矢藤或毛鸡矢藤的地上部分及根。主产于我国南方各地。夏季采收地上部分，秋冬挖掘根部。生用或用鲜品。

【性味归经】甘、苦，微寒。归脾、胃、肺经。

【功效】消食化积，化痰止咳，清热解毒。

【应用】

1. 用于饮食积滞证　本品能消食化积，兼有止痛之功。治食积腹胀、腹泻、腹痛者，单味煎水服即有效。若脾虚而食滞者，本品尚有健脾之功，可与补气健脾之品配伍。对小儿疳积，民间常以其根与猪小肚或鸡肠炖服，可消食健脾。

2. 用于热痰咳嗽　本品苦寒入肺，能化痰止咳，单味煎服有效，亦可配伍清热化痰之品。

3．用于咽喉肿痛等　本品能清解火毒，消肿止痛。既可单用，又可配入复方使用。

此外，本品还有止痛作用，但以注射剂为佳，可用于多种疼痛证。

【用法用量】煎服，15～60 g。

【参考资料】

1．本草文献　《生草药性备要》："其头治新内伤，煲肉食，补虚益肾，除火补血；洗疮止痛，消热散毒。其叶擂米加糖食，止痢。"《四川中药志》："治失眠，久咳。"《上海常用中草药》："祛风，活血，止痛，消肿，治风湿酸痛，跌打损伤，肝脾肿大，无名肿毒。"

2．化学成分及药理作用　本品全草含猪殃殃苷、鸡矢藤苷、鸡矢藤次苷等单萜苷类；又含生物碱、熊果苷、齐墩果酸、挥发油等。鸡矢藤总生物碱能抑制离体肠肌收缩，并可拮抗乙酰胆碱所致的肠肌痉挛；鸡矢藤注射液能拮抗组织胺所致的肠肌收缩，并有镇痛、镇静作用；本品有祛痰及抑制金黄色葡萄球菌、福氏痢疾杆菌的作用。

自学指导

【重点难点】

1．在性能方面　对于本章药物的药性，不必逐药掌握，只需从总体上认识其性平或偏温，炒后使用，其性平者亦有微温之性。消食可以和中，根据甘能和的理论，本章各药均有甘味，又因莱菔子能行气，神曲略兼发散之性，故又有辛味；山楂之酸味，主要是真实滋味。其归经的共性是均入脾胃，又山楂能活血而归肝（及心）经，莱菔子祛痰又归肺经，鸡内金化石治淋而又归膀胱经。

2．在功效方面　本章各药的主要功效均是消食（或消食化积）。教材中莱菔子之消积行气，实为消食化积与行气除胀两种功效的合并称谓；鸡内金的消食健脾，亦表示消食化积和消食健脾两种功效。

3．在应用（或主治）方面　本章各药均可主治饮食积滞证，此证又有"伤食"、"停食"、"宿食"、"食滞胃脘"等不同说法。各消食药的主治证虽相同，学习重点应掌握其应用（或主治）的个性特点。如山楂宜于油腻肉食积滞；神曲因原料中含解表退热之品，宜于食积而兼外感发热者，但其发散风寒之力不及建曲（建曲中含紫苏、荆芥、防风、羌活、葛根等多种解表药）；麦芽宜于米面薯芋等淀粉类食物积滞；谷芽之主治与麦芽相似，但作用更为缓和；莱菔子消食力较强，且能行气除胀，尤宜于食积而气滞腹胀均较明显者；鸡内金消食而健脾，故伤食而脾虚，尤其是小儿患此证者更宜。

此外，山楂活血，主要用于瘀滞腹痛、痢疾、冠心病心绞痛等胸腹之瘀滞证，而肢体之瘀血证罕用。神曲虽能行脾胃郁滞之气，但作用甚弱，远不及莱菔子，故教材不列为单独的功效。莱菔子之行气作用，亦可用于气滞脘腹胀满而不因于伤食者。遗尿、遗精有虚有实，鸡内金涩精止遗，较宜于肾虚所致者。麦芽还有能疏肝之说，因其作用甚弱，故教材未予要求。

4．在用法方面　在传统用药经验中，消食药多炒用，现代有的实验研究立足于部分消食药含有消化酶，而提出不宜炒用。对此，可供参考，但存在分歧，不能定论，故教材仍按传统经验作为学习和考核的要求，均应予以注意。

5. 在配伍方面　应着重理解本类药物配伍行气药与健脾益气药的意义（可详见前内容提要）。

【复习思考题】

1. 消食药最常配伍哪类药？为什么？
2. 使用消食药应注意什么？
3. 莱菔子的功效和应用各是什么？
4. 山楂的功效和应用各是什么？
5. 比较山楂与神曲，麦芽与谷芽，莱菔子与鸡内金在功效和应用方面的异同。

第十五章 驱 虫 药

【目的要求】

1. 通过本章节概述部分的学习，应当了解驱虫药的含义，驱虫有关功效术语的含义及性能特点，掌握驱虫药的功效、主治、配伍应用和使用注意。

2. 通过本章具体药物的学习：

掌握槟榔的性能、功效、应用、特殊用量和使用注意。

熟悉使君子、苦楝皮、雷丸的功效、主治、特殊用法和特殊使用注意。

了解榧子、鹤虱的功效、特殊用法和特殊使用注意。

【自学时数】

2学时。

1. **含义**　凡以驱除或杀灭人体肠道寄生虫为主要作用，常用以治疗虫证的药物，称为驱虫药。

驱虫，主要是指药物使肠道寄生之虫麻痹，无力附着肠内而被排出体外的作用。其中对于蛔虫的上述作用，称为驱蛔虫；对于绦虫的作用，相应称为驱绦虫。杀虫，主要是指药物能直接杀灭人体体表寄生虫的作用（在一些文献中，不论是寄生虫是否寄生在人体体表，其药物的杀灭寄生虫作用，统称为杀虫）。

2. **功效与主治**　驱虫药的驱虫（或杀虫）功效，主要用于肠道寄生虫（如蛔虫、绦虫、蛲虫等）所致的疾病。患肠道寄生虫病的患者，每因寄生虫干扰胃肠功能，夺食营养，或排泄有害之物，伤害机体而常见绕脐腹痛，不思饮食或善饥多食，嗜食异物，肛门、耳、鼻瘙痒，久则出现形体消瘦、面色萎黄、腹大青筋暴露、浮肿等症状。也有部分病人症状较轻，只在查验大便时才发现患有肠虫病。对此，均当服用驱虫药以驱杀肠内寄生虫，以求根治。

3. **性能特点**　驱虫作用与药物的寒热无直接关系，故其药性无规律性。五味中亦无用以表示驱虫作用特点的味，故驱虫药所标之味，或为其真实滋味，或仅与某药的兼有功效有关。本章药物的归经，习惯上谓其入脾胃。因驱虫药主要作用于虫体，并不希望作用于人体，根据归经的含义，故驱虫作用的归经实无意义。

4. **配伍应用**　驱虫药最宜配伍泻下药。泻下药可增强排除虫体之效，确保驱虫成功；且可促进胃肠内残留的驱虫药排除，减少药物吸收而影响人体。同时可根据虫证的兼寒、兼热，或有正气亏虚、饮食积滞等，辅以相应的药物。病情单纯者，驱虫药以有效之量，单独使用，其驱虫之效尤佳。若体虚患者，可先补后攻，或先攻后补；攻补兼施可能不利于补虚药发挥应有的作用。

5. 使用注意　应用驱虫药时，应根据寄生虫的种类、患者体质强弱、证情的缓急等不同，分别选用恰当的药物。如蛔虫证选用长于驱蛔虫之药，绦虫证选用驱绦虫之药等。本类药物一般宜空腹时服用，使药物充分作用于虫体而保证疗效。应用毒性较大的驱虫药要注意用量、用法，以免中毒或损伤正气；同时孕妇、年老体弱者亦当慎用。虫证而腹痛剧烈者，通常以安虫为主，待疼痛缓解后，再行驱虫。对发热患者，亦宜先治其发热，待症状缓解或消失，再使用驱虫药物。

使 君 子　《开宝本草》

为使君子科灌木植物使君子的干燥果实。主产于四川、福建等地。取种仁生用或炒香用。

【性味归经】甘，温。归脾、胃经。

【功效】驱蛔虫。

【应用】

用于蛔虫证　本品能驱蛔虫，又因其味甘甜，易于服用，不易伤正，故尤宜于小儿。治小儿蛔虫腹痛轻证，可单用本品嚼服；若重证体实者，应与苦楝皮、芜荑等其他驱蛔药配伍以增强疗效。因本品作用缓和，宜连服 2～3 日，方可显效。又因使君子味甘而性缓，不易伤正，临床亦常用治虫积内停，损伤脾胃，渐成疳积羸瘦者，并常与人参、白术等补气健脾之品同用，如《医宗金鉴》肥儿丸。本品亦可用于蛲虫证。

【用法用量】煎服，10～15 g；炒香嚼服，6～9 g。小儿可按每岁每日 1～1.5 粒，但总量不超过 20 粒。

【使用注意】本品大量服用易引起呃逆、眩晕、呕吐等反应。若与热茶同服，亦易引起呃逆，故服药期间当忌饮茶。

【参考资料】

1. 本草文献　《开宝本草》："主小儿五疳，小便白浊，杀虫，疗泻痢。"《本草纲目》："健脾胃，除虚热，治小儿百病疮癣"；"此物味甘气温，既能杀虫，又益脾胃，所以能敛虚热而止泻痢，为小儿诸病要药。"

2. 化学成分及药理作用　本品含使君子酸钾、多种有机酸、脂肪油、蔗糖、胡芦巴碱、吡啶、甾醇等。使君子对蛔虫、蛲虫均有较强的麻痹作用，驱虫的有效成分主要是使君子酸钾；使君子氨酸有一定的神经毒作用；使君子尚有一定的抗皮肤真菌、升压及致呕吐作用。水浸膏小鼠皮下注射最小致死量约为 20 g/kg。

苦 楝 皮　《名医别录》

为楝科乔木植物楝树和川楝树的根皮或树皮。主要分布于四川、贵州等地。生用或用鲜品。

【性味归经】苦，寒。有毒。归脾、胃经。

【功效】驱蛔杀虫，外用清热燥湿，杀虫止痒。

【应用】

1. 主要用于蛔虫证　本品杀虫力强，最善驱杀蛔虫，亦可治疗其他肠道寄生虫病，如蛲虫、钩虫等证。可单用本品煎汤顿服，或制成糖浆剂服。亦可与同类驱虫药如槟榔、鹤虱等配伍使用，以增强杀虫作用。

2. 用于疥癣湿疮等　本品苦寒，外用能清热燥湿，杀虫止痒，故可用于疥、癣、湿疹等多种皮肤瘙痒之证。单用本品研末，醋或猪脂调涂患处即可；亦可与黄柏、苦参、明矾等合用。

【用法用量】煎服，6～9 g。鲜品用 15～30 g。外用适量。入药以新鲜根皮为佳。

【使用注意】本品有毒，不宜过量或持续服用。有效成分难溶于水，须文火适当久煎。

【参考资料】

1. 本草文献　《名医别录》："疗蛔虫，利大肠。"《日华子本草》："治游风热毒，风疹恶疮疥癞，小儿壮热，并煎汤浸洗。"

2. 化学成分及药理作用　本品含多种三萜类化合物，如川楝素（苦楝素）、苦内酯、苦洛内酯、苦林酮、苦内酸甲酯等；尚含香豆精类、多糖类、鞣质、树脂等。川楝素为驱蛔有效成分，体外对猪蛔虫，特别是其头部有麻痹作用。川楝素能使小鼠自发活动降低，并能兴奋肠肌，有泻下作用。苦楝皮尚有抗真菌作用。

3. 其他　实验研究表明，本品能使胃粘膜水肿，出现炎症及溃疡，可使肝细胞肿胀变性，肝功能异常，故胃溃疡及肝病患者不宜。急性中毒者多表现为神经系统抑制、视力下降、口干、心率过速、瞳孔散大、痉挛抽搐等。

槟　榔　《名医别录》

为棕榈科乔木植物槟榔的成熟种子。主产于海南等地。切片或捣碎用。

【性味归经】苦、辛，温。归胃、大肠经。

【功效】驱虫，行气导滞，利尿。

【应用】

1. 用于多种肠道寄生虫病　本品驱虫力较强，其缓泻作用亦有利于驱虫，对绦虫、钩虫、蛔虫、蛲虫、姜片虫等多种寄生虫均有驱杀作用。然最善驱杀绦虫，可单用本品研末服，亦常与南瓜子相须为用。治其他虫证，则可与相应的驱虫药配伍。

2. 用于食积气滞或痢疾里急后重等　本品辛而入胃肠，既可行胃肠之滞气，又能缓泻以导其积滞，故常用于治疗食积气滞或痢疾等症。对前者，常配伍青皮、木香等行气导滞之品以增强疗效，如《儒门事亲》木香槟榔丸；对后者，还当配入黄连、黄柏等清热燥湿解毒之品。

3. 用于水肿或脚气肿痛　本品可利水，治水肿可配入利水渗湿药中使用。治寒湿下注之脚气脚胫肿痛，软弱无力，或挛急，则可与吴茱萸、木瓜等温散寒湿，化湿舒筋之品配伍；若湿热偏盛，又当与清利湿热之品同用，如《丹溪心法》防己饮。

此外，本品与常山配伍治疗疟疾，能减轻常山催吐的副作用。

【用法用量】煎服，6～15 g。单用驱杀绦虫、姜片虫时，可用至 60～120 g。

【使用注意】因其有缓泻之功，并易耗气，故脾虚便溏或气虚下陷者慎用。

【参考资料】

1. 本草文献　《名医别录》："主消谷，逐水，除痰癖，杀三虫伏尸，疗寸白。"《药性论》："宣利五脏六腑壅滞，破坚满气，下水肿，治心痛、风血积聚。"

2. 化学成分及药理作用　本品含总生物碱约 0.3%～0.6%，主要为槟榔碱，并含脂肪酸、氨基酸、鞣质、皂苷及红色素等成分。槟榔对猪肉绦虫有较强的作用，可使全虫体麻痹；对牛肉绦虫则仅能麻痹头部和未成熟节片；对蛲虫、蛔虫、钩虫、姜片虫等亦有驱杀作用；水浸液对皮肤真菌、流感病毒有抑制作用。槟榔碱有拟胆碱作用，能兴奋胆碱受体，促进唾液、汗腺分泌，增加肠蠕动，收缩胆囊，促进胆汁排出，减慢心率，降低血压，滴眼可使瞳孔缩小。

南 瓜 子　《现代实用中药》

为葫芦科一年生藤本植物南瓜的种子。主产于浙江、江苏等地。研粉生用，以新鲜者良。

【性味归经】甘，平。归胃、大肠经。

【功效】驱绦虫。

【应用】

主要用于绦虫证　本品甘平不伤正气，善驱绦虫。治绦虫常与槟榔同用，以增强疗效。对牛肉绦虫，南瓜子可使虫体中、后段麻痹，变薄变宽；而槟榔可使虫体头部和未成熟节片完全瘫痪，两者作用相同，作用部位稍异，相须为用。临床使用时，可以生南瓜子仁研粉，冷开水调服 60～120 g；2 小时后服槟榔 60～120 g 的水煎剂；再过半小时，服玄明粉 15 g，待南瓜子仁粉和槟榔煎液同时作用于虫体后，促使泻下，以利虫体排出。

【用法用量】研末服，60～120 g，带壳用或去壳取仁均可，但带壳者应加大用量。冷开水调服。

【参考资料】

1. 本草文献　《现代实用中药》："驱除绦虫。"

2. 化学成分及药理作用　本品含南瓜子氨酸、脂肪油、蛋白质及维生素 A、维生素 B_1、维生素 B_2、维生素 C 及胡萝卜素等成分。其有效成分南瓜子氨酸对绦虫的中段及后段有麻痹作用，并与槟榔有协同作用；尚有一定的抗血吸虫作用，可以防治血吸虫病。

鹤 草 芽　《中华医学杂志》

为蔷薇科多年生草本植物龙芽草（仙鹤草）的冬芽。全国各地均有分布。研粉用。

【性味归经】苦、涩，凉。归大肠经。

【功效】驱绦虫。

【应用】

用于绦虫证　本品善驱杀绦虫，并兼有缓泻作用，可促使虫体排除，为治绦虫病之要药。单用本品研粉，晨起空腹顿服即效，一般在服药后 5～6 小时可排除虫体。近年用鹤草芽浸膏及其提取物鹤草酚结晶、鹤草酚粗晶片治疗绦虫病，在服药 1 小时后加用芒硝（或硫酸镁）导泻，均有良好疗效。

本品亦可用于阴道滴虫。宜作栓剂作用。

【用法用量】研末吞服，每次 30～45 g，小儿 0.7～0.8 g/kg，每日 1 次，晨起空腹顿服。

【使用注意】有效成分不溶于水，故不宜入煎剂。

【参考资料】

1. 化学成分及药理作用　本品含鹤草酚、伪绵马素，又含内酯类、二氢黄酮醇类、软脂酸、胡萝卜苷等成分。对各种绦虫有驱杀作用，主要作用于头节，对颈节、体节也有作用。鹤草酚对阴道滴虫、人精子有杀灭作用。

2. 其他 用本品或鹤草酚驱绦虫时，应忌服油、酒类食物，以减少其吸收引起的不良或中毒反应。本品又能对蛔虫产生兴奋作用，既有蛔虫又有绦虫的患者，应先驱蛔虫，然后再用本品驱绦虫。

另据考证，本品为《本经》牙子（狼牙）。

雷 丸 《神农本草经》

为多孔菌科植物雷丸的干燥菌核。主产于四川、贵州等地。生用。

【性味归经】甘、微苦，平。归大肠经。

【功效】驱虫。

【应用】

用于绦虫病、蛔虫病和钩虫病 本品对多种肠道寄生虫有较强的杀灭作用，而最长于驱杀绦虫。可单用研末吞服，又可与槟榔、苦楝皮、牵牛子等驱虫药配伍。多数患者在服药2～3日后，虫体可完整或分段排出。

【用法用量】入丸散，每次6～15 g；驱绦虫每次12～18 g。日服3次，冷开水调服，连用3天。

【使用注意】本品所含蛋白酶受热（60℃左右）和在酸的作用下易于破坏失效，而在碱性溶液中作用较强。故不宜作煎剂，也不宜蒸煮和烘烤。

【参考资料】

1. 本草文献 《神农本草经》："主杀三虫，逐毒气，胃中热。"《名医别录》："逐邪气，恶风汗出，除皮中热、结积，蛊毒，白虫寸白自出不止。"《药性论》："能逐风……主癫痫狂走，杀蛔虫。"

2. 化学成分及药理作用 本品含雷丸素，为糖蛋白巯基酶，其最适 pH 为 7.8，最适温度48℃，并含有水溶性和水不溶性多糖。其驱绦虫作用是通过蛋白酶使虫体蛋白质分解、破坏，虫头不能吸附肠壁而排出；雷丸尚有抑制蛔虫和阴道毛滴虫作用；雷丸多糖有增强免疫、抗炎、抗肿瘤作用。

3. 其他 历代本草均称其有小毒。因本品服用量较大，毒副反应小，仅偶见患者有恶心、上腹部不适，且出现时间短暂，故本书不再谓其有毒。

鹤 虱 《新修本草》

为菊科多年生草本植物天名精的成熟果实。主产于华北、华中、西南等地。生用或炒用。

【性味归经】苦，平。归大肠经。

【功效】驱虫。

【应用】

用于多种肠道寄生虫 本品能驱杀蛔虫及绦虫等多种肠道寄生虫，但多用于蛔虫证。可单味为丸、散服。尤常与同类驱虫药同用，以增强驱虫之效。

【用法用量】煎服，5～15 g。

【参考资料】

1. 本草文献 《新修本草》："主蛔、蛲虫，用之为散，以肥肉臛汁，服方寸匕；亦丸、散中用"；《本经逢原》："善调逆气，治一身痰凝气滞，杀虫方中最要药。"

2. 化学成分及药理作用 本品含挥发油，油中含倍半萜内酯、天名精内酯、天名精素、天名精酮以及正己酸、缬草酸、豆甾醇等。鹤虱体外可杀绦虫、蛔虫。天名精内酯有抗惊厥，降温、降压作用；并有杀菌和消毒作用，可作皮肤消毒剂。

3. 其他　少数患者服本品数小时后或次日，可出现头晕、恶心、耳鸣等反应，一般可自行消失，故有的文献称本品有小毒。

榧　子　《名医别录》

为红豆杉科常绿乔木植物榧树的成熟种子。主产于安徽等地。生用或炒用。

【性味归经】甘，平。归肺、大肠经。

【功效】驱虫，润肺。

【应用】

1. 用于绦虫、蛔虫、钩虫等多种肠道寄生虫病　本品甘平质润，气微香而味微甜，作用缓和，易于服用，且少有不良反应。大剂量应用时，兼有润肠缓泻之功，有利于排出虫体。可单用嚼服，亦可与同类药配伍以增强杀虫之力。

2. 用于肺燥咳嗽　本品甘润，能润肺而"止咳嗽"（《本草再新》），可单用本品炒熟嚼服，然药力较弱，宜于轻证。重者须与养阴润肺之品同用。

【用法用量】宜炒熟嚼服，一次服 15 g。

【使用注意】本品有效成分不溶于水，故不宜入煎剂。

【参考资料】

1. 本草文献　《名医别录》："主五痔，去三虫蛊毒。"《日用本草》："杀腹间大、小虫，小儿黄瘦，腹中有积者食之即愈。又带壳细嚼食下，消痰。"《本草备要》："润肺，杀虫。"

2. 化学成分及药理作用　本品含脂肪油，油中主要有棕榈酸、硬脂酸、油酸、亚油酸、甘油酯、甾醇。榧子的驱虫成分不溶于水、醚、醇，而溶于苯，故以入丸散剂较佳；对钩虫有抑制、杀灭作用，能驱猫绦虫。

芜　荑　《神农本草经》

为榆科小乔木或灌木植物大果榆果实的加工品。主产于黑龙江等地。晒干入药。

【性味归经】辛，苦，温。归脾、胃经。

【功效】驱虫，消积。

【应用】

用于蛔虫、绦虫、蛲虫等多种肠道寄生虫病　本品对肠道寄生虫均有一定杀虫作用。可单用，亦可配同类驱虫药以增强疗效。若因虫证而致小儿疳积，本品既能杀虫，又可消胃肠积滞，常与人参、白术、芦荟等健脾、杀虫导滞之品同用，如《补要袖珍小儿方论》布袋丸。

【用法用量】煎服，3～10 g；入丸散，每次 2～3 g。

【参考资料】

1. 本草文献　《神农本草经》："主五内邪气，散皮肤骨节中淫淫温行毒，去三虫，化食。"《海药本草》："治冷痢心气，杀虫止痛，又妇人子宫风虚，孩子疳泄。"《日华子本草》："治肠风痔漏，恶疮疥癣。"

2. 化学成分及药理作用　本品含鞣酸、糖分、挥发油等成分。芜荑的醇浸提取物在体外对猪蛔虫有显著的杀灭作用。尚有一定抗皮肤真菌作用。

自 学 指 导

【重点难点】

1. 在性能方面 因驱虫功效与本章各药的性味无直接关系，故考试大纲中只要求掌握槟榔的性能。本品性温，但实际意义不大；其味苦辛，可理解为与行气及缓泻的作用特点有关；强调其归大肠经，则为本品主治痢疾后重的作用部位。此外，使君子、榧子之甘味，主要表示其滋味甘甜，便于服用。苦楝皮之苦味，亦主要表示其滋味甚苦，其入汤剂较难服用。了解这些知识，有利于临床选用药物。

2. 功效方面 本章药物均有驱虫功效，但应进一步明确其驱什么虫。考核时主要要求对蛔虫和绦虫的作用，如使君子、苦楝皮能驱蛔虫，南瓜子、鹤草芽驱绦虫，其余槟榔、雷丸、榧子等药，则既驱蛔虫又驱绦虫。

此外，应注意槟榔兼能行气，为宽中除胀之品，其导滞之效，既表示行气以导行气滞，又表示其缓下以导行胃肠其他积滞。

3. 在应用（或主治）方面 本章药中，使君子与苦楝皮主治蛔虫证。但使君子作用缓和，其味甘甜，易于服用，故多用于小儿及轻证，并宜炒香嚼服。苦楝皮作用较强，但有较强毒性，味苦难服。槟榔、雷丸、榧子及鹤虱，可用于蛔虫、绦虫等多种肠道寄生虫，而尤宜于绦虫。其中槟榔作用较佳，并可缓泻以助排虫；榧子味甘性缓力弱，亦有缓泻之功。

4. 在配伍方面 应着重理解驱虫药配泻下药（详见前概述的内容提要）、槟榔配伍南瓜子、槟榔配伍黄连的主要意义。槟榔配伍南瓜子在驱绦虫方面相须为用，南瓜子可使绦虫中部及后部已成熟节片麻痹，槟榔则使绦虫头部和前部未成熟节片麻痹瘫痪，从而增强作用，适用于绦虫证（其具体用法可见教材南瓜子的应用部分）。槟榔配伍黄连，黄连清热燥湿、解毒，槟榔行气导滞，共收治痢之效，主要用于湿热（或热毒）痢疾，里急后重之证。

5. 在用法用量方面：使君子与榧子宜炒香嚼服；小儿每岁每日服使君子 1~1.5 粒，总量不应超过 20 粒。槟榔驱虫可用至 60~120 g。雷丸有效成分不耐热，故不作汤剂，亦不宜蒸制和烘烤，宜作丸散服。榧子的驱虫成分较难溶于水，故不入煎剂。

6. 在使用注意方面：服使君子不可过量，否则易引起呃逆、眩晕等；其与热茶同服，亦易致呃逆，故服此药时忌饮茶。苦楝皮有毒，其毒性甚于川楝子，并有一定积蓄性，故不可过量或持续服用；该药驱蛔虫的有效成分难溶于水，宜文火久煎。槟榔有缓泻之功，并易耗气，故脾虚便溏及气虚下陷者慎用。

【复习思考题】

1. 简述驱虫药的使用注意。

2. 简述驱虫药配伍泻下药的意义。

第十六章 止血药

【目的要求】

1. 通过本章的学习，了解止血药的分类，各类止血药及有关功效的含义；掌握各类止血药的性能、功效、应用方面的共性，以及常用止血药在以上方面的特殊性和分类归属。

2. 通过本章具体药物的学习：

掌握小蓟、地榆、白茅根、白及、仙鹤草、三七、茜草、艾叶的性能、功效、应用、特殊用法和特殊使用注意。

熟悉槐花、侧柏叶、蒲黄、炮姜的功效、主治、特殊用法和特殊使用注意。

了解大蓟、苎麻根、血余炭、棕榈炭、五灵脂的功效、特殊用法和特殊使用注意。

【自学时数】

6学时。

1. **含义** 凡以直接制止体内外出血为主要作用，常用以治疗出血证的药物，称为止血药。

止血药均以止血为主要功效，能加速凝血的过程，缩短出血凝血时间，而直接制止出血。因其兼有的作用不同，本章将止血药又分为收敛止血药、凉血止血药、化瘀止血药及温经止血药4类。

2. **功效与主治** 止血药均有止血功效，主要适用于各种体内外出血病证，如咯血、咳血、衄血、吐血、便血、尿血、崩漏以及外伤出血等。

一般而言，咳血、咯血、鼻衄，多为肺络损伤，亦与肝火犯肺或虚火上炎有关；吐血多为胃络损伤，可与肝木犯胃有关；便血多发生于胃与大肠；尿血多责之于肾与膀胱。崩漏则可因肝肾阴虚、肝火内盛或脾失统摄引起。再结合其出血的色质辨证，可分别其脏腑和寒热虚实，进行合理治疗。

3. **性能特点** 本类药物性味，以止血作用而论，均可标以酸、涩。因出血证是血液离经外溢，此类药可防止其血液的离经外泄，具收敛向内的作用。在药性及药味的标定上，多因其兼有功效的不同而互异，如凉血止血药药性属苦寒；而化瘀止血、温经止血药则性多辛温；收敛止血药平性居多。因血液外溢皆是肝不藏血，亦与心主血脉相关，故均主要归肝、心二经。具体药物的归经还可根据其止血部位的不同而互有差异。

4. **配伍应用** 止血药的配伍应用应考虑以下两方面：其一，根据辨证用药的要求，从消除出血的病因与病理出发，选用药性功能相宜的止血药。如热证出血，宜选用凉血止血药，使止血的同时，又能消除血热；瘀滞出血，或出血而兼瘀滞者，宜选用化瘀止血药，使止血的同时，又能消除瘀滞。其二，按照出血的部位，选用对不同部位出血具有专能的药物。外伤出血，或病情单纯的轻度出血，可以单味止血药治疗。然在大多数情况下，单味药难以兼顾病因与病机、主证与兼证。因此止血药亦多配伍使用，如火热亢盛，迫血妄行者，多配伍清热泻火及清热凉血之品；若阴虚火旺而出血者，宜配滋阴降火潜阳之品；若瘀滞出血，宜配入活血祛瘀药；若属虚寒性出血，常配以温里药及助阳药；若属气虚出血，又常与补气药同用。

此外，前人在治疗出血证，使用止血药时，还非常重视止血药与调气药的配伍。一般来说，上部出血，宜配以降气药，所谓气降则血"无溢出上窍之患"；若下部出血日久，正气亏损者，又常配升阳举陷之药，即所谓治下血久不愈者，"必兼升举"。

5. 使用注意　前人的经验认为，止血药炒炭可以增强止血效果。《本草纲目》称："烧炭诸黑药皆能止血"。但证诸临床，又当具体问题具体分析。一般而言，多数药物炒炭可产生或增强止血效力，而寒凉性质的止血药炒炭，其寒凉之性减弱或消失，使其变为收敛止血药，适应范围扩大。然亦有部分药物以生品或鲜品入药，止血力更佳，并不宜炒炭入药。

应用止血药时还应注意止血而不使留瘀，尤其是收敛止血药、凉血止血药，易恋邪、凉遏而留瘀。故用止血药亦不可一味止涩或清泄，在大剂量使用收敛止血药或凉血止血药时，可适当加入活血之品以止血不留瘀。

出血过多，气随血脱，单用止血药缓不济急，法当峻补元气，益气固脱以救其急。

第一节　收敛止血药

以止血为主要功效，并兼能收涩，且性较平和的药物，称为收敛止血药。

本类药物大多味涩。其性多平，或虽有微寒之性，但实无清热之功，可用于多种无明显邪气的失血证。然本类药物味涩收敛，易留瘀恋邪，故应用当以出血而无明显邪气和血瘀者为宜，且多与化瘀止血药或活血化瘀药配伍使用。属正气虚衰者，当配伍补虚药，以标本兼治。对于收敛性较强的收敛止血药，有瘀血及实邪者用之当慎。

仙鹤草　　《本草图经》

为蔷薇科多年生草本植物龙芽草的全草。全国大部分地区均产。生用或炒炭用。

【性味归经】苦、涩，平，归肝经。

【功效】收敛止血，解毒，杀虫。

【应用】

1. 用于衄血、咯血、吐血、便血、尿血及崩漏等多种出血证　本品味涩性平，具有较好的止血作用，且不易敛邪，故出血无论属寒属热，均可使用。血热妄行者，配凉血止血药；虚寒性出血，配伍补气摄血药、温经止血药；瘀滞出血，可与化瘀止血药配伍；证情较轻，出血不甚者，可单用取效。

2. 用于痈疽疮毒、痢疾等　本品又兼苦泄之性，能解毒消肿，治疮痈可单用本品熬膏调蜜外涂，或同时内服。对痢疾或腹泻，仙鹤草既能解毒，又可收敛涩肠，因兼能止血，对痢疾便血及久痢不愈者尤宜。邪不甚者，可单用；初起邪甚者宜随证配伍黄连、黄柏、白头翁等清热燥湿解毒之品。

3. 用于滴虫性阴道炎等 以本品煎浓汁冲洗阴道，或制为栓剂置入；或取本品制成200%浓缩液，用带尾大棉球蘸满药液放置阴道穹窿之内，24小时后取出，使用 5～7 次，均有较好疗效。

此外，本品在民间又名"脱力草"，常以本品与大枣各 30 g，同煎服，治因劳力过度所致神疲乏力等症。

【用法用量】煎服，10～15 g，大剂量可用至 30～60 g。止血亦可炒炭用。

【参考资料】

1. 本草文献 《滇南本草》："治妇人月经或前或后，赤白带下，面寒腹痛，日久赤白血痢。"《本草纲目拾遗》引葛祖方："消宿食，散中满，下气，疗吐血各病，反胃噎膈，疟疾，喉痹，闪挫，肠风下血，崩痢。"

2. 化学成分及药理作用 本品含仙鹤草素、仙鹤草酚、仙鹤草内酯、仙鹤草醇、鞣质、黄酮类、有机酸类、挥发油及维生素 C、维生素 K 等。仙鹤草粗制浸膏有促凝血和收缩血管作用，仙鹤草内酯抑制肠蠕动；并有抑菌、消炎、调整心律、降血压、降血糖等作用。仙鹤草酚有抗疟、抗癌及杀灭阴道滴虫、绦虫、血吸虫等作用。

白　及　《神农本草经》

为兰科多年生草本植物白及的块茎。主产于贵州、四川等地。生用。

【性味归经】苦、涩，微寒。归肺、胃、肝经。

【功效】收敛止血，消肿生肌。

【应用】

1. 用于体内外多种出血证 本品质极粘而味涩，为收敛止血之要药。又因善入肺、胃二经，故肺胃出血最为多用。临床可单用为末，米饮调服；亦可因证配伍使用。如现代临床治胃及十二指肠溃疡出血，常配能收敛止血、制酸止痛的乌贼骨，即验方乌及散，不但能止血、止痛，且有促进溃疡愈合的作用；治肺阴虚而咳血者，可与阿胶、枇杷叶等养阴润肺、止血、止咳之药配伍。对于外伤出血，可以白及研细末（鲜品则捣烂）外掺（或外敷）。

2. 用于痈肿及手足皲裂等 本品苦而微寒，略有解毒消痈作用，内服与外用皆宜；外用又有较好的生肌之效。对于痈肿，无论已溃未溃，均可应用。疮痈初起未溃，常配清热解毒消痈之品；如疮疡已溃，久不收口，又可研粉外掺。治手足皲裂，肛裂，可单用研末，以麻油调涂，其生肌之效又能促使裂口愈合。

【用法用量】煎服，6～15 g，研末服，每次 2～5 g，外用适量。

【使用注意】不宜与乌头配伍（十八反）。

【参考资料】

1. 本草文献 《神农本草经》："主痈肿、恶疮、败疽，伤阴死肌，胃中邪气。"《本草汇言》："白及，敛气、渗痰、止血、消痈之药也。此药质极粘腻，性极收涩，味苦气寒，善入肺经。"

2. 化学成分及药理作用 本品含二氢菲并吡喃等菲衍生物，并含蒽醌衍生物、有机酸、白及胶、淀粉、葡萄糖、挥发油、粘液质等。白及有缩短凝血时间及抑制纤溶作用，有良好的局部止血作用，白及尚具有抗溃疡、预防肠粘连、抗肿瘤、抗休克、抗结核杆菌等作用。

棕榈炭　《本草拾遗》

为棕榈科植物棕榈的叶柄的加工品。主产于华南、华东及西南等地。煅炭用。

【性味归经】涩、苦，平。归肝经。

【功效】收敛止血。

【应用】

用于多种出血证，如吐血、衄血、便血、崩漏等，尤多用于崩漏　本品性涩，有较强的收敛止血作用，以无瘀滞者为宜。临床可单用为末服，尤常与其他收敛止血药或补虚药同用。

【用法用量】煎服，6～15 g，研末服，3～6 g，外用适量。

【参考资料】

1. 本草文献　《本草衍义》："烧为黑灰，治妇人血露及吐血。"《本草纲目》："与乱发同用更良，年久败棕入药尤妙。"

2. 化学成分及药理作用　本品含大量纤维素及鞣质，棕榈子粉的醇提物能收缩小鼠子宫，并有一定凝血作用。

血余炭　《神农本草经》

为人发的加工品。焖煅成炭用。

【性味归经】涩、苦，平。归肝经。

【功效】收敛止血。

【应用】

用于尿血、崩漏以及衄血、咯血、吐血、便血等　本品苦涩而能收敛止血，其止血之力与棕榈炭相似，但兼能散瘀，因此无止血留瘀之弊。故广泛用于多种失血证。常因证配伍；亦可单用，为末服。

【用法用量】煎服，6～15 g，或研末服，1.5～3 g。

【参考资料】

1. 本草文献　《名医别录》："主咳嗽，五淋、大小便不通，小儿惊痫，止血，鼻衄烧之吹内立已。"《日华子本草》："止血闷血运，金疮伤风、血痢。"

2. 化学成分及药理作用　人发的主要成分是一种优角蛋白及多种微量元素。血余炭含碳素、胱胺酸及脂类。本品能明显缩短出凝血时间及血浆复钙时间，尚有一定抗菌作用。

藕　节　《药性论》

为睡莲科多年生水生植物莲根茎的节部。主产于浙江等地。生用或炒炭用。

【性味归经】甘、涩，平。归肝、肺、胃经。

【功效】收敛止血。

【应用】

用于各种出血，如吐血、咳血、衄血、便血、崩漏等　本品味涩性平，能收敛止血而略兼化瘀之功，亦为止血不留瘀之品，故可用于寒热虚实各种出血证。又因其主归肺、胃，临床尤多用于咳血、吐血、衄血等上部出血病证。鲜品其性偏凉，血分有热更宜；干品或炒炭则收敛止血力著。本品本为食物，药性和缓，单用力薄，故常用于出血轻症或配入复方使用。

【用法用量】煎服，10～30 g；鲜品可捣汁服。

【参考资料】

1.本草文献　《药性论》："捣汁，主吐血不止。"《本草纲目》："能止咳血、唾血、血淋、溺血、下血、血痢、血崩。"

2. 化学成分及药理作用　本品含鞣质、天门冬素、淀粉等。本品能缩短凝血时间。

第二节　凉血止血药

本类药物既能清热凉血，针对血热妄行的病因而收间接止血之效，又能直接止血。药性均为寒凉；味多苦、甘，苦表示清泄，其甘多与滋味有关；因入血分凉血止血而归肝经。适用于血热妄行的出血证。原则上不宜于虚寒性出血证，但亦有某些药物，或通过炮制（炒炭），或通过配伍，亦可使用。本类药性寒凝滞，易凉遏伤阳而留瘀，不宜过用。

大　蓟　《名医别录》

为菊科多年生草本植物蓟的地上部分或根。全国大部分地区均产。生用或炒炭用。

【性味归经】甘、苦，凉。归心、肝经。

【功效】凉血止血，解毒消痈。

【应用】

1. 用于血热所致的吐血、咯血、衄血、尿血、崩漏等出血证　本品甘寒而凉血，略有化瘀之力，止血而不留瘀；虽寒凉而不易伤胃，属凉血止血药中较纯良之品，可单用或配伍小蓟、侧柏叶等同类止血药使用。炒炭后寒凉之性减弱，收敛止血作用增强。

2. 用于热毒疮痈　本品既能凉血解毒，又可散瘀消肿。治外痈，可单用捣敷或配伍其他清热解毒药内服，尤以鲜品为佳。

【用法用量】煎服，10～20 g；鲜品可用至 30～60 g；外用适量。

【参考资料】

1. 本草文献　《名医别录》："主女子赤白沃，安胎，止吐血，鼻衄。"《药性论》："止崩中血下，生取根捣绞汁，服半升许，多立定。"《本草经疏》："大蓟根，最能凉血，血热解则诸证自愈也。"

2. 化学成分及药理作用　本品含 β-谷甾醇、乙酰蒲公英甾醇等三萜、甾醇类，并含有生物碱、黄酮及挥发油、多糖等成分。大蓟炒炭后能缩短出血时间。大蓟具有降血压、抗病毒、抑菌、消炎、利尿及抑制心脏等作用。

小　蓟　《名医别录》

为菊科多年生草本植物刺儿菜的地上部分。全国大部分地区均产。生用或炒炭用。

【性味归经】甘，凉。归心、肝经。

【功效】凉血止血，解毒消痈。

【应用】

与大蓟功用相同，且常配伍使用。但小蓟兼能利尿通淋，故治疗血淋更为多用。如《济生方》小蓟饮子，本品与蒲黄、滑石等利尿通淋之品同用。其散瘀消痈之力略逊于大蓟。近代还以本品治产后子宫收缩不良之出血有效。

【用法用量】同大蓟。

【参考资料】

1. 本草文献　《本草拾遗》:"小蓟破宿血、止新血、暴下血、血痢、金疮出血、呕血……及蜘蛛蛇蝎毒。"《本草图经》:"小蓟根……止吐血,衄血,下血皆验。"

2. 化学成分及药理作用　本品含黄酮苷(芦丁、刺槐素-7-鼠李葡萄糖苷)、有机酸(绿原酸、原儿茶酸、咖啡酸)及甾醇类、氯化钾等。水煎剂可缩短出凝血时间,小蓟炒炭后止血作用增强,本品还有利胆、兴奋子宫、降血压、兴奋心脏、消炎、镇静、利尿等作用。现代临床还常用大蓟与小蓟治疗高血压、黄疸性肝炎、尿路感染及痢疾等疾病。

地　榆　《神农本草经》

为蔷薇科多年生草本植物地榆或长叶地榆的干燥根。全国均产。生用或炒炭用。

【性味归经】苦、涩,寒。归肝、大肠经。

【功效】凉血止血,解毒敛疮。

【应用】

1. 用于吐血、咯血、衄血、便血、痔血、血痢及崩漏等各种血热出血证　本品生用,性苦寒沉降,长于凉血止血,尤宜于下焦血热所致的便血、痔血、血痢及崩漏。单用或同醋煎服。复方中,如治便血、痔血,常与槐花同用;治血痢,可配清热解毒止痢之品;治崩漏,又多与凉血止血固崩之品同用。炒后凉血之力减弱,而以收敛止血为主。其外用治疗外伤出血亦有较好的止血效果。

2. 用于水火烫伤、湿疹及痈肿等　本品既能清火解毒,外用又善收湿敛疮,为治烧烫伤及湿热疮疹之要药。可单用研末麻油调敷,或配伍其他善治烧烫伤的清热解毒药物,如大黄、虎杖之类。本品对烧烫伤能使创面渗出减少,疼痛减轻,愈合加速(但不宜大面积使用)。对湿疹或皮肤溃烂,可以本品浓煎,纱布浸药汁外敷;亦可配煅石膏、枯矾研末外掺。治疮痈肿毒,可与清热解毒药配伍,内服或外用皆宜。

【用法用量】煎服,10～15 g;外用适量。生地榆凉血解毒止血力强,炒炭后,以收敛止血为主。

【使用注意】烧伤不宜使用地榆制剂大面积外涂(地榆制剂所含水解型鞣质被过量吸收后会引起药物性肝炎)。

【参考资料】

1. 本草文献　《日华子本草》:"止吐血,鼻洪,月经不止,血崩,产前后诸血疾,赤白痢并水泻,浓煎止肠风。"

2. 化学成分及药理作用　本品主要含有三萜及其他苷:地榆糖苷Ⅰ、地榆糖苷Ⅱ、地榆糖苷Ⅲ等,并含没食子酸类鞣质及缩合鞣质、没食子酸、鞣花酸等。可缩短凝血时间、收缩血管,故有止血作用;对实验性烫伤有治疗作用;体外抑菌试验对金黄色葡萄球菌、绿脓杆菌、志贺痢疾杆菌、伤寒杆菌、副伤寒杆菌、人型结核杆菌以及某些致病真菌均有作用;并有消炎、抗实验性腹泻、镇静等作用。

槐　花　《日华子本草》

为豆科乔木植物槐的花蕾。全国大部分地区有栽培。生用或炒炭用。

【性味归经】苦,微寒。归肝、大肠经。

【功效】凉血止血,清肝明目。

【应用】

1. 用于血热出血证,如吐血、衄血、便血、痔血等　本品寒凉而苦降,善能清泄肝、胃、大肠之热而凉血止血，尤擅长治疗痔血、便血等，并常与地榆配伍以增强凉血止血之效。

2. 用于肝火上炎之目赤肿痛、头胀头痛等　本品能清肝火，对上述肝火上炎之证，可单用本品煎水代茶饮，或配伍其他清热泻肝明目之品。现代临床亦常用于高血压属于肝火炽盛者。

【用法用量】煎服，10～15 g。槐花生品长于清肝泻火，清热凉血；炒制品清热凉血作用减弱，槐花炭偏于收敛止血。

【参考资料】

1. 本草文献　《日华子本草》："治五痔，心痛，眼赤，杀腹脏虫及热，治皮肤风并肠风泻血、赤白痢。"《本草备要》："入肝、大肠血分而凉血，治风热目赤、赤白泻痢、五痔肠风、吐崩诸血。"

2. 化学成分及药理作用　本品含芸香苷、槐花甲素、槐花乙素、槐花丙素等黄酮类，甾类、萜类及鞣质。本品有消炎、抑菌、抗病毒、能减少毛细血管的通透性及脆性，缩短出血时间；增强毛细血管的抵抗力；降血压、降血脂、防治动脉硬化，有扩张冠状血管，改善心肌循环等作用。

附药

槐角　为槐的果实。性味、功效与槐花相似，止血作用较槐花弱，而有润肠之功。主要用于痔血、便血、便秘、目赤等症。用法用量：煎服，10～15 g。孕妇慎用。

侧柏叶　《名医别录》

为柏科小乔木植物侧柏的嫩枝叶。全国各地均产。生用或炒炭用。

【性味归经】苦、涩，微寒。归肺、肝、大肠经。

【功效】凉血止血，祛痰止咳。

【应用】

1. 用于吐血、咯血、衄血、便血、崩漏、尿血等各种血热出血证　本品生用，性味苦寒，能凉血止血，故主治血热妄行之证，单用有效，复方中则常与其他止血药同用。炒炭则偏于收敛止血，其应用可不拘于热证。

2. 用于肺热咳嗽、痰多　本品既清肺热，又祛痰止咳，治肺热咳嗽痰多者，单用或配入复方用之。近代以本品治慢性气管炎有效。

【用法用量】煎服，10～15 g；生品清热凉血、止咳祛痰力胜，炒炭后寒凉之性趋于平和，专于收敛止血。

【参考资料】

1. 本草文献　《名医别录》："主吐血，衄血，痢血，崩中赤白……去湿痹，生肌。"《医林纂要》："泄肺逆，泻心火，平肝热，清血分之热。"

2. 化学成分及药理作用　本品含挥发油，油中主要为侧柏烯、侧柏酮、小茴香酮、蒎烯、石竹烯等，并含有黄酮类化合物、有机酸、树脂、鞣质等。本品能明显缩短出凝血时间；并有镇咳、祛痰、平喘、抑菌、抗结核、镇静及轻度降压作用。

白茅根　《神农本草经》

为禾本科多年生草本植物白茅的根茎。全国大部分地区均产。生用或炒炭用。

【性味归经】甘，寒。归肝、肺、胃、膀胱经。

【功效】凉血止血，清热利尿。

【应用】

1. 用于血热妄行的多种出血证 本品性味甘寒，无败胃之弊，其凉血止血之功可主治多种血热妄行之证，因其又兼清肺热、清胃热及利尿作用，故尤宜用于肺、胃有热之吐血、咳血、衄血及血淋等。可单用鲜品捣汁服，亦可单用干品或配伍相应的对证药。

2. 用于热淋、水肿等 本品清热利尿通淋，治热淋、血淋，可与清热利尿通淋之品合用；治湿热水肿，可与利水退肿药合用。

此外，本品清胃热、清肺热作用还可用于热病烦渴、胃热口渴，或肺热咳嗽等。

【用法用量】煎服，15～30 g，鲜品加倍，以鲜品为佳。多生用。若炒炭（茅根炭），味由甘转涩，偏于收敛止血。

【参考资料】

1. 本草文献 《名医别录》："下五淋，除客热在肠胃，止渴……妇人崩中。"《本草正义》："白茅根，寒凉而味甚甘，能清血分之热，而不伤于燥，又不粘腻，故凉血而不虑其积瘀，以主吐衄呕血。泄降火逆，其效甚捷。"

2. 化学成分及药理作用 本品含有白茅素、芦竹素、羊齿醇等三萜烯类、有机酸、糖类化合物、钾、钙等。有促凝血作用，能显著缩短出凝血时间，明显缩短兔血浆复钙时间；生品止血作用优于茅根炭，有利尿作用；煎液对宋内氏痢疾杆菌、弗氏痢疾杆菌有轻度的抑制作用；并有消炎、抗病毒、解酒毒、镇痛等作用。

苎 麻 根 《名医别录》

为荨麻科多年生草本植物苎麻的根。我国中部、南部、西南均有。生用。

【性味归经】甘，寒。归肝经。

【功效】凉血止血，清热解毒，安胎。

【应用】

1. 用于血热妄行的咯血、咳血、衄血、吐血、崩漏及胎漏下血等多种出血证 本品甘寒，能凉血止血，故宜于多种血热出血证；又因其能安胎，故治胎漏下血是其特长。可单用，亦可配伍其他凉血止血药。

2. 用于疮痈肿痛及热淋 治疗疮痈肿痛，本品既清热解毒，又可凉血，可收消肿之效，常与其他解毒消痈药同用，可内服，亦宜外敷。治热淋，本品略有清热利尿之效，可与利尿通淋药，如金钱草、海金沙等配伍。

3. 用于胎动不安 因本品凉血而又能安胎，可用于热盛胎动不安者，发挥清热安胎之效。若因气血不足或肝肾亏损而致胎动不安者，又可以本品配伍补益气血或滋补肝肾安胎之品。

【用法用量】煎服，10～30 g；外用适量，捣敷。

【参考资料】

1. 本草文献 《名医别录》："主小儿赤丹，渍苎汁疗渴，安胎。"《日华子本草》："治心膈热，漏胎下血，产前后心烦闷，天行热疾，大渴、大狂。"

2. 化学成分及药理作用 本品含酚类、三萜（或甾醇）、绿原酸、咖啡酸等成分。本品能缩短出血时间，具有止血作用；苎麻根及其所含成分在体内、体外均有一定抗菌活性。

第三节 化瘀止血药

既可止血，又能活血化瘀的药物，称为化瘀止血药。

本类药物既能直接止血，又能活血化瘀，以使血脉通畅，最适用于因瘀血内阻而血不循经之出血证。此种出血，瘀血不去则血不归经而出血不止，故宜以化瘀止血药为主治之。亦可配伍其他各类止血药，用于各种体内外出血证，同样有止血而不留瘀的优点。又因其能化瘀而消肿止痛，亦常用于跌打损伤及多种瘀滞疼痛等。根据辛能行的理论，本类药多为辛味；其性可偏温，或偏寒；主要归肝、心二经。

三　七　《本草纲目》

为五加科多年生草本植物三七的根。主产于云南、广西。多为栽培品。夏末秋初开花前采者称"春三七"，秋冬果熟后采收为"冬三七"，以前者为佳。生用。

【性味归经】辛、甘、微涩，温。归肝、心经。

【功效】止血，化瘀止痛。

【应用】

1. 用于体内外各种出血证　本品微涩能止血，又辛散而善化瘀止痛，药效卓著，有止血不留瘀，化瘀而不伤正的特点，对出血兼有瘀滞肿痛者尤为适宜。单味内服或外用即可奏效，亦可配伍入复方用。于收敛止血、温经止血等方中酌加本品，既可助其止血之效，又可防其留瘀之弊。

2. 用于跌打损伤等瘀血阻滞所致的外科瘀血疼痛证　本品活血化瘀而且止痛力强，治疗跌打损伤，不论有无出血，均有良效，故为伤科要药。可单味内服或外敷。或配伍活血疗伤止痛之品。现代还用治冠心病心绞痛及其他多种内科、妇科瘀血证，均有一定疗效。

此外，三七还有较好的滋补强壮作用，《本草新编》称其"止血而兼补"，《本草纲目拾遗》引刘仲旭云"其功大补血"。民间常以之与母鸡或猪肉同炖，可收补气益血之效，尤多用于产后或久病体虚者。

【用法用量】多研末服，每次 1.5~3 g；亦可入煎剂，3~12 g。外用适量。

【参考资料】

1. 本草文献　《本草纲目》："止血、散血、定痛，金刀箭伤、跌扑杖疮血出……亦主吐血、衄血、下血、血痢、崩中、经水不止、产后恶血不下、血晕、血痛、赤目痈肿、虎咬蛇伤诸病。"《医学衷中参西录》："三七……善化瘀血，又善止血妄行，为吐衄要药。"

2. 化学成分及药理作用　本品含三七皂苷，五加皂苷、槲皮苷、槲皮素、β－谷甾醇。能止血，缩短凝血时间；有显著抗凝、抑制血小板聚集、促进纤溶、降低全血粘度；尚能增加冠脉流量、降低心肌耗氧量、抗心律失常、消炎及镇痛。此外还有加速消除运动性疲劳，增强体质，增加脑力和记忆力等作用。

茜　草　《神农本草经》

为茜草科多年生草本植物茜草的根及根茎。主产于安徽等地。生用或炒用。

【性味归经】苦、辛、涩，寒。归肝经。

【功效】止血，化瘀，凉血。

【应用】

1. 用于各种内外伤出血证，如吐血、衄血、崩漏、尿血，便血等　本品苦寒降泄，专入肝经血分，一药兼具化瘀、凉血、止血三效，用于出血证，适宜于瘀血或血热所致者，尤其适宜于血热夹瘀的出血证。可单用，多入复方。其外用亦有较好的止血作用。

2. 用于血瘀经闭及跌打损伤，风湿痹痛等　本品能活血祛瘀，通经脉，尤多用于妇科之瘀滞证。治血滞经闭，可与当归、红花等活血调经之品同用；治痹证或跌打损伤，可单味泡酒服，或与祛风湿止痛、活血疗伤止痛之品合用。

【用法用量】煎服，6~15 g；生品以活血祛瘀、清热、止血为主；炒炭后寒性减弱，性变收涩，以止血为主。

【参考资料】

1. 本草文献　《名医别录》："止血，内崩下血。"《日华子本草》："止鼻洪，带下，产后血运，乳结，月经不止，肠风，痔瘘，排脓，治疮疖，泄精，尿血，扑损瘀血。"

2. 化学成分及药理作用　本品主要含有环己肽系列物、蒽醌、还原萘醌、酶类及 β-谷甾醇等。能缩短家兔凝血时间，有一定止血作用；尚有轻度抗凝血效应；此外，有兴奋子宫、抗肿瘤、升白细胞、抑菌、祛痰、镇咳、增加冠脉流量等作用。

蒲　　黄　　《神农本草经》

为香蒲科多年生水生草本植物水烛香蒲、东方香蒲或同属植物的花粉。主产于江苏等地。生用或炒用。

【性味归经】甘、辛、涩，平。归肝、心经。

【功效】止血，化瘀，利尿通淋。

【应用】

1. 用于各种内外伤出血证，如衄血、咯血、吐血、便血、尿血、崩漏及创伤出血　本品性平，既善止血，又可化瘀，止血而无留瘀之弊。对出血证，无论属寒属热，有瘀无瘀均可应用，然尤宜于出血而夹瘀者，可发挥止血及化瘀双重功效。现代用于产后子宫收缩不良的出血亦有效。临床应用可单味冲服，亦可配伍其他止血药。若外伤出血，可单味外掺。

2. 用于产后血瘀腹痛及瘀血阻滞的痛经、心腹疼痛等　本品活血化瘀而止痛，多用于胸、腹瘀血疼痛证，并常配伍五灵脂同用，即《和剂局方》失笑散。现代又用于冠心病心绞痛、高脂血症等。

3. 用于淋证　本品利尿通淋，又可化瘀止血，故多用于血淋，症见小便淋涩疼痛而有尿血者，并常与小蓟、栀子等药同用。

【用法用量】煎服，6~15 g。纱布包煎。外用适量，研末撒或调敷。止血多炒用，散瘀止痛多生用。

【使用注意】本品能收缩子宫，故孕妇慎用。

【参考资料】

1. 本草文献　《神农本草经》："主心腹膀胱寒热，利小便，止血，消瘀血。"《本草汇言》："蒲黄，性凉而利，能洁膀胱之原，清小肠之气，故小便不通，前人所必用也……凡生用则性凉，行血而兼消；炒用则味涩，调血而且止也。"

2. 化学成分及药理作用　本品含异鼠李素、甾类、烷类、酸类、挥发油、氨基酸、脂肪油以及多种糖。蒲黄有促凝血作用，亦能抑制血小板粘附和聚集、抗动脉粥样硬化；对离体及在体子宫有兴奋作用；有降血压、扩张血管，增加冠脉流量，改善微循环的作用；还有利胆、解痉、抗过敏等作用。

五灵脂　《开宝本草》

为鼯鼠科动物复齿鼯鼠的粪便。主产于河北等地。全年均可采收。醋炙或酒炙用。

【性味归经】辛、苦、咸，温。归心、肝经。

【功效】活血止痛，化瘀止血。

【应用】

1. 用于瘀血内阻，血不循经所致的出血证　本品有止血、化瘀及止痛作用。临床多用治妇人崩漏、月经过多而见色紫多块，少腹刺痛者。可单用炒研末，温酒送服，亦可再配入活血调经之品，如《女科百问》以之与当归同用。

2. 用于瘀血阻滞所致胸、胁、脘、腹刺痛，痛经，产后瘀阻腹痛等　本品辛温能通，既可活血化瘀，使瘀散痛止，又有止痛之功，为治血瘀诸痛的常用药物。且常与蒲黄同用，亦可与其他活血调经、疗伤止痛之品配伍使用。

此外，本品还用于蛇、蝎、蜈蚣咬伤，可内服外敷。

【用法用量】煎服，3～10 g，包煎；或入丸、散用。本品生用有腥臭味，不利于服用，制后可矫臭矫味，醋炙增强其散瘀止血作用，酒制后增强其活血止痛之力。

【使用注意】孕妇慎用。不宜与人参配伍（十九畏）。

【参考资料】

1. 本草文献　《开宝本草》："心腹冷气，小儿五疳，辟疫，治肠风，通利气脉，女子月闭。"《本草纲目》："男女一切心腹、胁肋、少腹诸痛，疝痛、血痢肠风腹痛，身体血痹刺痛。"

2. 化学成分及药理作用　本品含多种氨基酸、五灵脂酸、原儿茶酸、尿素、尿酸、维生素 A 类物质等。能缓解平滑肌痉挛、增强免疫、改善微循环、抑制皮肤真菌、抑制结核杆菌；并能抗溃疡、消炎、抑菌。

3. 其他　人参畏五灵脂是"十九畏"的内容之一，而古今医家将两味药同用治愈疾病的病例不少，尤多用于血瘀而气虚者。动物实验表明，五灵脂与人参同用，并未抵消人参的"扶正"作用，二药同用亦未见毒性反应。可见两味药并非绝对不可配用。

血　竭　《雷公炮炙论》

为棕榈科常绿藤本植物麒麟竭的树脂。主产于印度尼西亚等国，我国广东等地亦有种植。打碎研末生用。

【性味归经】辛、咸，平。归心、肝经。

【功效】活血止痛，化瘀止血，生肌敛疮。

【应用】

1. 用于外伤出血或疮疡不敛等　本品能化瘀止血，生肌敛疮。治外伤出血，多研末外用；对疮疡不敛者，可与其他生肌敛疮之品配伍或单用本品研末外敷。

2. 用于跌打损伤及其他瘀血疼痛证　本品入血分而散瘀止痛，为伤科常用之品，既可内服，又可外敷。治跌打损伤，多与三七、苏木、红花等活血止痛疗伤之品配伍。治产后瘀滞腹痛、痛经以及瘀血心腹刺痛，则与活血调经、止痛之品合用。

近代临床还单用本品治胃、十二指肠溃疡等上消化道出血，有较好疗效。

【用法用量】 内服多入丸散，每次 1～2 g，每日 2～3 次。外用适量。

【参考资料】

1. 本草文献　《新修本草》："心腹卒痛，金疮血出，破积血，止痛，生肉。"《海药本草》："打伤折损，一切疼痛，血气搅刺、内伤血聚……并宜酒服。"《本草纲目》："散滞血诸痛。"

2. 化学成分及药理作用　本品主要为一种树脂酯及血竭树脂鞣醇的混和物，约为 57%～82%，并含松脂酸、松香酸、苯甲酸等。本品能缩短家兔血浆再钙化时间、改善微循环、抑制血小板聚集、降低血细胞比容，降低全血和血浆粘度；对多种致病真菌有不同程度的抑制作用。

花 蕊 石　《嘉祐本草》

为变质岩类岩石含蛇纹大理岩的石块。主产于江苏、浙江等地。全年可采。多经火煅，研末，水飞后用。

【性味归经】 酸、涩，平。归肝经。

【功效】 化瘀止血。

【应用】

用于吐血、咯血及外伤出血等　本品味酸、涩，"其功专于止血"，又略兼活血化瘀之效，其止血而不留瘀，故可治各种出血证。因其性平，对出血证有瘀无瘀，有寒或有热均可使用。治内出血，可单用研末，或与其他止血药同用。治外伤出血，可单味研末外用。

【用法用量】 煎服，10～15 g，打碎先煎；研末服，每次 1～1.5 g。外用适量。

【使用注意】 孕妇忌服。

【参考资料】

1. 本草文献　《嘉祐本草》："主金疮止血，又疗产妇血晕、恶血。"《本草纲目》："治一切失血伤损，内漏，目翳。""其功专于止血……又能下死胎，落胞衣，去恶血。"

2. 化学成分及药理作用　本品含大量的碳酸钙和碳酸镁，并混有少量的铁盐、铝盐、少量的酸不溶物及多种微量元素。本品有止血作用，能增强血中钙离子浓度，使血管致密，防止血浆渗出和促进血液凝固。

降 香　《海药本草》

为豆科小乔木植物降香檀树干和根的心材。主产于广东、广西等地。生用。

【性味归经】 辛，温。归肝、脾经。

【功效】 止血，化瘀，理气止痛。

【应用】

1. 用于瘀滞性出血证　本品气香辛散，能主治咳血、吐血及外伤等多种瘀滞出血。《本草纲目》言其"疗折伤金疮，止血定痛，消肿生肌"，故多用于跌打损伤所致的内外伤出血，为伤科常用之品。外伤出血，可以本品研末外敷，亦可与其他化瘀止血之品同用。

2. 用于血瘀气滞所致的胸腹胁肋疼痛等多种疼痛证　常与活血行气止痛之品配伍应用。近年亦用于冠心病、心绞痛等。

【用法用量】 煎服，3～9 g。研末服，每次 1～2 g。外用适量。

【参考资料】

1. 本草文献　《本草纲目》："疗折伤金疮，止血定痛，消肿生肌。"

2. 化学成分及药理作用　本品主要成分为异黄酮衍生物的单聚体、双聚体、肉桂烯类衍生物等，并含挥发油。降香挥发油有抗血栓、抗凝血、增加冠脉流量、减慢心率作用。降香的乙醇提取物有抗惊厥、镇痛和抗菌作用。

第四节 温经止血药

既可止血，又能温里散寒的药物，称为温经止血药。

本类药药性温热，既能温通血脉，消散凝滞，促进血液循经运行，并扶助阳气，统摄血液，而有利于止血，又具独立的止血作用。主要适用于脾阳虚不能统血或冲脉失固之虚寒性出血证，症见出血日久，血色暗淡，且有全身虚寒表现者。本类药物又是温里之药，尚能温中以止泻、止呕，或温经散寒以调经、止痛等，故又可主治多种里寒证。

治疗脾胃虚寒，血失统摄之出血证，或呕吐、泄泻、食少、胃痛等证，本类药当与温阳益气健脾药同用。治下焦虚寒，出血不止，或少腹冷痛、痛经、月经失调等证，本类药当与温肾、暖肝、固冲药同用。并注意配伍相应的温里固涩之品。

本类药药性温热，故热盛及阴虚火旺之热性出血应忌用；但有时根据凉血不留瘀的组方需要，将少量温经止血的药物配入大队凉血止血药中，意在防寒凉太过，并可加强止血之效。

炮 姜 《珍珠囊》

为姜科多年生草本植物姜的老根茎（干姜）的炮制品。主产于四川等地。多为栽培。以干姜砂烫至鼓起，表面棕褐色，或炒炭至外表色黑，内呈棕褐色入药。

【性味归经】苦、涩、微辛，温。归脾、肝经。

【功效】温经止血，温中。

【应用】

1. 用于虚寒性出血证，如吐血、便血、崩漏等 本品主入脾经，可温脾而助其统血之能，又有直接的止血作用，故尤宜于因脾阳虚，脾不统血的多种出血证。可单味为末，米饮下，或配伍温阳益气药和其他止血药使用。治下焦虚寒性出血证，亦可与艾叶等药同用。

2. 用于虚寒腹痛、腹泻等 本品从干姜炮制而来，有类似干姜之温中之效，而温散性弱于干姜。可用于中焦受寒，或脾胃虚寒所致的泄泻、呕吐、胃脘冷痛等症。如治中焦有寒的腹痛常与功用类似的高良姜同用，即《和剂局方》二姜丸。治中焦虚寒的腹泻，可与温中止泻之品同用。

【用法用量】煎服，3～9 g；或研末服。

【参考资料】

本草文献 《本草正》："阴盛格阳，火不归元，及阳虚不能摄血而为吐血、衄血、下血者，但宜炒熟留性用之。最为止血之要药。"

艾 叶 《名医别录》

为菊科多年生草本植物艾的叶。全国大部分地区均产。生用、捣绒或制炭用。

【性味归经】苦、辛，温。归肝、肾、脾经。

【功效】温经止血，散寒止痛。

【应用】

1. 用于月经过多、崩漏及妊娠下血等虚寒性出血证　本品辛温，主归肝肾，其温里散寒，能温经脉，暖胞宫；制炭后则具涩性，可温经止血，故尤善治虚寒性的胞宫出血证，可与其他止血药和温肾固冲药配伍，如《金匮要略》胶艾汤，以本品与阿胶、当归、芍药等配伍。若配入大队凉血止血药，也可用治血热出血证，于方中既可加强其他药物止血作用，又可防大队寒凉药致凉遏留瘀之弊，如《妇人良方》之四生丸，以本品与生侧柏叶、生地黄等同用。

2. 用于下焦虚寒或寒客胞宫所致的月经不调、痛经或腹部疼痛等　本品辛散温热，能温经脉而调经，又有止痛之效。既可单用内服，又可制成艾条，用作穴位烧灸，能使热气内注，温运气血，透达经络。亦可配伍温经散寒止痛之品内服。

此外，本品煎汤外洗可治皮肤湿疹瘙痒等。

【用法用量】煎服，3～12 g；外用适量。本品炒炭辛散之性大减，温经止血力强；散寒止痛宜生用。

【参考资料】

1. 本草文献　《名医别录》："灸百病。可作煎，止下痢、吐血、下部䘌疮，妇女漏血。利阴气，生肌肉，辟风寒，使人有子。"《药性论》："止崩血，安胎，止腹痛……止赤白痢及五藏痔泻血。"《本草纲目》："温中，逐冷，除湿。"

2. 化学成分及药理作用　本品主要含有挥发油，其中有 α-水芹烯、α-萜品烯醇、β-石竹烯、荜澄茄烯、侧柏醇，并含黄酮、鞣质、多糖等。艾叶油吸入有与异丙肾上腺素相近的平喘作用，且有明显的镇咳、祛痰及抗过敏作用；煎剂能兴奋离体子宫；艾叶有抑菌、消炎、利胆、心脏抑制作用；艾叶炭有止血作用；艾灸有促进免疫功能、保护胃粘膜等作用。

灶 心 土　　《名医别录》

为久经柴草熏烧的灶底中心的土块。全国农村都有。拆修柴火灶时，将烧结的土块取下，用刀削去焦黑部分及杂质即可。

【性味归经】辛、涩，温，归脾、胃、大肠、肝经。

【功效】温中止血，止呕，止泻。

【应用】

1. 用于脾阳虚不能统血之吐血、便血、崩漏等　本品主归胃与大肠，尤其对吐血、便血更宜。本品能温中焦，收摄脾气。可单味煎服，亦可与其他温中散寒止血之品同用，如《金匮要略》黄土汤，以本品配伍附子、白术、阿胶。

2. 用于脾胃虚寒，胃气不降所致的呕吐等　本品能温胃止呕，可以单用研末，米饮调服。亦可配入复方应用，常与补气健脾温中之品同用。

3. 用于脾胃虚寒之久泻　本品能温脾涩肠止泻，常与补气健脾止泻之品同用。

【用法用量】煎服，15～30 g。布包煎。或用 60～120 g 煎汤代水。

【参考资料】

1. 本草文献　《名医别录》："主妇人崩中，吐血，止咳逆，止血，消痈肿毒气。"

2. 化学成分及药理作用　本品主要含硅酸、氧化铝及氧化铁，尚含氧化钠、氧化钾、氧化镁、氧化钙等。具有止呕，缩短凝血时间，抑制纤维蛋白溶解酶及增加血小板Ⅲ因子活性等作用。

自 学 指 导

【重点难点】

1. 在性能方面　收敛止血药，药性多为平性，其中白及微寒，是因其外用对痈肿略有清泄之力，但并无明显的凉血作用。药味以涩为主，以表示其收敛之作用特点，各药所兼苦味，主要与滋味有关，其中仙鹤草与白及之苦，可理解为表示此二药略可清泄之作用特点。凉血止血药，其药性皆偏寒。根据苦能清泄的理论，其药味以苦为主，但小蓟、白茅根等药的滋味本无苦味，习惯上多标以甘味，此类甘寒药相对于地榆等苦寒药来说，不易伤胃，用量亦较大。地榆外用可敛疮，且炒用又可收敛止血，所以除苦味之外，尚有涩味。化瘀止血药，药性无规律性，其中三七具温通和温养之性而药性偏温；茜草可凉血而性寒，蒲黄性平。根据辛能行的理论，化瘀止血药可有辛味，但习惯上更重视其真实滋味，故三七有甘、（微）苦之味，亦可将甘味理解为与滋补强壮有关；茜草味苦，则可理解为其有清泄之性（蒲黄味甘）。温经止血药（炮姜、艾叶、灶心土），具有温经散寒作用，多为辛温之品。止血药，各药除归肝（心）经外，应注意理解白及归肺胃二经，地榆又归大肠经，白茅根又归肺、胃、膀胱经。

2. 在功效方面　收敛止血药具收敛止血功效，仙鹤草收敛性不强，但长于止血，兼能止痢杀虫；白及收敛止血作用强，尤能消肿生肌。凉血止血药，均有清热凉血及止血双重功效，其中地榆、槐花、侧柏叶三药又常炒炭用，则成为收敛止血之药。在清热方面，小蓟、大蓟、地榆、苎麻根还可清热解毒（消痈），槐花可清肝热，侧柏叶可清肺热，白茅根可清胃热、清肺热并清利湿热，苎麻根可清热安胎。此外，地榆外用敛疮，侧柏叶祛痰止咳，白茅根利尿等功效，则须留意。化瘀止血药，具有止血和活血化瘀双重功效，三七还有止痛及滋补强壮（或补益气血）的作用，茜草还可清热凉血。温经止血药，具有止血和温里祛寒双重功效，其中艾叶除温脾胃之外，更能温经散寒止痛；而炮姜为干姜炒炭而成，主要偏于温中止痛。

3. 在主治（或应用）方面　收敛止血药，均可广泛用于多种内外出血的病证。仙鹤草广泛用于寒热虚实之出血证。白及善入肺胃，内服尤宜于肺出血及胃出血证，现代治胃及十二指肠溃疡出血最常用，消化性溃疡虽无出血，本品可促进病灶愈合，亦颇适宜，本品用于外伤出血，其效亦颇佳。血余炭虽收敛止血，但兼可散瘀，并无止血留瘀之弊，故应用较广。棕榈炭性较敛涩，宜于失血而无瘀滞者，过用有留瘀之弊。此外，还应认识白及消肿与生肌作用有不同的主治证，消肿宜于疮痈初起未溃，局部肿痛者，多与解毒消痈之品同用，外用和内服均可；生肌则为外用，宜于疮肿已溃，久不收口，并可用于手足皲裂。仙鹤草用于痢疾，有热毒者可解毒，无邪者可收敛，故虚实皆可。仙鹤草杀虫，主要指杀灭阴道滴虫，宜外用，治滴虫性阴道炎之阴痒、带下等。凉血止血药，均可用以主治各种血热妄行之证。其中小蓟兼能利尿通淋，更宜于尿血及血淋之热证。又因其可收缩子宫，亦宜用于产后子宫收缩不全之出血。地榆苦寒沉降之性较强，尤多用于便血、血痢及崩漏等下焦血热妄行

· 252 ·

之证。槐花亦有寒凉苦降之性，亦多用于热迫大肠之便血、痔血等。白茅根因其兼有功效而宜于肺、胃有热的出血证及尿血、血淋。苎麻根以主治血热胎漏下血为特长。本类药多炒炭用，又可主治出血日久而无明显血热之证，其应用同于收敛止血药。除血证以外，还应注意本类药所主治热证的区别，如小蓟、地榆主治热毒痈肿、白茅根主治热淋及肺胃热证。化瘀止血药，尤宜于出血而兼瘀滞者，若与凉血止血药和收敛止血药同用于其相应的出血证，有止血不留瘀之效，故可广泛用于各种出血。其中三七药效卓著，内服与外用的作用均强。茜草生用化瘀止血，又凉血止血，炒炭则收敛止血，故瘀滞出血、血热妄行及出血日久不愈者，均可选用，但以血热夹瘀者最为适合。蒲黄性平，其适应证可不论其寒热。同时，各药的活血化瘀功效，又都可用于多种瘀血证。三七化瘀、止痛与止血之效俱佳，为伤科要药，治跌打损伤，不论有无出血，均常使用，其对冠心病心绞痛亦颇有效。茜草活血而能通经脉（络），治血瘀之月经失调及痹证较为多用，治跌打损伤则不及三七。蒲黄主要用于妇女产后腹痛、痛经及冠心病心绞痛等胸腹瘀血证，较少用于肢体瘀滞作痛之证。温经止血药，宜用于虚寒性失血证。其中艾叶较宜于虚寒性的月经过多、崩漏或妊娠下血。而炮姜较宜于脾气虚寒之吐血、便血等。生艾叶与凉血止血药同用可防寒凉止血药留瘀之弊，又可增强止血之功，此外，温经止血药又可主治中、下焦里寒证。

4. 在药物比较方面　注意比较小蓟与大蓟、地榆与槐花、棕榈炭与血余炭、炮姜与艾叶在性能、功效与应用方面的相同和不同之处。

5. 在用法用量方面　地榆生用凉血解毒力强，槐花生用清肝凉血力强，侧柏叶生用凉血及祛痰力强，此三药炒炭用，其清热作用减弱，主要用以收敛止血。三七是较为名贵的中药，故多研末服。蒲黄为花粉类药材，质地轻浮，故入汤剂应包煎；止血多炒用，活血宜生用。茜草生用长于凉血止血、活血化瘀，炒炭用寒性减弱，宜作收敛止血药用。艾叶温经止血宜炒炭用，散寒止痛宜生用。

6. 在使用注意方面　白及不宜与乌头配伍（十八反）。大面积烧烫伤者，应慎用地榆，因地榆含较多水解型鞣质，易被吸收而引起药物性肝炎，故不宜于大面积烧伤者。化瘀止血药均兼有活血化瘀功效，孕妇均应慎用。其中蒲黄能明显收缩子宫，所以孕妇尤为不宜。五灵脂不宜与人参配伍（十八反）；入汤剂应包煎，以免汤液浑浊；用醋、酒炙既可矫味，又可助其入肝止血或活血止痛之功。

【复习思考题】

1. 简述白及的功效与应用。
2. 地榆在止血的功效和应用方面有何特点？
3. 凉血止血药与化瘀止血药的含义各是什么？
4. 在治疗血热出血的凉血止血方中为何配入艾叶？
5. 试述止血药的分类，各类止血药在性能、功效与应用方面的特点。
6. 试述止血药的配伍应用原则和使用注意。
7. 简述三七的功效与应用。
8. 试述止血药炒炭的意义。

第十七章　活血化瘀药

【目的要求】

1. 通过本章节概述部分的学习，应当了解活血化瘀药的分类，活血化瘀药及各类活血化瘀药的含义，以及活血化瘀有关功效术语的含义。掌握活血化瘀药的功效、主治、性能特点、配伍应用和使用注意。

2. 通过本章具体药物的学习：

掌握川芎、延胡索、郁金、丹参、益母草、红花、牛膝的性能、功效、应用、特殊用法和特殊使用注意。

熟悉姜黄、乳香、鸡血藤、桃仁、骨碎补、莪术的功效、主治病证、特殊用法和特殊使用注意。

了解没药、蟅虫、三棱、穿山甲、水蛭的功效、特殊用法和特殊使用注意。

【自学时数】

7学时。

1. 含义　凡以活血化瘀为主要功效，常用以治疗瘀血证的药物，称活血化瘀药，或活血祛瘀药。简称活血药或化瘀药。其作用较峻烈者又称破血药。

2. 功效与主治　活血化瘀药均能促进血行，消散瘀血，主治各种瘀血证。对活血祛瘀药，按其作用强度的不同常有不同的称谓。如"和血"、"和营"多指活血作用较弱，药力平和；"活血"、"化瘀"、"祛瘀"、"消瘀"较"和血"、"和营"作用强，然力量强度又不及"破血"、"破瘀"、"逐瘀"等功效。后者活血化瘀作用强，药力峻猛。当然，药物活血作用的强度是相对的，如剂量多少可改变其强度。由于本章药物数量较多，为了便于学习掌握，今按其作用特点和主治的不同，相对地将其分为活血止痛药、活血调经药、活血疗伤药及破血消癥药4类。

瘀血证可按瘀滞程度的不同，有血郁、血滞、血瘀、血结之分。由于瘀血既是病理产物，又是多种疾病的致病因素，所以活血化瘀药主治范围很广。如多种妇科瘀滞证（血滞经闭、痛经、产后瘀阻腹痛）、瘀血疼痛、癥瘕痞块、跌打损伤以及风湿痹证，痈肿疮疡等。活血化瘀药对上述病证通过促进血行，消散瘀血作用而获得调经、通经、止痛、消癥、消肿、通痹等间接功效。活血化瘀药现代用于冠心病心绞痛、血栓性脉管炎等疾病的治疗。

3. 性能特点　血遇寒则凝，寒凝是引起瘀血最常见的原因；热邪煎熬，血液亦可浓稠而成瘀。本类药多偏温性，能温通气血，令其调达；部分药物偏于寒凉，对瘀滞而兼血热者较为适宜。根据辛能行的五味理论，活血化瘀药皆可标以辛味；本类药的滋味多有苦味或咸味，前人因此将五味理论加以拓展，提出"苦味泄滞"和"咸入血"等多种有关说法。故各药除辛味之外，又常有苦味或咸味。至于归经，与止血药、凉血药等入血分的药物同理，本章药主要归心、肝二经，又因为素有"恶血必归于肝"的说法，所以尤以归肝经为主。破血消癥药不但药性较为峻猛，而且有的还为小毒之品，应加以注意。

4. 配伍应用　活血祛瘀药的使用，应针对病情，并根据药物寒温、猛缓之性或止痛、通经、疗伤、消癥等专长，加以选择，并作适当的配伍。由于人体气血之间的密切关系，气滞可导致血瘀，血瘀也常兼气滞，故本类药物常需与行气药同用，以增强活血化瘀的功效；寒凝血瘀者，当配伍温里药以温通血脉，助活血化瘀药以消散瘀滞；若热灼营血而致血瘀者，当配伍清热凉血药；痹证、疮痛，则应与祛风湿或清热解毒药同用；癥瘕痞块，应同软坚散结之品配伍；瘀血而兼正虚，又当配伍相应的补虚药，以通补兼施。

5. 使用注意　本类药物易耗血动血，不宜用于月经过多，血虚经闭者。有催产下胎作用和活血作用强烈的药物，孕妇禁用。古代有将催产下胎的活血药用于难产及胞衣不下者，由于现代产科处理更安全有效，故在有条件地区对难产、胞衣不下者亦不宜使用。对破血逐瘀之品，由于更易伤人正气，对体虚而兼瘀者更应慎用。

第一节　活血止痛药

以活血止痛为主要功效，常用以治疗多种瘀滞疼痛证的药物，称活血止痛药。

本类药既能活血化瘀，又有较好的止痛作用，可以主治多种瘀血证，尤其适宜于瘀血疼痛的病证，如瘀血所致的头痛、胸胁痛、心腹痛、痛经、产后腹痛、痹痛及跌打损伤等。

活血止痛药各有其特点，有的辛温，有的辛寒，并多兼有行气作用。在应用时应根据病情的不同，选择相应的药物，并作适当配伍。如血瘀而兼肝郁者，宜配疏肝理气之品；若伤科损伤瘀肿，应配入活血疗伤之品；若为妇科经产诸痛，宜配活血调经之品；若癥积瘀痛，还宜与活血消癥之药及软坚散结之品合用；若外科疮疡痈肿，则还应与解毒消痈之品配用。

川　芎　《神农本草经》

为伞形科多年生草本植物川芎的根茎。主产四川，系人工栽培。生用或酒炒用。

【性味归经】辛，温。归心、肝经。

【功效】活血行气，祛风止痛。

【应用】

1. 用于瘀血证　本品辛温香窜，既能活血化瘀，又能止痛，故常用于多种瘀血疼痛，如痛经、产后瘀滞腹痛、心脉瘀阻胸痹心痛、跌打损伤等。其性虽温燥，如与清热解毒药或托毒透脓之品配伍，亦可用于疮疡。又因本品以活血为主而兼行气开郁，为"血中气药"，故对血瘀兼气滞的疼痛颇为多用，临床多将川芎与行气药配伍使用。对肝郁气滞，胁肋疼痛者，亦可使用。川芎活血还善"下行血海"，可"调经水"，故又为妇科活血调经之要药，对多种妇科瘀血证均为常用之品，可与桃仁、红花、当归、白芍等配伍，如《医宗金鉴》桃红四物汤。近年以川芎及川芎为主的复方治疗冠心病心绞痛，疗效较好。

2. 用于头痛 本品秉性升散，可"上行头目"，祛风、止痛，尤长于治头痛，为止头痛之要药。对风寒头痛、风热头痛、风湿头痛，川芎可发挥祛风、止痛或散寒、燥湿等多种作用，对瘀血头痛则既活血，又止痛。对其他类型头痛，如寒郁头痛、痰湿头痛、火郁头痛、血虚头痛、鼻渊头痛等，均可使用，以发挥擅长止头痛的特点。但须与针对病因的药物配伍，以标本兼治。

此外，川芎尚有燥湿作用，对风湿痹痛者，本品祛风、燥湿、止痛、活血，能与风湿寒痹的病因病理相应，故临床亦常应用。对湿阻中焦、寒湿泄泻，均有较好疗效。

【用法用量】 煎服，3～10 g。

【使用注意】 本品温燥，阴虚火旺者慎用。孕妇忌用。

【参考资料】

1. 本草文献 《神农本草经》："主中风入脑头痛，寒痹，筋挛缓急、金疮，妇人血闭无子。"《本草纲目》："芎䓖，血中气药也……辛以散之，故气郁者宜之。"《左传》："麦麹、鞠芎御湿，治河鱼腹疾。予治湿泻，每加二味，其应如响也。"《本草汇言》："芎䓖，上行头目，下调经水，中开郁结，血中气药……虽入血分，又能去一切风，调一切气。"

2. 化学成分及药理作用 本品含挥发油，油中有川芎内酯、藁本内酯等，并含生物碱（如川芎嗪）、阿魏酸等。川芎嗪能抑制血管收缩、扩张冠状动脉、增加冠脉流量，改善心肌缺氧及肠系膜微循环，并能降低心肌耗氧、抑制血小板聚集；可使孕兔离体子宫收缩加强，大剂量则转为抑制，并可抑制小肠收缩；阿魏酸能调节免疫、抗放射损伤；并有镇痛、镇静、解痉、降血压、抗肿瘤、抑菌、平喘等作用。

3. 其他 本品原名芎䓖，因四川为其道地药材产区，故自唐宋以来名称川芎。

延 胡 索 《雷公炮炙论》

为罂粟科多年生草本植物延胡索的块茎。主产于浙江及江苏、湖北等地。生用或醋炙用。

【性味归经】 辛、苦，温。归肝、心、脾经。

【功效】 活血，行气，止痛。

【应用】

主要用于气滞血瘀所致的多种疼痛证 本品辛散温通，作用温和，尤长于止痛，"能行血中气滞，气中血滞，故专治一身上下诸痛"，为止痛良药，无论何种痛证，均可配伍应用。单用即可止痛，如《本草纲目》以本品为末，温酒调服，治胃脘痛不可忍者。若证属热者，可与丹参、郁金、川楝子等泄热行气、活血止痛药配用。证属寒者，可与木香、砂仁、干姜、高良姜等温里止痛药配伍。若为胸痹心痛，属心脉瘀阻者，可与活血通脉之品同用。属痰浊闭阻，胸阳不通者，又可与化痰通阳宽胸之品合用。若为妇女痛经、产后瘀阻腹痛，又宜配入活血养血、调经止痛之品。现代临床用治多种内脏痉挛性或非痉挛性疼痛，均有较好疗效。

【用量用法】 煎服，3～12 g；研末服，1.5～3 g。醋炙延胡索可增强止痛作用。

【使用注意】 孕妇慎用。

【参考资料】

1. 本草文献 《雷公炮炙论》："治心痛欲死。"《开宝本草》："主破血、产后诸病因血所为者。妇人月经不调，腹中结块，崩中淋露，产后血运，暴血冲上，因损下血，或酒摩及煮服。"《本草纲目》："延胡索，能行血中气滞，气中血滞，故专治一身上下诸痛。"

2. 化学成分及药理作用　本品主含生物碱（延胡索乙素、甲素、丙素等），并含挥发油、树脂、粘液质等。本品有显著镇痛作用，尚有明显扩张冠状动脉、增加冠脉血流、降血压、解痉、抗溃疡及肌肉松弛等作用。

3. 其他　延胡索的古代炮制方法有炒、醋制、盐制、酒制等，现代应用生延胡索及醋制品（包括醋炒、醋煮、醋蒸等）。生延胡索具有活血行气止痛作用，醋制后增强其止痛作用，延胡索止痛作用的有效成分为生物碱，以延胡索乙素为代表。醋制后，使其游离的生物碱与醋酸结合生成醋酸盐而易溶于水，这使得醋制延胡索饮片的煎液中总生物碱含量显著提高，从而提高了止痛作用，也提高了临床疗效。

郁　金　《药性论》

为姜科多年生草本植物温郁金、姜黄、广西莪术或蓬莪术的块根。商品药材分别称为白丝郁金、黄丝郁金、桂郁金和绿丝郁金。温郁金主产于浙江、四川；姜黄主产于四川、福建；广西莪术主产于广西；蓬莪术主产于四川、广东、福建等地。生用或醋制用。

【性味归经】辛、苦，寒。归肝、胆、心经。

【功效】活血止痛，行气解郁，清心凉血，利胆退黄。

【应用】

1. 用于气滞血瘀所致的胸、腹、胁肋疼痛及月经失调、经闭等　本品辛能行散，既能活血止痛，又能行气解郁，故亦称其为"血分之气药"；因其性偏寒凉，尤宜于血瘀气滞而有郁热之证。偏血瘀者，常与丹参、延胡索等活血药同用；偏气滞者，常与柴胡、香附、木香等行气药同用，如《傅青主女科》宣郁通经汤；治胁下癥块，亦常与莪术、鳖甲等消癥软坚药同用。

2. 用于湿浊、痰热蒙闭心窍所致神志不清及癫痫、癫狂之证　本品辛散苦泄，能凉血清心、清降痰火以开窍；其芳香解郁，宣化痰浊以醒神，临床常以之与石菖蒲、竹沥、栀子等清心、除湿、化痰开窍之品配伍，主治湿温病湿浊蒙闭清窍而致神志不清者。对痰阻心窍而致癫痫者，可配白矾、牛黄、胆南星等药以加强化痰开窍之力。

3. 用于湿热黄疸　本品性寒入肝胆经，既能清肝利胆退黄，又疏肝行气、活血止痛，可与茵陈蒿、金钱草、栀子等清热利湿退黄药同用。若湿热煎熬成石之胆石症，亦可与前述金钱草等利胆排石之品合用。

4. 用于血热妄行的吐血、衄血及妇女倒经等病证　本品入肝经血分而能凉血，味苦辛能降泄顺气，可因其凉血降气而达止血之效，因其并非止血之品，宜与凉血止血之品配伍使用。

【用法用量】煎服，5～12 g；研末服，2～5 g。排结石剂量可稍大。临床生用居多，经醋制后，疏肝止痛作用增强。

【使用注意】孕妇忌用。

【参考资料】

1. 本草文献　《本草纲目》："治血气心腹痛，产后败血冲心欲死，失心癫狂。"《本草备要》："行气，解郁，泄血，破瘀……凉心热，散肝郁……治妇人经脉逆行。"

2. 化学成分及药理作用　本品主要含挥发油（桉叶素、松油烯、姜黄酮等），另含姜黄素、多糖等成分。本品降血脂、利胆、保肝、兴奋未孕或早孕子宫；并有镇痛、解痉、抗过敏、抗氧化、抑菌、消炎等作用。

3. 其他　"丁香畏郁金"之说，至金元时期，"十九畏"中始有记载，其后的本草著作多遵此说。但丁香与郁金，前者温中开胃止呕，后者活血行气止痛，对某些病证，或当配用，古方也有同用者。如《春脚集·卷三》之十香返魂丹。今亦未见两药合用出现不良反应的报道，《中华人民共和国药典》未将两药列为配伍禁忌。故"丁香莫与郁金见"之说不宜视为绝对禁忌。

另，郁金有川郁金、广郁金，但其名称与产地并不相符。广郁金（黄丝郁金）主产四川，川郁金（黑郁金）主产浙江温州（瑞安县），故又名温郁金，两者功用相似。药材以广郁金较多。

姜　黄　《新修本草》

为姜科草本植物姜黄的根茎。主产于四川等地。生用。

【性味归经】辛、苦，温。归肝、脾经。

【功效】活血行气，通络止痛。

【应用】

1. 用于血瘀气滞的心、腹、胸、胁痛，经闭，产后腹痛及跌打损伤等　本品辛散温通，入血又入气，亦为血中气药，能活血行气止痛。临床可随证配伍其他活血行气止痛或祛瘀疗伤之品。如配当归、木香、乌药等药，可治气滞血瘀之心腹痛；配当归、川芎、红花等药，可治经闭或产后瘀阻腹痛；配苏木、乳香等药，可治跌打损伤。本品与郁金皆用于血瘀气滞之证，其主治证与郁金相似，然药性有寒温之异，且姜黄活血行气之力烈于郁金，宜各用其所长。

2. 用于风湿肩臂疼痛　本品辛温而兼苦，能通经活络止痛，长于行肢臂而除痹痛，临床多与祛风湿止痛药配伍应用，如《赤水玄珠》之姜黄散，其与羌活等药同用。

【用法用量】煎服，3~10 g；研末服，2~3 g；外用适量，研末调敷。

【使用注意】《新修本草》谓其"功力烈于郁金"，孕妇忌用。

【参考资料】

1. 本草文献　《新修本草》："主心腹结积，疰忤，下气、破血、除风热、消痈肿、功力烈于郁金。"《日华子本草》："治癥瘕血块，痈肿，通月经，治扑损瘀血，消肿毒，止暴风痛，冷气，下食。"《本草纲目》："治风痹臂痛。"

2. 化学成分及药理作用　本品含挥发油及姜黄素。姜黄素有明显的降血脂作用；能增加心肌血流量，增加纤溶酶活性，抑制血小板聚集；有利胆作用，能增加胆汁的生成和分泌，并增加胆囊的收缩；姜黄煎剂及浸剂对小鼠、豚鼠及兔子宫均有兴奋作用；并有保护胃粘膜、抗溃疡、消炎、解痉、抗氧化、抑菌、抗生育等作用。

3. 其他　古人治肩臂疼痛强调使用"片子姜黄"，如《本草纲目》称"片子姜黄能入手臂治痛。"《本草正义》谓"今市肆姜黄确有二种，名片姜黄者，是本已切为厚片，而后晒干，形似干姜，色不黄，质亦不坚，治风寒湿者即此。"今所用片姜黄实为温（川）郁金之根茎趁鲜切片晒干入药，认为治肩臂风湿更善。

乳　香　《名医别录》

为橄榄科小乔木卡氏乳香树及其同属植物皮部渗出的树脂。主产于非洲索马里、埃塞俄比亚等地。生用或制用。

【性味归经】辛、苦，温。归肝、心、脾经。

【功效】活血止痛，消肿生肌。

【应用】

1. 用于瘀血阻滞诸痛证，如跌打损伤、痈疽疼痛、风湿痹痛及心腹瘀痛、痛经等　本品辛散温通，能活血止痛，常与没药相须为用。亦可与其他活血止痛药配伍。因其长于消肿止痛，临床尤多用于外伤、痈肿及痹证疼痛。治跌打损伤，常与红花、血竭等药同用；治痈肿，常与清热解毒药同用；治痹痛，常与祛风湿药同用。内服与外用均宜。

2. 用于疮疡溃后久不收口　临床亦常与没药共研末外用，以生肌敛疮，即《疮疡经验全书》海浮散。

【用法用量】煎服，3～10 g；或入丸、散剂。内服宜制用，外用可生用。

【使用注意】本品气味臭浊，胃弱者易致恶心、呕吐，内服多制后入丸散剂用。孕妇忌用。

【参考资料】

1. 本草文献　《名医别录》："疗风水毒肿，去恶气"；"疗风瘾疹痒毒。"《本草纲目》："消痈疽诸毒，托里护心，活血定痛，伸筋，治妇人难产，折伤。"

2. 化学成分及药理作用　本品含树脂60%～70%，树胶27%～35%，挥发油3%～8%，并含苦味质等成分。乳香有镇痛作用，能抑制炎症，加速炎症渗出排泄、吸收，促进伤口愈合；并有免疫抑制、抗肿瘤、抗早孕等作用。

3. 其他　生乳香气味辛烈，对胃有较强的刺激性，易引起呕吐，但活血消肿止痛力强，多用于瘀血肿痛、痈疽，且多外用；制后降低其挥发油含量，缓和刺激性，利于粉碎及服用。然另一种观点认为，乳香镇痛作用的有效部位为挥发油，炮制过程中使乳香挥发油大量散逸是对药材的浪费，乳香宜生用或提取挥发油用。有关这两方面的观点均需进一步研究来验证。

没　药　《药性论》

为橄榄科灌木或乔木没药树或其他同属植物皮部渗出的油胶树脂。主产于非洲索马里、埃塞俄比亚及印度等地。生用或制用。

【性味归经】辛、苦，平。归心、肝、脾经。

【功效】活血止痛，消肿生肌。

【应用】

本品功效、主治病证、用法及配伍原则等，均与乳香相似；治跌打损伤瘀滞肿痛，外科痈疽肿痛，风湿痹证疼痛，瘀滞心腹诸痛，以及疮疡溃后久不收口，均常与乳香相须为用。

【用法用量】同乳香。

【使用注意】同乳香。

【参考资料】

1. 本草文献　《药性论》："主打搕损，心腹血瘀，伤折跞跌，筋骨瘀痛，金刃所损，痛不可忍。"《本草纲目》："散血消肿，定痛生肌"；"乳香活血，没药散血，皆能止痛消肿生肌，故二药每每相兼而用。"

2. 化学成分及药理作用　本品含树脂25%～35%，挥发油2.5%～6.5%，树胶57%～65%，并含氧化酶等成分。本品对多种致病真菌有不同程度的抑制作用，有明显的消炎作用，能降血脂，预防动脉粥样硬化，并能抗肿瘤。

第二节 活血调经药

以活血调经为主要功效，常用以治疗妇科经产瘀滞证的药物，称为活血调经药。

本类药具有活血祛瘀之功，又善调妇女经血，以影响月经的周期、经量及色质等，并具有行血而不峻猛，通月经而不伤正的特点。适宜于妇人月经不调，经闭，痛经，产后恶露不尽，产后瘀阻腹痛等经产疾患。亦可用于血瘀所致胸腹疼痛，癥瘕积聚，跌打损伤，痈疮肿痛等。

活血调经药各有特点，如有的兼能凉血，有的兼能养血，有的兼能补肝肾，有的兼能止痛等，各有所宜。在应用时应根据病情的不同选择相应的药物，并作适当配伍。若血瘀而兼肝郁者，当配疏肝理气之品；女子多瘀复多虚，若兼气虚血亏者，当选用能和血养血之品，并配伍补气养血之品；若瘀热互结者，应选用寒性活血调经药，并与清热凉血之品配用；寒凝血滞者，应以辛散温通之活血调经药配以温经散寒药。

丹　参　《神农本草经》

为唇形科多年生草本植物丹参的根。主产于江苏、安徽、四川等地。生用或酒炙用。

【性味归经】 辛，苦，微寒。归心、肝经。

【功效】 活血祛瘀，凉血消痈，除烦安神。

【应用】

1. 用于瘀血所致的多种病证　本品功擅活血祛瘀，作用平和，可祛瘀生新，活血而不伤正，前人有"一味丹参散，功同四物汤"之说；其性偏微寒，故较宜于瘀热互结之证；又因其寒性不甚，无热邪者亦无凝滞之虑，故临床应用广泛。对妇人月经不调、痛经、经闭、产后瘀阻腹痛，可单味为末酒调服，亦常配同类活血调经之品。若为癥瘕痞块，可与活血消癥，疏肝行气之品同用。若心腹瘀阻气滞疼痛，可与檀香、砂仁等疏肝行气止痛之品配用，如《医宗金鉴》丹参饮。现代临床将本品广泛用于冠心病心绞痛、血栓性脉管炎等，疗效可靠。

2. 用于疮疡痈肿　本品性寒凉血，又兼活血消肿之力，与清热解毒药同用，可增强消散痈肿之效。

3. 用于温热病热入营血，心烦不寐，烦躁，神昏及杂病心悸怔忡，失眠健忘等　对温热病，本品凉血清心除烦，又宁心安神而兼活血之力，可与清热凉血清心之品配用，如《温病条辨》之清营汤。对杂病血不养心之心神不安，本品安心神而略兼养心血之效，可与养心安神之品配用。心脉瘀阻而心悸不眠者，本品活血而安神，亦颇适宜，如《摄生秘剖》天王补心丹。

【用法用量】 煎服，5～15 g，或入丸散剂。生品清心除烦之力强，酒炙后寒凉之性有所缓和，能增强活血祛瘀调经之力。

【使用注意】 孕妇慎用。不宜与藜芦配伍（十八反）。

【参考资料】

1. 本草文献 《神农本草经》："主心腹邪气……破癥除瘕，止烦满。"《日华子本草》："养神定志，通利关脉……止血崩带下，调妇人经脉不匀，血邪心烦，恶疮疥癣，瘿赘肿毒，丹毒。"《重庆堂随笔》："丹参，降而行血，血热而滞者宜之，故为调经产后要药。"

2. 化学成分及药理作用 本品主要含丹参酮 I、丹参酮 II$_A$、丹参酮 II$_B$、隐丹参酮，丹参素，丹参酸甲、丹参酸乙、丹参酸丙，苷类，氨基酸等。丹参能扩张冠状动脉、增加冠脉流量、改善心肌缺血、梗死和心脏功能，调整心律，并能扩张外周血管、改善微循环、降血压；有抗凝、促进纤溶、抑制血小板聚集，抑制血栓形成的作用；可抑制或减轻肝细胞变性、坏死及炎症反应，促进肝细胞再生，并有抗纤维化作用，能提高机体的耐缺氧能力；促进组织的修复，加速骨折的愈合。此外，还有增强免疫、抑菌、消炎、催眠、降血脂、抗衰老、降低血糖及抗肿瘤作用。

红 花 《新修本草》

为菊科一年生草本植物红花的花。主产于河南、浙江、四川等地。生用。

【性味归经】辛，微温。归心、肝经。

【功效】活血祛瘀，通经止痛。

【应用】

1. 用于血滞经闭、痛经、产后瘀滞腹痛等证 本品性味辛温，活血化瘀作用较强，为治瘀证的常用之品，尤长于通经、止痛。因此常用于因血瘀所致的经闭、痛经等疾。单用即可奏效；亦可配入理气活血、调经止痛之品。

2. 用于癥瘕积聚，心腹瘀痛，跌打损伤及痈肿疮疡等证 本品亦能活血化瘀而达消癥、通脉、消肿之效。治癥瘕积聚，多与活血消癥之品配用；治心腹瘀痛可配入活血止痛之品，近年有单用本品治冠心病心绞痛者，对缓解心绞痛及改善心电图有一定疗效；若为跌打损伤，可与活血疗伤之品配用；痈肿疮疡则当与清热解毒药同用。

3. 用于热郁血瘀斑疹色暗者 本品治疗此证，主要取活血祛瘀而化斑之功，常配入紫草、大青叶、牛蒡子等凉血解毒、化斑透疹之品，共收解毒、活血、透疹、消斑之效。

【用法用量】煎服，3~9 g；外用适量。

【使用注意】孕妇忌服，有出血倾向者不宜多用。

【参考资料】

1. 本草文献 《新修本草》："治口噤不语，血结，产后诸疾。"《本草衍义补遗》："红花，破留血，养血。多用则破血，少用则养血。"《本草纲目》："活血润燥，止痛，散肿，通经。"

2. 化学成分及药理作用 本品含红花醌苷、新红花苷和红花苷等苷类，又含红花黄色素、脂肪酸类、娠烯酮、β-谷甾醇等。红花有显著兴奋子宫作用，降低冠脉阻力、增加冠脉流量、减慢心率；并有抗心律失常、扩张血管、降压、抑制血小板聚集和增加纤溶作用。此外，红花油还有降血脂、镇痛、催眠、抗缺氧、抗疲劳、抑菌、消炎及免疫调节的作用。

附药

藏红花 为鸢尾科草本植物番红花的花柱头。因以前由西藏进口运销国内各地，故又名藏红花、西红花。主产于南欧各国及伊朗等地，现我国北京、浙江等地有引种栽培。性味甘，微寒。归心、肝经。有与红花相似的活血化瘀通经作用，且力量较强，又兼凉血解毒之功。尤宜于温热病热入血分发斑，热郁血瘀，斑色不红活者。用法用量：煎服，1~3 g。孕妇忌用。

桃 仁 《神农本草经》

为蔷薇科小乔木桃或山桃的成熟种子。前者全国各地均产，多为栽培；后者主产于辽宁、河北等地，野生。生用或炒用。

【性味归经】辛、苦，平。归心、肝、肺、大肠经。

【功效】活血化瘀，润肠通便。

【应用】

1. 用于瘀血所致的经闭、痛经、产后瘀滞腹痛、癥瘕、跌打损伤及肺痈、肠痈等证　本品味辛苦性平，入心肝血分，善散血滞，具有良好的活血通滞作用，治瘀滞诸证，无论寒、热、虚、实均可应用，在活血化瘀方中应用范围甚广，为临床十分常用的活血之品。治血滞经闭、痛经等，常与活血调经之品合用，如桃红四物汤；治癥积痞块，可与活血消癥药同用；对跌打损伤，可配入活血止痛疗伤之品；对热壅血瘀之肺痈、肠痈，本品常与清热解毒、排脓消痈之品同用，如《千金要方》苇茎汤，《金匮要略》大黄牡丹皮汤。

2. 用于肠燥便秘　本品为种仁，富含油脂，与杏仁相似，能润燥滑肠，常与当归、火麻仁等养血润肠之品配用。

此外，本品还可用治咳嗽气喘，亦有与杏仁相似的止咳平喘之效。

【用法用量】煎服，5～15 g，宜捣碎入煎。生品活血祛瘀力较强，潬后易去皮，除去非药用部分，有效物质易于煎出。炒桃仁偏于润燥和血，活血力缓和，多用于肠燥便秘。

【使用注意】本品有小毒，所含苦杏仁苷在体内分解生成的氢氰酸可麻痹延髓呼吸中枢，大量服用易引起中毒，故临床应用不可过量。孕妇忌用。

【参考资料】

1. 本草文献　《名医别录》："止咳逆上气，消心下坚，除卒暴击血，破癥瘕，通月水，止痛。"《珍珠囊》："治血结、血秘、血燥、通润大便、破蓄血。"

2. 化学成分及药理作用　本品含苦杏仁苷、苦杏仁酶、挥发油、脂肪油、氨基酸、蛋白质、甲基苷及糖类等。桃仁能明显增加脑血流量，降低冠脉血管阻力，减少心肌耗氧量，延长出凝血时间；桃仁及苦杏仁苷有润肠、镇静、抑菌、消炎、镇痛、抗过敏、保肝、利胆、抗肿瘤、兴奋子宫等作用。

3. 其他　目前对桃仁去皮与不去皮，生用与炒用仍有不同看法。有人认为，桃仁与杏仁用途不同，桃仁主要功效是活血祛瘀，因此苦杏仁苷不应视为有效成分，而应视为毒性成分。生用由于保存了苦杏仁酶的活性，可使苦杏仁苷在水煎过程中或粉碎后水解成氢氰酸而挥发，从而降低其毒性；而桃仁皮虽对有效成分的溶出有一定的影响，但捣碎即可解决。动物实验也支持桃仁宜净制后捣碎生用的看法。

益 母 草　《神农本草经》

为唇形科一年生或二年生草本植物益母草的地上部分。全国各地均产。生用、酒拌蒸（或酒炙）后用或熬膏用。

【性味归经】辛、苦，微寒。归心、肝、膀胱经。

【功效】活血祛瘀，利尿消肿。

【应用】

1. 用于血滞经闭、痛经、经行不畅、产后瘀滞腹痛、恶露不尽等　本品辛散苦泄，制后其性温通，主入血分，最善活血祛瘀而调经，为妇科经产要药，故有益母之名。可单用熬膏服，亦可与当归、川芎等活血止痛、养血调经之品配伍，如《集验良方》益母丸。跌打损伤、胸痹疼痛等瘀血证，亦可选用本品。

2. 用于水肿，小便不利　本品有利尿消肿之功。临床既可单用，又可与利水渗湿之品同用。近代用治急性肾炎有效。

【用法用量】煎服，10～30 g；或熬膏，入丸散剂。

【使用注意】孕妇忌用。

【参考资料】

1. 本草文献　《神农本草经》："茎主瘾疹痒，可作浴汤。"《本草拾遗》："主浮肿，下水，兼恶毒肿。"《本草纲目》："活血、破血、调经、解毒。"

2. 化学成分及药理作用　本品含生物碱（益母草碱、水苏碱等）、黄酮类（洋芹素、槲皮素等），并含二萜类、挥发油、脂肪酸等。本品对多种动物的子宫呈兴奋作用，使子宫收缩频率、幅度及紧张度增加；能增加冠脉流量，减慢心率，改善微循环，防治心肌梗死，抑制血栓形成；能扩张外周血管及降低血压；并有抗真菌、利尿等作用。

牛　膝　《神农本草经》

为苋科多年生草本植物牛膝和川牛膝的根。前者主产于河南及河北、山西等地；后者主产于四川及云南、贵州等地。生用、酒炙用或盐炙用。

【性味归经】辛、苦、甘，平。归肝、肾经。

【功效】活血祛瘀，补肝肾、强筋骨，引血下行，利尿通淋。

【应用】

1. 用于瘀血阻滞的经闭、痛经、月经不调、产后腹痛及跌打损伤等　本品性味辛平，活血祛瘀而性善下行，长于通调月经，常用于妇科经产诸疾，其活血化瘀之力较强，可与其他活血调经之品配伍；治跌打损伤，瘀滞疼痛者，亦可活血疗伤止痛，宜与活血疗伤止痛药合用。

2. 用于肾虚腰痛及久痹腰膝酸痛乏力等　本品制用能补肝肾，强筋骨。治肝肾虚弱，腰膝酸痛者，可与补肝肾、强筋骨之品同用。若为痹证日久肝肾亏虚，牛膝既活血止痛，又能补益肝肾，强健筋骨，兼可祛风湿，故尤为适宜。应与桑寄生、独活、杜仲等祛风湿、强筋骨之品同用，如《千金要方》独活寄生汤；若虚损较甚，痿软无力者，又当与补肝强筋骨之品同用。若湿热成痿者，可与黄柏、薏苡仁等清热燥湿、利湿之品同用，如《医学正传》三妙丸。

3. 用于肝阳上亢之头痛眩晕；胃火上炎，齿龈肿痛、口舌生疮及气火上逆，迫血妄行之吐血、衄血、血热上溢之症　本品性平不寒，但味苦善泄降，能导热下泄，引血下行，以降上炎之火、上逆之血。临床可随证相应配入平肝潜阳、清热泻火或凉血止血之品以协同增效。

4. 用于淋证、水肿、小便不利　本品具有利尿通淋之功，对淋证，可与利尿通淋之品配用。若劳淋或气淋（气虚型），牛膝既可利尿通淋，又可补肝肾，可与补肾补气及利水通淋之品同用。对肾阳虚而水肿小便不利者，牛膝补肝肾而又利尿，宜与附子、肉桂、茯苓等温阳、利水药同用。

【用法用量】煎服，5～15 g。引血下行、利尿通淋多生用。酒炙后，增强活血祛瘀，通经止痛作用；盐炙后，增强补肝肾，强筋骨之效。

【使用注意】孕妇忌服。

【参考资料】

1. 本草文献　《神农本草经》："主寒湿痿痹，四肢拘挛，膝痛不可屈伸，逐血气，伤热火烂，堕胎。"《本草纲目》："治久疟寒热，五淋尿血、茎中痛，下痢，喉痹，口疮，齿痛，痈肿恶疮，伤折。"

2. 化学成分及药理作用　本品含蜕皮甾酮、牛膝甾酮、紫基牛膝甾酮、三萜皂苷、多糖、生物碱、香豆素类等成分。本品有显著兴奋子宫平滑肌、抗生育、抗着床及抗早孕作用；有扩张血管、改善微循环、降血压、降低全血粘度、血细胞比容；有消炎、镇痛、消肿作用；有提高机体免疫功能、抗衰老、降低血糖等作用。

3. 其他　牛膝（怀牛膝）和川牛膝来源于不同植物，两者功效基本相同，目前多认为怀牛膝偏于补肝肾、强筋骨，川牛膝偏于活血祛瘀。而明清本草的记载颇不一致，现代研究亦有不同结论，应当进一步加以研究。

鸡　血　藤　　《本草纲目拾遗》

为豆科攀援灌木密花豆的藤茎。主产于广西、云南等地。生用或制成膏、胶用。

【性味归经】辛、苦、甘，温。归肝经。

【功效】活血补血，舒筋活络。

【应用】

1. 用于月经不调、痛经、经闭或产后瘀阻腹痛　本品辛、苦而不燥，性温而不烈，既能活血祛瘀，又能补血，尤多用于血虚而兼瘀滞的上述妇科病证。若偏于瘀滞者，可配入活血调经之品；若偏于血亏者，则配入养血调经之药。

2. 用于肢体麻木瘫痪及风湿痹痛　本品能养血活血而兼舒筋活络，故对上述病证，无论血瘀、血虚或血虚兼瘀者，均可使用。对气血不足，肌肤失养或瘀血阻滞、脉络不通之肢体麻木瘫痪，可分别与益气养血、活血通络药同用；对风湿痹痛，宜与祛风湿止痛药配伍。

此外，本品还可用于贫血，心悸、失眠，或放射线引起的白细胞减少，单用或配伍用。

【用法用量】煎服，10～30 g。

【参考资料】

1. 本草文献　《本草纲目拾遗》："其藤最活血，暖腰膝，已风痰。"藤胶"壮筋骨，已酸痛，和酒服……治老人气血虚弱，手足麻木瘫痪等症。"《饮片新参》："去瘀血，生新血，流利经脉。"

2. 化学成分及药理作用　本品含异黄酮、二氢黄酮、查耳酮、拟雌内酯、三萜及甾醇等类型的化合物。本品有补血作用，能降低血管阻力，能增强子宫节律性收缩；并有抑制血小板聚集、消炎、促进肝细胞再生、降血脂等作用。

3. 其他　《本草纲目拾遗》在藤部收载鸡血藤胶。其"胶"有二：一"乃藤汁也"，应指鸡血藤汁的凝固品；二乃专指由滇鸡血藤膏粉、川牛膝、续断、红花、黑豆、熟糯米粉及饴糖等药物制膏剂，今所用主要为后者。功用与鸡血藤相似而补力更胜，补血强筋骨作用更佳。

泽　　　兰　　《神农本草经》

为唇形科多年生草本植物地瓜儿苗的茎叶。主产于黑龙江、辽宁等地。生用。

【性味归经】辛、苦，微温。归肝、脾经。

【功效】活血祛瘀，利水消肿。

【应用】

1. 用于妇女血瘀经闭、痛经、月经不调、产后瘀滞腹痛及跌打损伤、痈肿等证　本品辛散温通，善活血而调经，且作用温和，行血而不峻烈，故为妇科活血调经常用之品。治妇科瘀血证，常配活血养血调经、疏肝理气止痛之品；若治跌打损伤，可单用捣敷，亦可配伍活血疗伤止痛之品；治痈肿，则可配入清热解毒消痈之品。

2. 用于产后水肿，浮肿及腹水　本品利水作用缓和，单用力薄，常配入其他能利水消肿、健脾渗湿之品。

【用法用量】煎服，10～15 g；外用适量。

【使用注意】孕妇忌用。

【参考资料】

1. 本草文献　《神农本草经》："主乳妇内衄，中风余疾，大腹水肿，身面四肢浮肿，骨节中水，金疮、痈肿疮脓。"《药性论》："主产后腹痛……又治通身面目大肿，主妇人血沥腰痛。"《日华子本草》："消扑损瘀血，治鼻洪、吐血、头风目痛。"

2. 化学成分及药理作用　本品含挥发油、黄酮、酚类、糖类、三萜类、有机酸、皂苷等。本品有抗血栓形成、降低血小板聚集、改善微循环作用，全草制剂尚有一定的强心作用。

王不留行　　《神农本草经》

为石竹科一年生或二年生草本植物麦蓝菜的种子。主产河北等地。生用或炒用。

【性味归经】辛、苦，平。归肝、胃、膀胱经。

【功效】活血通经，下乳，利尿通淋。

【应用】

1. 用于血滞经闭、痛经等证　本品活血化瘀，其性"走而不守"，有活血通经之效。可与当归、川芎、红花等活血化瘀、通经止痛之品配用。

2. 用于产后乳汁不行及乳痈等证　本品归胃、肝二经，秉宣通之性，善通乳脉，为治产后因乳脉不通而致乳汁不行或乳汁少者，临床常与穿山甲为伍，效果更好；若兼有气血虚者，又可配黄芪、党参、当归等补益气血之品；若乳脉不通而成乳痈者，本品活血消痈，可与蒲公英、漏芦等清热解毒消痈药同用。

3. 用于淋证　本品有利尿通淋之功，可与其他利尿通淋之品合用。

【用法用量】煎服，4～10 g。本品治乳痈或其他疮痈肿痛多生用，应打碎入煎；炒后爆裂体泡，易于煎出有效成分，且性偏温，长于活血通经。

【使用注意】孕妇慎用；晚期妊娠引产时，应慎用，注意观察，切不可过度收缩子宫而引起不良后果。

【参考资料】

1. 本草文献　《名医别录》："止心烦鼻衄，痈疽恶疮，瘘乳，妇人难产。"《本草纲目》："利小便"；"王不留行能走血分，乃阳明冲任之药，俗有'穿心甲、王不留，妇人服了乳长流'之语，可见其性行而不住也。"

2. 化学成分及药理作用　本品含多种皂苷，并含王不留行黄酮苷以及脂肪、蛋白质、生物碱、香豆素类化合物。王不留行具有抗早孕、消炎、镇痛作用，对艾氏腹水瘤、人体肺癌有抑制作用。其煎剂可引起光敏性皮炎。

第三节　　活血疗伤药

凡能活血化瘀，并以治疗伤科瘀滞疾患为主的药物，称活血疗伤药。

本类药多能活血化瘀而消肿止痛，又多兼续筋接骨或止血生肌等功效。主要适用于跌打损伤，瘀肿疼痛，骨折筋损，金疮出血等伤科疾患，其中多数药物也可用于其他瘀血病证。

应用本类药物时，对跌打损伤瘀肿疼痛，常配活血止痛药；若骨折筋损，除选用功兼续筋接骨之品外，亦常配用强筋骨之品；若金疮出血，则还宜配伍化瘀止血生肌之品。

䗪 虫 《神农本草经》

为鳖蠊科昆虫地鳖、冀地鳖雌虫的全体。全国均产，主产于湖南等地。生用或炒用。

【性味归经】咸，寒。有小毒。归肝经。

【功效】破血逐瘀，续筋接骨。

【应用】

1. 用于跌打损伤、筋伤骨折、瘀肿疼痛及血瘀经闭、癥积等　本品长于活血疗伤，续筋接骨，为伤科常用之药，可以外敷，又可内服。内服既可单用（研末黄酒冲服），亦可配伍。如骨折伤痛，可与其他活血止痛、续筋接骨、强筋骨之品配用。

2. 用于血瘀经闭、癥积等　本品入肝经血分，又能活血逐瘀以通经或消癥。治妇女瘀血经闭，与活血调经药用同；治癥积痞块，可配入活血消癥之品。

【用法用量】煎服，3～10 g；研末服 1～1.5 g，以黄酒送服为佳。生品多外用，内服因其有腥臭味，不便于服用，故多炒制后用。

【使用注意】孕妇忌服。

【参考资料】

1. 本草文献　《神农本草经》："主心腹寒热洗洗，血积癥瘕，破坚，下血闭。"《本草纲目》："行产后血积，折伤瘀血，治重舌木舌，口疮，小儿腹痛夜啼。"

2. 化学成分及药理作用　本品主要成分为氨基酸，尚含挥发油、多种微量元素、β-谷甾醇、鲨肝醇、生物碱和直链脂肪族化合物。䗪虫有抗血栓作用，其纤溶活性成分为一种具有纤溶酶原激活作用的丝氨酸蛋白酶，并具有尿激酶型纤溶酶原激活物的特点；其提取物还可抑制血小板聚集、释放；并有降血脂、抗缺氧等作用。

3. 其他　本品的常见别名有地鳖、土鳖、地乌龟等。

自 然 铜 《雷公炮炙论》

为天然黄铁矿，主含二硫化铁（FeS_2）。主产于四川、湖南等地。以火煅透，醋淬，研末水飞用。

【性味归经】辛、苦，平。归肝、肾经。

【功效】散瘀止痛，接骨疗伤。

【应用】

用于跌打损伤、骨折筋断、瘀血肿痛　本品味辛而散，走肝经血分，能活血散瘀止痛，尤长于促进骨折愈合，为专于伤科接骨疗伤之药。内服外敷均可，常与骨碎补、䗪虫、当归、乳香等活血止痛疗伤之品配伍。

【用法用量】煎服，10～15 g，多入丸散；醋淬研末服每次 0.3 g。本品含砷等有害物质，火煅可使其含量降低。

【使用注意】孕妇忌用。

【参考资料】

1. 本草文献 《开宝本草》: "疗折伤, 散血止痛, 破积聚。"《本草纲目》: "自然铜, 接骨之功与铜屑同, 不可诬也。但接骨之后, 不可常服, 即便理气活血可尔。"

2. 化学成分及药理作用 本品主要成分为二硫化铁, 并混含铜、镍、锑、砷等物质及20余种微量元素。本品对骨折愈合有显著促进作用。

苏　木　《新修本草》

为豆科灌木或小乔木苏木的心材。主产于广东、广西等地。用时刨成薄片或碾成粗粉用。

【性味归经】 辛, 平。归心、肝经。

【功效】 活血疗伤, 祛瘀通经。

【应用】

1. 用于跌打损伤、骨折筋伤、瘀血肿痛 本品活血散瘀, 较长于消肿止痛而疗伤, 既可外用, 又可内服, 常与活血止痛疗伤之品合用, 如《医宗金鉴》八厘散, 以之与红花、血竭等同用。

2. 用于妇科多种瘀血病证 本品活血祛瘀止痛, 又能入肝经而通经络、调血脉, 凡妇女肝血瘀阻而致的血滞经闭、痛经、产后瘀滞腹痛等症, 均可使用, 并宜与当归、香附等活血疏肝、调经止痛药配伍。

【用法用量】 煎服, 3~10 g; 外用适量。

【使用注意】 孕妇忌用。

【参考资料】

1. 本草文献 《新修本草》: "主破血、产后血胀闷欲死者。"《日华子本草》: "治妇人血气心腹痛, 月候不调及褥劳, 排脓止痛, 消痈肿扑损瘀血。"

2. 化学成分及药理作用 本品含巴西苏木素、查耳酮、原苏木素、苯骈四氢吡喃、苏木醇、苏木酮等类化合物, 另含挥发油、有机酸及鞣质等。本品能增强心肌收缩力, 并有镇静、催眠、抗惊厥、镇痛、抑菌、降血糖、抑制血小板聚集、抗癌等作用。

骨 碎 补　《药性论》

为水龙骨科多年生附生蕨类植物槲蕨或中华槲蕨的根茎。主产于浙江、陕西等地。生用或砂炒用。

【性味归经】 辛、甘, 温。归肝、肾经。

【功效】 活血续伤, 补肾强骨。

【应用】

1. 用于跌打损伤、骨折筋断、瘀肿疼痛 本品虽有活血之功, 但专于疗伤, 其他瘀血证十分少用。因其能行血脉, 续筋骨, 疗伤而止其痛, 其又能健筋骨, 可利于骨折愈合生长, 故为伤科常用之品, 尤宜骨折筋损之证。可单用内服外敷。或配入复方应用, 临床多与活血止痛、疗伤接骨之品同用。

2. 用于肾虚腰痛脚弱、耳鸣耳聋、牙痛及久泻等病证 本品甘温入肾, 以强筋骨, 益虚损, 用于上述肾虚诸证, 可单用, 或配伍熟地黄、牛膝、杜仲等补肝肾、益精血药, 疗效更佳。

【用法用量】煎服，10～15 g，外用适量。骨碎补生品密被鳞片，不易除净，且质地坚硬而韧，不利于粉碎和煎煮出有效成分，故临床多用其炮制品（砂烫）。

【使用注意】本品性温助阳，阴虚内热者宜慎用。

【参考资料】

1. 本草文献　《开宝本草》："主破血止血、补伤折。"《本草纲目》："治耳鸣及肾虚久泻、牙痛。"

2. 化学成分及药理作用　本品含里白烯、里白醇等多种脂溶性成分，柚苷、骨碎补双氢黄酮苷等。本品能降血脂、抗动脉硬化；能促进骨对钙的吸收、提高血钙和血磷水平，从而有利于骨折的愈合；并有强心、镇静和镇痛作用；本品对链霉素的耳毒性有一定解毒作用。

马 钱 子　　《本草纲目》

为马钱科木质大藤本植物云南马钱或马钱的成熟种子。前者主产于云南等地，后者主产于印度等地。生用（多外用）或制用。

【性味归经】辛、苦，寒。有大毒。归肝经。

【功效】活血通络止痛，攻毒散结消肿。

【应用】

1. 用于风湿痹痛或跌打损伤诸证　本品为苦寒有毒之品，功能活血通络止痛，尤善搜筋骨之风湿，开通经络，透达关节，止痛力强，为治风湿顽痹、拘挛疼痛麻木之佳品。单用即效，更宜配入祛风散寒胜湿及活血止痛之药物。治跌打损伤，由于本品具良好的活血止痛之效，亦成为伤科疗伤止痛之佳品，于跌打损伤，失闪岔气，伤筋骨折，瘀肿疼痛，不论单用还是入复方，外敷或内服，均有良效。

2. 用于痈疽疮毒　本品苦寒清泄血热，又能散结消肿，攻毒止痛，可用治痈疽、疥癣诸证。常作外用，单用或与清热解毒之品配伍。

【用法用量】内服宜制用，多入丸散剂，日服0.3～0.6 g。外用适量，研末调涂，亦可浸软后切片外贴。

【使用注意】本品有大毒，内服宜制用，且不可过量，亦不宜久服。过量中毒可引起肢体颤动、惊厥、呼吸困难，甚至昏迷或死亡。成人一次服士的宁5～10 mg可致中毒，服30 mg可致死。死亡原因为脊髓反射兴奋显著亢进，反复强直性惊厥造成衰竭及窒息。

【参考资料】

1. 本草文献　《本草纲目》："伤寒热病，咽喉痹痛、消痞块，并含之咽汁，或磨水噙咽。"《医学衷中参西录》："开通经络，透达关节之力，实远胜于他药。"

2. 化学成分及药理作用　本品含多种生物碱，主要为番木鳖碱（士的宁）、马钱子碱，并含番木鳖苷、绿原酸等。士的宁对整个中枢神经系统都有兴奋作用，还能刺激味觉感受器，反射性增加胃液分泌，促进消化功能和食欲，过量则抑制；马钱子碱有明显的镇痛作用，对感觉神经末梢有麻痹作用；水煎剂及马钱子碱对皮肤真菌及肺炎链球菌等有抑制作用。

3. 其他　马钱子炮制后毒性降低，主要是通过改变毒性成分的结构，并非单纯地降低含量来降低毒性。即马钱子加热炮制不仅仅是减少了生物碱含量，更重要的是转化成了氮氧化物和异型生物碱。士的宁和马钱子碱的毒性分别比它们相应的氮氧化物大10倍和15.3倍，但药理作用与氮氧化物相似。由此可见，马钱子炮制后，生物碱转化为氮氧化物，毒性较低，作用较强，因此，马钱子内服宜炮制后用。

另，马钱子又称番木鳖，另一种葫芦科藤本植物木鳖子，又称土木鳖，两者科属不同，功用互异，不可混淆。番木鳖呈圆形，一面的中心凹陷，状如纽扣，密生丝状茸毛；木鳖子为平圆板状，中间隆起，周边有锯齿状突起，无茸毛。临床使用时注意分辨。

第四节　活血消癥药

以破血逐瘀为主要功效，常用以消癥化积的药物称破血消癥药。

本类药物药性峻烈，活血作用最强，活血药中的虫类药多有破血消癥功效。适用于瘀血时间较长，程度较重的瘀血证，尤多用于癥瘕积聚。于妇科瘀血证，亦多用于血滞经闭，其他妇科瘀血证如月经不调、痛经、产后瘀阻腹痛等较少使用本类药物。因其易动血耗气，必要时可与益气养血药同用。

应用本类药物治癥积时，因其多兼气结痰凝，故常配行气破气药或化痰软坚药以加强其消癥效果。此外，使用本类药物还常与补益之品配伍，一方面可防破血消癥药性燥劲猛，耗伤正气；另一方面则因癥积之人病程大多较长，每兼体虚，与补药同用，可奏攻补兼施之效。

本类药物药性峻猛，最易耗血动血，凡出血证或虚证及孕妇，当忌用。

莪　术　《雷公炮炙论》

为姜科多年生草本植物蓬莪术、广西莪术或温郁金的根茎。蓬莪术主产于四川、福建、广东等地；广西莪术主产于广西等地；温郁金主产于浙江、四川等地。生用或醋炙用。

【性味归经】辛、苦，温。归肝、脾、胃经。

【功效】破血祛瘀，行气止痛。

【应用】

1. 用于血瘀或血瘀气滞所致的癥瘕积聚、经闭以及心腹瘀痛等　本品辛散温通，既能破血祛瘀，又能行气止痛，尤长于消癥瘕积聚。治疗以上诸证，均常与三棱相须为用。治癥瘕积聚，前人称其"治积聚诸气，为最要之药。"现代常用本品治肝脾肿大、肝硬化，并根据病程的新久，瘀血轻重及体质强弱配以活血疏肝、软坚散结或补气益血之药。其注射液对宫颈癌等多种癌肿亦有一定疗效。

2. 用于食积气滞较重者　本品入于脾胃，有较强的行气止痛消胀作用。治食积证脘腹胀痛甚者，常配木香、槟榔等行气止痛、消食导滞之品，如木香槟榔丸。

【用法用量】煎服，3～10 g。生莪术行气消积力强，醋莪术重在入肝经血分，瘀血证多用。

【使用注意】本品药性峻猛，有耗气伤血之弊，中病即止，不宜过量、久服。月经过多者或孕妇忌用。

【参考资料】

1. 本草文献　《药性论》："治女子血气心痛，破痃癖冷气，以酒醋磨服效。"《日华子本草》："治一切气，开胃消食，通月经、消瘀血，止扑损痛，下血及内损恶血等。"《本草图经》："今医家治积聚诸气为最要之药。与荆三棱同用之良。妇人药中亦多使。"

2. 化学成分及药理作用　本品含挥发油，其中蓬莪术挥发油中主要成分为倍半萜类；广西莪术挥发油

中含 α-蒎烯、β-蒎烯、莰烯等；温郁金挥发油含姜黄三酮、四甲基吡嗪等。莪术油能兴奋胃肠道平滑肌、抗溃疡、保肝抗癌、增强免疫；莪术水提液可显著抑制血小板聚集，抑制血栓形成，改善微循环；并有抗早孕、抑菌、抗病毒、消炎、镇痛等作用。

三　棱　《本草拾遗》

为黑三棱科多年生草本植物黑三棱的块茎。主产于江苏等地。生用或醋炙后用。

【性味归经】辛、苦，平。归肝、脾经。

【功效】破血祛瘀，行气止痛。

【应用】

本品功效与主治病证与莪术基本相同，且常相须为用。虽两者均有较强的破血祛瘀作用，然两相比较，相对而言，三棱破血之力胜于莪术，莪术破气作用强于三棱。

【用法用量】煎服，3～10 g。三棱醋炙后主入血分，增强破血止痛之力。

【使用注意】同莪术。

【参考资料】

1. 本草文献　《开宝本草》："主老癖癥瘕结块。"王好古："三棱，破血中之气，肝经血分药也。三棱、莪术治积块疮硬者，乃坚者削之也。"

2. 化学成分及药理作用　本品含甲酸乙酯、辛醇、苯乙醇等挥发油。本品有抗血栓形成、抑制血小板聚集、降低全血粘度及抗凝血作用。

3. 其他　除本品外，莎草科植物荆三棱的块茎在部分地区亦作三棱使用，药材名"黑三棱"。与正品所用植物名相同。正品三棱（植物黑三棱）原生长于古荆州地区，致药材名"荆三棱"；而莎草科三棱因块茎须根多，需火烧其须根（习惯不去皮），致药材变黑，故药材名"黑三棱"。入药以黑三棱科黑三棱为优。

水　蛭　《神农本草经》

为环节动物水蛭科蚂蟥、水蛭或柳叶蚂蟥的全体。全国大部分地区均有。生用或用滑石粉烫后用。

【性味归经】辛、咸，平。有小毒。归肝经。

【功效】破血逐瘀。

【应用】

用于癥瘕积聚、血瘀经闭及跌打损伤等　本品破血逐瘀力强，善能消散癥结，通畅血脉；亦可通月经，疗伤痛。治以上瘀血证，可分别与消癥化瘀、活血调经或疗伤止痛之品配伍，如《伤寒论》抵当汤，以本品与桃仁、大黄、虻虫同用，治闭经、癥瘕。若兼体虚者，则配伍补益药以防伤正。

临床治血小板增多症，以本品煎服，有一定疗效；治脑出血颅内血肿亦有效。

【用法用量】入煎剂 3～6 g；研末服，0.5～1.0 g。以入丸散或研末服为宜。生品多入煎剂，滑石粉炒后能降低毒性，质地酥脆，利于粉碎，多入丸散剂。

【使用注意】孕妇忌服。

【参考资料】

1. 本草文献　《神农本草经》："主逐恶血、瘀血、月闭，破血瘕积聚……利水道。"《本草衍义》："治伤折。"

2. 化学成分及药理作用　水蛭主要含蛋白质；新鲜水蛭唾液中含有水蛭素，还含有肝素、抗血栓素及组织胺样物质。水蛭素具强大的抗凝作用，对血小板聚集有明显的抑制作用和抗血栓形成的作用；水蛭水煎剂能降低全血比粘度、血浆比粘度、血细胞比容，减少纤维蛋白含量，改善血液流变性的作用；还有抑制肿瘤细胞、降血脂、终止妊娠、促进血肿吸收、减少蛋白尿等作用。

虻　虫　《神农本草经》

为虻科昆虫复带虻的雌性全虫。各地均有，以畜牧区最多。生用或炒用，以炒用为多。

【性味归经】辛、苦，微寒。有小毒。归肝经。

【功效】破血逐瘀。

【应用】

用于癥瘕积聚、血滞经闭及跌打损伤　本品破血逐瘀而消癥，通经之力较峻猛。治癥积，可与水蛭、蟅虫等活血消癥之品及行气消积之品同用；治血滞经闭，又宜配活血养血调经类药物；治跌打损伤，则当配乳香、没药等活血疗伤止痛之品。

【用法用量】煎服，2～6 g；研末服，0.3～0.6 g。虻虫生品腥臭味较强，并有致泻的副作用，故临床多米炒或焙后使用，可降低其毒性和腥臭气味。

【使用注意】孕妇忌服，腹泻者慎用。

【参考资料】

1. 本草文献　《神农本草经》："逐瘀血，破下血积，坚痞，癥瘕，寒热，通利血脉及九窍。"《名医别录》："女子月水不通，积聚，除贼血在胸腹五脏者，及喉痹结塞。"

2. 化学成分及药理作用　本品有抗凝血酶作用，能显著延长出血时间，减少血浆纤维蛋白原含量，抑制血小板聚集，降低全血粘度比和血浆浓度比，降低血细胞比容，改善血液流变性。

穿 山 甲　《名医别录》

为鲮鲤科动物鲮鲤的鳞甲。主产于广西、云南、广东等地。与砂同炒至松泡而呈黄色，或炒后再加入醋略浸，晒干备用。

【性味归经】辛、咸，微寒。归肝、胃经。

【功效】活血祛瘀，通经下乳，消肿排脓。

【应用】

1. 用于癥瘕积聚、血滞经闭及风湿痹痛等　本品善于走窜行散，活血通络、祛瘀散结之力较强，能内达脏腑经络，通过其活血而收软坚散结、通经活络之效。治癥瘕积聚，常配伍活血消癥之品；血滞经闭则多配伍活血调经之品；于风湿痹痛，关节拘挛、肢体麻木，又多与祛风湿止痛药合用。

2. 用于产后因乳脉不通所致乳汁不下或乳汁少者　本品能通乳脉以下乳汁。治此证常与通脉下乳的王不留行同用，前人有"穿山甲，王不留，妇人服了乳长流"之说。若兼气血虚弱者，又当配入大补气血的当归、黄芪等品。

3. 用于痈肿疮毒、瘰疬等　本品既能活血祛瘀，又善消肿排脓，可使疮痈未成脓者消肿，已成脓者速溃，为临床治疮疡之常用药物。又因兼通乳脉，对于因乳脉不通、乳汁不下而成乳痈者，最为适宜。痈肿初起者多与清热解毒消痈之品配伍，久而脓成不溃者，可与益气养血药合用；若为瘰疬痰核，又常与化痰软坚散结之药同用。

【用法用量】煎服，3～15 g；研末服，每次 1～1.5 g，每日 2～3 次，生穿山甲质硬不易粉碎及煎煮，并有腥臭气，多不直接入药。多以砂炒为炮山甲入药。

【使用注意】孕妇忌服。

【参考资料】

1. 本草文献　《本草纲目》："除痰疟寒热，风痹强直疼痛，通经脉，下乳汁，消痈肿，排脓血，通窍，杀虫。"《医学衷中参西录》："穿山甲，气腥而窜，其走窜之性，无微不至，故能宣通脏腑，贯彻经络，透达关窍，凡血凝血聚为病，皆能开之。"

2. 化学成分及药理作用　本品含多种氨基酸、硬脂酸、胆甾醇、二十三酰丁胺、角蛋白、挥发油、穿山甲碱、胆甾醇及多种微量元素等。本品有扩张血管、降低外周阻力，显著增加股动脉血流量，改善微循环作用；能明显延长凝血时间，降低血液粘度；并有升高白细胞、消炎、提高机体免疫力和缺氧耐受力的作用。

自 学 指 导

【重点难点】

1. 在性能方面　活血化瘀药多为辛温，少数药性偏寒。其中川芎温燥性较强，性秉升散；延胡索药性温和；红花药性微温；郁金则性寒味苦，兼能清热；丹参药性微寒（能凉血），味辛、苦（表示其清泄的作用特点）；益母草药性微寒（略能清热解毒），味辛、苦；牛膝性平，味辛、苦（具有清降的偏性）、甘（能补肝肾）。至于归经，以归心、肝二经为主，郁金利胆退黄而兼入胆经；延胡索可治脘腹气滞疼痛而兼入脾（胃）经；益母草利湿热而兼入膀胱经；牛膝补肝肾而兼入肝、肾经。此外，应注意桃仁有小毒，䗪虫、水蛭、虻虫为性猛有毒之品，马钱子具有较强的毒性。

2. 在功效方面　活血止痛药，既可活血化瘀以缓解瘀滞之疼痛，又具有直接的止痛功效。其中川芎、郁金、姜黄、延胡索为"血中气药"，即这些药物以入血分化瘀为主，同时又有行气（解郁）的功效。活血调经药，根据其功效特点亦可统称为活血化（祛）瘀，前者能突出其作用的重点，后者则反映其应用广泛，均有其利弊；其中红花还兼能止痛，又可称为活血止痛，或谓其活血化瘀，通经止痛。活血疗伤药，活血化瘀而消肿止痛，又多兼续筋接骨或止血生肌等功效，如䗪虫、自然铜、骨碎补。活血消癥药，可以统一为活血化瘀，因其作用较为峻烈，故多称破血祛瘀，或破血逐瘀；又因其多用于癥积，亦常称为破血消癥。其中莪术与三棱亦为血中气药，除长于破血外，还有较强的行气功效；二药相比较，莪术破气之力过于三棱，而三棱破血之力过于莪术，故常相须为用。穿山甲还兼通经下乳，消肿排脓之功。此外，川芎能祛风（散寒、燥湿），郁金能凉血清心、利胆退黄，姜黄能通络，乳香与没药能消肿、生肌，丹参兼能凉血（清心）除烦、宁心安神，桃仁兼能润肠通便（止咳平喘），益母草兼能利尿消肿（清热解毒），牛膝兼能补肝肾强筋骨、引血下行、利尿通淋，鸡血藤兼能补血、舒筋活络，骨碎补活血而兼能补肾，均有比较特殊的功效。

3. 在应用（或主治）方面　活血止痛药，均可主治多种瘀血证，并以瘀血疼痛者为主。其中川芎可用于妇女月经失调、痛经、产后腹痛，心脉瘀阻之胸痹心痛，跌打损伤，风湿痹证等各部位的瘀血证，尤宜于肝郁血瘀而偏寒者；延胡索活血化瘀作用缓和，长于止痛，凡血瘀、气滞所致的各种疼痛，均可选用；郁金性寒，又善行气解郁，多用于胸腹胁肋疼痛及妇女痛经、经闭等气滞而血瘀者，尤宜于偏热之证；姜黄活血、行气、止痛之功与郁金相似，只是药性偏温，故不善主治有热之证；又因其能通络，故除主治胸腹胁肋血瘀气滞疼痛证外，还可主治跌打损伤及痹证等肢体疼痛而有瘀滞者；乳香与没药相似，均长于止痛，可主治多种瘀血疼痛证。活血通经药，虽然主要用以治疗妇女瘀血内阻所致的月经失调、痛经、经闭、产后腹痛、恶露不尽等症，但还可主治其他多种瘀血证。其中丹参可去瘀生新、活血而不伤正，除颇宜于上述妇科瘀血证外，亦常用于腹内癥积、跌打损伤；现代还多用于治疗冠心病心绞痛、血栓性脉管炎等；其性偏寒，瘀而有热者亦宜，治痈肿疼痛及温热病热入营血选用本品，也与其活血之功相关。红花又长于止痛，癥瘕积聚、心腹瘀痛、跌打损伤及疮痈肿痛等瘀滞证，亦常使用；热郁血滞而斑疹紫暗者，是其较为特殊的主治证。桃仁性平，应用尤为广泛，亦常用于癥瘕积聚、心腹瘀痛、跌打损伤，还多用以治疗肠痈及肺痈。益母草虽为妇科经产要药，外伤瘀痛和胸痹亦可选用。牛膝亦长于治疗跌打损伤。鸡血藤治疗妇女月经失调诸证，不论血瘀或血虚者皆宜，尤多用于血虚而兼瘀滞者；并宜于痹证及肢体偏瘫麻木而有血瘀或血虚之证。活血疗伤药中，骨碎补虽有活血功效，但主治的瘀血证不多，仅用于跌打损伤，骨折筋伤或瘀血肿痛；又因其可补肾，故可主治肾虚所致的腰痛脚弱、耳鸣耳聋、牙痛及久泻等症。破血消癥药，除主治癥瘕积聚外，还可用以治疗血滞经闭等证。莪术与三棱对气滞而血瘀之心腹瘀痛，食积气滞、脘腹胀痛，亦较常用。水蛭还可主治血小板增多症、脑出血、颅内血肿等病。穿山甲还常用于风湿痹证，关节拘挛疼痛、产后乳脉不通、乳汁不下及痈肿、痰核等。

此外，还应注意各药兼有功效相应的主治病证，如川芎与郁金还善行气解郁，又可主治肝郁气滞诸证。川芎为止头痛之要药，且能祛风止痛，故风寒表证、风湿痹痛等亦常用川芎。郁金又能凉血清心、利胆退黄，故湿温病清窍闭阻（或温邪内陷心包），神志不清，痰阻心窍之癫痫，血热妄行的吐血、衄血及妇女倒经（即经期衄血，多因肝郁化火犯肺所致），湿热黄疸等证，均常使用。并应理解本品主治以上病证的不同意义：如主治热病神昏，其主要用以凉血清心；主治血热妄行，其既可凉血，又可降气解郁。乳香与没药，常用于疮疡，治疮痈初起，红肿疼痛，其可活血止痛，并促进痈肿消退，宜与清热解毒药同用，内服外用皆可；其主治疮疡溃后不敛，宜局部外用，有生肌之效。丹参配伍相应的对证药，又常用于疮痈肿痛，热入心营，心烦不眠及失眠、心悸等。桃仁又可用于肠燥便秘（及咳喘）。益母草尚能主治水肿（及湿热疮疹、皮肤瘙痒）。牛膝除用于肝肾不足筋骨痿软、疼痛及淋证、水肿之外，尤应理解和掌握其主治肝阳上亢、火热上炎、血热上溢诸证的意义及配伍原则。

4. 在配伍方面　应着重理解川芎（或郁金）配伍柴胡的主要意义，以及川芎主治多种头痛的配伍原则。川芎（或郁金）配伍柴胡，可增强疏肝解郁、活血止痛之效，宜用于肝郁不舒或肝郁血瘀之证。川芎主治风寒头痛（或风湿头痛），常与（羌活、独活、防风等）发散风寒（或祛风湿药）同用；主治风热头痛，常与（菊花、蔓荆子、薄荷等）发散风热药同用；主治瘀血头痛，常与（当归、赤芍、牛膝等）活血化瘀药同用。

5. 在药物比较方面　注意川芎与郁金在性能、功效与应用方面的异同，郁金与姜黄在药性、功效与主治方面的异同，以及二者在药材来源方面的联系。

6. 在用法用量方面　川芎酒炙用，可增强温通升散之性，更宜于寒凝血瘀者。延胡索醋炙用，可增强止痛作用（可使其止痛的有效成分生物碱更易溶于煎液中）。郁金醋炙用，可增强疏肝止痛作用。乳香与没药炒用，可降低不良反应，宜供内服。本节药物的特殊用法还有：丹参生用长于凉血消痈、清心除烦、安神，经炙后寒凉之性缓和，活血化瘀之力增强。桃仁潬制后去皮，既可除去非药用部分，又有利于有效物质溶出；其生用长于活血化瘀，炒后活血之力较为缓和，多用于肠燥便秘者。牛膝生用长于引血下行、利尿通淋；酒炙用长于活血祛瘀，盐水炙偏于强健筋骨；且怀牛膝偏于强健筋骨，川牛膝偏于活血化瘀。骨碎补宜以沙烫去其密被的鳞片，以利于有效成分溶出。䗪虫生品多作外用，内服宜炒用以矫其腥臭气味。莪术与三棱生用长于行气，宜于气滞胀痛较甚者；醋炙用长于活血，宜于瘀血证。生穿山甲质硬不易粉碎，亦不利于煎煮，其腥臭气还不便服用，故宜沙炒并以醋淬后入药，不仅可使质地酥脆，容易粉碎，矫其臭气，还可增强作用。

7. 在使用注意方面　川芎温燥性较强，阴虚火旺者更应慎用；乳香与没药气味臭浊，对胃有刺激性，易引起恶心呕吐，内服多制后入丸散用，且用量不宜过大。丹参不宜与藜芦配伍（十八反）。桃仁有小毒，因其所含苦杏仁苷可分解产生氢氰酸，过量可麻痹呼吸中枢，故用量不可过大。骨碎补性温助阳，故阴虚内热者慎用。䗪虫有小毒，活血作用较强，故孕妇忌用。马钱子有特殊毒性，须注意。破血消癥药的作用峻烈，较前述三类活血化瘀药更易耗伤气血和动血，故孕妇及出血证、体质虚弱者均应忌用；当用之证亦应消而不伤，不可过用。

【复习思考题】

1. 简述活血化瘀药的配伍应用。
2. 简述活血化瘀药的性能特点。
3. 简述丹参的功效和主治病证。
4. 简述红花的临床应用。
5. 郁金与姜黄相同的功效是什么？二药在该功效的应用方面有何相同与不同之处？
6. 试述川芎的性能特点、功效及应用。
7. 试述牛膝的功效与应用。
8. 川芎为何被誉为治疗头痛之要药？
9. 延胡索治疼痛证有哪些主要配伍形式？

第十八章 化痰药

【目的要求】

1.通过本章概述部分学习，应当了解化痰药以及相关功效术语的含义；掌握化痰药的功效、主治病证、性能特点、配伍应用、使用注意等方面的共性。

2.通过本章具体药物的学习：

掌握半夏、天南星、桔梗、川贝母、浙贝母、瓜蒌的性能、功效、应用、特殊用法用量和特殊使用注意。

熟悉白芥子、旋覆花、竹茹、昆布的功效、主治病证、特殊用法和特殊使用注意。

了解禹白附、白前、前胡、天竹黄、竹沥、海藻、黄药子、海蛤壳的功效、特殊用法和特殊使用注意。

3.本章内的其他药物（包括附药），供学习时参考。

【自学时数】

4学时。

1. 含义 以化痰（祛除或消除痰浊）为主要功效，常用以治疗痰证的药物，称化痰药。

痰是一种病理性致病的因素，既是人体水液代谢和津液运行障碍，气血不调所形成的病理产物（停积于局部，或变为稠浊之物），又可作为致病的因素引起多种病证。

2. 功效与主治 本章药均具有化痰功效。所谓化痰，是指能够消除痰浊，以改善或消除痰证的治疗作用。化痰药主治痰证。痰"随气升降无处不到，或在脏腑，或在经络"，所以痰证复杂，致病病位广泛，随痰浊停留阻滞的部位不同，症状特点各异。如痰停脏腑，阻于肺窍，则发为咳喘有痰；阻于胸中则为胸痹；停于脘腹发为痞满证；若痰浊上蒙清窍可引起眩晕、痫证、癫狂；肝风夹痰上犯可致中风、惊风；痰阻肌肉、经络，可见肢体麻木、半身不遂、口眼㖞斜、瘰疬、瘿瘤、痰核、阴疽等。以上痰证均为该类药的适应范围。

根据兼夹邪气及病性特点，一般又将痰证分为湿痰、寒痰、热痰、燥痰等证。湿痰、寒痰证，除以咳嗽气喘，痰清稀量多色白为特征外，前者还伴有湿邪致病的其他全身症状，后者则伴见寒象；而眩晕、痞满证、胸痹、阴疽、肢体麻木等，亦可由湿痰、寒痰所致。热痰证，可以咳嗽气喘，痰黄粘稠为主症，并伴热象；而痰核、瘰疬、瘿瘤及痫证、惊风等白火所致者，亦属热痰证范畴。燥痰证，常见痰干粘稠，咯痰不利、干咳等，并兼其他燥象。

本章药物功效中尚有祛痰、消痰等提法。所谓祛痰，是指祛除阻于肺窍之痰，以减轻或消除痰阻肺之咳喘等证的治疗作用；消痰则指消除留滞于经络之痰，以缓解或消除痰浊郁结成块病证（如瘰疬、瘿瘤、痰核等）的治疗作用。其中药性温燥的药物，以减轻或消除湿痰、寒痰证者，称燥湿化痰，或温化寒痰；药性偏凉，具有化痰、清热双重作用的药物，以改善或消除热痰证者，称清热化痰。部分化痰药兼有止咳、平喘功效。

3. 性能特点 化痰药的主治病证有寒有热，根据四气理论，治疗寒痰、湿痰证的燥湿化痰药性偏温性；治疗热痰证的清热化痰药性偏于寒凉。其药味多根据药物某些作用特点，并结合实际滋味加以标定。如某些具有辛麻味药物，或兼能宣肺，畅利气机（利气），则标辛味；部分药物来源于海生植物及动物贝壳，且有消痰散结之功，而标咸味。化痰药在于消除停留于体内不同部位的痰浊，故升降浮沉的作用趋向不明显。"肺为贮痰之器"，故本章药物主归肺经；"脾为生痰之源"，部分药物归脾经；还有部分药物因能主治心、肝病证，则又兼归心、肝二经。少数化痰药具有毒性。

4. 配伍应用 使用化痰药时应当辨清痰的属性及兼夹邪气，选择与证型相宜的药物（如湿痰证，选用燥湿化痰药；热痰证，选清热化痰药等），并根据痰证形成的病因病机予以配伍。如脾虚不能运化水湿，则痰湿内生，即"脾为生痰之源"，故常与补脾、健脾燥湿药配伍，以治其本；痰浊易阻碍人体气机，而气滞又可使湿聚生痰，即"气滞则痰凝"，其相互影响，故化痰药常与行气药配伍，以畅利气机有助于痰湿消除，即"气行则痰消"；痰浊阻于肺窍易发咳喘，宜与止咳平喘类药物配伍。其次，根据邪气偏盛及兼证予以配伍。火热与痰互结之热痰诸证，宜配伍清热泻火药；寒痰、湿痰诸证，可分别与温里散寒、化湿利湿之品配伍；燥伤肺阴，宜配伍养阴润肺药。肝风夹痰之癫狂、痫证、惊风等兼痉挛抽搐、神昏者，可与熄风止痉、开窍药配伍；瘰疬、瘿瘤兼瘀血者，可与活血化瘀药配伍。

5. 使用注意 本章中某些具有较强刺激性的化痰药，不宜于痰中带血或咳嗽咯血者，以免加重出血；药性温燥之品，不宜于阴虚血热者。少数有毒药，应在规定剂量范围内使用，并注意多用炮制品，孕妇慎用或忌用。脾虚者用贝壳及矿物类药作丸散时，当注意与健脾、消食促进运化之品配伍。本类药，有属"十八反"中配伍禁忌者，一般应避免同用。

半　　夏　《神农本草经》

为天南星科植物半夏的块茎。主产于四川、湖北、江苏等地。夏秋采挖。一般需用姜汁、明矾炮制后入药。

【性味归经】辛，温。有毒。归肺、脾、胃经。

【功效】燥湿化痰，止咳，降逆止呕，消肿止痛。

【应用】

1. 用于湿痰诸证（咳喘、痞证、梅核气、眩晕等）及寒痰证 本品性温燥，能燥湿以化痰，其味辛行散，又有助痰浊消散，并通过化痰以消痞散结，故为燥湿化痰要药，尤宜于脏腑湿痰诸证。

治湿痰咳喘气逆，本品又具有良好的祛痰、止咳之效，并常与理气健脾化痰之橘皮配伍，以增其效，如《和剂局方》二陈汤。若治寒痰阻肺之喘咳气急，常与细辛、干姜等温肺散寒药物配伍，如《伤寒论》小青龙汤。

治痰热互结于胸中，胸闷不舒或咳痰较多者（结胸证），可与清热化痰、行气之瓜蒌等品同用。若湿热与痰浊交结阻于胸脘，心下痞满不适者，常与黄芩、黄连等清热燥湿之品配伍。治痰气郁结于喉间，患者如有梅核状物梗阻症状，吞之不下，吐之不出（即梅核气）者，可与行气、燥湿化痰之品同用，如《金匮要略》半夏厚朴汤。

治湿痰眩晕、头痛者，可与天麻等同用，如《医学心悟》半夏白术天麻汤。

2. 用于各种类型呕吐　半夏能降上逆胃气，具有良好的止呕功效，为止呕要药。常与生姜配伍，相使而相畏，其止呕之力更增，并使其毒性减弱。又因其性温，长于化痰，尤宜于痰饮或胃寒所致胃气上逆之呕吐，如《金匮要略》小半夏汤。亦可随证配伍应用。如胃热呕吐，宜与黄连、竹茹等清胃热止呕之品同用；胃气虚之呕吐，与人参、蜂蜜等补益脾胃之品同用；胃阴虚呕吐，可与麦冬、石斛等益胃生津之品配伍；妊娠呕吐者，宜与白术等扶正安胎之品同用。

3. 用于瘿瘤、痰核、痈疽、毒蛇咬伤等　本品内服可消痰散结，外用能攻毒消肿止痛。治瘿瘤、痰核，可与昆布、海藻等消痰散结之品同用。治痈疽、毒蛇咬伤等，可生用研末调敷，鲜品捣敷或与清热解毒药合用。

【用法用量】煎服，3~9 g。内服宜炮制后用。生品外用适量。

【使用注意】不宜与乌头配伍（十八反）。本品药性温燥，阴虚燥咳，出血证慎用。

【参考资料】

1. 本草文献　《名医别录》："消心腹胸膈痰热满结，咳嗽上气，心下急痛，坚痞，时气呕逆，消痈肿。"《药性论》："以生姜等分制而用之，能消痰涎，开胃健脾，止呕吐，去胸中痰满，下肺气，主咳结"。

2. 化学成分及药理作用　本品含挥发油、脂肪、淀粉、生物碱、粘液质、皂苷及辛辣性醇类等成分，具有镇咳、祛痰、平喘、镇吐、抑制肿瘤细胞等作用；生半夏有抑菌作用。

3. 其他　半夏中有毒成分难溶于水，通过长时间加热，或用白矾等炮制后使其毒性降低或消除，故内服应选用姜汁或白矾加工后的制半夏，一般不用生半夏。此外，半夏过量可引起中毒，主要表现对口腔、咽喉、胃肠道粘膜及神经系统的毒性作用；重者可引起呼吸肌麻痹而死，故亦当注意用量。

天 南 星　《神农本草经》

为天南星科植物天南星、异叶天南星或东北天南星的块茎。主产于河南、江苏、辽宁等地。秋冬二季采挖。常用姜汁、明矾制后入药，即制南星。

【性味归经】辛、苦，温。有毒。归肺、肝、脾经。

【功效】燥湿化痰，祛风止痉，消肿止痛。

【应用】

1. 用于湿痰咳嗽、眩晕等证　本品与半夏类似，既能燥湿化痰，又可止咳。但本品温燥毒烈之性较强，而祛痰止咳之力不及半夏，故一般湿痰咳嗽诸证不如半夏常用。若治湿痰咳嗽、眩晕等，亦可与半夏等燥湿化痰药配伍。本品用牛胆汁制成的胆南星可用于热痰咳嗽，并常配伍清热化痰药。

2. 用于中风、破伤风、痫证等肝风夹痰阻滞经络之证　本品除能化痰外，又有祛风、止痉之效。治中风之半身不遂，口眼㖞斜等，宜与白附子、川乌等祛风、化痰、通络之品配伍，如《和剂局方》青州白丸子。若治破伤风头项强急，角弓反张，牙关紧闭，可与防风、天麻等祛风止痉药物配伍。治痫证抽搐、神昏者，可与石菖蒲、牛黄等化痰开窍，熄风止痉药同用。

3. 用于痈疽、瘰疬、毒蛇咬伤等　生南星亦类似于生半夏，外用有攻毒消肿、散结止痛之效，可单用或配伍应用。治痈疽、瘰疬，可用生南星研末，醋调敷。治毒蛇咬伤，用鲜品捣烂外敷，或与雄黄等解毒之品配伍外用。

【用法用量】制南星煎服，3～9 g。外用适量。

【使用注意】本品温燥毒烈之性强，故阴虚燥咳及孕妇忌用。

【参考资料】

1. 本草文献　《开宝本草》："主中风，除痰，麻痹，下气，破坚积，消痈肿，利胸膈，散血堕胎。"《本草纲目》："治惊痫，口眼㖞斜，喉痹，口舌疮糜，结核，解颅。"《本草求真》："天南星味辛而麻，气温而燥，性紧而毒……性虽有类半夏，然半夏专走肠胃，故呕逆泄泻得之以为向导。南星专走经络，故中风麻痹亦得以之向导。半夏辛而能散，仍有内守之意，南星辛而能散，决无有守之性，其性烈于半夏也。南星专主经络风痰，半夏专主肠胃湿痰，功虽同而用有别也。但阴虚燥疾服之为切忌耳。"

2. 化学成分及药理作用　本品主要含皂苷、安息香酸、生物碱及多种氨基酸等成分，具有祛痰、抗惊厥、镇静、镇痛、抗心律失常及抑制肿瘤等作用。

3. 其他　本品皮肤接触，误食或过量可致不良反应，甚则中毒。皮肤接触可致瘙痒肿胀；误食或过量，可致咽喉烧灼感、口舌麻木、张口困难、口腔糜烂等，继则头昏心慌、四肢麻木，甚则昏迷窒息而死亡。故当注意用量，亦应结合现代医学处理中毒及不良反应。

附药

胆南星　为天南星用牛胆汁拌制而成的加工品，其性凉，味苦、微辛，归肝、胆经。具有清热化痰、息风止痉功效，主治中风、痫证、惊风、眩晕等偏热者及热痰咳喘证。用法用量：煎服，3～6 g。

禹白附　《中国药用植物志》

为天南星科植物独角莲的块茎。主产于河南、甘肃、湖北等地。秋季采挖。硫黄熏后晒干或用白矾、生姜制过入药。

【性味归经】辛，温。有毒。归肺、肝、脾经。

【功效】燥湿化痰，祛风止痉，解毒散结。

【应用】

1. 用于湿痰及寒痰咳嗽　本品类似于天南星，虽有燥湿化痰止咳之功，但其力弱，且温燥毒烈之性强，治湿痰，寒痰咳嗽可与半夏等配伍，但在此方面亦不常使用。

2. 用于口眼㖞斜、破伤风、痫证、偏头痛等肝风夹痰阻滞经络诸证　本品亦与天南星类似，既可化痰，又长于祛风止痉，宜于肝风夹痰之痉挛抽搐。治风中经络之口眼㖞斜，面肌抽动，常与全蝎、僵蚕等祛风止痉、通络之品同用。破伤风头项强急，角弓反张，亦常与防风、天南星、天麻等祛风止痉药物配伍，如《中华人民共和国药典》（1995 年版，一部）玉真散。若痫证、惊风等神昏抽搐者，可与牛黄、石菖蒲等化痰开窍、熄风止痉之品配伍。治偏头痛，宜与川芎、白芷等祛风止痛之品同用。

3. 用于瘰疬、痰核、毒蛇咬伤等　本品有解毒散结之功。治瘰疬、痰核，可单用外敷。毒蛇咬伤，单用或配伍解毒散结之品，内服或外敷。

【用法用量】煎服，3～5 g；研末服，0.5～1 g。外用适量。

【使用注意】本品类似天南星，温燥毒烈之性强，故热盛动风或血虚生风及孕妇均不宜使用。生品不宜内服。

【参考资料】

1. 本草文献　《中国药用植物志》："治淋巴结结核。"《四川中药志》："镇痉止痛，祛风痰，治面部病，中风失音，心痛血痹，偏正头痛，喉痹肿痛，破伤风。"《江西民间草药》："治毒蛇咬伤。"

2. 化学成分及药理作用　本品含粘液质、生物碱、苷类、有机酸类及草酸钙等，有镇静、抑制结核杆菌、镇咳、祛痰、降血清胆固醇及抗癌等作用；玉真散（含禹白附）有抗惊厥作用。

3. 其他　《名医别录》最早载的白附子，据考证系毛茛科植物黄花乌头的块根，称关白附。而天南星科独角莲（禹白附）究竟何时收载入药，尚待考证。两者虽然均有化痰、祛风止痉功效，但前者毒性较大，偏于散寒止痛，现今已少使用；后者因毒性较小，又能解毒散结，现已作为白附子正品使用。

白 芥 子　《名医别录》

为十字花科植物白芥的种子。主产于安徽、河南等地。夏末秋初果实成熟时采收。晒干后打下种子，生用或炒用。

【性味归经】辛，温。归肺、脾经。

【功效】温肺化痰，通络。

【应用】

1. 用于寒痰壅肺之咳喘、冷哮喘鸣等证　本品性温，能温肺以散寒，其味辛，又可畅利气机，且能祛痰，故宜于寒痰所致之证。治寒痰壅肺之咳嗽气喘，胸胁满闷，可与紫苏子、莱菔子等温肺化痰、行气之品配伍，如《韩氏医通》三子养亲汤。若治冷哮喘鸣，反复发作者，亦可配细辛等温肺散寒之品共研为末，外敷于肺俞、心俞等穴位。若治咳喘痰多、胸满胁痛之重证，可与峻下逐水类药物配伍。

2. 用于寒痰阻滞经络之阴疽、肢体麻木、关节肿痛等　本品性温辛散，能消除阻滞于经络之寒痰以达通络散结之效。治阴性疮疽流注，常与鹿角胶、熟地、肉桂等助阳补血，温通经脉之品配伍。若寒湿瘀血阻滞，肩臂关节疼痛或肢体麻木，可与没药、木香等活血行气、通络止痛之品配伍，如《妇人良方》白芥子散。

【用法用量】煎服，3～6 g。外用适量，研末调敷。

【使用注意】本品外敷对皮肤有刺激作用，易引起红肿、发泡，故皮肤过敏者忌用；内服对胃粘膜亦有刺激作用，过量易致腹痛、腹泻、呕吐等，故用量不宜过大，消化道溃疡、出血者忌用。

【参考资料】

1. 本草文献　《本草纲目》："利气豁痰，除寒暖中，散肿止痛，治喘嗽反胃，痹木脚气，筋骨腰节诸痛。"《本草经疏》："白芥子味极辛，气温，能搜剔内外痰结及胸膈寒痰，冷涩壅塞者殊效。然而肺经有热，与夫阴虚火炎咳嗽生痰者，法在所忌。"

2. 化学成分及药理作用　本品含芥子苷、酶、碱及脂肪酸、氨基酸、生物碱等成分，有催吐、祛痰、助消化、抑制真菌等作用。白芥子苷水解后生成白芥子油有较强刺激作用，可致皮肤充血、发泡。

3. 其他　曾有"煎汤不宜太熟，熟则力减"之说。现代研究亦认为，沸水能抑制芥子酶的活性，而使白芥子苷不能释出，影响疗效。可见本品不宜久煎。

皂 荚　《神农本草经》

为豆科植物皂荚的果实。主产于四川、河北、陕西等地。秋季采摘成熟果实。晒干，生用或炒用。

【性味归经】辛，温。有小毒。归肺、大肠经。

【功效】化痰，通窍开闭。

【应用】

1. 用于咳喘痰多之证　本品辛温，刺激性强，能促进呼吸道粘膜分泌增加，有较强的祛痰作用，又可畅利气道，故宜于咳喘气逆而痰稠胶粘难咯者，可单用，亦可配伍应用。但因其有毒，临床上较少使用。

2. 用于痰涎壅盛之中风、痫证等闭证神昏　本品既能化痰，外用纳入鼻中又有通窍开闭之功。治中风、痫证等痰涎壅盛之闭证，可以本品配细辛共研为末，吹鼻取嚏。亦可与开窍醒神之品配伍，内服。

本品外用又有祛风杀虫止痒之效，用于皮肤瘙痒诸证。治癣证瘙痒，可单用以陈醋浸泡后研末调涂。

【用法用量】多研末服，1～1.5 g；亦可入汤剂，1.5～5 g。外用适量。

【使用注意】本品对胃粘膜有刺激作用，内服过量可引起呕吐、腹泻，故不宜过量；因其刺激性强，且有毒，故孕妇、体虚阴亏者忌用；其含皂苷，有溶血作用，有出血倾向者忌用。

【参考资料】

1. 本草文献　《神农本草经》："利九窍。"《名医别录》："疗腹胀满，消谷，除咳嗽囊结，妇人胞不落，明目益精。"《本草纲目》："通肺及大肠气，治咽喉痹塞，痰气喘咳，风疠疥癣。"

2. 化学成分及药理作用　本品主要含皂苷、鞣质及甾醇等成分，有显著祛痰、抑菌作用。其含皂苷有溶血作用。

附药

皂角刺　为皂荚树的棘刺。性味辛温。功能消肿排脓，祛风杀虫。用于痈疽初起、脓成不溃、皮肤癣症等。用法用量：煎服，3～10 g。外用适量，醋煎调涂患处。痈疽溃破者忌用。

旋覆花　《神农本草经》

为菊科植物旋覆花或欧亚旋覆花的头状花序。主产于河南、河北、江苏等地。夏秋二季采收。阴干或晒干，生用。

【性味归经】辛、苦，微温。归肺、胃经。

【功效】化痰平喘，降逆止呕。

【应用】

1. 用于各种喘咳痰多实证　本品性微温而不燥，既能化痰，味苦又能降泄肺气，平喘止咳，故无论寒痰、热痰及外感所致喘咳证，皆可配伍应用。寒痰喘咳，痰多清稀者，宜与半夏、苏子等温肺、平喘、燥湿化痰之品配伍。治热痰咳喘，胸闷不舒者，可与黄芩、桔梗、桑白皮等清热化痰、平喘之品配伍。风寒表证之咳喘咯痰者，可与荆芥、细辛、生姜等发表散寒药配伍。

2. 用于胃气上逆之嗳气、呕吐等证　本品有降胃气以止呕逆之效，常须配伍使用。治痰浊中阻，胃气上逆之嗳气，呕吐，胃脘胀满不适者，宜与半夏、生姜等燥湿化痰、降逆止呕药物配伍，如《伤寒论》旋覆花代赭石汤；亦可以之治疗妊娠呕吐，眩晕呕吐等。

【用法用量】煎服，3～10 g；宜布包。

【使用注意】本品因有绒毛，易刺激咽喉作痒而致呛咳、呕吐，故须布包入煎。

【参考资料】

1. 本草文献　《名医别录》："消胸上痰结，唾如胶漆，心胁痰水，膀胱留饮，风气湿痹。"《药性论》："主治膀胱宿水，逐大腹，开胃，止呕逆不下食。"《本草汇言》："旋覆花，消痰逐水，利气下行之药也。"

2. 化学成分及药理作用　本品含黄酮、甾醇、槲皮素、绿原酸等成分，有平喘、镇咳、利尿、保肝、抑菌等作用。

附药

金沸草　旋覆花地上部分名金沸草。性味功效与旋覆花类似，但其性发散，外感咳嗽痰多者常用。用法用量：煎服，5～10 g。其鲜叶捣汁外敷可治疗疮痈肿毒。

白　前　《名医别录》

为萝藦科植物柳叶白前或芫花叶白前的根茎及根。主产于浙江、安徽、福建等地。秋季采挖。晒干，生用或蜜炙用。

【性味归经】辛、苦，微温。归肺经。

【功效】祛痰止咳。

【应用】

用于各种原因所致咳嗽痰多之证　本品长于祛除阻于肺窍之痰，味苦降泄肺气以止咳，性微温而不燥，故无论外感内伤，属寒属热之痰咳者，皆可配伍应用。其辛，微温，较宜于外感风寒及寒痰咳嗽痰多者，常与半夏、紫菀等温肺化痰止咳之品同用。若外感风寒之咳嗽有痰者，宜与荆芥、紫苏等宣肺发表散寒药物同用。肺热咳喘痰壅多盛者，宜与桑白皮、葶苈子等清肺热、化痰平喘之品配伍。肺阴虚，干咳气逆者，用蜜制白前与阿胶、麦冬等养阴润肺之品同用。

【用法用量】煎服，3～10 g。

【参考资料】

1. 本草文献　《名医别录》："治胸胁逆气，咳嗽上气。"《本草备要》："长于降气下痰止嗽，治肺气壅实，胸膈逆满。"

2. 化学成分及药理作用　本品含皂苷、甾醇及脂肪酸等成分，有祛痰作用。

桔　梗　《神农本草经》

为桔梗科植物桔梗的根。主产于安徽、湖北、辽宁等地。春秋二季采挖。晒干，生用。

【性味归经】苦、辛，微寒。归肺经。

【功效】祛痰止咳，利咽，解毒排脓。

【应用】

1. 用于各种咳嗽痰多之证　本品能促进呼吸道粘膜分泌，稀释痰液而具有良好的祛痰功效，苦降肺气又可止咳；其味辛又能开宣肺气以畅利胸中气机，性微寒而不盛，故应用广泛，无论新感久病，属寒属热者，皆可配伍应用。治外感风寒咳嗽痰多，鼻塞流涕等，与发散风寒药物同用。治风热咳嗽，痰稠黄，身热者，常与桑叶、菊花等疏散风热药物配伍，如《温病条辨》桑菊饮。治疗咳嗽日久，咯痰不爽，可与止咳祛痰药配伍。阴虚燥咳或脾虚湿痰咳嗽者，亦可配入相应的滋阴润肺、健脾燥湿药中使用。

2. 用于咽喉肿痛、失音等　本品辛开苦泄有宣肺、利咽以开音之效。若外感风热之咽痛、失音，可与牛蒡子、蝉蜕等疏散风热、利咽之品同用。热毒上攻致咽喉红肿热痛者，宜与板蓝根、射干、马勃等清热解毒利咽药同用。

3. 用于热毒内蕴之肺痈　本品既能祛痰，味苦性微寒，又略兼清热之效，并可解毒排脓。肺痈咳吐脓血，痰黄腥臭，发热胸痛者，常与鱼腥草、黄芩、薏苡仁等清热解毒、泻火排脓之品配伍以增效。

【用法用量】煎服，3～10 g。

【使用注意】本品含皂苷，对胃粘膜有刺激作用，用量不宜过大，过量易致恶心呕吐。

【参考资料】

1. 本草文献　《名医别录》："利五脏肠胃，补血气，除寒热、风痹，温中消谷，疗喉咽痛，下蛊毒。"《药性论》："治下痢，破血，去积气，消积聚痰涎，主肺气，气促嗽逆，除腹中冷痛，主中恶及小儿惊痫。"

2. 化学成分及药理作用　本品含多种皂苷，主要为桔梗皂苷，亦含甾体、脂肪油、脂肪酸等成分，有祛痰、镇咳、消炎、抗溃疡等作用；亦有镇静、镇痛、解热、降血糖、降胆固醇、解痉等药理作用。

3. 其他　桔梗皂苷有很强的溶血作用，口服可在消化道中分解破坏失去溶血作用，但不宜作注射剂用。

前　胡　《名医别录》

为伞形科植物白花前胡或紫花前胡的根。前者主产于浙江、湖南、四川等地；后者主产于江西、安徽等地。冬季至次春间采挖。晒干，切片生用或蜜炙用。

【性味归经】苦、辛，微寒。归肺经。

【功效】祛痰止咳，疏散风热。

【应用】

1. 用于热痰阻肺之咳喘痰多证　本品长于祛痰，其味苦，可降泄肺气以止咳，性微寒又略兼清热之效，故宜于热痰所致之咳嗽痰多。治热痰阻肺，肺气上逆，咳喘痰多色黄，宜与桑白皮、杏仁、贝母等清热化痰，止咳平喘药同用。若湿痰、寒痰所致咳喘痰多，亦可与半夏、紫菀等温肺、燥湿化痰之品配伍。

2. 用于外感风热等证　本品味辛性微寒，又有疏散风热之效，宜于风热表证而有痰咳者，常与桑叶、牛蒡子、桔梗等疏散风热，宣肺祛痰之品同用。亦可用于外感风寒之咳嗽咯痰者，宜与羌活、紫苏等发散风寒药物配伍。

【用法用量】煎服，6～10 g。

【参考资料】

1. 本草文献　《名医别录》："主疗痰满，胸胁中痞，心腹结气，风头痛，去痰实下气，治伤寒寒热。"《本草纲目》："清肺热，化痰热，散风邪。"《本经逢原》："其功长于下气，故能治痰热喘嗽，痞膈诸疾，气下则火降，痰亦降矣，为痰气之要药，治伤寒寒热及时气内外俱热。"

2. 化学成分及药理作用　本品含挥发油、内脂、前胡素、苷类及微量元素等成分，有祛痰、消炎、镇静、抗溃疡、解痉等作用。

川 贝 母　《神农本草经》

为百合科植物川贝母、暗紫贝母、甘肃贝母或梭砂贝母的鳞茎。主产于四川、云南、甘肃等地。夏秋二季采挖。晒干，生用。

【性味归经】苦、甘，微寒。归肺经。

【功效】清热化痰，润肺止咳，消痰散结。

【应用】

1. 用于阴虚久咳、肺热燥咳及热痰咳嗽等　本品既有良好的祛痰止咳之效，其性微寒又能清热，味甘兼可润肺，较宜于阴伤肺燥之咳嗽有痰者。治阴虚久咳，肺痨久嗽，常与沙参、麦冬、知母等养阴润肺药物同用。若肺热燥咳，咯痰不利，可与天花粉、瓜蒌等清肺润燥化痰之品配伍。肺热咳嗽痰多色黄者，亦可与黄芩、桔梗、枇杷叶等清泻肺热，化痰止咳药配伍。

2．用于瘰疬、瘿瘤等　本品既能清热，又有消痰散结之功。治痰火郁结之瘰疬，常与玄参、牡蛎等清热解毒、软坚散结之品配伍，如《医学心悟》消瘰丸。若治瘿瘤，可与昆布、海藻等消痰散结药物同用。本品清热散结，亦能治肺痈、乳痈等内外痈，又可与蒲公英、鱼腥草、桔梗等清热解毒，消痈散结之品配伍。

【用法用量】煎服，3～6 g；研末服，1～2 g。

【使用注意】不宜与乌头配伍（十八反）。

【参考资料】

1．本草文献　《名医别录》："疗腹中结实，心下满，洗洗恶风寒，目眩项直，咳嗽上气，止烦热渴，出汗。"《药性论》："主胸胁逆气，疗时疾黄疸，与连翘同主项下瘤瘿疾。"《本草会编》："治虚痨咳嗽，吐血咯血，肺痿肺痈，妇人乳痈，痈疽及诸郁之证。"

2．化学成分及药理作用　本品含多种生物碱及非生物碱成分，有祛痰、镇咳、抗溃疡、解痉、降压、抑制大肠杆菌及金黄色葡萄球菌等作用。

3．其他　"十八反"将贝母、半夏、瓜蒌等列为与乌头相反的配伍禁忌。有研究认为，其相互配伍未见明显毒副反应，但临床应用仍当注意避免使用。

浙贝母　《本草正》

为百合科植物浙贝母的鳞茎。主产于浙江、江苏、安徽等地。原产浙江象山县，故称象贝。初夏采挖。晒干，生用。

【性味归经】苦，寒。归肺经。

【功效】清热化痰止咳，消痰散结。

【应用】

1．用于热痰咳嗽及外感风热咳嗽等　本品清热祛痰止咳功效类似川贝母，但本品性味苦寒，清热之力更强，故宜用于外感风热及热痰咳嗽。而川贝母有润肺之功，故多用于阴虚燥咳；治风热咳嗽，可与疏散风热药物配伍。治热痰咳嗽，宜与瓜蒌、桔梗等清热化痰止咳药物配伍。治燥热咳嗽，配伍清肺润肺化痰之品。

2．用于瘰疬、瘿瘤及痈肿疮毒、肺痈等　本品亦类似于川贝母，有清热、消痰散结功效，而浙贝母清热消肿散结之力更强，故较川贝母更为常用。治痰火郁结之瘰疬，常与玄参、牡蛎等清热解毒，软坚散结之品配伍，以增清热解毒散结之效。治瘿瘤，多与消痰散结类药物配伍。治痈肿疮毒、肺痈等，可与清热解毒消痈类药物同用。

【用法用量】煎服，3～10 g。

【使用注意】同川贝母。

【参考资料】

1．本草文献　《本草正》："大治肺痈肺痿，咳喘，吐血，衄血，最降痰气，善开郁结，止疼痛，消胀满，清肝火，明耳目，除时气烦热，黄疸淋闭，便血溺血；解热毒，杀诸虫及疗喉痹，瘰疬，乳痈发背，一切痈疡，肿毒……较之川贝母，清降之功，不啻数倍。"

2．化学成分及药理作用　本品含浙贝碱、贝母醇等，有镇咳、扩张支气管平滑肌等作用，尚能兴奋子宫、镇静、降压、镇痛、散瞳、抑制中枢神经。

3. 其他 有报道，浙贝母花制成片剂或流浸膏治上呼吸道感染及慢性支气管炎咳嗽有效。提示利用同植物其他部位，可提高药材的利用率，值得进一步研究。

瓜 蒌 《神经本草经》

为葫芦科植物栝楼或双边栝楼的成熟果实。主产于河北、河南、安徽等地。秋季采收。干燥，生用。

【性味归经】甘、微苦，寒。归肺、大肠经。

【功效】清热化痰，宽胸散结，润肠通便。

【应用】

1. 用于热痰咳喘、燥热痰咳之证 本品味微苦而性寒，长于清肺热，并能稀释稠痰，祛除阻于肺窍之痰浊以畅利肺气。治热痰阻肺、肺气上逆之咳喘痰稠，常与胆南星、黄芩等清肺热化痰类药物配伍。治燥热痰咳，可与贝母、天花粉等清肺润燥，祛痰止咳药配伍。

2. 用于痰浊闭阻之胸痹，痰热互结之痞满证 本品既能清肺热，又可化痰，瓜蒌壳（皮）尤长于畅利胸中气机而有宽胸之功。治胸痹痛，常以瓜蒌壳与薤白同用，以增行气消痰、宽利胸膈之效，如《金匮要略》栝楼薤白白酒汤，栝楼薤白半夏汤。治痰热互结于胸脘，胀满不适，按之痛之痞证，可与黄连、半夏等清热泻火，行气化痰药物配伍。

3. 用于大便燥结 瓜蒌仁因含大量油脂而有润肠通便之效，宜于津枯肠燥便秘，常与郁李仁、火麻仁等润肠通便药配伍以增效。

此外，本品还有消痈散结之功，常配伍清热解毒，消散痈肿的药物，用以治疗肺痈、肠痈、乳痈等内外痈。

【用法用量】煎服，全瓜蒌 10～20 g；瓜蒌皮 6～12 g；瓜蒌仁 10～15 g，打碎入煎。

【使用注意】因其性寒，且又可致泻，故脾虚便溏，湿痰、寒痰者慎用。不宜与乌头配伍（十八反）。

【参考资料】

1. 本草文献 《名医别录》："主胸痹，悦泽人面。"《本草纲目》："润肺燥，降火，治咳嗽，涤痰结，利咽喉，止消渴，利大肠，消痈肿疮毒。"

2. 化学成分及药理作用 本品含皂苷、有机酸及盐类、树脂、糖类、色素等成分；瓜蒌皮（壳）含挥发油、氨基酸、生物碱等成分；种子（瓜蒌仁）含脂肪油、皂苷、甾醇等成分。本品有祛痰、扩冠、降血脂、致泻、抗癌及抑菌等作用。

3. 其他 瓜蒌皮为瓜蒌的果皮，长于宽胸散结，治胸痹等证多用；瓜蒌仁为瓜蒌的成熟种子，因含较多脂肪油而能润肠通便，肠燥便秘者多用。

竹 茹 《名医别录》

为禾本科植物青杆竹、大头典竹或淡竹的茎的中间层。主产于四川、湖北、安徽等地。全年均可采制。鲜用，或晒干生用。

【性味归经】苦，微寒。归肺、胃、心经。

【功效】清热化痰，清胃止呕。

【应用】

1. 用于热痰咳嗽、心烦不眠 本品味苦且药性偏寒，长于清热化痰，并可清心热以除烦。治热痰阻肺，咳嗽痰黄稠者，常与瓜蒌、贝母、桔梗等清热化痰之品配伍。若治热痰内扰，心烦不眠，宜与酸枣仁、茯苓、远志等安神及化痰药配伍，如《证治准绳》十味温胆汤。

2．用于胃热呕吐等　本品能清胃热，味苦又降胃气以止呕吐，宜于胃热所致的呕吐。治胃热呕吐脘闷，常与黄连、半夏等清胃热，降逆止呕药物配伍。若胃虚有热之呕吐者，宜与人参等益气补脾之品同用。

【用法用量】煎服，6～10 g。

【参考资料】

1．本草文献　《名医别录》："治呕啘温气，寒热吐血，崩中。"《本草经疏》："诸呕吐酸，皆属于热。阳明有热，则为呕啘温气，寒热亦邪客阳明所致，甘寒解阳明之热，则邪气退而呕啘可止矣。甘寒又能凉血清热，故主吐血崩中及女劳复也。"《本经逢原》："专清胃府之热，为虚烦、烦渴、胃虚呕逆之要药。"

2．化学成分及药理作用　本品含对羟基甲醛等成分，有镇咳、祛痰等作用，并能抑菌。

3．其他　传统有将竹茹用姜汁炙后使用者。一般认为，竹茹生用以清热化痰；姜汁炙后则偏重于止呕吐。

竹　沥　《名医别录》

来源同竹茹。系新鲜的青杆竹或淡竹等竹杆经火烤所流出的淡黄色液汁。鲜用冲服，或装入安瓿内密封，备用。

【性味归经】苦，寒。归肺、心、肝经。

【功效】清热化痰，清心定惊。

【应用】

1．用于热痰咳喘　本品性寒滑利，味苦泄热，故长于清热，并有较强的祛痰止咳之效。治热痰咳喘，痰稠难咯，单用，或与黄芩、半夏等清热、化痰类药物配伍。

2．用于中风、小儿惊风等　本品清热化痰，兼能清心热。治热痰上蒙心窍之中风神昏口噤者，单用或与牛黄、石菖蒲等化痰开窍之品同用，以增其效。治小儿惊风属肝风夹热痰致高热、神昏、惊厥者，亦可与牛黄、羚羊角等清热解毒、开窍、息风止痉药物同用。

【用法用量】冲服，30～50 g。

【使用注意】本品性寒凉，故寒痰、脾虚便溏者不宜。

【参考资料】

1．本草文献　《名医别录》："疗暴中风风痹，胸中大热，止烦闷。"《本草衍义补遗》："中风失音不语，养血清痰，风痰虚痰在胸膈，使人颠狂，痰在经络四肢及皮里膜外，非此不达不行。"《本草纲目》："竹沥性寒而滑，大抵因风火燥热而有痰者宜之；若ново寒湿胃虚肠滑之人服之，则反伤肠胃。"

2．化学成分及药理作用　本品含多种氨基酸及酚、有机酸、糖类等成分，有明显祛痰、镇咳作用。

天竹黄　《蜀本草》

为禾本科植物青皮竹或华思劳竹等杆内分泌液干燥后的块状物。主产于云南、广东、广西等地。秋冬二季采收。生用。

【性味归经】苦，寒。归肺、心经。

【功效】清热化痰，清心定惊。

【应用】

用于小儿惊风、中风等证　本品清热化痰、清心热定惊的功效及性能均与竹沥类似，亦宜于热痰蒙蔽心窍所致者。治小儿热痰惊风、高热抽搐者，常与牛黄等清热化痰、熄风止痉类药物配伍。若治中风、痫证等神昏者，常与石菖蒲、郁金等化痰、开窍之品同用。本品亦可用于热痰咳喘，可与桔梗、瓜蒌等清肺化痰药同用。

【用法用量】煎服，3~6 g；研末冲服，每次 0.6~1 g；或入丸剂。

【参考资料】

1. 本草文献　《开宝本草》："治小儿惊风天吊，镇心明目，去诸风热，疗金疮，止血。"《日华子本草》："治中风痰壅，卒失音不语，小儿客忤及痫痰。"《本草纲目》："竹黄气味功用与竹沥同，而无寒滑之害。"

2. 化学成分及药理作用　本品含甘露醇、硬脂酸、竹红菌素、硅质等成分，有镇痛、消炎等作用。

昆　　布　《名医别录》

为海带科植物海带或翅藻科植物昆布的叶状体。主产于山东、辽宁、浙江等地。夏秋二季采捞。晒干，生用。

【性味归经】咸，寒。归脾、肝、肾经。

【功效】消痰散结。

【应用】

用于瘿瘤、瘰疬等证　本品安全无毒，味咸有较强消痰散结功效，善治痰滞经络，郁结成块诸证。治瘿瘤，常以之与海藻相须为用，并配伍消痰散结药，以增强疗效。治痰火郁结之瘰疬，常与夏枯草、玄参等清热、解毒散结之品同用。

本品亦可治睾丸肿痛，常与橘核、川楝子等疏肝行气散结之品配伍。

此外，本品尚有利水消肿之功，但力量较弱，常与薏苡仁、泽泻等利水渗湿之品同用，用于水肿、脚气浮肿等证。

【用法用量】煎服，6~15 g。

【参考资料】

1. 本草文献　《名医别录》："主十二种水肿，瘿瘤聚结气，瘘疮。"《药性论》："利水道，去面肿，治恶疮鼠瘘。"《本草从新》："顽痰积聚。"

2. 化学成分及药理作用　本品含昆布素、藻胶酸、多种氨基酸、多糖类、维生素类、脂肪酸、胡萝卜素及碘等成分，有降胆固醇、降血糖、增强免疫、抗肿瘤等作用；尚可降血压、平喘、镇咳。

3. 其他　本品含碘及碘化合物，有防治缺碘性甲状腺肿作用。

海　　藻　《神农本草经》

为马尾藻科植物海蒿子或羊栖菜的藻体。主产于辽宁、山东、福建等地。夏秋二季采捞。晒干，生用。

【性味归经】咸，寒。归脾、肝、肾经。

【功效】消痰散结。

【应用】

用于瘿瘤、瘰疬等证　本品的性能、功效及应用均与昆布类似，有消痰散结之功，常用于痰滞经络，郁结成肿块之证，且两药常相须配伍使用，并常与清热解毒散结药物配伍，以增强疗效。

本品亦可与疏肝行气，解郁散结之品同用，治疗睾丸肿痛。

本品亦同昆布，有较弱利水消肿功效，常配伍利水渗湿药，用于脚气浮肿，水肿等证。

【用法用量】煎服，10～15 g。

【使用注意】不宜与甘草配伍（十八反）。

【参考资料】

1. 本草文献　《神农本草经》："主瘿瘤气，颈下核，破散结气，痈肿，癥瘕坚气，腹中上下鸣，下十二水肿。"《名医别录》："疗皮间积聚、暴癀、留气、热结，利小便。"《药性论》："疗疝气下坠疼痛，核肿。"

2. 化学成分及药理作用　本品含藻胶酸、甘露醇、碘及多糖等成分，有抗凝血、降血压、抗高脂血症等作用；并可抑制病毒、杆菌及真菌等。

3. 其他　本品所含碘化物对缺碘所致地方性甲状腺肿有治疗作用；对甲状腺功能亢进、基础代谢率增高有暂时抑制作用。

黄 药 子　《开宝本草》

为薯蓣科藤本植物黄独的块茎。主产于湖北、湖南、江苏等地。秋冬两季采挖。切片晒干，生用。

【性味归经】苦，寒。有毒。归脾、肝经。

【功效】消痰散结，清热解毒。

【应用】

1. 用于瘿瘤　本品亦有较强的消痰散结功效，长于消瘿瘤，可单用，亦可与前述消痰散结之品配伍使用。

2. 用于热毒所致疮疡肿毒、咽喉肿痛及毒蛇咬伤等证　本品苦寒之性强，尚有清热解毒之功，单用或配伍连翘、重楼等清热解毒药，内服或外敷均可。

【用法用量】煎服，5～15 g；研末服 1～2 g。

【使用注意】本品有毒，对肝脏有一定损害，故脾胃虚弱及肝功障碍者忌用；服用过量、久服可引起吐泻腹痛等消化道反应。

【参考资料】

1. 本草文献　《开宝本草》："诸恶肿疮瘘喉痹，蛇犬咬毒。"《本草纲目》："凉血降火，消瘿解毒。"《本草汇言》："黄药子解毒凉血最验，古人于外科、血证两方尝用。今人不复用者，因久服有脱发之虞，知其为凉血、散血明矣。"

2. 化学成分及药理作用　本品含甾体皂苷、萜类化合物、鞣质、糖、淀粉及碘等成分，有兴奋子宫、抑制离体肠肌、止血、抑制肿瘤细胞、抑菌等作用。

3. 其他　本品含碘量高，对缺碘所致甲状腺肿有效。

海 蛤 壳　《神农本草经》

为帘蛤科动物文蛤或青蛤等多种海蛤的贝壳。主产于江苏、浙江、山东等地。夏秋两季自海滩泥沙中淘取，去肉。生用或煅用。亦可捣成粉末用。

【性味归经】咸，寒。归肺、脾、胃经。

【功效】清热化痰，消痰散结。

【应用】

1. 用于肺热炽盛、热痰壅肺之咳喘等证　本品性寒而能清肺热，又可祛痰。治热痰咳喘，宜与瓜蒌、桑白皮等清热化痰、止咳平喘之品同用。治肺热炽盛，灼伤血络之咳嗽胸痛，咯血痰者，可与青黛、栀子等清热解毒、凉血止血之品配伍。

2. 用于热痰留滞经络郁结而成之瘿瘤、痰核等　本品既能清热，又可消痰以散结。治瘿瘤、痰核等，常与海藻、昆布等消痰散结药同用。

此外，本品煅用有制酸止痛之功，常用于治胃痛泛酸之证。

【用法用量】煎服，10~15 g；蛤粉宜包煎。或入丸散剂，1~3 g。

【参考资料】

1. 本草文献　《神农本草经》："主咳逆上气，喘息烦满，胸痛寒热。"《药性论》："治水气浮肿，下小便，治嗽逆上气，主治项下瘤瘿"。

2. 化学成分及药理作用　本品含碳酸钙、甲壳质等成分，有利尿、止血、消炎等作用。

3. 其他　本品捣末或水飞用，称蛤粉，处方中常有用此名者，而非补阳药中的蛤蚧粉，当注意区别。

海浮石　《本草拾遗》

为胞孔科动物脊突苔虫及瘤苔虫的骨骼；或火山喷出的岩浆形成的多孔状石块。前者主产于浙江、福建、广东等地，夏秋采捞，晒干；后者主产于辽宁、山东、福建等地，全年可采。捞出晒干，捣碎，生用。

【性味归经】咸，寒。归肺、脾经。

【功效】清热化痰，消痰散结。

【应用】

1. 用于热痰咳嗽等证　本品类似海蛤壳，有清肺热、祛痰功效，以治热痰粘稠难咯者为宜。治疗热痰阻肺所致咳嗽，痰黄粘稠，不易咯出者，可与瓜蒌、贝母、黄芩等清热化痰、止咳之品配伍使用。治疗肺热咳嗽日久，痰中带血者，可与清肺止咳、凉血止血类药物同用。

2. 用于瘰疬、瘿瘤等病证　本品咸、寒，亦类似海蛤壳，有清热消痰散结功效。治热痰郁结，阻滞经络之瘰疬，瘿瘤等证，常与消痰散结类药物，如昆布、浙贝母等同用。

【用法用量】煎服，10~15 g。打碎先煎。

【参考资料】

1. 本草文献　《本草衍义补遗》："清金降火，消积块，化老痰。"《本草纲目》："消瘤瘿结核疝气，下气，消疮肿。"

2. 化学成分及药理作用　脊突苔虫的骨骼主含碳酸钙，并含少量镁、铁等成分；火山喷出的岩浆形成的多孔状石块主要含二氧化硅（SiO_2），亦含氯、镁等。

胖大海　《本草纲目》

为梧桐科植物胖大海的成熟种子。主产于泰国、柬埔寨、马来西亚等国。4~6月果实成熟开裂时，采收种子。晒干，生用。

【性味归经】甘，寒。归肺、大肠经。

【功效】清肺利咽，润肠通便。

【应用】

1. 用于肺热所致咽喉疼痛、声哑、咳嗽等　本品性寒可清肺化痰，又宣肺、利咽以开音，但其力较弱，宜于肺热所致轻证，单味泡服，亦可与桔梗、蝉蜕等清肺化痰、利咽之品同用。

2．用于热结便秘　本品可润肠通便，又兼可清泄肠道之热，用于热结肠道，便秘轻证，单味泡服，或与泻热通便之品配伍，以助其效。

【用法用量】沸水泡服或煎服，2～4枚。

【参考资料】

1．本草文献　《本草正义》："善于开宣肺气，并能通泄皮毛，风邪外闭，不问为寒为热，并皆主之"；"开音治喑，爽嗽豁痰。"

2．化学成分及药理作用　本品含胖大海素、西黄芪胶粘素、戊聚糖及收敛性物质等成分，有促进肠蠕动、收缩血管平滑肌、改善粘膜炎症、减轻痉挛疼痛等作用。

礞　石　《嘉祐本草》

为绿泥石片岩或云母岩的石块或碎粒。前种药材称青礞石，主产于湖南、湖北、四川等地；后者称金礞石，主产于河南、河北等地。全年可采。除去杂质，煅用。

【性味归经】咸，平。归肺、肝经。

【功效】化痰，熄风止痉。

【应用】

1．用于喘咳气逆痰稠难咯之实证　本品能化痰以畅利肺气，宜于痰稠胶粘难以咯出属于顽痰胶固之证者。治咳喘痰粘稠胸闷之实热证，常与黄芩、沉香等清肺热，行气降逆之品同用。

2．用于癫狂、惊风等肝风夹痰之痉挛抽搐者　本品既化痰又能熄风止痉。治热痰壅盛之惊风抽搐，可单用，以煅礞石为末，用薄荷汁或白蜜调服；亦可与牛黄、天竹黄等清热化痰，熄风止痉药物配伍。若治癫狂躁扰不宁，大便秘结者，可与化痰、泻火通便之品同用。

【用法用量】煎服，6～10 g，宜打碎布包先煎。入丸散，1.5～3 g。

【使用注意】脾胃虚弱、小儿慢惊风、孕妇忌用。

【参考资料】

1．本草文献　《本草纲目》："治积痰惊痫，咳嗽喘急"；"礞石乃治惊利痰之圣药……然止可用之救急，气弱脾虚者，不宜久服。"

2．化学成分及药理作用　青礞石主要含镁、铝、铁、硅酸盐等成分；金礞石主要含云母及石英，亦含钒等成分，有泻下、祛痰等作用。

瓦楞子　《名医别录》

为软体动物蚶科毛蚶、泥蚶或魁蚶的贝壳。主产于沿海地区。秋冬至春捕捞，去肉。生用或煅用。

【性味归经】咸，平。归脾、肝经。

【功效】消痰散结，活血消癥。

【应用】

1．用于瘰疬、瘿瘤等　本品功效与昆布、海藻类似，有消痰散结之功，治痰滞经络郁结成块之证，并常与之配伍使用，以增其效。

2．用于瘀血内阻之癥瘕积聚　本品尚可活血化瘀以消癥，单用，或与三棱、莪术、虻虫等破血消癥之品配伍。

此外，煅瓦楞子可制酸止痛，用治肝胃不和之胃痛吐酸者。

【用法用量】煎服，10～15 g，宜先煎；研末服，每次 1～3 g。生用消痰散结；煅用制酸止痛。

【参考资料】

1. 本草文献　《日用本草》："消痰之功最大，凡痰隔病用之。"《丹溪心法》："能消血块，次消痰。"

2. 化学成分及药理作用　本品主含碳酸钙，亦含有机质及少量镁、铁、硅酸盐、磷酸盐等成分，有中和胃酸作用。

3. 其他　近代有用以治疗胃及十二指肠溃疡、肝脾肿大及消化道肿瘤等报道。

自 学 指 导

【重点难点】

1. 在性能方面　化痰药在药性方面缺乏共性，较难掌握。因其主治病证有寒有热，药性有的偏温，有的偏寒。同是温性的化痰药中，半夏性温，但不甚燥烈；白芥子温性较强；而天南星、禹白附温燥毒烈之性更盛；旋覆花、白前温性缓和，属微温。偏寒性的化痰药中，瓜蒌、竹沥等寒凉之性偏盛；桔梗、川贝母、前胡、竹茹等寒性缓和，称微寒。药味亦缺乏共性，半夏、天南星、禹白附等标辛者，多与其辛麻味及辛开之效有关；桔梗、竹沥、浙贝母、竹茹等兼可清泄热邪，而有苦味；昆布、海藻、海蛤壳等有消痰以软坚散结之功，而有咸味。本章药物在归经方面具有共性，即主归肺经。但因药物的兼有功效不同，还兼归其他经。如天南星、禹白附兼能祛风止痉，又兼归肝经；半夏、旋覆花又能降胃气止呕吐，竹茹能清胃止呕，故均又兼归胃经；竹沥、天竹黄兼能清心热，又兼归心经。"脾为生痰之源"，昆布、海藻、黄药子及半夏、天南星、禹白附等消痰散结，故归脾经（或兼归脾经）。学习时应与功效、应用（主治病证）相结合加以充分认识。本章药中半夏、天南星、禹白附有毒，内服多用炮制品。

2. 在功效方面　化痰药均有化痰功效。但在教材中又有祛痰、消痰等提法，意在反映各药化痰的特点。初学时应在掌握本章药化痰共有功效的基础上，再了解祛痰是指祛除阻于肺窍之痰浊的作用；称消痰者，是指消散留滞经络郁结成块之痰浊的作用。另外化痰药中还有称燥湿化痰者，是指药性温燥的药物，消除湿痰、寒痰证的治疗作用；清热化痰，是指药性偏寒凉的药物，对热痰证具有清热、化痰双重的治疗作用。

在兼有功效方面应当注意：半夏、天南星、禹白附除均能燥湿化痰外，外用尚能攻毒消肿散结（止痛）；天南星、禹白附又可祛风止痉，并以此为长；半夏、旋覆花还兼能降逆止呕；竹茹清热化痰而兼清胃止呕；川贝母、浙贝母清热化痰，又兼能止咳、消痰散结；竹沥、天竹黄清热化痰兼可清心定惊；昆布、海藻消痰散结兼可利水消肿（但作用弱）。桔梗祛痰尚可利咽，解毒排脓。瓜蒌又可宽胸散结，润肠通便。此外，白前、前胡长于祛痰；前胡又兼可疏散风热。黄药子长于消瘿，并兼清热解毒。

3. 在主治病证（应用）方面　化痰药均可主治痰证。但痰证复杂，涉及病位甚广，并因痰浊阻滞脏腑及兼夹邪气不同，临床表现各异，故各药主治特点有别。学习时应结合各药的性能特点、功效、作用强度及兼有功效等，方可掌握每味药物的应用特点。如半夏最宜于脏腑湿痰诸证，亦多用于寒痰证；天南星的燥烈之性偏盛，一般湿痰、寒痰证较少应用，因其兼可祛风止痉，故宜于肝风夹痰之证；川贝母、浙贝母、瓜蒌、竹茹等较宜于热痰证，其中川贝母、瓜蒌又可用于燥痰证；昆布、海藻消痰常用于瘰疬、瘿瘤等痰滞经络，郁结成块之痰证。

此外，还应注意：半夏又有止咳功效，尤宜于湿痰咳嗽，亦用于寒痰咳喘气逆之证；又有良好的止呕之效，广泛用于各种原因所致呕吐，尤宜于痰饮或胃寒所致呕吐。半夏内服还能消痰散结，外用又可攻毒消肿止痛，可治瘿瘤、痰核、痈疽、毒蛇咬伤等。天南星又有祛风止痉功效，宜于肝风夹痰或风痰留滞经络之破伤风、痫证、中风等痉挛抽搐者；外用尚有攻毒消肿、散结止痛功效，可用于痈疽、毒蛇咬伤等。桔梗兼能利咽、解毒排脓，宜于咽痛、失音、热毒痰浊壅阻于肺窍之肺痈。川贝母、浙贝母消痰散结，宜于瘰疬、瘿瘤、疮痈、肺痈等；川贝母兼能润肺止咳，宜于阴伤或肺燥之咳嗽有痰者。瓜蒌兼能利气宽胸，宜于痰浊阻痹胸中之胸痹；还能润肠通便，用于肠燥便秘。旋覆花兼可降逆止呕，较宜于痰浊阻中胃气上逆之呕吐、嗳气等。

4. 在配伍方面　着重理解化痰药配行气药、化痰药配健脾燥湿药、半夏配橘皮、半夏配生姜、旋覆花配代赭石、瓜蒌配薤白、浙贝母配牡蛎等的主要意义。

5. 在药物比较方面　应注意半夏与天南星、川贝母与浙贝母、瓜蒌壳与瓜蒌仁在性能、功效与应用方面的相同与不同之处。

6. 在用法用量方面　注意记忆和理解本章药物的特殊用法。如生姜具有温中止呕之功，又能制约半夏的毒性，用姜汁制半夏，可发挥增效减毒的双重作用，故止呕以选姜半夏为宜。胆南星是天南星用牛胆汁拌制而成的加工品，性偏寒凉，有清热化痰，息风止痉功效，故宜于中风、痫证、惊风、眩晕等偏热者及热痰咳喘证。旋覆花须用布包后入煎剂，可避免其表面的细小绒毛混入煎剂中导致呛咳、呕吐。竹茹姜汁炙后，偏于止呕，生用则在于清热化痰。竹沥冲服，30～50 g。

7. 在使用注意方面　注意记忆和理解本章药物在概述中介绍的共有使用注意，并着重掌握下述部分药物的特殊使用注意。如禹白附有毒，药性温燥，故热盛或血虚之抽搐者不宜使用。白芥子内服对胃肠粘膜有刺激作用，不宜过量，过量可引起腹痛、腹泻，故消化道溃疡或有出血者忌用；外用对皮肤粘膜有刺激发泡作用，故皮肤过敏者忌用。桔梗所含皂苷刺激胃粘膜，反射性引起气管分泌增加而排痰，过量易致恶心呕吐，故不宜过量使用；其含皂苷又有溶血作用，故不宜作注射给药。黄药子过量或久服会引起吐、泻、腹痛等消化道反应，并损害肝脏，故不宜过量、久服；肝功能障碍者忌用。此外，还应注意半夏、瓜蒌、贝母不宜与乌头，海藻不宜与甘草配伍使用（十八反）。天南星、禹白附有毒，孕妇忌用。

【复习思考题】

1. 为什么化痰药要与行气药配伍？
2. 试述半夏的性能、功效与主治病证。
3. 川贝母与浙贝母在性能、功效及应用方面有哪些相同和不同之处？

4. 简述桔梗的主治病证。
5. 瓜蒌为什么能治痰浊阻痹之胸痹？
6. 试述化痰药的主治病证及配伍应用。

第十九章　止咳平喘药

【目的要求】

1. 通过本章概述部分学习，应当了解止咳平喘药以及相关功效术语的含义；掌握止咳平喘药的功效、主治病证、性能特点、配伍应用、使用注意等方面的共性。

2. 通过本章具体药物的学习：

掌握苦杏仁、紫苏子、百部、桑白皮、葶苈子的性能、功效、应用、特殊用法和特殊使用注意。

熟悉马兜铃、枇杷叶、白果、款冬花的功效、主治病证、特殊用法及特殊使用注意。

了解紫菀的功效。

3. 本章内其他药（包括附药），供学习时参考。

【自学时数】

3 学时。

1. 含义　以止咳平喘（缓解或制止咳嗽和喘息）为主要功效，常用以治疗咳、喘证的药物，称止咳平喘药。

咳、喘实属两种不同的症状表现，均可由多种原因影响肺的宣发、肃降功能，使肺气上逆而致。本章药物中，有的长于止咳，有的长于平喘，有的则兼而有之。

2. 功效与主治　止咳平喘药有止咳、平喘功效，主治以咳嗽、喘息为主要表现的病证。咳喘证既可由外感六淫邪气引起，亦可因五脏六腑病变所诱发，其病情复杂，又有寒热虚实之异。如表邪袭肺之咳、喘者，常伴恶寒、发热、鼻塞不通或喉痒痛不适等表证，又因外感风寒和风热邪气的不同，其兼症各异；而痰浊阻肺之咳喘实证，因其病性不同，又有湿痰、寒痰、热痰、燥痰之别，其痰证的特征及伴见症亦各异（详见化痰药章）。若久病体虚，肺阴伤耗者，以干咳、声哑、消瘦乏力、潮热盗汗等为特征；肺肾气虚之虚喘，多以喘声低微，呼多吸少，动则喘甚，神疲自汗等为主要表现。

所谓止咳平喘，是指药物能够缓解或制止咳嗽和喘息的治疗作用。其中既清泻肺热，又止咳、平喘以治肺热咳喘者，称清肺止咳或泻肺平喘；兼能化痰，以治痰阻肺窍之咳喘者，称化痰止咳或化痰平喘；兼能润肺，以治阴虚肺燥之咳嗽者，称润肺止咳。

3. 性能特点　本章药主治咳喘证的病性有寒热之分，根据四气确定依据，有的药物药性偏温，有的则偏寒。其多数药物能降泄肺气，部分兼能泄热，则标苦味；少数药物兼可宣散表邪，则为辛味。咳喘因肺气上逆所致，其病位在肺，故主归肺经。止咳平喘药具有沉降的作用趋向。少数药物有毒。

4. 配伍应用　使用本章药物，当审证求因，在合理选择与病证相宜的药物的同时，又应根据不同病因予以恰当配伍。如痰浊阻肺是导致咳喘的主要病因，根据刘河间"治咳嗽者，治痰为先"的原则，故常与化痰药配伍。外感六淫之邪，亦易诱发咳喘，如风寒所致咳喘者，宜与发散风寒，宣肺平喘药配伍；风热而致咳嗽喉痒痛者，宜与疏散风热，利咽喉之品配伍。肺阴虚之干咳者，常配伍养肺阴药；咳嗽咯血者，可配伍止血之品。肺肾气虚之喘促短气者，常与补益肺肾之气的药物配伍。喘咳而胸闷气急者，宜与畅利胸中气机之行气药配伍。肺热喘咳甚者，常与清肺泻火药配伍。

5. 使用注意　本章药为治标之品，咳喘而邪气甚者，不宜单纯使用止咳或平喘之品，以免"闭门留寇"。少数止咳平喘药有毒，应控制用量，注意用法，中病即止。个别种子类药物富含油脂，有滑肠作用，故脾虚便溏者慎用。此外，部分止咳药蜜炙后有养阴润肺之效，宜于阴虚肺燥之咳嗽，故当注意合理选用炮炙品。

苦杏仁　《神农本草经》

为蔷薇科乔木植物山杏、西伯利亚杏、东北杏或杏的成熟种子。主产于东北、内蒙古、华北等地。夏季采收。取出种子，晒干。生用或焯后入药。

【性味归经】苦，微温。有小毒。归肺、大肠经。

【功效】止咳平喘，润肠通便。

【应用】

1. 用于各种原因所致咳喘证　本品味苦能降肺气，又略兼宣肺之功，并有良好的止咳平喘功效，为治咳喘要药。通过配伍，可广泛用于外感内伤、寒热新久之咳、喘证。治外感风寒之咳喘，恶寒发热，常与发散风寒、宣肺平喘之麻黄、紫苏等配伍。风热所致咳嗽痰黄、发热汗出者，宜与桑叶、菊花等疏散风热、清肺止咳之品配伍。治寒痰咳嗽痰多清稀者，可与细辛、半夏、干姜等温肺散寒、燥湿化痰药物配伍。若治肺热咳喘，痰黄稠者，又宜与清泻肺热之石膏配伍，如《伤寒论》麻杏甘石汤。治燥邪伤肺，干咳痰少者，宜与沙参、贝母等清肺养阴，润肺止咳药物配伍。若咳喘日久不止，肾不纳气者，亦可与人参、蛤蚧等补肾纳气之品配伍。

2. 用于肠燥便秘　本品含大量脂肪油，能润滑肠道以通便。治津枯肠燥便秘，常与柏子仁、郁李仁等润肠通便类药物配伍，如《世医得效方》五仁丸。若治血虚便秘者，宜与当归、生地等补血润肠之品配伍。

【用法用量】煎服，4.5~9 g。宜打碎入煎。

【使用注意】本品含苦杏仁苷，易在胃肠道分解出氢氰酸，有毒，过量易引起中毒，故用量不宜过大；婴儿慎用。

【参考资料】

1. 本草文献　《神农本草经》："主咳逆上气，雷鸣，喉痹，下气，产乳，金疮，寒心奔豚。"《珍珠囊》："除肺热，治上焦风燥，利胸膈气逆，润大肠气秘。"

2. 化学成分及药理作用　本品主含苦杏仁苷、脂肪油、多种氨基酸及蛋白质成分，具有镇咳、平喘、抑菌、驱虫、止痒、润肠通便等作用。

3. 其他　口服苦杏仁后，其苦杏仁苷易在胃肠道分解出氢氰酸，毒性较静脉注射大，故量大易中毒，成人服 60 g（约 55 枚）以上可致死，应注意用量。

有研究报道，苦杏仁采用蒸法、微波法炮制后，其止咳效果最好；㷈法又较炒法好；而煎煮效果最差，故主张用蒸法炮制为妥，供参考。

附药

甜杏仁 为蔷薇科植物杏或山杏的部分栽培种而味甘甜的干燥种子。主产于河北、北京、山东等地。性味甘，平。功效类似于苦杏仁，但偏于滋润，故宜于虚劳咳嗽气喘。用量 3～10 g。

紫 苏 子 《名医别录》

为唇形科植物紫苏的成熟果实。主产于江苏、安徽、河南等地。秋季果实成熟时采收。晒干，生用。

【性味归经】辛，温。归肺、大肠经。

【功效】止咳平喘，化痰，润肠通便。

【应用】

1. 用于痰浊壅肺之咳喘痰多证　本品辛温而不燥，既可化痰，又可止咳平喘，故宜于寒痰阻肺而咳喘者。治痰壅气逆，咳喘胸闷，常与白芥子、莱菔子等行气、化痰之品配伍，如《韩氏医通》三子养亲汤。咳喘痰多而有外感风寒者，宜与发散风寒药物配伍。若治久咳痰喘，宜与橘皮、半夏、厚朴等行气化痰、止咳平喘药同用，如《和剂局方》苏子降气汤。

2. 用于肠燥便秘　本品亦富含油脂，能润滑肠道通便，其润下之力强于苦杏仁，又因其能化痰止咳平喘，故咳喘有痰兼大便秘结者，常与化痰止咳平喘而又能润肠通便之杏仁、瓜蒌等配伍使用。

【用法用量】煎服，5～10 g。

【使用注意】脾虚便溏者慎用。

【参考资料】

1. 本草文献　《名医别录》："主下气，除寒中。"《日华子本草》："止嗽，润心肺，消痰气。"《本经逢原》："性能下气，故胸膈不利者宜之……为除喘定嗽、消痰顺气之良剂。但性主疏泄，气虚久嗽、阴虚喘逆、脾虚便滑者皆不可用。"

2. 化学成分及药理作用　本品主含挥发油、脂肪油、维生素 B_1 及氨基酸等成分，有升高血浆胆固醇、增强记忆、抗癌等作用。

3. 其他　同科植物白苏的种子，具有类似紫苏子的功效，名玉苏子，亦可入药。

百 部 《名医别录》

为百部科植物直立百部、蔓生百部或对叶百部的块根。主产于安徽、江苏、湖北等地。春秋二季采挖。晒干，切厚片。生用或蜜炙用。

【性味归经】苦，平。归肺经。

【功效】止咳，外用杀虫。

【应用】

1. 用于各种咳嗽　本品药性平和，具有较好的止咳作用，应用甚广。无论外感内伤、寒热虚实之新久咳嗽，皆可配伍使用；其味甘，兼可润肺，故尤宜于久咳虚嗽者。若治外感风寒咳嗽，常与发散风寒药物同用。治风热犯肺，咳嗽痰黄，可与桑叶、菊花等疏散风热之品同用。肺热咳嗽烦热者，宜与石膏、浙贝母等清泻肺热之品配伍。阴虚肺痨咳嗽咯血者，宜与养阴止血药物配伍，如《医学心悟》月华丸，以之与阿胶、麦冬等同用。若久咳不止，可单用蜜制熬膏，亦可配伍使用。

2. 用于蛲虫、阴道滴虫、头虱、疥癣等　本品单用或配伍外用有一定杀虫、灭虱作用。治蛲虫病，肛门瘙痒者，单味浓煎，保留灌肠。若治阴道滴虫，带下量多，阴部瘙痒者，单用或配伍黄柏、苦参等清热燥湿杀虫之品，煎汤坐浴外洗。用于头虱、体虱、阴虱等，可用50%水煎液或20%乙醇浸液外涂、搽洗。治疥癣，亦可与燥湿杀虫止痒类药物配伍外用。

【用法用量】煎服，5~15 g；亦可入丸散剂。外用适量。阴虚、久咳宜蜜炙用。

【参考资料】

1. 本草文献　《名医别录》："主咳嗽上气。"《日华子本草》："治疳蛔及传尸骨蒸劳，杀蛔虫、寸白、蛲虫。"

2. 化学成分及药理作用　本品含多种生物碱、糖、蛋白质、脂类、有机酸等成分，有镇咳、平喘、杀蛔虫、杀灭虱子等作用；此外，尚有抑菌、抑制流感病毒作用。

紫　菀　《神农本草经》

为菊科植物紫菀的根及根茎。主产于河北、安徽、黑龙江等地。春秋二季采挖。晒干，生用或蜜炙用。

【性味归经】苦，微温。归肺经。

【功效】化痰止咳。

【应用】

用于各种咳嗽有痰之证　本品性温而不热、不燥，有较好的祛痰作用，兼能止咳，味辛又兼能开宣肺气，故其应用广泛，无论外感内伤，寒热虚实之咳嗽有痰者，皆可配伍使用。若治外感风寒，恶寒发热，咳嗽痰多者，宜与发散风寒之品同用。治肺热喘嗽，痰黄稠，可与清肺热，止咳喘药同用。肺阴虚久咳，痰中带血者，亦可与养肺阴及止咳止血之品同用，如《圣惠方》紫菀汤，以之与贝母、天冬、生地等同用。

【用法用量】煎服，5~10 g。肺虚久咳宜蜜炙用。

【参考文献】

1. 本草文献　《神农本草经》："主咳逆上气，胸中寒热结气。"《名医别录》："疗咳唾脓血，止喘悸，五劳体虚，补不足，小儿惊痫。"

2. 化学成分及药理作用　本品含紫菀皂苷、槲皮素、挥发油、脂肪酸等成分，有镇咳、利尿、抑菌等作用。

款冬花　《神农本草经》

为菊科植物款冬的花蕾。主产于河南、甘肃、山西等地。12月前后采挖。生用或蜜炙用。

【性味归经】辛、微苦，温。归肺经。

【功效】止咳化痰。

【应用】

用于各种咳嗽有痰之证　本品性能、功效类似于紫菀，既能止咳，又兼能祛痰，应用亦广泛。但本品长于止咳，而紫菀长于化痰，故二者常相须为用，止咳祛痰之力俱佳。治外感风寒之咳喘痰多者，宜与发散风寒、化痰止咳平喘之品配伍。肺热咳嗽痰稠，宜与清肺热、化痰止咳药配伍。肺阴虚咳嗽咯血，可与养肺阴、清肺止咳药物配伍。肺气虚之久咳者，可与补肺气之品同用。亦可配伍鱼腥草、桔梗、薏苡仁等清热解毒，祛痰排脓之品，用于肺痈咳吐脓痰者。

【用法用量】煎服，5～10 g。阴虚久嗽宜蜜炙用。

【参考资料】

1. 本草文献　《神农本草经》："主咳逆上气，善喘，喉痹，诸惊痫，寒热邪气。"《本经逢原》："润肺消痰，止嗽定喘……肺痿肺痈，咸宜用之。"《本经疏证》："《千金》《外台》，凡治咳逆久嗽，并用紫菀、款冬者十方而九……而其异在《千金》《外台》亦约略可见。盖凡吐脓血失音者，及风寒水气盛者，多不甚用款冬，但用紫菀；款冬则每同温剂、补剂用者为多。"

2. 化学成分及药理作用　本品主含黄酮类、生物碱类、三萜皂苷、挥发油及鞣质等成分，有镇咳、祛痰、升压等作用，并对胃肠平滑肌有抑制作用。

马 兜 铃　《药性论》

为马兜铃科植物北马兜铃或马兜铃的成熟果实。前者主产于黑龙江、吉林、河北；后者主产于江苏、安徽、浙江等地。秋季采收。晒干生用，或蜜炙用。

【性味归经】苦，寒。归肺经。

【功效】止咳平喘，清肺化痰。

【应用】

用于肺热喘咳等证　本品味苦能降泄肺气以平喘、止咳，且药性偏寒，又兼能清肺热，并有一定祛痰之功，故较宜于肺热喘咳有痰者。治热痰阻肺，喘咳痰多，宜与清热化痰，止咳平喘之桑白皮、葶苈子等同用，如《普济方》马兜铃汤。若治肺热津伤咳嗽，可与养阴清肺止咳之品配伍。阴虚咳喘，痰中带血，可与阿胶等养阴止血药物配伍。

【用法用量】煎服，3～10 g。马兜铃蜜炙既可润肺，又可缓解其苦寒之性、降低毒副反应，故多蜜炙用。

【使用注意】本品服用过量可引起恶心、呕吐等消化道不良反应，故应在规定用量范围内使用，不宜过量，以免引起呕吐。

【参考资料】

1. 本草文献　《药性论》："主肺气上急，坐息不得，咳逆连连不止。"《开宝本草》："治肺热咳嗽，痰结喘促，血痔瘘疮。"《本草纲目》："寒能清肺热，苦辛能降肺气。钱乙补肺阿胶散用之，非取其补肺，乃取其清热降气也，邪去则肺安矣。"

2. 化学成分及药理作用　本品含马兜铃碱、马兜铃酸、马兜铃次酸等成分，有祛痰、平喘等作用；尚能抑制革兰阳性球菌、痢疾杆菌及真菌等。

3. 其他　药理研究表明，动物皮下注射马兜铃碱1%浸剂可致肾炎，大剂量则出现血尿、尿闭、呼吸困难、甚则死亡。若人服用马兜铃过量，可引起恶心、心烦、呕吐等症状，重者可见出血性下痢，知觉麻痹，嗜睡，瞳孔散大，肾炎血尿、蛋白尿等，故当注意在规定剂量范围内使用。

枇 杷 叶　《名医别录》

为蔷薇科小乔木植物枇杷的叶。主产于广东、江苏、浙江等地。全年均可采收。晒干，刮去毛。生用或蜜炙用。

【性味归经】苦，微寒。归肺、胃经。

【功效】清肺化痰，止咳平喘，清胃止呕。

【应用】

1. 用于各种咳喘证　本品长于止咳平喘，兼能化痰，其性微寒又可清肺热，尤宜于肺热咳喘而有痰者。亦可适当配伍，用于各种咳喘证。治肺热咳嗽气促，面红唇赤痰黄者，宜与清泻肺热药配伍，如《医宗金鉴》清金散，以之与黄芩、栀子等同用。痰阻肺窍，咳嗽气急者，宜与化痰行气之品配伍。阴虚燥咳无痰者，宜与养阴清肺止咳之品配伍，如《医门法律》清燥救肺汤。久咳肺气虚者，可与补肺气之黄芪、人参等同用。

2. 用于胃热呕吐等　本品与竹茹类似，能清胃热以止呕吐，宜于胃热呕吐。治胃中积热，食后即吐者，宜与清胃热、止呕药物配伍。湿热中阻之呕吐者，可与黄连等清热燥湿类药配伍。若中寒呃逆者，宜与温胃散寒药物配伍，如《圣济总录》枇杷汤，以之与生姜、陈皮等同用。

【用法用量】煎服 5～10 g。止呕宜生用或姜汁炙用。止咳宜蜜炙用；亦可熬膏，或入丸散剂。

【参考资料】

1. 本草文献　《名医别录》："主卒宛不止，下气。"《新修本草》："主咳逆不下食。"《本草纲目》："和胃降气，清热解暑毒，疗脚气。"

2. 化学成分及药理作用　本品主含皂苷、熊果酸、苦杏仁苷、鞣质、维生素、山梨醇、挥发油等成分，有止咳平喘、祛痰、消炎等作用；并对革兰阳性球菌有抑制作用。

桑白皮　《神农本草经》

为桑科小乔木植物桑的根皮。主产于安徽、河南、浙江等地。秋末叶落至次春发芽前采收。切丝生用或蜜炙用。

【性味归经】甘，寒。归肺、膀胱经。

【功效】清肺平喘，利水消肿。

【应用】

1. 用于肺热喘咳等证　本品药性偏寒，长于清泻肺火以平熄喘咳，故宜于肺热喘咳胸满者；亦可配伍用于其他原因所致喘咳证。治肺热喘咳，常与地骨皮等药配伍，如《小儿药证直诀》泻白散。肺虚有热之咳喘者，可与补肺气、清肺热之品配伍。若痰热阻肺，喘息胸满者，宜与杏仁、葶苈子、瓜蒌等化痰、行气、止咳平喘之品同用。咳喘痰鸣兼有风寒表证者，宜与麻黄、杏仁、苏子等解表散寒，宣肺平喘药同用。

2. 用于水肿，小便不利　本品既有利水消肿之功，又能清肺热，降泻肺气以通调水道，并能平喘，故宜于全身水肿，面目肌肤浮肿，小便不利兼有胀满喘急者，常与茯苓、大腹皮等利水消肿药配伍。

【用法用量】煎服，5～15 g。利水及清肺平喘，宜生用；肺虚咳喘宜蜜炙用。

【参考资料】

1. 本草文献　《名医别录》："去肺中水气，唾血，热渴，水肿腹满胪胀，利水道，去寸白。"《药性论》："治肺气喘满，水气浮肿。"

2. 化学成分及药理作用　本品含多种黄酮衍生物、东莨菪素、挥发油、谷甾醇、果胶、软脂酸等成分，有利尿、降压、镇静、安定、抗惊厥、降温等作用。

葶 苈 子　《神农本草经》

为十字花科植物独行菜或播娘蒿的成熟种子。前者称"北葶苈"，主产于河北、辽宁、内蒙古等地；后者称"南葶苈"，主产于江苏、山东、安徽等地。夏季采收。生用或炒用。

【性味归经】苦、辛，寒。归肺、膀胱经。

【功效】消痰平喘，利水消肿。

【应用】

1. 用于痰浊阻肺之喘咳实证　本品苦寒降泄之力较桑白皮强，长于消痰浊，又兼能泻肺火以平喘咳，故宜于痰涎壅盛，肺气上逆之喘咳痰多，胸胁胀满，喘息不得平卧者，并常与桑白皮、杏仁等化痰、止咳药同用。亦可配伍清泻肺热之品，用于痰火郁肺之喘咳证。

2. 用于胸水、腹水、全身浮肿等实证　本品亦与桑白皮类似，均能利水以消肿，但本品利水消肿之力较强。桑白皮多用于面目肌肤浮肿，而本品应用较广，还常用治胸、腹水之实证，单用或配伍应用。治胸胁积水，二便不利，常与大黄、芒硝等攻下药配伍，如《伤寒论》大陷胸丸。若水肿或腹水胀满，小便不利，可与利水渗湿、峻下逐水类药物配伍。

【用法用量】煎服，5~10 g；研末服，3~6 g。

【参考资料】

1. 本草文献　《神农本草经》："主癥瘕积聚，结气，饮食，寒热，破坚逐邪，通利水道。"《名医别录》："下膀胱水，伏留热气，皮间邪水上出，面目浮肿。"《开宝本草》："疗肺壅上气咳嗽，止喘促，除胸中痰饮。"

2. 化学成分及药理作用　本品主含强心苷、脂肪油、蛋白质、糖类等成分，有强心、利尿、广谱抗菌作用。

3. 其他　有研究认为，葶苈子炒制（温度不宜太高）后，芥子苷溶出量增高，止咳作用增强，且刺激性芥子油减少。止咳平喘可考虑采用炒制法。

白　　果　《日用本草》

为银杏科植物银杏的成熟种子。主产于广西、四川、河南等地。秋季采收。生用或炒用。

【性味归经】苦、涩，平。有毒。归肺、肾经。

【功效】化痰，止咳平喘，止带，缩尿。

【应用】

1. 用于哮喘、咳嗽等证　本品既可祛痰，并有止咳平喘之效，其味涩又略兼收敛之性，药性平，故无论虚实之哮喘痰咳，皆可配伍使用。若外感风寒引发哮喘，恶寒发热，喘咳气急痰鸣者，可与麻黄、杏仁等发散风寒，宣肺平喘之品配伍。热痰阻肺，喘咳痰黄，宜与桑白皮、黄芩等清泻肺热、化痰平喘药配伍。若肺肾两虚，呼多吸少之虚喘，可与补肾纳气之品同用。燥咳无痰者，宜与养阴润肺止咳之品同用。

2. 用于带下病、肾虚遗尿等　本品味涩而有收敛之性，具有收涩止带、固肾缩尿之功，并兼可化湿浊。治湿热下注，带下黄稠量多者，宜与清热燥湿类药物配伍，如《傅青主女科》易黄汤，以之与黄柏、车前子等同用。脾肾气虚，带下清稀量多，常与莲子、山药、菟丝子等补脾肾止带之品同用。治肾虚小便频数，遗尿者，宜与山茱萸、益智仁、覆盆子等补肾固涩之品配伍。

【用法用量】煎服，4.5～9 g，捣碎，炒用可降低其毒性，故宜炒用。

【使用注意】本品有毒（含银杏毒），若服用过量，轻者出现消化道症状，重者致呼吸麻痹而死亡，故不可过量，小儿慎用。

【参考资料】

1．本草文献　《医学入门》："清肺胃浊气，化痰定喘，止咳。"《本草纲目》："白果熟食温肺益气，定喘嗽，缩小便，止白浊。生食降痰，消毒杀虫。嚼浆涂面鼻手足，去皶疱黚皯皴皱及疥癣疳蟨阴虱。"

2．化学成分及药理作用　本品含蛋白质、脂肪、淀粉、氰苷、维生素及多种氨基酸，有祛痰、平喘等作用；并能抑制多种革兰阴性及阳性菌。此外，尚有抗癌作用。

附药

银杏叶　为银杏树的叶。性味苦、涩，平。具有平喘、化痰，活血止痛功效。用于肺虚喘咳，以及高血脂、高血压、冠心病、心绞痛、脑血管痉挛等病证。其主要成分为银杏黄酮。用法用量：煎服，5～10 g，或制成片剂、胶囊、注射剂等。

矮 地 茶 　《本草图经》

为紫金牛科植物紫金牛的全株。主产于福建、江西、湖南等地。全年可采。晒干，生用。

【性味归经】苦、辛，平。归肺、肝经。

【功效】止咳祛痰，清热利湿。

【应用】

1．用于咳喘痰多之证　本品长于祛痰止咳，又略兼平喘之效，其性平，可用于痰浊阻肺所致咳喘痰多者，单用即可取效。治肺热咳喘痰多，单用或与清热化痰，止咳平喘之品配伍。寒痰咳喘者，宜与温肺化痰，止咳平喘药物同用。

2．用于湿热黄疸、水肿　本品又可清热利湿以退黄、消肿。治湿热黄疸，可与茵陈蒿、栀子等利湿退黄之品同用。若治水肿、小便不利，可与利水渗湿药物同用。

此外，本品尚有活血化瘀功效，可用于瘀血阻滞之经闭、痛经、风湿痹痛、跌打损伤等，可与活血化瘀或祛风湿类药物配伍。

【用法用量】煎服，10～30 g。

【参考资料】

1．本草文献　《本草图经》：治"时疾膈气，去风痰。"《本草纲目》："解毒破血。"《本草纲目拾遗》："治吐血劳伤，怯症垂危，久嗽成痨。治偏坠疝气。"

2．化学成分及药理作用　本品含挥发油、矮茶素Ⅰ号（岩白菜宁）、紫金牛酚、紫金牛醌等成分，有镇咳、祛痰、平喘、抗结核、抑菌等作用；尚有驱绦虫作用。

洋 金 花 　《本草纲目》

为茄科植物白花曼陀罗的花。主产于江苏、浙江、福建等地。4～11月采收。晒干或低温干燥，生用。

【性味归经】辛，温。有毒。归肺、肝经。

【功效】平喘止咳，止痛，止痉。

【应用】

1．用于哮喘咳嗽无痰之证　本品有很强的平喘止咳功效，但无祛痰作用，不利于排痰，且有毒性，故宜于咳喘无痰，用其他药乏效者。可单用散剂，或配入复方。

2．用于风湿痹痛、跌打损伤、脘腹疼痛等　本品有较强的麻醉止痛之效，宜于痹证、外伤及原因明确的脘腹疼痛之证。单用或配伍应用。

此外，前人用本品作麻醉剂，常与止痛作用强的川乌、草乌等配伍，用于骨折整复及其他外科手术等，如《医宗金鉴》整骨麻药方。

3．用于痫证、小儿慢惊风　本品尚有止痉之效。治肝风内动等痉挛抽搐，可与熄风止痉药配伍。但现较少应用。

【用法用量】内服，作散剂吞服 0.3~0.6 g；手术麻醉适量。

【使用注意】本品有毒，又无祛痰祛邪作用，并抑制腺体分泌，妨碍汗出，故表邪未解、外感高热、痰多粘稠者不宜使用；过量可引起口干、心动过速、无汗、眩晕、呕吐等症，故不宜过量；并忌用于孕妇、高血压、青光眼及心脏病患者。

【参考资料】

1．本草文献　《本草纲目》："诸风及寒湿脚气，煎汤洗之；又主惊痫及脱肛，并入麻药。""八月采此花，七月采火麻子花，阴干，等分为末，热酒调服三钱，少顷昏昏如醉，割疮灸火，宜先服此，则不觉苦也。"《本草便读》："止疮疡疼痛，宣痹着寒哮。"

2．化学成分及药理作用　本品含大量生物碱，其中主要为东莨菪碱、莨菪碱和阿托品，有麻醉、镇痛、平喘、加快心率、散瞳、抑制腺体分泌等作用。

3．其他　近年来以本品提取物东莨菪碱制成中药麻醉剂，广泛用于各种外科手术麻醉。又以东莨菪碱肌内注射，治运动兴奋型精神病等多种疾病。

本品的种子与叶均有止痛作用，均以东莨菪碱为主要成分。同属植物毛曼陀罗、紫曼陀罗及欧曼陀罗等，均与本品有相同功效。

自 学 指 导

【重点难点】

1．在性能方面　止咳平喘药在性味方面规律性不强，较难掌握。但在作用趋向、归经等方面具有共性。针对各药，应当认识其不同个性特点。如同是温性，紫苏子相对温燥，宜于寒痰咳喘；苦杏仁、紫菀等虽标微温，但性温和而不燥，故应用范围较广。桑白皮、葶苈子、马兜铃均标寒性；而马兜铃、葶苈子的寒性偏盛；枇杷叶微寒。白果、百部性平。药味方面，除百部润肺，为甘味；马兜铃、枇杷叶、葶苈子因能清泄肺热，标苦味；桑白皮、紫菀之甘，紫菀、款冬花、葶苈子之辛与五味理论中的作用无对应关系。故学习时，不必拘泥于药味，应重点掌握每味药物的具体功效与主治。本章药物均归肺经。但又因兼有功效不同，还兼归其他经。如苦杏仁、紫苏子均兼有润肠通便功效，均兼归大肠经；枇杷叶能清胃止呕，兼归胃经；葶苈子、桑白皮兼可利水消肿，兼归膀胱经。白果尚可固肾缩尿，还兼归肾经。止咳平喘药多具沉降的作用趋向。苦杏仁、白果有毒。

2．在功效方面　本章药物多数具有止咳、平喘两种功效，但部分药物长于止咳，另有部分药物长于平喘。故应当理解止咳平喘，是指药物能缓解或制止咳嗽和喘息的治疗作用。

在兼有功效方面应注意：紫苏子、葶苈子、白果、马兜铃、枇杷叶、紫菀、款冬花均兼有化痰（祛痰或消痰）功效；马兜铃、枇杷叶、桑白皮、葶苈子又兼能清泄肺热；苦杏仁、紫苏子兼能润肠通便；桑白皮、葶苈子兼能利水消肿。

3. 在主治（或应用）方面　本章药物均可用于以咳、喘为主要表现的病证。引起咳喘的病因复杂，学习时应注意有的药物兼有消除病因的功效及特点，以达到准确选药的目的。如桑白皮宜于肺热喘满者；葶苈子尤宜于痰浊阻肺之喘满实证；紫苏子辛温又可畅利气机，较宜于咳喘气逆胸闷（兼气滞）而偏寒者；百部性平，应用广泛，较宜于劳嗽久咳；枇杷叶、马兜铃又兼清热化痰之功，均宜于肺热咳喘有痰者；苦杏仁为治咳喘要药，可广泛用于以上多种原因所致咳喘。此外，还应注意：百部外用有杀虫灭虱之功，单用或配伍燥湿杀虫止痒之品，用于蛲虫、阴道滴虫、疥癣、头虱、体虱、阴虱等证；桑白皮利水消肿，又可清肺热，降肺气，通调水道，下输膀胱，故宜于面目肌肤浮肿或全身水肿兼胀满喘急者；葶苈子利水消肿之力强，又能消除停于胸胁间的痰饮，故宜于胸水、腹水、全身浮肿之实证；枇杷叶兼可清胃止呕，可治胃热呕吐；白果兼能止带、缩尿，又用于带下病，肾虚遗尿等。

4. 在配伍方面　着重理解止咳平喘药配伍化痰药、苦杏仁配麻黄、苦杏仁配桑叶的主要意义。

5. 在药物比较方面　注意桑白皮与葶苈子、苦杏仁与桃仁在性能、功效与应用方面的异同之处。

6. 在用法方面　注意理解和记忆本章药物以下特殊用法。如苦杏仁、白果入煎剂宜打碎；百部、紫菀、款冬花、马兜铃、枇杷叶、桑白皮等用于肺虚或阴虚咳喘者，宜蜜炙，其中马兜铃蜜炙后还可降低毒副反应；枇杷叶止呕宜生用或姜汁炙用；葶苈子炒后芥子苷溶出量增加，可增强止咳作用；炒制又可减少其刺激性，故宜炒制。银杏叶有平喘化痰，活血止痛之功，用于肺虚喘咳及高血压、冠心病、脑血管病等。

7. 在使用注意方面　除掌握本章概述中介绍共有使用注意外，还应记识以下特殊使用注意。如苦杏仁所含苦杏仁苷易在胃肠分解出氢氰酸，有毒，过量易引起中毒，故不宜过量使用。马兜铃服用过量可引起恶心、呕吐等消化道不良反应，故应在规定剂量范围内使用，不可过量。白果含银杏毒，一般通过加热（炒、煮）后可降低毒性；但若服用过量，轻者出现消化道症状，重者可致呼吸麻痹而死亡，故用量不宜过大。

【复习思考题】

1. 试比较桑白皮与葶苈子在功效、主治病证方面的异同之处。
2. 葶苈子为什么适宜于胸胁积水、小便不利兼喘满者？
3. 简述苦杏仁的性能特点、功效和主治病证。
4. 试述止咳平喘药的功效、主治、配伍原则和使用注意。
5. 简述百部的功效和主治病证。

第二十章 安 神 药

【目的要求】

1. 通过本章概述部分的学习，应当了解安神药以及有关安神功效术语的含义；掌握安神药在功效、主治病证、性能特点、配伍应用、使用注意方面的共性。
2. 通过本章具体药物的学习：
掌握酸枣仁、远志、磁石、龙骨的性能、功效、应用、特殊用法和特殊使用注意。
熟悉柏子仁、朱砂、琥珀的功效、应用、特殊用法用量和特殊使用注意。
了解合欢皮、夜交藤的功效。
3. 本章内的附药，供学习时参考。

【自学时数】

3学时。

1. 含义 以宁心安神为主要功效，常用以治心神不宁证的药物，称为安神药，又称宁心安神药。
2. 功效与主治 安神药均有宁心安神功效，主治心神不宁证。心神不宁证是由多种原因影响"心主神明"的功能活动所表现出的证候。病因虽多，但其证型不外虚实两类。如阴血不足，心失濡养；心气不足，心阳虚而失其温养；心脾不足，心肾不交等皆可致神不归舍；除可见虚烦不眠、心悸怔忡、健忘多梦、头昏目眩等心神不宁诸症外，多伴有前述病因所致相应虚证表现。而心火亢盛、热邪内扰、痰浊内阻、暴受惊恐等致心神不安，症见烦躁不安、惊悸、失眠、多梦、健忘等心神不宁表现，亦可伴见热邪、痰浊等病因所致的相应症状。本类药物亦可用于癫狂、痫证、惊风等病证。
所谓安神，即安定心神，指药物改善或消除心神不宁证的治疗作用，又称宁心安神。其中部分植物或种子类药物，既能安神又能养心，对心神不宁虚证有双重治疗作用者，称养心安神；部分矿物、介类药能消除心神不宁之惊悸实证者，称镇惊安神。
3. 性能特点 本章多数药物的性味与安神功效无直接对应关系。部分药物因较长于治阴血不足所致者，而标甘味，个别药物兼能清热，为寒性，多数药物是按传统习惯标以甘、平，但仍无规律性。本章药物性能特点的共性反应在归经方面，心藏神，"惊则心无所依，神无所归"，肝藏魂，主疏泄，心神不宁的病理变化与心、肝二脏密切相关，故本章药均主归心、肝二经。宁心安神药，多具沉降的作用趋向。本类药除朱砂外，余药在常用剂量内均视为无毒。
4. 配伍应用 使用本章药时，除应根据不同的病因病机合理选用适宜的安神药外，还应予以相应的配伍。如阴血虚少所致者，选用养心安神药，并常与补阴、补血药配伍；心脾气虚者，宜与补益心脾之气的药物同用；心阳虚者，应配伍温助心阳之品。若心火亢盛或热邪内扰所致者，选用清心安神药，并当与清泻心火之品配伍；痰浊内扰者，宜配伍化痰药；肝阳上亢所致者，多与平肝潜阳药配伍。其次，还应根据兼证予以配伍，如兼肝郁气滞者，可与疏肝解郁之品配伍；兼有瘀血者，可与活血化瘀药配伍。此外，癫狂、痫证、惊风等证，当以熄风止痉或化痰开窍为主，本类药物常居辅助地位。

5. 使用注意　本章药中部分矿物药入丸、散服，易伤脾胃，应适当配伍健运脾胃之品，亦不宜久服，入煎剂宜打碎久煎。个别药物有毒，当控制用量，以防中毒。本类药物多为治标之品，当注意与消除病因的药物配伍使用。安神药用以治失眠证时，宜于睡前0.5~1小时服用。

酸枣仁　《神农本草经》

为鼠李科植物酸枣的成熟种子。主产于河北、陕西、山西等地。秋末冬初时采收。取出种子，晒干，生用或炒用，用时打碎。

【性味归经】甘、酸，平。归心、肝经。

【功效】养心安神，敛汗。

【应用】

1. 用于心神不宁证　本品既可宁心安神，味甘又兼可滋养心肝阴血，具有标本兼治的双重作用，故为治阴血不足之心神不宁的要药。治阴血不足，心失所养之心悸、失眠，常与养阴、补血、安神之品配伍，如《摄生秘剖》天王补心丹，以之与麦冬、地黄、五味子等同用。若心脾两虚致体倦食少，多梦健忘者，宜与人参、茯神、远志等补益心脾、安神之品配伍。心肾阴亏，虚烦少寐，梦遗健忘者，常与滋肾养心之品同用。亦可配伍用于心神不宁实证。

2. 用于自汗、盗汗证　本品味酸有一定收敛止汗功效，不论自汗，盗汗均可配伍应用。因其兼能养阴血，故较宜于阴虚盗汗。表虚不固，自汗出者，宜与黄芪、白术等益气固表之品配伍。阴虚潮热盗汗者，宜与山茱萸、五味子等养阴、敛汗之品配伍，更增其效。

【用法用量】煎服，10~20 g。研末吞服，每次1.5~3 g。

【参考资料】

1. 本草文献　《名医别录》：主"烦心不得眠……久泄，虚汗烦渴，补中，益肝气，坚筋骨，助阴气。"《本草纲目》："其仁甘而润，故熟用疗胆虚不得眠，烦渴虚汗之证。"

2. 化学成分及药理作用　本品含大量脂肪油、蛋白质、维生素C及甾醇等成分，有镇静、催眠、镇痛、抗惊厥、降温、降压、降血脂作用；尚对子宫有兴奋作用。

3. 其他　传统用本品有生用和炒用之别。经研究，酸枣仁微炒或炒黄时，可增加镇静安神之效，若久炒油枯则失去安神作用，故当注意炒制的火候。

柏子仁　《神农本草经》

为柏科植物侧柏的种仁。主产于山东、河南、河北等地。冬初种子成熟时采收。晒干，生用或制霜用。

【性味归经】甘，平。归心、大肠经。

【功效】养心安神，润肠通便。

【应用】

1. 用于心神不宁证　本品性味甘平，与酸枣仁类似，有宁心安神及养阴血双重作用，亦多用于阴血不足所致者，但其安神与滋养之力均不及酸枣仁，常须配伍使用。治心悸怔忡，虚烦不眠，常与当归、酸枣仁等补血、养心安神之品配伍。心肾两虚所致失眠、健忘、遗精者，当与熟地、枸杞子等补肾滋阴药物配伍。心气不足之惊悸失眠者，可与人参、茯苓等补气、安神药物配伍。又因其能润肠通便，故以上诸证兼有肠燥便秘者，尤多选用本品。

2. 用于肠燥便秘　本品为植物种子，富含脂肪油，故有润肠通便之功。治老人、体虚者之肠燥便秘，常与其他润肠通便药物配伍，如《世医得效方》五仁丸，以之与郁李仁、杏仁等同用。

【用法用量】煎服，10～20 g。

【使用注意】便溏、痰多者当慎用。

【参考资料】

1. 本草文献　《神农本草经》："主惊悸，安五脏，益气，除风湿痹。"《本草纲目》："养心气，润肾燥，安魂定魄，益智宁神。""柏子仁性平而不寒不燥，味甘而补，辛而能润，其气清香，能透心肾，益脾胃。"

2. 化学成分及药理作用　本品含脂肪油、挥发油、皂苷、植物甾醇、维生素 A 样物质及蛋白质等成分，有镇静、润滑肠道、改善记忆等作用。

3. 其他　本品去油制霜用，宜于心神不宁而大便溏泻者。有研究表明，柏子仁霜的镇静催眠作用明显强于生柏子仁，供参考。

远　　志　《神农本草经》

为远志科植物远志或卵叶远志的根。主产于河北、陕西、吉林等地。春季出苗前或秋季地上部分枯萎后采集。生用或炙用。

【性味归经】苦、辛，微温。归心、肾、肺经。

【功效】宁心安神，化痰开窍。

【应用】

1. 用于心神不宁证　本品具有宁心安神之功，味辛性微温并能开心窍、益心智，故宜于心神不宁之失眠、心悸而有健忘者，且常与石菖蒲同用。若心脾不足致梦寐不宁，健忘，或失眠、惊悸者，又常与人参、茯苓等补益心脾之气而又益智安神的药物配伍，如《证治准绳》不忘散。

2. 用于癫狂、痫证　本品除能宁心安神外，其辛开苦降，又可化痰以开窍，宜于痰浊闭阻心窍所致之癫狂发作，神志恍惚等，可与石菖蒲、郁金等化痰开窍，宁心安神药物配伍。若治痫证抽搐，口吐涎沫，神昏者，亦可与化痰开窍，熄风止痉药物，如天麻、天南星、石菖蒲等同用。

3. 用于咳嗽痰多　本品有明显的祛痰作用，无论是寒热虚实之痰多粘稠，咳吐不爽者，皆可配伍使用。

此外，本品无论内服、外敷，均有消散痈肿功效，用于痈疽肿痛。单用或配伍清热解毒之品均可。

【用法用量】煎服，5～15 g。外用适量。

【使用注意】本品含皂苷，对胃粘膜有刺激作用，过量可致恶心、呕吐，故不宜过量，且胃炎及消化性溃疡患者慎用。

【参考资料】

1. 本草文献　《神农本草经》："主咳逆伤中，补不足，除邪气，利九窍，益智慧，耳目聪明，不忘，强志倍力。"《药性论》："治心神健忘，安魂魄，令人不迷。"《药品化义》："凡痰涎沃心，壅塞心窍，致心气实热，为昏愦神呆，语言蹇涩，为睡卧不宁，为恍惚惊怖，为健忘，为梦魇，为小儿客忤，暂以此豁痰利窍，使心气开通，则神魄自宁也。"

2. 化学成分及药理作用　本品含皂苷、脂肪油、树脂、生物碱、果糖等成分，有祛痰、镇静、催眠、抗惊厥、降压、利尿、抑菌等作用，尚有改善记忆障碍的作用。

3. 其他　《雷公炮炙论》载："远志凡使，先须去心，若不去心，服之令人闷。"但现代研究认为，远志心的毒副作用较全远志、远志皮小，且去木心与否对药效影响不大，故现已不去木心用。

合 欢 皮 　《神农本草经》

为豆科植物合欢的树皮。主产于江苏、浙江、安徽等地。夏秋间采收。切段生用。

【性味归经】甘，平。归心、肝经。

【功效】宁心安神，活血化瘀。

【应用】

1. 用于忧郁型心神不宁证　本品能宁心安神，但其力薄弱，常须配伍其他药以增效。因兼有解郁之功，故较宜于抑郁型心神不宁证。治情志不遂，忧伤郁闷所致烦躁不宁，失眠多梦，可与柴胡、郁金、酸枣仁等疏肝解郁、宁心安神之品配伍。

2. 用于跌打损伤，痈疽疮肿等　本品有一定活血化瘀作用，常通过配伍以治瘀血阻滞所致之证。若跌打损伤，骨折肿痛，宜与桃仁、红花、乳香等活血化瘀，消肿止痛药物同用。治痈疽疮疖、红肿热痛者，可与紫花地丁、连翘、蒲公英等清热解毒药同用。

【用法用量】煎服，10～15 g。

【参考资料】

1. 本草文献　《神农本草经》："安五脏，利心志，令人欢乐无忧。"《日华子本草》：合欢皮"煎膏，消痈肿，并续筋骨。"《本草纲目》："和血，消肿，止痛。"《本草求真》："味甘气平，服之虽能入脾补阴，入心缓气，而令五脏安和，神气自畅，及单用煎汤而治肺痈唾浊，合阿胶煎汤而治肺痿吐血，皆验。"

2. 化学成分及药理作用　本品含皂苷、鞣质等成分，有镇静、催眠作用；尚能抗凝、抗早孕。

附药

合欢花　为豆科植物合欢的花或花蕾。性味功效与合欢皮类似，但尤长于安神解郁，治忧郁不舒，虚烦不眠，健忘多梦等，常与其他安神药配伍，其效更增。用法用量：煎服，5～10 g。

夜 交 藤 　《本草纲目》

为蓼科植物何首乌的藤茎。主产于浙江、湖北、江苏等地。秋冬二季采割。晒干，生用。

【性味归经】甘，平。归心、肝经。

【功效】养心安神，祛风通络。

【应用】

1. 用于心神不宁证　本品性味甘平，与酸枣仁、柏子仁类似，兼有一定滋养作用，既宁心安神，又可补心肝阴血，亦多用于阴血不足所致之失眠、健忘等证。单用其力薄弱，常须配伍使用。治血虚之虚烦不眠、多梦等，宜与酸枣仁、五味子、柏子仁等滋阴血、养心安神之品配伍。若阴虚阳亢之烦躁不眠者，宜与生地、龙齿、珍珠母等滋阴潜阳药同用。

2. 用于血虚身痛、风湿痹痛等　本品既有养血之效，又能祛风通络。若血虚致肢体酸痛，肌肤麻痹不仁者，可与鸡血藤、桑寄生等补血、活血通络之品同用。风湿痹痛，关节屈伸不利之久病血虚者，宜与祛风湿，养血，通络止痛药配伍。

此外，本品煎汤外洗，可治皮肤瘙痒等症。

【用法用量】煎服，10～30 g。外用适量。

【参考资料】

1. 本草文献　《本草再新》："补中气，行经络，通血脉，治劳伤。"《本草正义》："治夜少安寐。"《饮片新参》："养肝肾，止虚汗，安神催眠。"

2. 化学成分及药理作用　本品含蒽醌类物质、β-谷甾醇等成分，有镇静、催眠等作用。

朱　　砂　《神农本草经》

为三方晶系硫化物类矿物辰砂族辰砂。主含硫化汞（HgS）。主产于湖南、贵州、四川等地。随时开采。去除杂质，研细水飞，晒干装瓶备用。

【性味归经】甘，寒。有毒。归心、肝经。

【功效】镇惊安神，清热解毒。

【应用】

1. 用于心神不宁及惊风、癫狂等证　本品既能镇惊安神，其性寒，又长于清心热，故较宜于火热内扰之心神不宁证。治火热亢盛之烦躁失眠者，常与黄连、栀子等清泻心火之品同用。本品安神，亦用于心神不宁虚证。若心血虚致心悸、怔忡，虚烦不眠者，则当与补血养心的药物同用；阴虚所致者，宜与补阴、养心之品同用；而心气虚所致惊恐不安者，宜与补气、养心之品配伍。

治小儿惊风，高热，痉挛抽搐者，宜与牛黄、钩藤等清心凉肝、熄风止痉药物配伍。治热痰闭阻心窍之癫狂，神志恍惚，躁扰不宁者，宜与化痰开窍，宁心安神之品同用；亦可治痫证。治疗以上心神失常之证，本品仅为辅佐之药。

2. 用于热毒内蕴之疮疡、咽喉肿痛、口舌生疮等　本品无论内服外用均有清热解毒作用，但因其有毒，内服并不长于解毒，故以局部外用为宜。治咽喉肿痛、牙龈肿痛、口舌生疮，常与清热解毒、消肿之品配伍，如《外科正宗》冰硼散，以之与冰片、硼砂、玄明粉等同用。治疮疡肿毒，红肿热痛，宜与解毒散结、消肿止痛药物配伍。若疮痈溃烂，久不收口者，当配伍清热解毒、生肌敛疮之品。

【用法用量】入丸散或研末冲服，每次 0.1～0.5 g。外用适量。

【使用注意】本品有毒，故内服不可过量或持续服用，以防汞中毒；切忌火煅，火煅则析出水银，有剧毒。

【参考资料】

1. 本草文献　《神农本草经》："养精神，安魂魄，益气明目。"《本草纲目》："治惊痫，解胎毒痘毒，驱邪疟。"《本草从新》："泻心经邪热，镇心定惊……解毒，定癫狂。"

2. 化学成分及药理作用　本品主要含硫化汞（HgS），有解毒、防腐、抑制或杀灭皮肤细菌和寄生虫等作用。

3. 其他　除天然产朱砂外，尚有以水银、硫黄为原料，加热升华制成的"灵砂"，其含硫化汞达99%以上。亦有动物实验研究表明，人工合成的灵砂毒性大于天然朱砂，故不宜内服。在商品药材中又常将其称为"辰砂"，故应注意。毒理研究表明，进入人体内的汞，主要分布于肝肾，易致肝肾损害；若浓度高，可抑制酶活性，并透过血脑屏障，直接损害中枢神经系统，故当防止过量引起毒性损害。

磁　　石　《神农本草经》

为氧化物类矿物磁铁矿的矿石，主含四氧化三铁（Fe_3O_4）。主产于江苏、山东、辽宁等地。随时可采。生用，或醋淬后用。

【性味归经】咸，寒。归心、肝、肾经。

【功效】镇惊安神，平肝潜阳，聪耳明目。

【应用】

1. 用于心神不宁证、癫狂等　本品能镇惊宁心安神，又可潜纳浮阳，宜于阴虚阳亢致心神不宁惊悸者，症见烦躁不安、惊悸、失眠等，可与白芍、生地黄、酸枣仁等滋阴潜阳、养心安神之品配伍。治痰浊蒙蔽心窍之癫狂，可作石菖蒲、牛黄等化痰开窍、宁心安神药物的辅佐。

2. 用于肝阳上亢证　本品有平肝潜阳之功，故肝阳上亢不论是否兼有心神不宁之证均可选用。治肝阳上亢之头晕、目眩、急躁易怒、失眠者，可与石决明、龙骨、牡蛎等平肝潜阳药物同用。

3. 用于肾虚耳聋、目暗不明　本品有一定聪耳明目之效。治肝肾亏虚之耳鸣、耳聋者，宜与五味子、山茱萸等补肾益肝之品配伍。治肝肾不足之目暗不明，视物模糊者，当与菟丝子、枸杞子等补肝肾明目之品配伍。

【用法用量】煎服，15～30 g，宜打碎先煎。入丸散，每次1～3 g。

【使用注意】本品吞服不易消化，入丸散，不可多服。

【参考资料】

1. 本草文献　《本草衍义》："肾虚耳聋目昏者皆用之。"《本草纲目》："明目聪耳，止金疮血。"《本草从新》："治恐怯怔忡。"

2. 化学成分及药理作用　本品主含四氧化三铁（Fe_3O_4），亦含砷、锰、铬、镉、钴、铜、镍、铅、锌、钛、钡、铝等微量元素，有镇静、抗惊厥作用。

3. 其他　磁石经火煅醋淬后，其砷含量不仅明显降低，且镇静及抗惊厥作用明显增强，故以火煅醋淬后入药为佳。

龙　　骨　《神农本草经》

为古代多种大型哺乳动物，如鹿类、牛类、象类等的骨骼化石或象类门齿的化石。主产于山西、内蒙古、河南等地。全年均可采挖。生用或煅用。

【性味归经】甘、涩，平。归心、肝、肾经。

【功效】镇惊安神，平肝潜阳，收敛固涩。

【应用】

1. 用于心神不宁、惊痫、癫狂等证　本品类似磁石，既能镇惊宁心安神，又可平肝潜阳，亦宜于阴虚阳亢所致之心神不宁。治疗心悸、失眠、烦躁、眩晕，常与麦冬、白芍、酸枣仁等养阴、平肝、安神药同用。若肝经热盛，痰火内扰之惊痫抽搐者，宜与白僵蚕、钩藤等清热化痰、熄风止痉类药物配伍。若治癫狂，喜怒无常，狂走疾奔者，常与牛黄、远志等清热化痰、开窍、安神之品同用。

2.用于肝阳上亢证　本品亦与磁石类似，具有平肝潜阳之效。治肝肾阴虚之头晕，目眩，耳鸣者，常与龟甲、牡蛎、白芍等滋阴潜阳药配伍。

3.用于正气不固之滑脱诸证　本品味涩，煅用具有固精、缩尿、止带、止血、止汗等收敛固涩功效，凡肾气不固之遗精、滑精、遗尿、尿频、崩漏、带下，表虚不固之自汗、盗汗等多种滑脱不禁证，皆可应用，并常与补虚药配伍。肾虚之遗精、滑精者，常与沙苑子、芡实等补肾固精之品配伍。若肾气不足，膀胱约束无力之遗尿、尿频者，可与菟丝子、益智仁等温肾缩尿之品同用。肾气虚冲任不固之崩漏、带下者，宜与黄芪、五味子、海螵蛸等补气固冲、止血止带之品配伍。治表虚自汗，阴虚盗汗，可与益卫固表，或滋阴降火、收敛止汗之品同用。

此外，煅龙骨外用，尚有收湿敛疮、生肌之效，可用于湿疹及疮疡久溃不愈等，宜与其他敛疮、解毒、收湿之品配伍，局部掺敷以取效。

【用法用量】煎服，15～30 g，宜先煎；入丸、散剂，每次1～3 g。外用适量。收敛固涩多煅用，其他生用。

【参考资料】

1.本草文献　《神农本草经》："咳逆，泄利脓血，女子漏下，癥瘕坚结，小儿热气惊痫。"《名医别录》："汗出，夜卧自惊，恚怒……阴蚀，止汗，缩小便，溺血，养精神，安魂魄，安五脏。"《本草纲目》："收湿气，脱肛，生肌敛疮"；"能收敛浮越之正气，固大肠而镇惊。又主带脉为病。"

2.化学成分及药理作用　本品主含碳酸钙，并含铁、钾、钠、锌、镁、铝等元素。其含钙有抑制骨骼肌的兴奋等作用。

附药

龙齿　为古代多种大型哺乳动物（如象类、三趾马等）牙齿的化石。龙齿味甘、涩而性凉，归心、肝经。长于镇惊安神，主要适宜于心神不宁之心悸失眠，惊痫，癫狂等证。用法用量与龙骨相同。

琥　珀　《名医别录》

为古代松科植物的树脂埋藏于地下，经年久凝结转化而成的化石样物质。主产于云南、广西、辽宁等地。随时可采。研末用。

【性味归经】甘，平。归心、肝经。

【功效】镇惊安神，活血化瘀。

【应用】

1.用于心神不宁及惊风、癫狂、痫证等证　本品亦有镇惊宁心安神功效。治心神不宁之惊悸，失眠，健忘等，常与其他宁心安神药配伍。若小儿惊风，高热、神昏、抽搐者，宜与清热、熄风止痉之品同用。治癫狂、痫证发作者，可与化痰、熄风止痉之品配伍。

2.用于瘀血阻滞所致诸证　本品具有活血化瘀功效，可广泛用于妇科、内科等多种血瘀证。瘀血所致痛经、经闭、产后血瘀腹痛者，常与活血通经类药物配伍。治女性阴唇、男性阴囊等阴部血肿，可单用或配伍应用。瘀血内阻之胸痹、心痛者，可与三七等活血化瘀止痛之品配伍。治血瘀之癥瘕积聚，宜与三棱、鳖甲等活血消癥药配伍。

【用法用量】 研末冲服，每次 1.5～3 g。本品所含树脂及挥发油，难溶于水，故不入煎剂。

【参考资料】

1. 本草文献 《名医别录》："安五脏，定魂魄……消瘀血，通五淋。"《日华子本草》："壮心，明目磨翳，止心痛，癫邪，破结癥。"

2. 化学成分及药理作用 本品主要含树脂、挥发油、琥珀酸等成分，有抑制中枢、镇静、镇痛、抗惊厥、降低体温等作用；尚可短暂兴奋呼吸和升压。

3. 其他 因本品有活血化瘀作用，传统亦用以治疗疮痈肿痛、瘰疬、瘿瘤、金疮外伤等疾患，常与清热解毒、散结消肿或止血、生肌等药配伍，内服或患部涂敷。

本品尚有利尿通淋之效，单用或配伍利水渗湿类药，可用于血淋、石淋、热淋等淋证。

自 学 指 导

【重点难点】

1. 在性能方面 多数安神药的药味无规律性，较难掌握。除酸枣仁、柏子仁、夜交藤因兼有养血功效，标以甘味外；而朱砂、龙骨、琥珀之甘味，并不能反映其实际功效，故无实际意义。磁石之咸，远志之苦亦难与功效对应，故应结合各药具体功效与主治加以记识。药性亦无规律可言。除朱砂清热，标以寒性；磁石适用于肾虚肝旺，肝火上炎，扰动心神之证，亦标寒性；远志标微温（开窍）外，余药均标以平性。本章性能部分具有的共性特点是归经，均主归心、肝经。但因每味药的兼有功效不同，还兼归其他经。如磁石兼能聪耳，还兼归肾经；龙骨收敛固涩，能固精、缩尿、固冲止带，亦兼归肾经；远志兼能祛痰，而兼归肺经，亦应结合兼有功效记识。安神药具有沉降的作用趋向。朱砂有毒。

2. 在功效方面 本章药物均有宁心安神功效。教材中还有镇惊安神、养心安神的提法，以反映在安神方面的应用特点。称养心安神者，主要指既能安神，又可养阴血的药物，对阴血不足之心神不宁虚证，具有双重治疗作用；镇惊安神者，多指矿物或介类安神药，能消除心神不宁之惊悸实证的治疗作用。

在兼有功效方面 应注意磁石、龙骨镇惊安神又兼能平肝潜阳；琥珀与合欢皮兼能活血化瘀。夜交藤兼可祛风通络。

3. 在主治（或应用）方面 本章药均可主治心神不宁证，但每味药在具体应用中还各具特点，故应结合兼有功效加以认识。龙骨、磁石均宜于心神不宁实证或兼有肝阳上亢证者；酸枣仁、柏子仁宜于阴血不足，心失所养之心神不宁虚证；远志兼能化痰，宜于痰浊蒙蔽心窍之心神不宁证；朱砂清心热，较宜于热扰心神之心神不宁证。此外，还应注意：酸枣仁尚有敛汗之功，可用于表卫不固之自汗及阴虚盗汗等证。远志有化痰开窍之功，故可用于痰浊蒙蔽心窍之癫狂、痫证；又可祛痰，用于咳嗽痰多者；尚可消痈散结，用于痈疽肿痛。磁石、龙骨能平肝潜阳，均可用于肝阳上亢证，或兼有心神不宁者。磁石尚能聪耳明目，宜于肝肾亏虚致耳聋、耳鸣及目暗不明者。龙骨的收敛固涩之功，可用于正气不固之遗精、滑精、遗尿、尿频、崩漏、带下、自汗、盗汗等多种滑脱证。朱砂的清热解毒之功，常局部外用于疮疡、咽喉肿痛、口舌生疮等。琥珀兼能活血化瘀，可用于妇科、内科之瘀血诸证，较常用于阴部血肿（男性阴囊、女性阴唇）。柏子仁兼能润肠通便，可治肠燥便秘。

4. 在用法用量方面　注意理解记忆本章药物的以下特殊用法和用量。酸枣仁安神宜微炒或炒黄用，但不宜久炒至油枯，以免影响疗效。柏子仁去油制霜，宜于心神不宁而大便溏泻者，且安神功效增强。龙骨收敛固涩宜煅用，镇惊安神、平肝潜阳宜生用。琥珀为化石样物质，含树脂和挥发油，难溶于水，故不入煎剂。朱砂入丸散或研末内服，一般每次 0.1～0.5 g 为相对安全用量。合欢皮长于安神解郁，宜于忧郁所致心神不宁证。磁石、龙骨煎服15～30 g。

5. 在使用注意方面　除记忆本章概述中涉及的使用注意外，还应注意掌握部分药的特殊使用注意。远志含有皂苷，对胃及消化道粘膜有刺激作用，过量会引起呕吐等症，故不可过量，且胃炎及消化性溃疡患者慎用。朱砂的主要成分为硫化汞，若火煅则易析出汞而有剧毒，故忌火煅；其有毒，内服不可过量或持续服用，以防汞中毒。柏子仁含大量脂肪油，不易被肠道吸收而有润肠通便作用，心神不宁而兼便溏痰多者，当慎用，或去油制霜用。

【复习思考题】

1. 酸枣仁的性能、功效与应用是什么？
2. 试述安神药的功效、主治病证与配伍原则。
3. 简述龙骨的功效与应用。
4. 为什么远志宜于痰浊内扰心神之心神不宁证？
5. 朱砂的使用注意有哪些？

第二十一章　平肝潜阳药

【目的要求】

1. 通过本章学习，应当了解平肝潜阳药以及平肝潜阳功效术语的含义；掌握平肝潜阳药在功效、主治病证、性能特点、配伍应用、使用注意方面的共性。

2. 通过本章具体药物的学习：

掌握石决明、牡蛎、代赭石的性能、功效、应用、特殊用法和特殊使用注意。

了解珍珠母、刺蒺藜、罗布麻的功效和特殊用法。

3. 本章内的其他药物，供学习时参考。

【自学时数】

3 学时。

1. 含义　以平抑肝阳为主要功效，常用以治肝阳上亢证的药物，称平肝潜阳药，或称平抑肝阳药，又可简称平肝药。

2. 功效与主治　平肝潜阳药均具有平肝潜阳功效，主治肝阳上亢证。肝阳上亢常由素体阴虚或肝郁化火，暗耗其阴，致肝肾阴虚，"水不涵木"不能制阳，以至于阴虚于下，阳亢于上。此证常以气血上冲之头晕耳鸣、头目胀痛、面红目赤为主症；亦可见头重足轻、腰膝酸软等下虚之症；并可伴见急躁易怒、心悸、失眠等症；舌质红，脉弦细数或弦劲有力。

现代医学的高血压病、甲亢、内耳眩晕、更年期综合征等属于肝阳上亢证的部分患者可表现出上述症状，但不能将肝阳上亢证与这些病划等号。

所谓平肝潜阳，是指平抑上亢之肝阳，以减轻或消除肝阳上亢证的治疗作用，又称平抑肝阳，简称平肝阳或平肝。习惯上将介壳及矿物类药物的这种功效者称平肝潜阳；将动、植物类药物的这种功效称为平抑肝阳或平肝阳及平肝等，实无本质区别，亦无区分必要。其中兼能清肝热，以治肝阳上亢而肝火甚者，称清热平肝。有的平肝潜阳药兼有宁心安神，明目等功效。

3. 性能特点　本章药主治的肝阳上亢证，其病证多表现为热象，故大部分药标以寒性。本章中大部分药物的药味与五味理论言及的功效无对应关系，仅少部分药物因兼可泄热，标以苦味；部分来源于介类贝壳的药物标以咸味，但无实际意义。肝阳上亢证的病位在肝，故本章药物主归肝经；少数药兼可宁心安神，又兼归心经。本类药因能平抑上亢之肝阳，故有沉降的作用趋向。平肝潜阳药在常用剂量范围内使用均可视为无毒。

4. 配伍应用　本类药的应用当考虑到其病本为肝肾阴虚，故常与滋养肝肾之阴的药物配伍，益阴以制阳。肝阳化风，导致肝风内动者，当与熄风止痉药配伍。若肝火亢盛，烦躁易怒者，宜与清泻肝火之品配伍；肝阳上亢，内扰心神而兼心神不宁者，又常与宁心安神药配伍。

5. 使用注意　本类药大部分来源于动物的贝壳及矿石类，用量可稍大，宜打碎先煎，亦可煅用；介类及矿物类药有碍消化，可适当配伍健运脾胃之品。个别药物虽无毒性，但过量或长期服用会产生不良反应，故当适量。

石　决　明　《名医别录》

为鲍科动物杂色鲍（光底石决明）、皱纹盘鲍（毛底石决明）、羊鲍、澳洲鲍、耳鲍或白鲍的贝壳。主产于广东、福建、辽宁等地。夏秋捕捉，剥除肉后，洗净贝壳，晒干。生用或煅用。

【性味归经】咸，寒。归肝经。

【功效】平肝潜阳，清肝明目。

【应用】

1. 用于肝阳上亢证　本品生用有较好的平肝潜阳功效，其性寒，又可清肝热，故宜于肝阳上亢兼有肝热者。治阳亢热盛之气血上冲，头痛、眩晕、烦躁易怒、目赤等，常与羚羊角、夏枯草、钩藤等清泻肝火、平肝潜阳药物配伍，如《经验方》育阴潜阳汤。若肝肾阴虚而肝阳上亢之头晕痛者，宜与白芍、牡蛎、生地黄等滋阴潜阳药配伍。

2. 用于肝热目疾及肝血虚目暗不明等证　本品既清肝热，又能明目，为治肝经有热之目疾的常用药。若肝火上炎，目赤肿痛，羞明流泪者，可与夏枯草、菊花等清肝明目之品配伍。治肝经风热，目生翳膜，可与菊花、薄荷、刺蒺藜等清肝热、疏风热之品同用。若肝血虚，视物昏花，目暗不明者，又可与菟丝子、熟地黄、枸杞子等补肝肾益精血、明目之品配伍，如《奇效良方》石决明丸。

【用法用量】煎服，15~30 g，宜打碎先煎。

【参考资料】

1. 本草文献　《名医别录》："主目障翳痛，青盲，久服益精。"《医学衷中参西录》："味微咸，性微凉，为凉肝镇肝之要药。肝开窍于目，是以其性善明目，研细水飞作敷药，能除目外障，作丸散内服，能消目内障。为其能凉肝，兼能镇肝，故善治脑中充血作疼眩晕，因此证多系肝气肝火挟血上冲也。"

2. 化学成分及药理作用　本品主含碳酸钙（90%以上），亦含少量有机质，尚含镁、铁、硅酸盐、磷酸盐及氯化物等成分，贝壳内层含角质蛋白，有镇静、中和胃酸、解热、促进凝血等作用。

3. 其他　煅石决明尚有收敛、制酸、止痛、止血等作用，可用于胃酸过多之胃脘痛，亦可治外伤出血，研末外敷。

珍　珠　母　《本草图经》

为蚌科动物三角帆蚌和褶纹冠蚌的蚌壳，或珍珠贝科动物珍珠贝、马氏珍珠贝等贝类动物贝壳的珍珠层。主产于海南、广东、广西等地。全年均可采收。生用或煅用。

【性味归经】咸，寒。归肝、心经。

【功效】平肝潜阳，清肝明目，镇惊安神。

【应用】

1. 用于肝阳上亢证　本品的性能与功效类似于石决明，亦能平肝潜阳，清肝热，亦宜于肝阳上亢眩晕兼见肝热之证，并常与石决明、白芍等清肝热，平肝阳之品配伍。又因其尚有宁心安神之功，故肝阳上亢眩晕、肝热内盛兼见心神不宁，烦躁失眠者，更为适宜。

2．用于肝热目疾及肝虚目暗不明等证　本品亦与石决明类似有清肝明目功效，宜于肝热目赤肿痛，目生翳膜等。目赤肿痛，生翳膜者，常与石决明、夏枯草、谷精草等清肝热、明目退翳之品同用。治肝肾阴虚之视物昏花，目暗不明者，可与菟丝子、枸杞子等补肝肾明目之品配伍。也可通过配伍用于夜盲症。

3．用于心神不宁证、癫狂、痫证等　本品又具镇惊宁心安神功效。治心悸失眠，宜与其他宁心安神药物配伍。治疗癫狂证，宜与化痰开窍、泻火、宁心安神之品同用。若痫证频作、抽搐者，亦常与熄风止痉、化痰开窍药配伍。

此外，本品研细末外用，有燥湿敛疮之效，可用于湿疹，水火烫伤等。

【用法用量】煎服，15～30 g，宜打碎先煎。外用适量，研细末用。

【参考资料】

1．本草文献　《本草纲目》："安魂魄。"《饮片新参》："平肝潜阳，安神魂，定惊痫，消热痞、眼翳。"《中国医学大辞典》："兼入心肝两经，与石决明之但入肝经者不同，故凡涉于神志病者，非此不可。"

2．化学成分及药理作用　本品主含碳酸钙（90%以上），并含有机质、多种氨基酸及少量镁、铁等微量元素，有镇静、抗惊厥、减少胃酸分泌、抗缺氧、促进溃疡愈合等作用。

3．其他　近年临床常用珍珠层粉内服治疗胃、十二指肠壶腹溃疡；并制成眼膏外用，治疗白内障、角膜炎及结膜炎等。

牡　　蛎　《神农本草经》

为牡蛎科动物长牡蛎、大连湾牡蛎或近江牡蛎等的贝壳。主产于广东、福建、山东等地。全年可采。生用或煅用。

【性味归经】咸、涩，微寒。归肝、肾经。

【功效】平肝潜阳，收敛固涩，软坚散结。

【应用】

1．用于肝阳上亢及阴虚动风证　本品与龙骨相似，有平肝潜阳之功，且常配伍使用，惟宁心安神之力不及，故亦宜于肝阳上亢或兼见心神不宁者。治肝肾阴虚，肝阳上亢之头晕、目眩、耳鸣、烦躁易怒，心悸失眠者，宜与龟板、龙骨等滋阴、潜阳之品配伍。本品敛阴潜阳、宁心安神之功，还可用于热盛阴伤，虚风内动，虚烦脉弱，手足抽搐者，常与生地、鳖甲等滋阴药物配伍。

2．用于正虚不固的滑脱诸证　本品味涩，煅用亦类似龙骨，有固精、缩尿、止带、止血、止汗等收敛固涩功效，且两者常相须为用，广泛用以治疗肾虚不固之遗精、滑精、遗尿、尿频、崩漏、带下及表虚不固之自汗、盗汗等滑脱诸症，并常配伍与病证相宜的补虚药及收敛固涩药物。具体应用与龙骨相同。

3．用于痰核、瘰疬、瘿瘤等　本品味咸有一定软坚散结功效，并常与化痰散结、清热泻火药配伍，以治痰火郁结所致瘰疬、瘿瘤、痰核等，如《医学心悟》消瘰丸，以之与贝母、玄参等同用。

此外，煅牡蛎有收敛制酸作用，可用治胃痛，呕吐酸水者，单用研末，或配伍其他制酸止痛药。

【用法用量】煎服，10～30 g，宜打碎先煎，或煅用。入丸、散剂，每次1～3 g。

【参考资料】

1. 本草文献　《名医别录》："止汗，心痛气结，止渴，除老血，涩大小肠，止大小便疗泄精，喉痹，咳嗽，心胁下痞热。"《本草拾遗》："粉身，止大人小儿盗汗。和麻黄根、蛇床子、干姜为粉，去阴汗。"《汤液本草》："牡蛎入足少阴，咸为软坚之剂，以柴胡引之，故能去胁下之硬；以茶引之，能消结核；以大黄引之，能除股间肿；以地黄为之使，能益精收涩，止小便。本肾经之药也。"《本草纲目》："化痰软坚，清热除湿，止心脾气痛，痢下赤白浊，消疝瘕积块，瘿疾结核。"

2. 化学成分及药理作用　本品主含碳酸钙、磷酸钙、硫酸钙及少量镁、铁、钾、钠、铝、硅、锶、锌等微量元素，有中和胃酸、镇静、消炎等作用。

3. 其他　现代研究表明，牡蛎经煅烧及煅烧醋淬后，其含微量元素煎出率明显高于生牡蛎，故认为本品应以煅制为宜。

代 赭 石　《神农本草经》

为三方晶系氧化物类矿物赤铁矿的矿石。主产于山西、山东、河南等地。从矿床或岩石中掘出，去泥土杂石。打碎生用或醋淬研粉用。

【性味归经】苦，寒。归肝、肺、胃经。

【功效】平肝潜阳，降肺胃逆气，凉血止血。

【应用】

1. 用于肝阳上亢证　本品既可平肝潜阳，性寒又略兼清肝热之效，与石决明、珍珠母类似。治肝阳上亢兼肝火亢盛之头晕、头痛、面红目赤、烦躁易怒者，宜与石决明、夏枯草等平肝潜阳，清泻肝火之品同用。若治肝肾阴虚之肝阳上亢，兼虚烦不眠者，当与滋阴、潜阳、安神之品同用。

2. 用于呕吐、呃逆，喘息等肺胃气逆之证　本品具苦降之性，既降胃气以止呕吐、呃逆（类似旋覆花）；又可降肺气以治喘息气急，常配伍应用。治胃气上逆之呕吐、呃逆、嗳气等，宜与降逆止呕、调中和胃药物配伍以增效，如《伤寒论》旋覆代赭汤，以本品与半夏、生姜等同用。治肺气上逆，喘息气短、痰鸣、睡卧不能者，常与宣肺、化痰、平喘药配伍；若肺肾气虚之喘咳不已，气短神疲者，宜与人参、山药等补肺肾之气药同用，如《医学衷中参西录》参赭镇气汤。

3. 用于多种出血证　本品有一定止血之效，又兼可凉血，宜于血热迫血妄行所致吐血、衄血、崩漏等出血证。若治吐血、衄血或崩漏出血有热者，并常与清热、凉血止血之品配伍。若崩漏日久，头晕眼花等正虚而失血者，则宜与收敛止血和扶正补虚之品配伍。

【用法用量】煎服，10～30 g，宜打碎先煎。入丸、散剂，每次1～3 g。

【使用注意】因含微量砷，故不宜长期服用；且孕妇慎用。

【参考资料】

1. 本草文献　《汤液本草》："代赭入手少阴足厥阴经，怯则气浮，重所以镇。代赭之重以镇虚逆，故张仲景治伤寒吐下后心下痞硬噫气不除者，旋覆代赭汤主之。"《医学衷中参西录》："能生血兼能凉血，而其质重坠，又善镇逆气，降痰涎，止呕吐，通燥结，用之得当，能建奇效"；"治吐衄之证，当以降胃为主，而降胃之药，实以赭石为最效。"

2. 化学成分及药理作用　本品主含三氧化二铁（Fe_2O_3，其中铁为70%，氧为30%），亦含硅酸盐、铝化物、镁、锰、钙、钛等，尚含微量砷，对中枢神经有镇静作用，亦能促进红细胞新生，兴奋肠肌。

3．其他　代赭石经火煅醋淬后，含砷量降低，而钙、镁、铁、锰、锶等成分溶出量增高。因此，为了增效减毒，以炮制后入药为佳。

刺蒺藜　《神农本草经》

为蒺藜科植物蒺藜的果实。主产于河南、河北、山东等地。秋季采收。打下果实，炒黄用。

【性味归经】苦、辛，平。归肝经。

【功效】平肝，疏肝，祛风明目。

【应用】

1．用于肝阳上亢证　本品具有平肝潜阳功效，但其药性及作用均较缓和，常配伍其他药使用。治阴虚阳亢之头痛、目眩者，常与滋补肝肾及其他平肝潜阳之品配伍。有肝热者，可与钩藤、菊花、珍珠母等平肝、清肝药同用。

2．用于肝郁气滞之证　本品味辛，略有疏肝理气解郁之效，可用于肝气郁结之胁痛、乳房胀痛等。治胸胁胀痛，常与香附、青皮等疏肝理气之品同用以增效。若乳房胀痛，乳汁不通者，宜与行气活血、通络止痛之品配伍。

3．用于风热目疾　本品又可祛风以明目。治疗风热所致目赤肿痛、羞明多泪，或目生翳膜，常与疏散风热，清肝明目之菊花、草决明等配伍，如《银海精微》白蒺藜散。

此外，本品还有祛风止痒功效，可以治疗风疹瘙痒，单用或配伍其他祛风止痒之荆芥、乌梢蛇、防风等。

【用法用量】煎服，6～15 g。

【参考资料】

1．本草文献　《会约医镜》："泻肺气而散肝风，除目赤翳膜，肺痈，乳岩，湿疮。"《本草再新》："镇肝风，泻肝火，益气化痰，散湿破血，消痈疽，散疮毒。"

2．化学成分及药理作用　本品含脂肪油、挥发油、鞣质、树脂、甾醇、微量生物碱、钾盐、皂苷等成分，有降压、利尿、抑制小肠运动、抑菌等作用。

3．其他　用本品地上部分提取出的粗甾体皂苷治疗心绞痛，有一定效果。

本品又名白蒺藜或简称蒺藜。而豆科植物扁茎黄芪的成熟种子沙苑蒺藜亦有此异名，其为补肝肾明目之品，二者在文献中存在混淆，当注意药物来源。

罗布麻　《救荒本草》

为夹竹桃科植物罗布麻的全草。主产于辽宁、吉林、内蒙古等地。夏季开花前摘叶，或割取全草。晒干用。

【性味归经】苦，寒。归肝经。

【功效】平肝，清热，利尿。

【应用】

1．用于肝阳上亢证　本品性味苦寒，有较强的清肝热作用，又能平肝阳，故宜于肝阳上亢而热象明显者。常单用本品煎服，或开水冲泡代茶饮；亦可与钩藤、菊花等清热平肝之品配伍使用。

2．用于水肿等证　本品有较明显的利尿作用，又可清热，故宜于水肿、小便不利兼有热象者，单用或与泽泻、猪苓、车前子等利水渗湿类药配伍。

【用法用量】水煎或开水泡服，3～15 g。平肝、清热宜用叶，利尿多用根。

【使用注意】本品苦寒之性偏盛，服用过量，可引起消化道不良反应，故不宜过量和长期服用。

【参考资料】

1. 本草文献　《中国药植图鉴》："嫩叶，蒸炒揉制后代茶，有清凉去火，防治头晕和强心的功用。"《陕西中草药》："清凉泻火，强心利尿，降血压。"

2. 化学成分及药理作用　本品含罗布麻甲素、罗布麻乙素、甾体皂苷、强心苷等成分，有降压、利尿、镇静、强心、减慢心率、抗氧化等作用。

3. 其他　近年来临床常单用罗布麻叶 3～6 g，用开水冲泡当茶饮，亦可用罗布麻片治疗高血压病。治水肿多用罗布麻根。

口服本品煎剂，可出现恶心、呕吐、腹泻、上腹不适，心动过缓和期前收缩等不良反应，当注意不宜过量。

紫 贝 齿　《新修本草》

为宝贝科动物蛇首眼球贝、山猫宝贝或缓贝等的贝壳。主产于我国海南、福建、台湾等地。5～7月间捕捉。生用或煅用。

【性味归经】咸，平。归肝、心经。

【功效】平肝潜阳，镇惊安神，清肝明目。

【应用】

1. 用于肝阳上亢证　本品有平肝潜阳之功。治肝阳上亢之眩晕头痛，常与其他平肝潜阳和滋阴之品同用。亦可配伍用于肝阳上亢兼心神不宁证者。

2. 用于小儿惊风、心神不宁等证　本品类似于珍珠母，既能平肝，又可镇惊安神。治小儿高热惊风抽搐，常与羚羊角、钩藤、地龙等清热、熄风止痉之品配伍。若治心神不宁之惊悸、失眠、多梦者，宜与酸枣仁、龙骨、磁石等安神药同用。

3. 用于肝热目疾　本品尚有清肝明目之功。治目赤肿痛，目生翳膜，视物昏花等肝热目疾者，可与夏枯草、菊花、石决明等清肝热明目之品同用。

【用法用量】煎服，10～15 g。宜打碎先煎。

【参考资料】

1. 本草文献　《新修本草》："明目，去热毒。"《本草纲目》："治小儿斑疹，目翳。"《饮片新参》："清心，平肝安神，治惊惕不眠。"

2. 化学成分及药理作用　本品含碳酸钙（90%以上）、有机质及少量铁、镁、硫酸盐、磷酸盐、硅酸盐等成分。

3. 其他　本品煅烧后，碳酸盐分解，产生氧化钙，有机质被破坏。

自 学 指 导

【重点难点】

1. 在性能方面　平肝潜阳药在药性、归经、作用趋向方面具有共性，大多数药物药性偏寒，均归肝经，并有沉降的作用趋向，故较易掌握。但在标寒性的药物中，罗布麻寒性偏盛，牡蛎为微寒之品，刺蒺藜药性平和。归经方面又因各药兼有其他功效，还兼归其他经，如牡蛎兼能固精缩尿，故兼归肾经；珍珠母兼可镇惊安神，又兼归心经；代赭石又能降肺、胃气逆，故又兼归肺胃经。而本章药物的药味缺乏规律性，除牡蛎的咸味与软坚散结功效相关，代赭石、罗布麻的苦味与清泄肝热功效关联，刺蒺藜之辛味与其兼有的疏肝解郁功效相关外，其余药物的药味与五味理论中的功效无对应关系，故学习时不必死记硬背药味，应着重掌握各药的功效、主治及其他性能特点。

2. 在功效方面　平肝潜阳药的共有功效是平肝潜阳。传统虽认为本章的介类贝壳及矿物药质重，而将其功效称平肝潜阳；对植物类药物的相应功效则称平抑肝阳或平肝阳，但实际上两者无本质区别，也无必要严格区分，均可记识为平肝潜阳或平抑肝阳。

在兼有功效方面应注意：石决明、代赭石、珍珠母、罗布麻平肝潜阳又兼能清肝热，石决明、刺蒺藜、珍珠母又兼能明目，牡蛎、珍珠母兼可镇惊安神，刺蒺藜还兼能疏肝，罗布麻又兼可利尿。

3. 在主治病证方面　平肝潜阳药均可主治肝阳上亢证。学习时应当结合各药的兼有功效加以掌握。如石决明、代赭石均宜于肝阳上亢而兼有肝热（或肝火亢盛）者；珍珠母、牡蛎又宜于肝阳上亢兼有心神不宁者。此外，还应注意：石决明既能明目，性寒又可清肝热，故宜于肝热目疾（肝火上炎目赤肿痛及肝经风热目生翳膜），亦可用于肝血虚目暗不明。牡蛎具有收敛固涩功效，广泛用于肾气虚之遗精、滑精、遗尿、尿频、崩漏、带下及表虚不固之自汗、盗汗等滑脱证，常煅用；牡蛎尚有软坚散结之功，可治痰核、瘰疬、瘿瘤等。代赭石既能降胃气以止呕吐，又可降肺气以平喘息，故可治胃气上逆之呕吐、呃逆，肺气上逆之喘息气急等证；尚能凉血以止血，可用于血热迫血妄行之吐血、衄血、崩漏等多种出血证。

4. 在药物比较方面　应注意牡蛎与龙骨、代赭石与磁石在功效与应用方面的异同之处。

5. 在用法、用量和使用注意方面　除掌握本章概述部分所介绍的共有用法和使用注意外，还应掌握下列各药的特殊用法、用量和使用注意。除刺蒺藜、罗布麻外，其余贝壳类及矿石药的用量偏大，一般为15～30 g。罗布麻平肝、清热多用叶，利尿多用根。牡蛎经煅烧醋淬后，其含微量元素煎出率明显高于生牡蛎，故收敛固涩，制酸止痛，以用煅牡蛎为佳。代赭石含有微量重金属元素砷，长期服用会引起肝、肾损伤及消化道损害，甚则引起神经功能障碍等中毒反应，故不宜长期服用，孕妇亦当慎用。罗布麻苦寒之性偏盛，若服用过量，会出现恶心、呕吐、上腹不适等消化道症状，甚者可出现心动过缓和期前收缩等不良反应，故不宜过量和长期服用。

【复习思考题】

1. 平肝潜阳药的功效、主治病证及配伍应用是什么？
2. 试比较代赭石与磁石功用异同。
3. 代赭石的功效、主治病证及使用注意是什么？
4. 简述石决明的功效与主治病证。
5. 试比较牡蛎与龙骨功用的异同。

第二十二章 熄风止痉药

【目的要求】

1. 通过本章概述部分的学习，应当了解熄风止痉药以及与其相关的功效术语的含义；掌握熄风止痉药在功效、主治病证、性能特点、配伍应用、使用注意方面的共性。

2. 通过本章具体药物的学习：

掌握羚羊角、牛黄、钩藤、天麻的性能、功效、应用、特殊用法和特殊使用注意。

熟悉地龙、僵蚕、全蝎、蜈蚣的功效、主治病证和特殊使用注意。

3. 本章内附药，供学习时参考。

【自学时数】

5学时。

1. **含义** 以熄风止痉（平熄肝风，制止痉挛抽搐）为主要功效，常用以治肝风内动证的药物，称熄风止痉药。可简称熄风药或止痉药。

2. **功效与主治** 熄风止痉药均具有熄风止痉功效，主治肝风内动证。肝风内动证是指由肝阳上亢、高热、痰浊、血虚、阴虚等原因所致以肢体痉挛、抽搐、颤动等为特点的证候。"诸暴强直，皆属于风。"该证以痉挛抽搐动风之症为特征，又因病因不同，伴见症状各异。如肝阳化风所致者，多以眩晕欲仆，头痛而摇，肢体震颤，语言不利，或卒然昏倒，不省人事，舌强不语，偏瘫为主症，兼见手足麻木，步履不正等；温热病，热入营血或肝热内盛而热极生风者，常以四肢抽搐，两目上视，牙关紧闭为主症，并伴见高热，神昏，躁扰如狂等；阴虚动风，血虚生风者，多以手足蠕动、震颤，关节拘急，肢体麻木为主，常伴见阴血不足之表现。熄风止痉药主要适宜于肝阳化风、热盛动风的肝风内动证，亦可用于痫证、破伤风、脾虚慢惊风等痉挛抽搐者。而阴血不足之虚风内动证非本章药所主治。

所谓熄风止痉，即指平熄肝风，制止痉挛抽搐，以缓解或消除肝风内动证的治疗作用。其中有的长于清热，对热盛动风者具有双重治疗作用的，称清热熄风。大多数熄风止痉药常分别兼有平肝潜阳，清热解毒，明目等功效。

3. **性能特点** 本章药物中多数宜于热盛动风之证，故大部分为寒凉之性；部分药物应用广泛，不论寒热虚实之肝风内动证均宜，则标平性。而药味与熄风止痉功效间无直接对应关系，习惯上多以甘能缓急的理论，而标为甘味；少数药兼能通络，故标辛味。"诸风掉眩，皆属于肝"，其主治病证病位在肝，故本章药亦主归肝经。因其有熄风止痉之效，而具沉降的作用趋向。除全蝎、蜈蚣有毒外，其余药物在常用剂量范围内正确应用，一般视为无毒。

4. **配伍应用** 使用本章药，应当根据不同病因予以适当选择和配伍。肝阳上亢最易致肝风内动，宜用既平肝又止痉之药，并常与平肝潜阳药配伍。温热病和肝热内盛而热极生风者，宜用既清肝又熄风之药，并常与清热泻火、解毒药配伍以增效；外风引动内风之破伤风，口眼㖞斜者，宜用具有祛风止痉功效之药，并常与祛风之品配伍；脾虚之慢惊风，宜用性平的止痉药，并当配伍补脾益气之品；痰浊闭阻之痫证神昏抽搐者，又常与化痰、开窍药配伍。

5. 使用注意　个别药物有毒，用量不宜过大，孕妇忌服。阴血亏虚之虚风内动者，应以滋阴补血为先，非该类药所主治。脾虚之慢惊风，不宜选用寒凉性的熄风止痉药。

羚羊角　《神农本草经》

为牛科动物赛加羚羊的角。主产于新疆、甘肃、青海等地。羚羊全年均可捕捉，但以秋季猎取最佳。粉碎成细粉，或镑成薄片，生用。

【性味归经】咸，寒。归肝、心经。

【功效】熄风止痉，平肝潜阳，清肝明目，清热解毒。

【应用】

1. 用于热病肝风内动，痉挛抽搐　本品药性偏寒，有良好的清肝热和熄风止痉功效，为清热熄风之要药，最宜于热极生风所致痉挛抽搐。治温热病火热炽盛，引动肝风之高热神昏，痉挛抽搐者，常与清肝热、熄风止痉之品配伍，如《通俗伤寒论》羚羊钩藤汤，以之与菊花、钩藤等同用。若治痰热痫证，抽搐昏仆者，可与其他熄风止痉、化痰开窍之品，如牛黄、全蝎、地龙等同用。

2. 用于肝阳上亢证　本品又有良好的平肝潜阳功效，并长于清泄肝火，类似于石决明、珍珠母等。治肝阳上亢而兼肝火之头晕目眩，面红目赤者又常与平肝潜阳之钩藤、石决明、牡蛎等同用以增效。

3. 用于肝热目疾、头痛　本品清泻肝火以明目，其力较强，故宜于肝火上炎所致目赤肿痛，目生翳膜或头痛者，可与其他清肝明目或清热泻火之品配伍，如《医醇賸义》羚羊角汤，以之与石决明、菊花等同用。

4. 用于温热病热毒炽盛之壮热神昏发斑　本品善能清泻心肝之火，并可清热解毒。治温热病热毒扰心之壮热神昏者，宜与清热泻火、凉血解毒之品配伍，如《和剂局方》紫雪丹，以之与石膏、玄参等同用。若热毒炽盛发斑、出疹者，又可与生地黄、赤芍等清热凉血之品同用。

【用法用量】煎服，1～3 g，宜单煎 2 小时以上，取汁服。磨汁或研粉服，每次 0.3～0.6 g。亦可用注射剂等新剂型。

【参考资料】

1. 本草文献　《名医别录》："疗伤寒时气寒热，热在肌肤，温风注毒伏在骨间，除邪气，惊梦狂越。"《本草纲目》："平肝舒筋，定风安魂……辟恶解毒，治子痫痉疾。"《本草再新》："定心神，止盗汗，消水肿，去瘀血，生新血，降火下气，止渴除烦。"

2. 化学成分及药理作用　本品含磷酸钙、角质蛋白及不溶性无机盐等成份，有解热、镇静、催眠、抗惊厥、消炎、镇痛、降压等作用。

3. 其他　羚羊角的传统用法多研粉或煎服。而该品应用又以治急症者居多，现今有注射剂、灌肠剂等新剂型较宜于临床急用。

山羊角　为牛科动物青羊的角。其功用类似于羚羊角，能熄风止痉，平肝潜阳，清肝明目，但其力薄弱，用量偏大，约 10～15 g。亦用于肝风内动、肝阳上亢、肝热目疾等证。

牛　黄　《神农本草经》

为牛科动物黄牛或水牛的胆结石。主产于西北、东北地区，河南、河北、江苏等地亦产。宰牛时发现胆囊、胆管或肝管中有牛黄，应立即滤去胆汁，将牛黄取出，除去外部薄膜，阴干，备用。

【性味归经】苦，凉。归肝、心经。

【功效】熄风止痉，清心肝热，化痰开窍，清热解毒。

【应用】

1．用于热病肝风内动，痉挛抽搐　本品苦凉，有较强的清心、凉肝及熄风止痉功效，与羚羊角类似，宜于温热病、小儿肝热等热盛动风之证。治温热病，热邪亢盛引动肝风之壮热、抽搐者，常与清热解毒，熄风止痉之品配伍。因其能化痰开窍，对肝热生风而又痰热内盛，窍闭神昏者，尤为适宜。如小儿肝热痰盛之急惊风，可与清热、化痰、开窍药同用，如《古今医鉴》牛黄抱龙丸，以之与天竹黄、胆南星等配伍。

2．用于温热病热入心包、中风、癫狂、痫证等闭证神昏　本品既清心热，又可化痰，并能开窍醒神，故宜于热痰闭阻心窍所致神昏、痰鸣者。治温热病，热陷心包之高热、神昏、谵语，常与清泻心火，开窍醒神之品配伍，如《温病条辨》安宫牛黄丸，以之与麝香、栀子、黄连等同用。若中风昏迷，口噤不开者，亦与开窍类药物配伍。若痰火扰心，痫证发作，神昏抽搐者，亦可与化痰开窍、熄风止痉之品配伍。神志昏乱，躁狂谵语之癫狂者，亦与清心、泻火、开窍之品配伍，如《痘疹心法》牛黄清心丸，以之与郁金、黄连等同用。

3．用于咽喉肿痛、外科疮痈等　本品又有良好的清热解毒功效。治咽喉肿痛，口舌生疮，甚则溃烂者，常与其他泻火解毒之品配伍，如著名经验方六神丸，以之与珍珠、冰片等同用。若治外科痈疽疔疮等，宜与清热解毒、散结消肿之品同用，如《疮疡经验全书》牛黄蟾酥丸，以之与蟾酥、雄黄等配伍，内服、外用均可。

【用法用量】入丸散，每次 0.2～0.5 g。外用适量，研细末敷患处。

【使用注意】本品苦凉之性偏盛，故孕妇慎用。

【参考资料】

1．本草文献　《神农本草经》："主惊痫寒热，热盛狂痉。"《日华子本草》："疗中风失音，口噤，妇人血禁，惊悸，天行时疫，健忘虚乏。"《本草经疏》："其主小儿惊痫寒热，热盛口不能开，及大人癫狂痫痉者，皆肝心二经邪热胶为病，心热则火自生焰，肝热则木自生风，风火相搏，故发如上等证，此药味苦气凉，入二经除热消痰，则风火息，神魂清，诸证自瘳矣。"

2．化学成分及药理作用　本品含胆汁酸、胆汁色素、胆红素、维生素D、多种氨基酸及钠、钙、镁、铁、铜、磷、胡萝卜素等成分，有解热、镇静、抗惊厥、利胆、强心、降压、镇痛及消炎、抗休克等作用。

3．其他　牛科动物牦牛及野牛的胆囊结石亦有与牛黄相似的功效。但作用强度如何，尚待研究。

附药

人工牛黄　系从牛胆汁或猪胆汁经人工提取加工制造而成，其性能、功效与天然牛黄相似，并被广泛应用，但功力不及；主治咽喉肿痛、痈肿疮毒等热毒证。而温热病之神昏、抽搐者，仍以天然牛黄为佳。药理研究表明，人工牛黄有祛痰、抑制金黄色葡萄球菌的作用。

钩　藤　《名医别录》

为茜草科植物钩藤、大叶钩藤、毛钩藤、华钩藤或无柄钩藤的带钩茎枝。主产于广西、江西、浙江等地。春秋季采收。晒干，生用。

【性味归经】甘，微寒。归肝、心包经。

【功效】熄风止痉，清肝热，平肝阳。

【应用】

1. 用于热病肝风内动，痉挛抽搐　本品类似于羚羊角、牛黄有清热、熄风止痉之效，但其功力稍逊，且无清解热毒之功，故治温热病热盛动风所致痉挛抽搐，常与羚羊角等熄风止痉之品配伍，如《通俗伤寒论》羚羊钩藤汤。若治小儿急惊风、高热惊厥，亦可与蝉蜕、牛黄、胆南星等清肝、熄风止痉之品同用。治热痰痫证，手足抽搐，口吐涎沫，可与石菖蒲、天竹黄、僵蚕等清热化痰、开窍、熄风止痉药配伍。

2. 用于肝阳上亢证　本品亦类似羚羊角有一定平抑肝阳作用，并可清肝热，亦宜于肝阳上亢而兼肝经有热者。若头晕、目眩、心烦易怒者，常与其他清热、平肝之品同用，如《杂病证治新义》天麻钩藤饮，以本品与石决明、天麻、黄芩等配伍；肝肾阴虚，肝阳上亢之头痛，眩晕等，又宜与补阴药同用。

【用法用量】煎服，10～15 g；因其有效成分钩藤碱加热后易被破坏，故不宜久煎，一般不超过20分钟。

【参考资料】

1. 本草文献　《名医别录》：主"小儿寒热，十二惊痫。"《本草纲目》："大人头旋目眩，平肝风，除心热，小儿内钓腹痛，发斑疹。""钩藤，手足厥阴药也。足厥阴主风，手厥阴主火。惊痫眩晕，皆肝风相火病。钩藤通心包于肝木，风静火息，则诸证自除。"

2. 化学成分及药理作用　本品主要含钩藤碱、黄酮及鞣质等成份，有降压、镇静、降低大脑皮质兴奋性、抑制组织胺引起的哮喘、制止癫痫发作等作用。

3. 其他　前人用钩藤时提倡用钩，认为其效较茎枝佳。而现代药理研究表明，钩藤茎枝与其钩均具有相似的降压作用，且所含成分相似。故临床应用不必局限只用其钩。

钩藤品种较多，其中大叶钩藤、膜叶钩藤、毛钩藤、鹰爪风和云南钩藤五种钩藤属植物含总碱较高，可用作生产钩藤总碱的原料。

地　龙　《神农本草经》

为巨蚓科动物参环毛蚓或缟蚯蚓的全虫体。前者主产于广西、广东、福建等地；后者全国各地均有分布。夏秋捕捉。干燥用或鲜用。

【性味归经】咸，寒。归肝、肺、膀胱经。

【功效】清热，熄风，通络，平喘，利尿。

【应用】

1. 用于热病肝风内动，痉挛抽搐　本品亦与羚羊角、牛黄类似，具有良好的清热、熄风止痉之效，尤宜于热盛动风者，历代多以单用为主，亦常配伍应用。治温热病壮热惊厥，小儿急惊风高热、抽搐，可与牛黄、羚羊角等清热解毒、熄风止痉之品同用。若痫证发作而抽搐者，单用或配伍熄风止痉、化痰开窍类药物。

2. 用于中风偏瘫、痹证　本品又有通经络之功。治中风后经脉不利，半身不遂、口眼喝斜、肢体麻木属气虚血滞者，常与益气、活血之黄芪、当归、川芎等配伍，如《医林改错》补阳还五汤。本品性寒又能清热，宜于热痹关节红肿热痛，屈伸不利者，可以本品与桑枝、银花藤、络石藤等祛风湿、除湿热，通经络药物配伍；若治风寒湿痹，肢体麻木、疼痛，屈伸不利，宜与祛风湿、散寒止痛之品配伍。

3. 用于肺热哮喘　本品有良好的清肺热和平喘功效。可单用，或配伍应用。治热邪壅肺，喘息不止，喉中哮鸣有声者，可与石膏、麻黄、杏仁等清肺、平喘之品同用；痰多者宜再加入清热化痰之品。

4. 用于热结膀胱之小便不利　本品尚有清热、利尿之功，宜于热结膀胱所致小便量少黄赤或点滴不通、小腹急胀者，可单用鲜地龙捣烂，浸水，滤汁服；亦可与利水渗湿类药物同用。

【用法用量】煎服，5～15 g。鲜品，10～20 g。研粉末吞服，每次 1～2 g。

【参考资料】

1. 本草文献　《日华子本草》："治中风并痫疾，去三虫，治传尸，天行热疾，喉痹，蛇虫伤。"《滇南本草》："祛风，治小儿瘪疾惊风，口眼喝斜，强筋治痿。"《本草纲目》："主伤寒疟疾大热狂烦，及大人小儿小便不通，急慢惊风，历节风痛"；"性寒故能解诸热疾，下行故能利小便，治足疾而通经络也。"

2. 化学成分及药理作用　本品含多种氨基酸、酯化同功酶、蚯蚓解热碱、蚯蚓素、蚯蚓毒素、嘌呤类，胆碱及含氮物质等成分，有解热、镇静、抗惊厥、降压、抗心律失常、抗血栓、平喘、抑菌、抗病毒、抗溃疡、利尿等作用。

3. 其他　近年有用地龙治支气管哮喘、高血压、癫痫发作、腮腺炎、消化性溃疡等而获效的报道。

有报道地龙用醋拌，电热恒温干燥箱干燥法炮制后，能增强通络止痛、解毒作用，又可矫味矫臭，并使其生物碱成盐而易于煎出。故本品可考虑醋制后用。

天　麻　《神农本草经》

为兰科植物天麻的块茎。主产于云南、贵州、四川等地，而南、北各地均有分布。冬春季节采集。用时润透，切片。

【性味归经】甘，平。归肝经。

【功效】熄风止痉，平抑肝阳。

【应用】

1. 用于肝风内动，痉挛抽搐　本品有良好的熄风止痉功效，且药性平和，故不论寒热虚实之痉挛抽搐，皆可配伍应用。治温热病，热盛动风或小儿急惊风之高热，惊厥抽搐者，常与清热解毒、熄风止痉药配伍，如《小儿药证直诀》钩藤饮子，用天麻与羚羊角、钩藤等同用。治小儿脾虚之慢惊风，肢体拘挛，四肢不温，手足蠕动者，宜与人参、白术、僵蚕等补脾、熄风之品同用，如《普济本事方》醒脾丸。若治破伤风痉挛抽搐，角弓反张，可与天南星、防风等祛风止痉之品同用。若痫证发作抽搐者，宜与化痰开窍、熄风止痉之品配伍。

2. 用于肝阳上亢等眩晕头痛　本品又有较强的平抑肝阳功效，并可止痛，故为治阴虚阳亢眩晕、头痛之要药；亦可配伍用于湿痰、血虚之眩晕、头痛者。治肝阳上亢之头晕、目眩、耳鸣，宜与清肝、平肝之品同用，如《杂病证治新义》天麻钩藤饮。若湿痰阻窍之眩晕头痛，常与燥湿化痰、运脾之品同用，如《医学心悟》半夏白术天麻汤。血虚眩晕、耳鸣、面色无华者，当与补血类药配伍。

3. 用于中风瘫痪、风湿痹证　本品尚有通络、止痛之效。治中风瘫痪，手足不遂，肢体麻木，宜与活血通络之品配伍。若风湿痹痛，关节屈伸不利者，常与祛风湿，通络止痛药物配伍。

【用法用量】煎服，3～10 g。研末冲服，每次 1～1.5 g。

【参考资料】

1. 本草文献　《药性论》："治冷气痛痹，瘫缓不遂，语多恍惚，多惊失志。"《开宝本草》："主诸风湿痹，四肢拘挛，小儿风痫惊气，利腰膝，强筋力。"《珍珠囊》："治风虚眩晕头痛。"

2. 化学成分及药理作用　本品含香荚兰醇、香荚兰醛、粘液质、苷类、维生素 A 类物质、结晶性中性物质、微量生物碱及微量元素等成分，有镇静、抗惊厥、抑制癫痫发作、镇痛、降压、促进胆汁分泌、减慢心率、增强机体免疫功能、抗缺氧、延缓衰老等作用。

3. 其他　近年来，从天麻中提取出香荚兰醛制成片剂口服，用以治疗癫痫发作。经现代研究，密环菌与天麻的生长密切相关，用密环菌制成片剂口服，可治疗高脂血症，并能降低收缩压和舒张压，以改善高血压的头昏、头痛、耳鸣等症。

僵　　蚕　《神农本草经》

为蚕蛾科昆虫家蚕蛾的幼虫，在吐丝前因感染白僵菌而发病致死的干燥体。主产于浙江、江苏、四川等地。收集病死的僵蚕，倒入石灰中拌匀，吸去水分，晒干或焙干。生用或炒用。

【性味归经】咸、辛，平。归肝、脾经。

【功效】熄风止痉，祛风通络，化痰散结。

【应用】

1. 用于肝风内动，痉挛抽搐　本品性平有类似于天麻的熄风止痉功效，并兼可祛外风，故无论何种原因所致肝风内动，亦无论寒热虚实之痉挛抽搐，皆可配伍应用。治小儿急惊风，高热、神昏、抽搐者，宜与清热解毒，熄风止痉药物配伍，如《寿世保元》千金散，以之与牛黄、全蝎、黄连等同用。若脾虚久泻之慢惊风，四肢抽动者，与党参、白术等补气健脾之品配伍。治破伤风痉挛抽搐、角弓反张，常与祛风止痉类药物配伍。治痫证发作，手足抽搐，神志不清者，宜与化痰，熄风开窍药同用。

2. 用于风热目疾、咽喉肿痛、风疹等　本品既有祛风之功，又有明目、利咽、止痒之效。治疗风热目赤肿痛，头痛，迎风流泪者，常与桑叶、木贼、荆芥等疏散风热、清肝明目之品配伍。若外感风热之咽喉肿痛，声音嘶哑者，宜与疏散风热利咽之品同用。治风疹瘙痒，单用，或与祛风止痒药物同用。

3. 用于中风不遂、口眼㖞斜　本品味辛，又有祛风通络之效。治中风后半身不遂，肢体麻木或风中经络之口眼㖞斜、面肌抽动者，可与化痰通络、益气活血之品配伍。

4. 用于痰核、瘰疬　本品尚可化痰以散结。治痰滞经络郁结化热之痰核，瘰疬，可与清热化痰散结之浙贝母、夏枯草等同用。

【用法用量】煎服，3～10 g。研末吞服，每次 1～1.5 g。疏散风热多生用，其余常炒用。

【参考资料】

1. 本草文献　《神农本草经》："治小儿惊痫，夜啼，去三虫，灭黑䵟，令人面色好，疗男子阴疡病。"《本草纲目》："散风痰结核，瘰疬，头风，风虫齿痛，皮肤风疮，丹毒作痒……一切金疮，疗肿风痔。"《本草求真》："治中风失音，头风齿痛，喉痹咽肿，是皆风寒内入，结而为痰。"

2. 化学成分及药理作用　本品含蛋白质、脂肪、草酸铵、白僵蚕黄色素、溶纤维蛋白酶等成分，有催眠、抗惊厥、抗癫痫、抗血凝等作用。

附药

僵蛹　系以蚕蛹为底物，经白僵菌发酵的制成品。临床观察及实验研究表明，僵蛹与僵蚕功用相似，但僵蛹作用缓和。现有制成片剂用于临床，治疗癫痫、腮腺炎、慢性支气管炎等，有效。用法用量：每片 0.3 g，成人每日 20～30 片，分 3 次口服。

全　蝎　《神农本草经》

为钳蝎科动物东亚钳蝎的干燥体。主产于河南、山东、湖北等地。现多人工饲养，多于秋季，隔年收捕一次。野生蝎于春末至秋初捕捉。晾干，生用。

【性味归经】辛，平。有毒。归肝经。

【功效】熄风止痉，攻毒散结，通络止痛。

【应用】

1. 用于肝风内动，痉挛抽搐　本品药性平，虽辛燥而有毒，但因其具有较强的熄风止痉之效，故常与蜈蚣配伍用于各种原因所致痉挛抽搐。治小儿热极生风之高热、抽搐者，可与清热、熄风之品配伍。若小儿脾虚之慢惊风，手足抽动者，则宜与补气健脾之品配伍。肝风夹痰而致痫证抽搐者，可与化痰、熄风、开窍之品配伍，治破伤风角弓反张，可与祛风、止痉药同用。

2. 用于痈肿疮疡、瘰疬、瘿瘤等热毒痰郁之证　本品不论内服、外用均有攻毒、散结之效。治热毒所致痈肿疮疡，可与清热解毒、消肿止痛药配伍。治痰火郁结之瘰疬、瘿瘤，宜与消痰散结、清热泻火之品配伍。

3. 用于风湿顽痹、顽固性偏正头痛、口眼㖞斜等　本品味辛善通经络，并有止痛功效。治风寒湿痹，久治不愈，筋脉拘挛，甚则关节变形之顽痹，常与其他祛风湿、活血通络止痛之品配伍。若治瘀血内阻，或风邪上犯所致的顽固性偏正头痛，可与川芎、红花等活血、祛风、止痛之品同用。治风中经络，口眼㖞斜，可与化痰、通络之品配伍。

【用法用量】煎服，2.5～4.5 g。研末服，每次 0.6～1 g。外用适量。含盐多者当洗去盐后入药。

【使用注意】本品所含蝎毒为神经毒，用量过大，易引起中毒，故用量不宜过大；又因其能兴奋子宫，故孕妇忌用。

【参考资料】

1. 本草文献　《开宝本草》：疗"诸风瘾疹及中风半身不遂，口眼㖞斜，语涩，手足抽掣。"《本草图经》："治小儿惊搐。"《玉楸药解》："穿筋透骨，逐湿除风。"

2. 化学成分及药理作用　本品主含蝎毒（类似蛇毒神经毒的蛋白质），亦含甜菜碱、牛黄酸、硬脂酸、卵磷脂、氨基酸等成分，有抗惊厥、抗癫痫、抑制多种酶活性、延长凝血时间、抑制肿瘤生长、抗结核杆菌及抗动脉硬化等作用。

3. 其他　全蝎内服中毒量约为 30～60 g。蝎毒与蛇毒类似，是神经毒素。中毒症状多表现为头痛、头昏、血压升高、溶血现象，严重时血压下降、呼吸困难、紫绀、昏迷，多因呼吸麻痹而死亡。可用阿托品、乳酸钙对抗。有内服全蝎引起过敏反应及蛋白尿的报道，故过敏体质者，当注意；亦可引起子宫收缩，故孕妇忌用。

蜈　　蚣　　《神农本草经》

为蜈蚣科动物少棘巨蜈蚣的干燥体。主产于江苏、浙江、湖北等地。春夏两季捕捉。生用或烘炙研末用。

【性味归经】辛，温。有毒。归肝经。

【功效】熄风止痉，攻毒散结，通络止痛。

【应用】

1. 用于肝风内动，痉挛抽搐　本品有类似全蝎的熄风止痉功效，且作用和温燥毒烈之性更强，二者常相须为用（用量应酌减）。治小儿急、慢惊风，破伤风等所致痉挛抽搐，其配伍应用与全蝎相同。

2. 用于痈肿疮疡、瘰疬、痰核等　本品攻毒散结之力强，外敷为主，亦可内服。其配伍应用亦与全蝎相同，且常同用。

3. 用于风湿顽痹、顽固性偏正头痛、口眼㖞斜　本品味辛亦有与全蝎相似的通络止痛功效。治以上诸证，除二药同用外，用于风湿顽痹还宜与祛风湿、通络止痛药物配伍。治顽固性偏正头痛，还宜与祛风、活血、止痛之品同用。治口眼㖞斜，宜配伍祛风、通络药物。

【用法用量】煎服，3～5 g；研末服，每次 0.6～1 g。外用适量。

【使用注意】本品有毒，可引起溶血和过敏反应，大量可致心肌麻痹和呼吸麻痹，故应严格控制剂量，不可多服，且孕妇忌服。

【参考资料】

1. 本草文献　《本草纲目》："治小儿惊痫风搐，脐风口噤，丹毒，秃疮，瘰疬，便毒，痔漏，蛇瘕、蛇瘴、蛇伤。"《医学衷中参西录》："走窜之力最速，内而脏腑，外而经络，凡气血凝聚之处皆能开之。性有微毒，而转善解毒，凡一切疮疡诸毒皆能消之。其性尤善搜风，内治肝风萌动，癫痫眩晕，抽掣瘛疭，小儿脐风；外治经络中风，口眼㖞斜，手足麻木。"

2. 化学成分及药理作用　本品含两种类似蜂毒的组胺样物质和溶血性蛋白，亦含多种不饱和脂肪酸、游离氨基酸、糖类、蛋白质及多种微量元素，有抗惊厥、消炎、镇痛、抑制肿瘤细胞、抑制结核杆菌和多种皮肤真菌的作用。

3. 其他　蜈蚣研末吞服，气味较重，病人常致恶心，故可将其焙干，研粉，过筛，装入胶囊服用，既能保证疗效，又便于控制用量，避免中毒。蜈蚣经烘焙后，其毒性物质被破坏，毒性降低。故内服蜈蚣，以炮制品为宜。

含有类似蜂毒的毒性成分，可引起溶血及过敏反应。大剂量可使心肌麻痹，并抑制呼吸中枢。有溶血反应者，可见酱油色尿及溶血性贫血症状。过敏反应者，可见全身过敏性皮疹、瘙痒，甚则引起过敏性休克，故不可过量。

自 学 指 导

【重点难点】

1. 在性能方面　熄风止痉药在药性方面缺乏共性。大部分药虽标寒性，但其强弱各殊。

如羚羊角、牛黄、钩藤、地龙因兼能清热，性偏寒、凉；其中羚羊角、地龙寒性偏盛则标寒；牛黄虽标凉性，但其味苦，清泻之力强；钩藤清热之力较弱，则标微寒。天麻、全蝎、僵蚕熄风止痉之力较强，应用广泛，无论寒热虚实证皆可应用，故标以平性；而蜈蚣之温性可能与其燥烈毒性和通络散结之力强有关。本章药味亦缺乏共性。除牛黄之苦（与清热相关），僵蚕、全蝎、蜈蚣之辛（与其兼能通络的功效相关）外，羚羊角、地龙之咸，天麻、钩藤之甘均与总论五味理论所涉及的功效无对应关系，学习时不必拘泥药味，重点应立足于功效与主治。本类药物的共性反映在归经方面，均主归肝经；但因各药兼有功效不同，还兼归其他经。如羚羊角、牛黄兼能清心热，治热扰心神之证，故兼归心经；地龙平喘，僵蚕疏散风热，均兼归肺经；地龙尚可利尿，又兼归膀胱经。熄风止痉药多具有沉降的作用趋向。全蝎、蜈蚣有毒。

2. 在功效方面　熄风止痉药物均有熄风止痉功效，即为本章药物的共性。

在兼有功效方面应注意：羚羊角、牛黄、钩藤、地龙均兼能清热；羚羊角、钩藤、天麻兼能平肝潜阳；羚羊角、牛黄兼能清热解毒；地龙、天麻、僵蚕、全蝎、蜈蚣兼能通络；全蝎、蜈蚣又兼能攻毒散结。

3. 在主治（或应用）病证方面　熄风止痉药均可主治肝风内动之痉挛抽搐，但在各药的相应主治中，因其性能、作用强度及兼有功效不同，应用特点各异。如羚羊角、牛黄、地龙、钩藤宜于热病、热极生风之痉挛抽搐。天麻、僵蚕、全蝎、蜈蚣等应用广泛，肝风内动、外风引动内风等痉挛抽搐均宜，较多用于破伤风、脾虚慢惊风、痫证等痉挛抽搐。尤当注意，其中天麻、僵蚕无毒，应用安全；全蝎、蜈蚣有毒，应严格控制剂量使用。

此外，还应注意掌握记忆羚羊角与钩藤均兼能平肝潜阳，又可清肝热，均宜于肝阳上亢兼有肝热（肝火）者。但羚羊角的作用强于钩藤，又能清肝明目，宜于肝火上炎之目赤肿痛（或连头痛）；尚可清心热，且有清热解毒之功，可治温热病，热毒炽盛，内陷心包之壮热神昏、发斑等证。牛黄又能化痰开窍，并可清心热，可用于温热病、中风、癫狂、痫证等热痰闭阻心窍之闭证神昏；尚能清热解毒，又可治热毒壅结之咽喉肿痛、外科疮痈等。天麻又具有平肝潜阳功效，药性平和，可广泛用于肝阳上亢、湿痰、血虚等所致眩晕，为治眩晕、头痛要药，但尤宜于肝阳上亢所致者；尚兼有祛风通络止痛之功，可用于中风瘫痪、风湿痹痛。地龙兼能平喘，宜于肺热喘咳；又能通络，可治中风偏瘫、痹证；尚可利尿，宜于热结膀胱之小便不利。僵蚕又可祛风通络，化痰散结，还可治风热目疾、风疹、咽喉肿痛、中风不遂、口眼㖞斜，痰核、瘰疬等。全蝎、蜈蚣还可用于痈肿疮疡、瘰疬、痰核，风湿顽痹、顽固性偏正头痛、口眼㖞斜等。

4. 在药物比较方面　应注意羚羊角与牛黄、钩藤与天麻在性能、功效、主治病证方面；全蝎与蜈蚣在功效、主治病证方面的异同之处。

5. 在用法用量方面　还应注意记忆个别药物的特殊用法用量。羚羊角煎服1~3 g；入煎剂，宜单煎2小时以上，取汁服；亦可磨汁或研粉服；现已有注射剂、灌肠剂等宜于临床急用。钩藤入煎剂不宜久煎，一般不超过20分钟，因其所含钩藤碱，加热后容易破坏。牛黄多入丸散剂，一般每次用量0.2~0.5 g。僵蚕疏散风热多生用，其余均炒用。全蝎、蜈蚣均有毒，研末内服，一般每次0.6~1 g。

6. 在使用注意方面　除掌握概述中所涉及该章有关使用注意的内容外，还应记忆个别药物的特殊使用注意。全蝎含蝎毒，与蛇毒类似属神经毒，过量会引起中毒，故用量不宜过大；全蝎有引起子宫收缩的药理作用，故孕妇忌用。蜈蚣含类似蜂毒的毒性成分，毒性强，可引起溶血反应及过敏反应，大剂量可致心肌麻痹，呼吸抑制，故应严格控制剂量，不可多服，孕妇亦忌用。

【复习思考题】

1. 天麻熄风止痉可用于哪些病证？
2. 试比较羚羊角与牛黄在性能、功效与主治病证方面的异同之处。
3. 简述钩藤的功效、主治病证及用法。
4. 熄风止痉药的功效、主治病证及主要配伍应用有哪些？
5. 简述地龙的主治病证。

第二十三章　开　窍　药

【目的要求】

1. 通过本章概述部分的学习，应当了解开窍药以及有关功效术语的含义；掌握开窍药在功效、主治病证、性能特点、配伍应用、使用注意方面的共性。

2. 通过本章具体药物的学习：

掌握麝香、冰片、石菖蒲的性能、功效、应用、特殊用法和特殊使用注意。

了解苏合香、蟾酥的功效、特殊用法和特殊使用注意。

3. 本章内的其他药物，供学习时参考。

【自学时数】

3 学时。

1. 含义　以开窍醒神（开通心窍，启闭醒神）为主要功效，常用以治疗闭证神昏的药物，称为开窍药。多数药物具有芳香之气，故又称为芳香开窍药。

2. 功效与主治　开窍药均具有开窍醒神功效，主治闭证神昏。闭证是指各种实邪阻闭心窍导致神志昏迷的一类证候。闭证神昏多由热邪内陷心包，或痰湿、秽浊、瘀血等实邪阻闭心窍，致使心所主之神明失用，而见神志昏迷，不省人事，牙关紧闭，两手固握有力，或谵语等实证表现。主要用于温热病、中风、惊风、痫证、中暑、胸痹及食物不洁等病证所致神志昏迷。闭证神昏又有寒闭、热闭之分。闭证之神昏伴见面青、身凉、苔白、脉迟等寒象者，称"寒闭"；神昏而伴面赤、身热、苔黄、脉数等热象者，称"热闭"。

神志昏迷并非均为实邪闭阻所致。尚有因大吐、大泻、大出血等心失所养而致神志昏迷者，常伴口张、目合、汗出、撒手、遗尿、脉微等虚象，称为"脱证"，当急救回阳、益气固脱，非本类药物所宜。

所谓开窍，指具有辛香走窜之性的药物，开通闭阻之心窍，使闭证神昏病人苏醒的治疗作用，又称开窍醒神或芳香开窍，亦有称为醒脑者。多数开窍药兼有止痛作用。

3. 性能特点　开窍药大多数药具有浓郁的芳香之气，并能开通心窍，故多数药性味辛温。主治邪气阻闭心窍所致神昏，故主归心经。本章药具有升浮的作用趋向。除蟾酥标有毒外，余药在常用剂量范围内，且短时间应用，一般视为无毒。

4. 配伍应用　本章药物应用时，首先应辨清闭证神昏属寒属热。属热扰心神致热闭神昏者，常与清热泻火、凉血解毒类药物配伍，组成"凉开剂"；寒湿、秽浊等所致寒闭神昏者，多与温里散寒药物配伍，组成"温开剂"；痰浊闭阻，神昏而喉中痰鸣者，宜配伍化痰药。中风、痫证、惊风等闭证神昏而兼抽搐者，又当与熄风止痉药物配伍。神昏而兼烦躁者，宜配伍安神药。

5. 使用注意　本章药物使用时应注意辨清神昏之虚实，开窍药适宜于闭证神昏，而忌用于脱证之神昏。开窍药为急救、治标之品，其气辛香走窜，易伤耗正气，故只能暂服，不可久用，中病即止；因其芳香之气易于挥发，或受热有效成分易被破坏，或有效成分不易溶于水，故内服不宜入煎剂，多入丸、散剂，或其他新制剂，以便于急救之用；少数药物有毒，注意用法并控制剂量；大多数药能兴奋子宫，故孕妇慎用或忌用。

麝　香　《神农本草经》

为鹿科动物林麝、马麝或原麝成熟雄体香囊中的干燥分泌物。主产于四川、西藏、云南等地。野生麝多在冬季至次年春季猎取雄麝，割取香囊；人工驯养麝多采用手术取香法，直接从香囊中取出麝香仁，置于遮光容器内，密闭贮藏。

【性味归经】辛，温。归心、肝经。

【功效】开窍醒神，活血止痛。

【应用】

1. 用于闭证神昏　本品辛香之气浓烈，具有极强的开窍醒神之功，为醒神回苏要药，可广泛用于温热病、小儿急惊风、中风等神昏，且无论热闭或寒闭，皆可应用，多入复方使用。治温热病，热毒内陷心包，或热痰蒙蔽心窍而高热，神昏者，常与清热解毒，清心开窍或清热化痰之牛黄、冰片等药配伍，组成凉开剂，如《温病条辨》安宫牛黄丸。若属寒邪或痰浊闭阻心窍之寒闭神昏，四肢厥逆者，常与温里、化痰、开窍之苏合香、丁香、檀香等配伍，组成温开剂，如《外台秘要》苏合香丸（原方名为吃力迦丸）。

2. 用于经闭、癥瘕、胸痹、跌打损伤、风湿痹证等瘀血阻滞诸证　本品又有较好的活血化瘀，通经止痛之效，可用于内、妇、外科瘀血阻滞诸证。治血滞经闭，常与桃仁、红花、川芎等活血通经药物配伍。若治癥瘕，常与水蛭、虻虫、䗪虫等破血消癥之品同用。胸痹疼痛不止者，可单用，亦可与活血、行气药物同用。治跌打损伤，瘀阻疼痛，常与活血消肿止痛之品配伍，如《良方集腋》七厘散、《医宗金鉴》八厘散，以之与乳香、没药、红花等同用。若治风湿顽痹，久治不愈者，可与祛风湿、活血通络之品配伍。

本品活血化瘀，散结消肿，又可用于疮疡肿痛，咽喉肿痛等证，内服、外用均可。治热毒疮疡，红肿热痛，常与解毒消肿之品配伍；若治咽喉疼痛，亦常与解热毒、利咽喉之品配伍。

【用法用量】入丸散，每次 0.06～0.1 g；本品所含芳香成分易于挥发，且加热易被破坏，故不入煎剂。外用适量。

【使用注意】本品有兴奋子宫作用，故孕妇忌用。

【参考资料】

1. 本草文献　《本草纲目》："通诸窍，开经络，透肌骨，解酒毒，消瓜果食积。治中风，中恶，痰厥，积聚癥瘕。""盖麝香走窜，能通诸窍之不利，开经络之壅遏。若诸风、诸气、诸血、诸痛，惊痫，癥瘕诸病，经络壅闭，孔窍不利者，安得不用为引导以开之通之耶！非不可用也，但不可过耳。"《本草述》："麝香之用，其要在能通诸窍一语。盖凡病于为壅、为结、为闭者，当责其本以疗之。然不开其壅，散其结，通其闭则何处着手？如风中脏昏冒，投以至宝丹、活命金丹，其用之为使者，实用之为开关夺路，其功更在龙脑、牛黄之先也。"

2. 化学成分及药理作用　本品含麝香酮、麝香醇、甾族化合物、长链脂肪酸类化合物、蛋白质、无机盐、尿素、纤维素及蛋白激酶激活剂等成分，对中枢神经系统有双向调节作用（小剂量兴奋、大剂量抑制），并能强心、增强心肌收缩力及抗缺氧力、升压、增强呼吸、镇痛、兴奋子宫、消炎、促进溃疡愈合、抑制肿瘤细胞等作用。

3. 其他　近年来用人工麝香片口服，或用人工麝香气雾剂治疗心绞痛，有良效。有用麝香注射液治疗肝癌及食管、胃、直肠等消化道肿瘤者，可改善症状，增进饮食。

前人用本品催产下胎，治难产、死胎、胞衣不下，但现今临床已少用。

冰　片　《新修本草》

为龙脑香科乔木植物龙脑香树脂的加工品，或龙脑香的树干经蒸馏冷却而得的结晶，称"龙脑冰片"。由菊科植物艾纳香（大风艾）的叶，经蒸馏、升华的加工品，称"艾纳香"、"艾片"。现多将松节油、樟脑等用化学合成法加工所得物，称"机制冰片"。龙脑香主产于印度尼西亚、新加坡、泰国等；艾纳香主产于广东、广西、云南等地。冰片成品置于容器内密闭，贮于阴凉处，研粉用。

【性味归经】辛、苦，微寒。归心、肝经。

【功效】开窍醒神，清热消肿，止痛。

【应用】

1. 用于闭证神昏　本品有一定开窍醒神之功，类似麝香，但其功力不及，故二者常配伍相须为用，以治温热病、小儿急惊风、中风、中暑等热闭及寒闭之神昏。如凉开剂安宫牛黄丸，温开剂苏合香丸中均有冰片与麝香。

2. 用于目赤肿痛、咽喉疼痛、疮痈、烧烫伤等热毒证　本品味苦，性微寒，外用有一定的清热之功，并能解毒、消肿止痛，宜于热毒蕴结所致诸证，为五官科及皮肤科常用药。治疗目赤肿痛，单用研极细末，点眼有效；或与清热解毒、明目之品配伍，制成眼药外用。若咽喉肿痛，口舌生疮，亦常与清热解毒药配伍，如《外科正宗》冰硼散，以之与硼砂、朱砂等同用。治烧烫伤，疮痈红肿热痛，可与清热泻火、解毒之品配伍制成药膏外涂。痈疽溃后不敛，宜与消肿生肌之品配伍。本品还常外用于多种皮肤瘙痒之症。

【用法用量】入丸散，每次 0.03～0.1 g；其含龙脑不溶于水，故不入煎剂。外用适量。

【使用注意】本品有兴奋子宫作用，故孕妇慎用。

【参考资料】

1. 本草文献　《名医别录》："主心腹邪气，风湿积聚，耳聋，明目，去目赤肤翳。"《本草衍义》："大通利关膈热塞……大人小儿风涎闭壅，及暴得惊热，甚为济用。然非常服之药，独行则势弱，佐使则有功。"《本草纲目》："疗喉痹，脑痛，鼻瘜，齿痛，伤寒舌出，小儿痘陷。通诸窍，散郁火。"

2. 化学成分及药理作用　本品含龙脑、异龙脑、樟脑及倍半萜类、三萜类成分，有消炎、抑菌、镇静、催眠、兴奋子宫、镇痛及防腐等作用。

3. 其他　本品通过配伍又可用于胸痹痛、牙龈痛、头痛等，均与其止痛作用相关。

苏 合 香　《名医别录》

为金缕梅科植物苏合香树的树脂。主产于非洲、印度、土耳其等地，我国广西、云南有栽培。初夏时将树皮击伤或割破至木部，使香树脂渗入树皮内，秋季剥下树皮，榨取香树脂即为普通苏合香。若将其溶于酒精中，过滤，再蒸去酒精，则为精制苏合香。成品装入容器内密闭，置阴凉处保存。

【性味归经】辛，温。归心、脾经。

【功效】开窍醒神，散寒止痛。

【应用】

1．用于寒闭神昏　本品气味辛香而性温，有一定的开窍醒神之效，并可温里散寒、化解湿浊，故宜于中风、痫证等属寒邪、痰浊闭阻心窍所致之寒闭神昏。并常与开窍醒神，温里散寒之麝香、沉香、檀香等配伍，如《外台秘要》苏合香丸。

2．用于胸腹冷痛　本品性温，能温里散寒止痛，宜于寒凝气滞所致疼痛。治胸腹胀满冷痛，胸痹痛，常与温里散寒、行气止痛之品同用。苏合香丸及其衍化方亦可主治以上病证。

【用法用量】入丸剂，每次0.3~1g。因其含树脂及油状液体不溶于水，故不宜入煎剂，又因普通苏合香为半流体状，亦不能为散剂。

【参考资料】

1．本草文献　《本草纲目》："气香窜，能通诸窍脏腑，故其功能辟一切不正之气。"《本草正》："杀虫毒，疗癫痫，止气逆疼痛。"《本经逢原》："能透诸窍藏，辟一切不正之气。凡痰积气厥，必先以此开导，治痰以理气为本也。凡山岚瘴湿之气袭于经络，拘急驰缓不均者，非此不能除。但性燥气窜，阴虚多火人禁用。"

2．化学成分及药理作用　本品主含树脂及油状液体，含萜类化合物（挥发性单萜、倍半萜类化合物和三萜化合物），挥发油（α-蒎烯、β-蒎烯、芳香醇）等成分，有抗血栓形成、改善冠脉血流量、增强耐缺氧力、祛痰及促进溃疡愈合等作用。

3．其他　近年有用本品与冰片等配伍制成的苏冰滴丸、冠心苏合丸，治疗冠心病、心绞痛，能迅速缓解疼痛，作用持久且无副反应。

石 菖 蒲　《神农本草经》

为天南星科植物石菖蒲的根茎。主产于四川、浙江、江苏等地。秋冬二季采挖，切片生用或鲜用。

【性味归经】辛、苦，温。归心、胃经。

【功效】开窍醒神，宁心安神，化湿和胃。

【应用】

1．用于湿温病、痫证等闭证神昏　本品辛温，气芳香，能开心窍，但醒神回苏之力较弱，而其味苦长于化湿浊，故宜于痰湿闭阻心窍之神昏。治湿热蒙蔽心窍，高热，神昏谵语者，常与清热、化痰、开窍之品配伍，如《温病全书》菖蒲郁金汤，以之与竹沥、郁金、连翘等同用，方中还加入含有麝香的玉枢丹，以增强开窍之力。若治痰热所致痫证神昏、抽搐，可与清热化痰、开窍、熄风止痉药物配伍。

2．用于心神不宁之失眠健忘等　本品又有宁心安神之效，常与远志等宁心安神类药物配伍，用于以上诸证。

3．用于湿浊中阻及湿热泻痢不能进食者。本品芳香而能化湿浊，开胃进食。治湿浊中阻，脘腹胀闷不适或疼痛者，常与砂仁、厚朴、苍术等化湿、行气止痛之品同用。若湿热泻痢不纳水谷者，宜与清热燥湿，运脾行气药物配伍。

【用法用量】煎服，5~10g。鲜品加倍。

1. 本草文献　《神农本草经》："主风寒湿痹，咳逆上气，开心孔，补五藏，通九窍，明耳目，出音声……不忘，不迷惑，延年。"《本草从新》："辛苦而温，芳香而散，开心孔，利九窍，明耳目，发声音，去湿除风，逐痰消积，开胃宽中，疗噤口毒痢。"《重庆堂随笔》："石菖蒲舒心气，畅心神，怡心情，益心志，妙药也。清解药用之，赖以祛痰秽之浊而卫宫城；滋养药用之，借以宣心思之结而通神明。"

2. 化学成分及药理作用　本品含细辛醚等挥发油、氨基酸、有机酸、糖类等作用，有镇静、抗惊厥、降温、平喘、促进消化液分泌、缓解肠肌痉挛、增智、改善记忆障碍、体外抗癌等作用。

3. 其他　近年用石菖蒲中的 α-细辛醚，治疗癫痫和癫痫持续状态有效。

本草中认为石菖蒲以"一寸九节良"，故本品又有九节菖蒲之名。而在现代商品药材中，又将毛莨科植物阿尔泰银莲花的根茎称为九节菖蒲，二者功用并不相同，不可混用。

蟾　　酥　《药性论》

为蟾蜍科动物中华大蟾蜍或黑眶蟾蜍的耳后腺及皮肤腺分泌的白色浆液，经加工干燥而成。主产于河北、山东、四川等地。夏秋二季收集。涂于玻璃板、磁盆或竹箬上，晒干贮存。用时将碎块置入酒或鲜牛奶中溶化，然后风干或晒干，研细用。

【性味归经】辛，温。有毒。归心经。

【功效】开窍醒神，解毒，止痛。

【应用】

1. 用于夏伤暑湿秽浊或饮食不洁之腹痛吐泻或窍闭神昏　本品既能开窍醒神，又有良好的解毒、止痛之功，宜用于暑湿秽浊或饮食不洁所致腹痛、吐泻不止，甚则神昏者，常与开窍醒神，芳香化湿之品同用，如《集验简易良方》蟾酥丸，以之与麝香、苍术等配伍，研末，吹入鼻中，以开窍醒神。

2. 用于痈疽疔疮、咽喉肿痛等证　本品有良好的解毒散结、消肿止痛之效，治热毒痈疽疔疮，单用，或与清热解毒、活血消肿之雄黄、朱砂等品同用，如《外科正宗》蟾酥丸。若治热毒咽喉肿痛，或溃烂者，宜与清热解毒、利咽止痛药配伍，局部给药。

3. 用于牙痛等　本品有较强的麻醉止痛之效。治各种原因所致牙痛，可单用研细，局部填塞。

【用法用量】入丸散，每次 $0.015 \sim 0.03$ g。外用适量。

【使用注意】本品有毒，服用过量易致消化系统、神经系统、循环系统等出现中毒症状，故内服切勿过量；本品浆汁入目，可引起角膜炎、结膜炎，故外用不可入目；又因其兴奋子宫，故孕妇忌用。

1. 本草文献　《本草纲目》：疗"发背疔疮，一切恶肿。"《本草求真》："蟾酥味辛气温有毒，能拔一切风火热毒之邪，使之外出……盖辛主散，温主行，使邪尽从汗发，不留内入，而热自可以除矣。"《本草便读》："蟾酥善开窍辟恶搜邪，惟诸闭证救急方中用之以开其闭。然服食总宜谨慎，试以少许置皮肤，顿时起泡蚀烂，其性可知。研末时鼻闻之，即嚏不止，故取嚏药中用之。此药止可外用，散痈疽，消疔毒，杀虫疮，却有功效耳。"

2. 化学成分及药理作用　本品含大量蟾蜍毒素类物质，为甾族化合物（又叫蟾蜍二烯内脂）是蟾酥的主要有效成分，具有强心、升压、兴奋呼吸、局部麻醉、消炎、镇痛、镇咳、祛痰、兴奋子宫、抑制肿瘤细胞及抑菌等作用。

3．其他　近年来临床用本品治疗各种癌肿，如肝癌、肠癌、白血病、乳腺癌、皮肤癌、肺癌等均取得一定疗效。

本品过量可致中毒，故必须控制用量。其中毒常表现为消化系统、神经系统、循环系统等方面的症状，多用阿托品解救。

樟　脑　《本草品汇精要》

为樟科植物樟的枝、干、叶及根部，经提炼制得的颗粒状结晶。主产于我国台湾、福建、广西等地。全年均可采集。易挥发，应密封保存。

【性味归经】辛，热。有毒。归心、脾经。

【功效】内服开窍醒神，外用燥湿杀虫，消肿止痛。

【应用】

1．用于食物中毒，暑湿秽浊之腹痛及闭证神昏　本品开窍醒神之力类似冰片，而又能芳化湿浊，主治病证类似蟾酥，但其辛温燥烈有毒，故较少内服。治饮食不洁或感受暑湿秽浊之气所致腹痛、吐泻，甚则神昏者，可单用本品制成散剂或酒剂内服，亦可配伍应用。

2．用于疥疮、癣证等　本品外用有杀虫、除湿、止痒之效。治疥疮有脓，常与解毒杀虫止痒之品配伍。治各种皮癣瘙痒，可与杀虫止痒疗癣之品同用。

3．用于牙痛、跌打损伤、风湿痹痛等　本品有一定消肿及局部麻醉、止痛之效，以局部给药为主。治牙痛、龋齿，可单用，亦可配伍清热消肿止痛之品，研末，局部填塞或涂于痛处。治跌打损伤肿痛，可用樟脑9 g，浸入白酒500 mL中，完全溶解后，局部频频涂搽；或与活血疗伤止痛药同用。治风寒湿痹，多配伍祛风湿药制成酒剂，涂搽患处。

【用法用量】内服入散剂或用酒溶化服，每次0.1～0.2 g。外用适量，研末撒或调敷、涂搽。

【使用注意】本品有毒，大剂量服用或大面积外用，可引起中毒，内服当控制剂量，宜谨慎使用；孕妇忌用。

【参考资料】

1．本草文献　《本草品汇精要》："主杀虫，除疥癣，疗汤火疮，敌秽气。"《本草纲目》："通关窍，利滞气，治中恶邪气，霍乱，心腹痛，寒湿脚气，疥癣，风瘙，龋齿，杀虫辟蠹，着鞋中去脚气。"

2．化学成分及药理作用　本品含一种双环萜酮（$C_{10}H_{16}O$）物质，有兴奋中枢、增进呼吸与循环、镇痛、止痒及局部麻醉等作用；此外，樟脑在动物体内的一种水溶性代谢产物氧化樟脑（商品名为维他康复）有明显强心、升压、兴奋呼吸的作用。

3．其他　服用过量或大面积外用樟脑制剂，可引起中毒，主要表现为中枢神经系统兴奋作用，甚则可致昏迷。故当控制剂量。本品中毒后，忌用鸦片类制剂，并忌用食物油类、乳汁及酒等，以免加重病情。

自 学 指 导

【重点难点】

1．在性能方面　除掌握本章药物在性味、归经、升降浮沉等方面的共性（即辛温，归心经，有升浮作用趋向）外，还应注意每味药物的个性特点。如麝香、石菖蒲、苏合香、蟾酥虽均为温性，但并不表示能温里散寒；而苏合香之温，确有温里散寒功效，余药之温性，则表示温通以开窍之意；惟冰片性微寒，且兼苦味，以示其兼有清热（解毒消肿）作用。除均归心经外，石菖蒲和胃化湿，兼归胃经；麝香活血通经，又兼归肝经。学习时，应注意与功效结合，加以理解记识。

2. 在功效方面　开窍药的共有功效是开窍醒神。但还应掌握各药在开窍方面的作用强度及特点。

在兼有功效方面　应当注意麝香、冰片、苏合香、蟾酥开窍又兼能止痛，其中麝香活血又止痛；冰片清热以止痛；苏合香则温里散寒又止痛，蟾酥则解毒消肿又麻醉止痛。

3. 在主治（应用）方面　开窍药均可主治闭证神昏。因每味药物的作用强度及兼有功效不同，故应用特点各异。麝香是开窍药中开窍醒神作用最强、显效最快的一味药，无论热闭、寒闭之神昏，皆可应用，故为醒神回苏要药；冰片亦可用于热闭、寒闭之神昏，但功力不及，常须与麝香配伍使用；石菖蒲兼能化湿浊，故宜于痰湿或湿浊闭阻心窍之神昏；苏合香兼有温里散寒之功，较宜于寒闭神昏之证；蟾酥尚能解毒，而宜于暑湿秽浊及食物不洁所致的神昏。此外，还应注意：麝香又具有较强的活血化瘀功效，可广泛用于经闭、癥瘕、胸痹、跌打损伤、风湿痹证等内、妇、外伤之瘀血阻滞诸证；又兼可消肿散结，还可用于咽喉肿痛、疮痈肿痛等。冰片尚可清热消肿以止痛，用于目赤肿痛、咽喉肿痛、疮痈、烧烫伤等五官及皮肤疾患。石菖蒲兼能化湿和胃，可用于湿浊中阻、湿热泻痢不能进食者；又可宁心安神，用于心神不宁之失眠、健忘等。

4. 在药物比较方面　应注意麝香与冰片在性能、功效与应用方面的异同之处。

5. 在用法用量方面　注意理解记忆以下各药的特殊用法和用量。麝香含芳香成分易于挥发，加热容易破坏，故不入煎剂。冰片为龙脑树脂的加工品，其含主要成分龙脑不溶于水，多溶于酒精，故本品亦不入煎剂。苏合香所含树脂及油状液体不溶于水，故不入煎剂；又因其呈半流体状，亦不宜入散剂。本章药除石菖蒲外，麝香、冰片宜入丸散剂，用量均偏小，每次用量为 0.03～0.1 g，应特别注意蟾酥有毒，每次用量为 0.015～0.03 g。

6. 在使用注意方面　除掌握本章概述部分的使用注意内容外，还应理解记忆下列各药的特殊使用注意。如麝香、冰片、蟾酥均能兴奋子宫，引起子宫收缩，其中蟾酥又有毒，故孕妇忌用。蟾酥因含大量蟾酥毒素物质，过量可引起消化系统、神经系统、循环系统出现中毒症状，故内服不可过量；"其汁不可入目，令人赤、肿、盲"，本品若射入眼中易引起角膜炎、结膜炎而致红肿疼痛，故外用切勿将其浆汁染入眼内。

【复习思考题】

1. 开窍药的使用注意有哪些？
2. 试比较麝香与冰片在性能、功效与应用方面的异同点。
3. 麝香的主治病证有哪些？
4. 简述石菖蒲的功效与主治病证。
5. 试述开窍药的性能特点、功效及主治病证。

第二十四章 补 虚 药

【目的要求】

1. 通过本章及章内各节概述部分的学习，应当了解补虚药的含义，分类情况及有关功效的含义；掌握各类补虚药在功效、主治病证、性能特点、配伍应用及使用注意方面的共性，以及常用补虚药在以上方面的特殊性和分类归属。

2. 通过本章具体药物的学习：

掌握人参、党参、黄芪、白术、甘草、鹿茸、淫羊藿、杜仲、续断、菟丝子、当归、熟地黄、何首乌、白芍、阿胶、北沙参、麦冬、龟甲、鳖甲的性能、功效、应用、特殊的用法用量及特殊的使用注意。

熟悉西洋参、山药、大枣、巴戟天、补骨脂、紫河车、蛤蚧、天冬、玉竹、石斛、百合、枸杞的功效、主治病证、特殊的用法用量及特殊的使用注意。

了解太子参、扁豆、蜂蜜、肉苁蓉、沙苑子、冬虫夏草、益智仁、南沙参、黄精、墨旱莲、女贞子的功效、特殊的用法用量及特殊的使用注意。

3. 本章内其他药物（包括附药），供学习时参考。

【自学时数】

15 学时。

1. 含义　以补虚扶弱，纠正人体气血阴阳虚衰的病理偏向为主要功效，常用以治疗虚证的药物，称为补虚药。

由于补虚药在药性和功效主治方面互有差异，一般将其分为补气药、补阳药、补血药及补阴药四类。

2. 功效与主治　本章内的药物都具有补虚扶弱功效，可主治虚证，各种虚证的临床表现极不一致，很难全面概括。常见症状有：面色淡白或萎黄，精神委靡，身疲乏力，心悸气短，形寒肢冷，自汗，大便滑泻，小便失禁，舌淡胖嫩，脉虚沉迟，或为五心烦热，消瘦颧红，口咽干燥，盗汗潮热，舌红少苔，脉虚细数。补虚药的共同功效为补虚扶弱，分别能纠正人体气血阴阳虚衰的病理偏向。补虚药主治的虚证有气虚、阳虚、血虚、阴虚四种类型，分别为补气药、补阳药、补血药、补阴药的主要适应证。各类虚证的临床表现，及各类补虚药分别兼有的其他多种功效，以及各种兼有功效的主治病证，将介绍于四类药物的概述之中。

所谓补虚，就是补虚扶弱，以纠正人体气血阴阳虚衰的病理偏向的治疗作用。其中，补益脏气，以纠正人体脏气虚衰的病理偏向的治疗作用称为补气；补益脾气、肺气、心气、肾气、元气等以分别纠正脾气、肺气、心气、肾气、元气虚衰的病理偏向的治疗作用，分别称为补脾气、补肺气、补心气、补肾气、补元气。补助阳气，以纠正人体阳气虚衰的病理偏向的治疗作用称为补阳；补助肾阳、脾阳、心阳以分别纠正肾阳、脾阳、心阳虚衰的病理偏向的治疗作用，分别称为补肾阳、补脾阳、补心阳。滋养营血，以纠正营血亏虚的病理偏向的治疗作用称为补血；补益心血、肝血以纠正心血、肝血亏虚的病理偏向的治疗作用，分别称为补心血、补肝血。滋养阴液，以纠正阴液亏虚的病理偏向的治疗作用称为补阴；滋养肺阴、胃阴、肝阴、肾阴、心阴、脾阴以分别纠正肺阴、胃阴、肝阴、肾阴、心阴、脾阴亏虚的病理偏向的治疗作用，分别称为补肺阴、补胃阴、补肝阴、补肾阴、补心阴、补脾阴。

3. 性能特点　根据四气的确定理论，补气药、补阳药、补血药主要适用于虚寒证，其药性多偏温；补阴药主要适用于虚热证，其药性多偏寒凉。补虚药皆具有补益作用，故一般具有甘味。补虚药在升降浮沉方面不具共性。补气药以补脾肺之气的药为主，主归脾肺经。补阳药以补肾阳的药为主，主归肾经。补血药以补血，治血虚心肝失养诸证的药为主，主归心肝经。补阴药中，部分药长于补肺胃之阴，主归肺胃经；部分药长于补肝肾之阴，主归肝肾经。本章药物除仙茅有毒外，其余药在常用剂量内均无毒。

4. 配伍应用　治疗气虚、阳虚、血虚、阴虚之证，除应选择相应的补虚药外，由于人体气血阴阳之间，在生理上存在相互联系，相互依存的关系，因此，一类虚证的治疗，有时可能不只使用一类补虚药，常常还辅以其他类补虚药；另外，由于气血阴阳之间，在病理上也常常相互影响，因此，临床上单一的虚证并不多见，往往是两种或两种以上的虚证并见，因此，也需将两种或两种以上的补虚药配伍使用。如气虚可发展为阳虚；阳虚者，其气必虚，故补气药常与补阳药同用。有形之血生于无形之气，气虚生化无力，可致血虚；血为气之宅，血虚则气无所依，血虚亦可导致气虚，故补气药常与补血药同用。气能生津，津能载气。气虚可影响津液的生成，而致津液不足；津液大量亏耗，亦可导致气随津脱。热病不仅容易伤阴，而且壮火亦会食气，以致气阴两虚，故补气药亦常与补阴药同用。血乃中焦之汁，津血同源，津液是血液的重要组成部分，血亦属于阴的范畴；失血血虚可导致阴虚，阴津大量耗损又可导致津枯血燥，血虚与阴亏并呈之证颇为常见，故补血药常与补阴药同用。阴阳互根，无阴则阳无由生，无阳则阴无由长，故阴阳中任何一方虚损到一定程度，常可导致对方的不足，出现阴损及阳或阳损及阴的情况，以致最后形成阴阳两虚的证候，需要滋阴药与补阳药同用。需要明确的是，补阳药一节中主要是补肾阳的药，与肾阳互根的应是肾中真阴，即肾精，因此，常与补阳药同用的滋阴药，指的是能补益肾精的药，而不是补阴药一节的补益肺胃心肝之阴的一般清补药。

由于补虚药在临床上除用于虚证以补虚扶弱外，还常常与其他药物配伍以扶正祛邪，或与容易损伤正气的药物配伍应用以保护正气，预护其虚，因此，补虚药在临床上应用非常广泛，配伍应用也相当复杂，可同其他任何一章药物配伍应用。其中，由于阳虚易生内寒，寒盛亦易伤阳，因此，补阳药尤常与温里药同用；阴虚易生内热，热盛亦易伤阴，故补阴药尤常与清热药同用。

5. 使用注意　使用补虚药忌不当补而误补。邪实而正不虚者，误用补虚药有"误补益疾"之弊。补虚药是以补虚扶弱为主要作用的药，其作用主要在于以其偏性纠正人体气血阴阳虚衰的病理偏向。补虚药不等于营养强壮药，健康人若依赖补虚药强身健体，延年益寿，可能破坏机体阴阳之间的相对平衡，导致新的病理偏向。使用补虚药亦忌当补而补之不当。

如不分气血，不别阴阳，不辨脏腑，不明寒热，盲目使用补虚药，不仅不能收到预期的疗效，而且还可能导致不良后果。如阴虚有热者误用温热的补阳药，会助热伤阴；阳虚有寒者误用寒凉的补阴药，会助寒伤阳。补虚药用于扶正祛邪，不仅要分清主次，处理好祛邪与扶正的关系，而且应避免使用可能妨碍祛邪的补虚药。部分补虚药药性滋腻，不容易消化，过用或用于脾运不健者可能妨碍脾胃运化，应掌握好用药分寸，或适当配伍健脾消食药顾护脾胃。补虚药如作汤剂，一般宜适当久煎，使药味尽出。虚弱证一般病程较长，补虚药宜采用蜜丸、煎膏（膏滋）等便于保存、服用的剂型。用于挽救虚脱的药，还可制成注射剂以备急需。

第一节　补气药

补气药性味甘温，以补益脏气，纠正脏气虚衰的病理偏向为主要功效，主治气虚证，症见少气懒言，神疲乏力，头晕目眩，自汗，活动时诸证加剧，舌淡苔白，脉虚无力者。

补气又包括补脾气、补肺气、补心气、补肾气、补元气等具体功效。补脾气之品主治脾气虚证，症见食欲不振，脘腹虚胀，大便溏薄，体倦神疲，面色萎黄或㿠白，消瘦或一身虚浮，甚或脏器下垂，血失统摄，造血功能低下者。补肺气之品主治肺气虚证，症见气少不足以息，动则益甚，咳嗽无力，声音低怯，甚或喘促，体倦神疲，易出虚汗者。补心气之品主治心气虚证，症见心悸怔忡，胸闷气短，活动后加剧，脉虚者。补肾气之品主治肾气虚证，症见尿频，或尿后余沥不尽，或遗尿，或小便失禁，或男子滑精早泄，女子带下清稀，甚或短气虚喘，呼多吸少，动则喘甚汗出者。补元气之品主治元气虚证。元气虚轻者，常表现为某些脏气虚；元气虚极欲脱，可见气息短促，脉微欲绝。

部分补气药，还分别兼有养阴、生津、养血等不同功效，还可用治阴虚津亏证或血虚证，尤宜于气阴（津）两伤或气血俱虚之证。

本类药物中，部分味甘壅中，碍气助湿之品，对湿盛中满者应慎用，必要时应辅以理气除湿之药。

人　参　《神农本草经》

为五加科多年生草本植物人参的根。主产于吉林、辽宁、黑龙江等地。野生者名"野山参"；栽培者称"园参"。园参一般于栽培6～7年后，以秋季茎叶将枯萎时采挖的根入药。切片或粉碎用。

【性味归经】甘，微温。归肺、脾、心、肾经。

【功效】大补元气，补肺脾心肾气，生津，安神益智。

【应用】

1. 用于元气虚极欲脱证　本品为拯危救脱要药，其大补元气之功无药可以替代，适用于因大汗、大吐、大泻、大失血或大病、久病所致元气虚极欲脱，气短神疲，脉微欲绝的重危证候。单用人参煎服，治气虚气脱，虚证垂危者，即《景岳全书》独参汤。若气虚欲脱兼见汗出，四肢逆冷等亡阳征象者，应与回阳救逆之品配伍，以补气固脱，回阳救逆，如《正体类要》参附汤以之与附子同用。若气虚欲脱兼见汗出身暖，渴喜冷饮，舌红干燥等亡阴征象者，本品兼能生津，宜与养阴生津、敛汗之品配伍，以补气养阴，敛汗固脱，如《内外伤辨惑论》生脉散以之与麦冬、五味子同用。

2. 用于肺脾心肾气虚证　本品又长于补肺气以改善短气喘促，懒言声微等肺气虚衰症状。若属肺肾两虚，肾不纳气者，本品兼能补益肾气，常与蛤蚧等补益肺肾，纳气定喘之品配伍。

本品还长于补益脾气以改善倦怠乏力，食少便溏等脾气虚衰症状。因脾虚不运常兼湿滞，故常与健脾燥湿、利湿之品配伍，如《和剂局方》四君子汤以之与白术、茯苓同用。若脾气虚弱，不能统血，导致长期失血者，使用本品可收补气以摄血之效，常与补中益气之品配伍，如《济生方》归脾汤以之与黄芪、白术等药同用。若脾气虚衰，气虚不能生血，以致气血两虚者，使用本品又能补气以生血，可与补益气血之品配伍，如《正体类要》八珍汤以之与白术、当归等药同用。

本品又能补益心气以改善心悸怔忡，胸闷气短，脉虚等心气虚衰症状，并能安神益智，治疗失眠多梦，健忘。单用有效。如《摄生秘剖》天王补心丹以之与酸枣仁、柏子仁等养心安神之品同用。

本品补益肾气的作用，不仅可用于肾不纳气的短气虚喘，还可用于肾气不足所致的阳痿。单用有效。若兼肾阳虚衰，肾精亏虚者，宜与鹿茸等补肾阳、益肾精之品配伍。

3. 用于热病气虚津伤口渴及消渴证　对于热病气津两伤，口渴，脉大无力者，本品既能补气，又能生津。宜与清热泻火之品配伍，如《伤寒论》白虎加人参汤以之与知母、石膏同用。消渴一病，多与肺、脾（胃）、肾有关，其病理变化主要是阴虚与燥热，且往往存在气阴两伤的情况，人参既能补益肺脾肾之气，又能生津止渴，故不少治消渴的方剂中用有人参。

此外，本品还常与解表药、攻下药等祛邪药配伍，用于气虚外感或里实热结而气血虚弱等邪实正虚之证，有扶正祛邪，保护正气，预护其虚之效。前者如《小儿药证直诀》败毒散；后者如《伤寒六书》黄龙汤等。

【用法用量】煎服，5～10g；挽救虚脱可用15～30g。宜文火另煎分次兑服。研末吞服，每次0.5～1g，日服1～2次。

【使用注意】反藜芦。

【参考资料】

1. 本草文献　《神农本草经》："补五脏，安精神，定魂魄，止惊悸，除邪气，明目，开心益智。"《医学启源·药类法象》引《主治秘要》："补元气，止渴，生津液。"《本草汇言》："补气生血，助精养神之药也。"

2. 化学成分及药理作用　本品含多种人参皂苷、多种挥发油、多种氨基酸、多种微量元素及有机酸、糖类、维生素等多种成分，具有抗休克，强心，兴奋垂体肾上腺皮质系统，提高应激反应能力，增强机体免疫功能，提高脑力劳动功能，抗疲劳，促进蛋白质、RNA、DNA的合成，促进造血系统功能，调节胆固醇代谢，降低血糖等作用，有促性腺激素样作用。此外，尚有消炎、抗过敏、抗利尿及抗肿瘤等多种作用。人参的药理活性常因机体功能状态不同而呈双向作用。

3. 其他　前人将人参与五灵脂列为配伍禁忌，属"十九畏"内容之一。《中华人民共和国药典》1963年版中亦载有人参畏五灵脂，五灵脂恶人参。但古今临床实践与现代实验研究均表明二药之间不存在绝对的配伍禁忌。《中华人民共和国药典》1977年版及以后各版药典均取消了此类似内容，亦未再称人参与五灵脂"不宜同用"。

人参不宜过大剂量或长期服用。国内有成人内服 40g 人参煎剂致死的报道。长期（1 个月～2 年）服用人参，可能导致"人参滥用综合征"，主要表现为血压升高，咽喉刺激感，欣快感，烦躁，体温升高，皮疹，出血，晨泻，水肿，少数人表现为性情抑郁。

西洋参　《增订本草备要》

为五加科多年生草本植物西洋参的根。主产于美国、加拿大。我国北京、吉林、辽宁等地亦有栽培。以秋季采挖的生长 3～6 年的根入药。切片生用。

【性味归经】 甘、微苦，寒。归肺、心、肾、脾经。

【功效】 补元气，补肺心肾脾气阴，清火生津。

【应用】

1. 用于气阴两脱证　本品具有类似人参而弱于人参的补益元气之功，因其性味苦寒，兼能清火养阴生津，更宜于热病因大汗、大泻、大失血，耗伤元气阴津所致神疲乏力，气短息促，自汗热粘，心烦口渴，尿短赤涩，大便干结，舌燥，脉细数无力的气阴两脱证，常与麦冬、五味子等养阴生津、敛汗之品同用。

2. 用于肺心肾脾气阴两虚证　本品长于补肺气，兼能养肺阴、清肺火，适用于火热耗伤肺脏气阴所致短气喘促，咳嗽痰少，或痰中带血之证，可与养阴润肺之玉竹、麦冬，清热化痰止咳之川贝母等品同用。

亦能补心气、养心阴，适用于气阴两虚之心悸，失眠多梦，单用有效。与补心气之甘草，养心阴、清心热之麦冬、生地等品同用，可治疗心经虚热而痛。

又能补肾气，兼能益肾阴，适用于肾气肾阴两虚之腰膝酸软，遗精滑精，可与山茱萸、枸杞子、沙苑子等补肾益精之品同用。若属肾阴肾阳两虚者，可与补肾阳之鹿茸，滋肾阴之龟甲等品同用。

还略能补益脾气，兼能补益脾阴，适用于脾气阴两虚之纳呆食滞，口渴思饮，可与消食健胃之神曲、谷芽等品同用。

3. 用于热病气虚津伤口渴及消渴　本品对于热伤气津所致身热汗多，口渴心烦，体倦少气，脉虚数之证，不仅能补气、养阴生津，还能清热，较之药性偏温的人参更为适宜，常与清热养阴之品同用，如《温热经纬》清暑益气汤以之与西瓜翠衣、竹叶、麦冬等品同用。临床亦常用于消渴病气阴两伤之证。

【用法用量】 另煎兑服，3～10g。

【参考资料】

1. 本草文献　《本草从新》："补肺降火，生津液，除烦倦。虚而有火者相宜。"《本草纲目拾遗》引《药性考》："补阴退热。姜制益气，扶正气。"《医学衷中参西录》："能补助气分，兼能补益血分，为其性凉而补，凡欲用人参而不受人参之温补者，皆可以此代之。"

2. 化学成分及药理作用　本品含多种人参皂苷，多种挥发性成分，树脂，淀粉，糖类及氨基酸，无机盐等成分，具有兴奋生命中枢，抗休克，抗缺氧，抗心肌缺血，抗心肌氧化，增加心肌收缩力，抗心律失常，抗疲劳，抗应激，抗惊厥，镇静，以及止血和抗利尿作用。此外，还能降血糖，影响脂质、蛋白质代谢，但均比人参弱。

党　参　《增订本草备要》

为桔梗科多年生草本植物党参、素花党参或川党参的根。主产于山西、陕西、甘肃等地。以秋季采挖的根入药。切厚片，生用。

【性味归经】 甘，平。归脾、肺经。

【功效】 补脾肺气，生津，补血。

【应用】

1. 用于脾肺气虚证　本品补脾益肺之功类似人参而弱于人参，适用于中气不足的体虚倦怠，食少便溏等证，常与补气健脾除湿的白术、茯苓等品同用；对肺气亏虚的咳嗽气促，语声低弱等证，可与黄芪、蛤蚧等品同用，以补益肺气，止咳定喘。临床治疗脾肺气虚的轻证，常用以代替古方中的人参。

2. 用于气津两伤证　本品亦能补气生津，其作用亦类似人参而弱于人参，适用于气津两伤的轻证，宜与麦冬、五味子等养阴生津之品同用。

3. 用于气血两虚证　本品对于气虚不能生血，或血虚无以化气，而见面色苍白或萎黄，乏力，头晕，心悸等症的气血两虚证，既能补气，又能补血，常与白术、当归等品配伍，以增强其补气补血效果。

此外，本品亦常与解表药、攻下药等祛邪药配伍，用于气虚外感或里实热结而气血亏虚等邪实正虚之证，用以扶正祛邪，保护正气，预护其虚。

【用法用量】 煎服，10～30g。

【参考资料】

1. 本草文献　《本草从新》："补中益气，和脾胃，除烦渴。中气微虚，用以调补，甚为平安。"《本草纲目拾遗》："治肺虚能益肺气。"《本草正义》："党参力能补脾养胃，润肺生津，健运中气，本与人参不甚相远。"

2. 化学成分及药理作用　本品含甾醇，党参苷，党参多糖，党参内酯，生物碱，无机元素，氨基酸，微量元素等成分，具有调节胃肠运动，抗溃疡，增加动物体重，增强免疫功能，增强机体抵抗力，影响兴奋和抑制两种神经过程，兴奋呼吸中枢，短暂降压，又使晚期失血性休克家兔的血压回升，升高血糖，升高红细胞、血红蛋白、网织红细胞，延缓衰老，抗缺氧，抗辐射等作用。

3. 其他　据报道，党参用量过大（每剂超过60g），可引起病人心前区不适和脉律不整（停药后自动恢复）。应当注意。

另有明党参，系伞形科草本植物明党参的根。性味甘、微苦，微寒。归肺、胃经。能润肺化痰，养阴和胃。主要用于燥热咳嗽，食少口干。与党参并非一物，效用亦有差别。

太子参　《中国药用植物志》

为石竹科多年生草本植物异叶假繁缕的块根。主产于江苏、安徽、山东等地。以夏季茎叶大部分枯萎时采挖的块根入药。生用。

【性味归经】 甘、微苦，平。归脾、肺、心经。

【功效】 补脾肺心气阴，生津。

【应用】

用于脾肺心气阴两虚证　本品能补脾肺心气阴，兼能生津。其作用平和，属补气药中的清补之品，尤宜于热病之后，气阴两亏，倦怠自汗，饮食减少，口干少津而不受温补者，多入复方作辅助药应用。临床常用作病后调补药。脾气胃阴不足，食少倦怠，口干舌燥者，宜与山药、石斛等益脾气、养胃阴之品同用；气虚肺燥，咳嗽气短，痰少者，宜与南沙参、麦冬等补肺气、养肺阴之品同用；心气阴两虚，心悸不眠，虚热汗多者，宜与五味子、酸枣仁等养心安神敛汗之品同用。

【用法用量】煎服，10～30g。

【参考资料】

1．本草文献　《中国药用植物志》："治小儿出虚汗为佳。"《江苏药材志》："补肺阴，健脾胃。治肺虚咳嗽，心悸，精神疲乏等症。"《药材学》："补气……生津。"

2．化学成分及药理作用　本品含氨基酸，多糖，皂苷，黄酮，鞣质，香豆素，甾醇，三萜及多种微量元素等成分，对淋巴细胞有明显的刺激作用。

3．其他　太子参之名首见于《增订本草备要》，谓"形细如参条，而补性不下大参，气味功用均同人参"。其后，《本草从新》谓太子参"大补元气，虽甚细如参条，短紧坚实，而有芦纹，其力不下大参"。根据两书对"太子参"形态功用的描述，所载"太子参"实为人参之小者，而非石竹科的太子参。《本草纲目拾遗》引《百草镜》云："太子参即辽参之小者，非别种也，乃苏州参行从参包中检出短小者，名此以售客。"石竹科太子参别名"孩儿参"，但《本草纲目》在人参"集解"项下，说人参"其似人形者谓之孩儿参"，勿与石竹科"孩儿参"混淆。

黄　芪　《神农本草经》

为豆科多年生草本植物蒙古黄芪或膜荚黄芪的根。主产于内蒙古、山西、黑龙江等地。以春秋二季采挖的根入药。生用或蜜炙用。

【性味归经】甘，微温。归脾、肺经。

【功效】补脾肺气，升阳举陷，益卫固表，利尿，托毒生肌。

【应用】

1．用于脾气虚证　黄芪为补脾益气要药，但其主要特点不在于改善脾气虚弱之倦怠乏力，食少便溏。以其兼能升阳举陷，故尤擅长治脾虚中气下陷之久泻脱肛，内脏下垂，常与补中益气，升阳举陷之品配伍，如《脾胃论》补中益气汤以之与人参、升麻、柴胡等品同用。本品亦为治气虚水肿之要药，对于脾虚水湿失运，以致浮肿尿少者，本品既能补脾益气治本，又能利尿消肿治标，常与白术、茯苓等利水消肿之品配伍。本品又为常用的补气生血药，常与补血药配伍，如《兰室秘藏》当归补血汤以之与当归同用。对脾虚不能统血所致失血证，本品亦有补气以摄血之效，常与补中益气之品配伍，如《济生方》归脾汤以之与人参、白术等品同用。对脾虚不能布津之消渴，本品能补气升阳，促进津液的输布而有止渴之效，常与生津润燥之品配伍，如《医学衷中参西录》玉液汤以之与天花粉、葛根等品同用。

2．用于肺气虚证　本品又能补益肺气，对于咳喘日久，肺气虚弱，气短神疲者，因其只能补益肺气治本，常需配伍紫菀、款冬花、杏仁等祛痰止咳平喘之品以标本兼顾；若属肺肾两虚者，还需与人参、蛤蚧等品同用，共奏补益肺肾，止咳定喘之效。

3．用于气虚自汗证　对于脾肺气虚所致卫气不固，表虚自汗，本品能补脾肺之气，益卫固表以止汗，常与收敛止汗之品配伍，如《和剂局方》牡蛎散以之与牡蛎、麻黄根等品同用。若因卫气不固，表虚自汗而易感风邪者，常与补气固表、祛风之品配伍，以固表御邪，如《丹溪心法》玉屏风散以之与白术、防风同用。

4．用于气血亏虚，疮疡难溃难腐，或溃久难敛　疮疡中期，正虚毒盛不能托毒外达，疮形平塌，根盘散漫，难溃难腐者，用本品补气生血，扶助正气，可托脓毒外出，常与补益气血，解毒排脓之品配伍，如《医宗金鉴》托里透脓散以之与人参、当归、升麻、白芷等品同用。溃疡后期，毒势已去，因气血虚弱，脓水清稀，疮口难敛者，用本品补气生血，有生肌敛疮之效，常与补益气血，温通血脉之品配伍，如《和剂局方》十全大补汤以之与人参、当归、肉桂等品同用。

此外，因气为血帅，故痹证、中风后遗证因气虚而致血滞，肌肤、筋脉失养，症见肌肤麻木或半身不遂者，亦常用本品补气以行血。治风寒湿痹，宜与川乌、独活等祛风湿药，和川芎、牛膝等活血药配伍；治中风后遗症，常与活血通络之品配伍，如《医林改错》补阳还五汤以之与当归、川芎、地龙等品同用。

【用法用量】 煎服，10～15g。大剂量可用30～60g。蜜炙可增强其补益作用。

【参考资料】

1. 本草文献 《神农本草经》："主治痈疽，久败疮，排脓止痛……补虚。"《本草汇言》："补肺健脾，实卫敛汗，驱风运毒之药也。"《本草备要》："生血，生肌，排脓内托。"《医学衷中参西录》："能补气，兼能升气，善治胸中大气（即宗气……）下陷。"

2. 化学成分及药理作用 本品主要含苷类、多糖、黄酮、氨基酸、微量元素等成分，具有促进机体代谢，抗疲劳，兴奋呼吸，增加在体肠紧张度，利尿，消除尿蛋白，改善贫血动物血象，升高低血糖，降低高血糖，增强机体免疫功能，抑制流感病毒等多种病毒所致细胞病变，抑菌，使细胞生长旺盛，寿命延长，促进鸡胚股骨生长，强心，扩张冠状动脉和外周血管，降压，降低血小板粘附力，减少血栓形成等作用，并能降血脂、抗衰老、抗缺氧、抗辐射、保肝，还有雌激素样作用。

白 术 《神农本草经》

为菊科多年生草本植物白术的根茎。主产于浙江、湖北、湖南等地。以冬季采收的根茎入药。生用或土炒、麸炒用。

【性味归经】 甘、苦，温。归脾、胃经。

【功效】 补脾气，燥湿，利尿，固表止汗，安胎。

【应用】

1. 用于脾气虚证 本品既能补气以健脾，又能燥湿、利尿，对于因脾气不足，运化失健，导致水湿内生而形成的脾虚湿滞证有标本兼顾之效，临床广泛用于脾虚湿滞之食少、便溏或泄泻、痰饮、水肿、带下诸证，被前人誉之为"脾脏补气健脾第一要药"。治脾虚有湿，食少便溏或泄泻，常与补脾益气、利水渗湿之品配伍，如《和剂局方》四君子汤以之与人参、茯苓等品同用。脾虚中阳不振，痰饮内停者，宜与温阳化气、利水渗湿之品配伍，如《金匮要略》苓桂术甘汤。对脾虚水肿，可与健脾利水之品配伍，常用《和剂局方》参苓白术散。脾虚湿浊下注，带下清稀者，可与健脾燥湿之品同用，如《傅青主女科》完带汤以之与山药、苍术等品同用。此外，本品还常配伍用于脾虚中气下陷、脾不统血及气血两虚等证，皆利用其补气健脾作用。

2. 用于虚汗证 本品又能固表止汗，自汗、盗汗均可配伍应用。以其长于补气，临床更多用于气虚自汗。《千金方》单用本品治汗出不止。脾肺气虚，卫气不固，表虚自汗，易感风邪者，宜与补益脾肺、祛风散邪之品配伍以固表御邪，如《丹溪心法》玉屏风散以之与黄芪、防风同用。

3. 用于脾虚胎气不安 本品还能安胎。脾虚胎痿不长者，使用本品可补气健脾，促进水谷运化以养胎，可与人参、阿胶等补益气血之品配伍；因脾虚失运，湿浊中阻，导致呕恶不食，四肢沉重者，使用本品又可补气健脾燥湿以消除妊娠恶阻，可与人参、茯苓、陈皮等补气健脾除湿之品配伍；对脾虚妊娠水肿，本品既能补气健脾，又能利水消肿，可与茯苓、大腹皮等健脾利水之品配伍。

【用法用量】煎服，5～15g。大剂量可用至 30～60g。炒用可增强补气健脾止泻作用。

【参考资料】

1. 本草文献　《神农本草经》："止汗。"《新修本草》："利小便。"《医学启源》："和中益气……去脾胃中湿……安胎。"《本草通玄》："补脾胃之药，更无出其右者。土旺则能健运，故不能食者，食停滞者，有痞积者，皆用之也。土旺则能胜湿，故患痰饮者，肿满者，湿痹者，皆赖之也。土旺则清气善升，而精微上奉，浊气善降，而糟粕下输，故吐泻者，不可阙也。"

2. 化学成分及药理作用　本品含挥发油、白术三醇等成分，具有强壮，促进小鼠体重增加，双向调节肠管活动，防治实验性胃溃疡，促进小肠蛋白质的合成，促进细胞免疫功能，提升白细胞，利尿，抑制实验动物子宫平滑肌等作用，还能保肝、利胆、降血糖、抗血凝、抑菌、抗肿瘤、镇静。

3. 其他　白术以浙江于潜产者为佳，称为"于术"。

山　药　《神农本草经》

为薯蓣科多年生蔓生草本植物薯蓣的根茎。主产于河南，湖南、江西等地亦产。以霜降后采挖的根茎入药。润透，切厚片，生用或麸炒用。

【性味归经】甘，平。归脾、肺、肾经。

【功效】补脾肺肾气，益脾肺肾阴。

【应用】

1. 用于脾虚证　本品能补脾益气，兼能滋养脾阴，又富含营养成分，多用于脾气虚弱，营养不良之消瘦乏力，食少、便溏；或脾虚不运，湿浊下注之妇女带下。惟其"气轻性缓，非堪专任"，对气虚重证，常嫌力量不足，多入复方使用。如在治脾虚食少便溏的《和剂局方》参苓白术散中，治带下的《傅青主女科》完带汤中，本品皆用作人参、白术的辅助药。因其富含营养成分，又容易消化，副作用小，对慢性久病或病后，虚弱羸瘦，需营养调补而脾运不健者，本品却是一味营养调补佳品，可做成食品长期服用。

2. 用于肺虚证　本品又能补益肺气，兼能滋养肺阴。可用于肺虚咳喘。其补肺之力虽不强，但对肺脾气阴俱虚者，补土亦有助于生金，可与补气健脾之白术、鸡内金，养阴之玄参等品配伍。对肺肾气阴两虚者，还能补肾以纳气，可与人参、代赭石、苏子等品同用，共奏补肺肾，纳气定喘之效。

3. 用于肾虚证　本品还能补肾气，兼能滋养肾阴，其补肾之力虽平和，但对肾脾俱虚者，补后天亦有助于养先天。故临床治疗肾气虚之腰膝酸软，夜尿频多，遗尿，滑精早泄，女子带下清稀，与肾阴虚之形体消瘦，腰膝酸软，遗精等证均常用本品。如补肾阳的名方《金匮要略》肾气丸，补肾阴的名方《小儿药证直诀》六味地黄丸中，都配有本品。

4. 用于消渴气阴两虚证　消渴一病，与脾肺肾有关，多存在气阴两虚的情况。本品既补脾肺肾之气，又补脾肺肾之阴，能全面照顾消渴病情。常与补气生津之品配伍，若内热较甚者，还需配伍清热药，如《医学衷中参西录》玉液汤以之与黄芪、天花粉、知母等品同用。

【用法用量】煎服，10～30g；大剂量 60～250g。麸炒可增强补脾止泻作用。

【参考资料】

1. 本草文献　《神农本草经》："补中，益气力，长肌肉。"《名医别录》："补虚劳羸瘦，充五脏……强阴。"《本草纲目》："益肾气，健脾胃。"《本草正》："第其气轻性缓，非堪专任，故补脾肺必主参、术，补肾水必君茱、地，涩带浊须破故同研，固遗泄仗菟丝相济。"

2. 化学成分及药理作用　本品含薯蓣皂苷元、粘液质、胆碱、淀粉、糖蛋白、游离氨基酸、止杈素、维生素C、淀粉酶等成分，具有双向调节离体肠管运动，助消化，促进细胞免疫和体液免疫功能，降血糖，抗氧化等作用。

3. 其他　本品又名"薯蓣"。

习惯认为，河南旧怀庆府所属地区所产山药品质最佳，故有"怀山药"之称。

白 扁 豆　《名医别录》

为豆科一年生缠绕草本植物扁豆的成熟种子。主产于江苏、河南、安徽等地。以秋季果实成熟时采收的种子入药。生用或炒用。

【性味归经】甘，微温。归脾、胃经。

【功效】补脾气，化湿。

【应用】

1. 用于脾气虚证　本品对脾虚湿滞之证，既能补气以健脾，又兼能化湿，其作用平和，宜入复方使用。临床治脾虚湿滞之食少便溏、泄泻，或脾虚湿浊下注之白带过多，均常与白术等补气健脾除湿之品配伍，如《和剂局方》参苓白术散。本品含营养成分，补而不腻，化湿而不燥，故宜用作病后营养不良而脾运不健者之调补药。可做成食品服食。

2. 用于暑湿吐泻　本品健脾化湿之功还常用于暑湿之证。治暑月乘凉饮冷，外感于寒，内伤于湿之"阴暑"，常与香薷、厚朴配伍，共奏散寒解表，化湿和中之效，如《和剂局方》香薷散。对于夏日暑湿伤中，脾胃不和之吐泻，本品健脾化湿而无温燥助热伤津之弊，《千金要方》单用本品水煎服；亦可与荷叶、滑石等清暑、渗湿之品配伍。

【用法用量】煎服，10～30g。炒后可使健脾止泻作用增强，毒性（见参考资料）降低。故用于健脾止泻及作散剂服用时宜炒用。

【参考资料】

1. 本草文献　《名医别录》："主和中下气。"《食疗本草》："疗霍乱吐利不止。"《本草图经》："主女子带下。"《本草纲目》："止泄痢，消暑，暖脾胃……"《本草新编》："味轻气薄，单用无功，必须同补气之药共用为佳。"

2. 化学成分及药理作用　本品含碳水化合物、蛋白质、脂肪、维生素、微量元素、泛酸、酪氨酸酶、胰蛋白酶抑制物、淀粉酶抑制物、血球凝集素A、血球凝集素B等成分，具有抑制痢疾杆菌，抗病毒，抗胰蛋白酶活性，解酒、河豚及其他食物中毒的作用。其血球凝集素A不溶于水，可抑制实验动物生长，甚至引起肝区域性坏死，加热可使其毒性大减。

附药

扁豆衣　为白扁豆的种皮。性能功效与扁豆相似而健脾之力略逊，但无壅滞之弊，偏于化湿。主治脾虚有湿或暑湿所致吐泻及脚气浮肿等证。用法用量：煎服，5～10g。

扁豆花　为白扁豆的花。性味甘、淡，平。归脾、胃经。功能消暑化湿。多用于暑湿泄泻及湿热带下。用法用量：煎服，5～10g。

甘 草　《神农本草经》

为豆科多年生草本植物甘草、胀果甘草或光果甘草的根及根茎。主产于内蒙古、新疆、甘肃等地。以春秋季采挖的根及根茎入药，以秋采者为佳。切厚片，生用或蜜炙用。

【性味归经】甘，微寒。归心、肺、脾、胃经。

【功效】补心脾气，止咳祛痰平喘，缓急止痛，清热解毒，调和药性。

【应用】

1. 用于心气不足的脉结代，心动悸　本品长于补益心气，益气复脉，适用于心气不足所致脉结代，心动悸，如《伤寒类要》单用本品治伤寒心悸，脉结代者。若属气血两虚所致者，宜与补气养血之品配伍，如《伤寒论》炙甘草汤以之与人参、阿胶、生地黄等品同用。

2. 用于脾气虚证　本品补益脾气之力不强，常用作人参、白术、黄芪等品的辅助药，用于脾气虚弱之证。

3. 用于咳喘　本品能止咳，兼能祛痰，还略具平喘作用。单用有效。可随配伍用于寒热虚实多种咳喘，有痰无痰均宜。

4. 用于脘腹、四肢挛急疼痛　本品又善于缓急止痛，适用于脾虚肝旺的脘腹挛急作痛或阴血不足之四肢挛急作痛，均常与白芍相须为用，即《伤寒论》芍药甘草汤。临床常以芍药甘草汤为基础，随证配伍用于多种原因所致的脘腹、四肢挛急作痛。

5. 用于热毒疮疡，咽喉肿痛及药物、食物中毒　本品还长于解毒，临床应用十分广泛。生品性微寒，能清解热毒，可用于多种热毒证。用治热毒疮疡，可单用煎汤浸渍，或熬膏内服；临床更多与黄连、连翘等清热解毒之品配伍。用治热毒咽喉肿痛，对红肿不甚者，可单用；红肿较甚者，宜与连翘、黄芩、牛蒡子等清热解毒利咽之品配伍。本品对附子等多种药物所致中毒，或河豚等多种食物所致中毒，有一定解毒作用。单用，或与相应解毒药同用。

6. 用于调和药性　本品在许多方剂中都可发挥调和药性的作用。通过解毒，可降低方中某些药（如附子）的毒性；通过缓急止痛，可缓解方中某些药（如大黄）刺激胃肠引起的腹痛；其甜味浓郁，可矫正方中药物的滋味。

【用法用量】煎服，3~10g。生用性微寒，可清热解毒；蜜炙药性转微温，并可增强补益心脾之气和止咳作用。

【使用注意】反海藻、大戟、甘遂、芫花。本品有助湿壅气之弊，湿盛胀满、水肿者不宜用。大剂量久服可导致水钠潴留，引起浮肿。

【参考资料】

1. 本草文献　《名医别录》："温中下气，烦满短气，伤脏咳嗽。"《本草纲目》："降火止痛。"《本草汇言》："和中益气，补虚解毒之药也。"《景岳全书》："味至甘，得中和之性，有调补之功，故毒药得之解其毒，刚药得之和其性……助参芪成气虚之功。"

2. 化学成分及药理作用　本品含三萜类、黄酮类、生物碱、多糖等成分，具有抗心率失常，抗溃疡，抑制胃酸分泌，缓解胃肠平滑肌痉挛，镇痛，促进胰液分泌，镇咳祛痰平喘，抑菌，抗病毒，消炎，抗过敏，保护咽喉和气管粘膜，解毒，抗利尿，降脂，保肝等作用，还有肾上腺皮质激素样作用。

大　枣　《神农本草经》

为鼠李科落叶乔木植物枣的成熟果实。主产于河北、河南、山东等地。以秋季采收的成熟果实入药。生用。

【性味归经】甘，温。归脾、胃经。

【功效】补脾气，安神。

【应用】

1. 用于脾气虚证　本品为富含营养成分的补脾益气药，适用于脾气虚弱，营养不良之消瘦，倦怠乏力，便溏，单用有效。其补气之力比较平和，若气虚较甚者，宜与人参、白术等补脾益气药配伍。

2. 用于脏躁及失眠证　本品能安心神，为治疗心神无主的脏躁证的要药，单用有效，如《证治准绳》治脏躁自悲自哭自笑，以红枣烧存性，米饮调下。因脏躁证多与心阴不足，心火浮亢有关，且往往心气亦不足，故常与养心阴、补心气之品配伍，如《金匮要略》甘麦大枣汤以之与小麦、甘草同用。《千金要方》还用本品治疗虚劳烦闷不得眠。

此外，本品内服还有保护胃气，缓和部分药物的毒烈药性之效，如《伤寒论》十枣汤，即用以保护胃气，缓和甘遂、大戟、芫花的烈性与毒性。

【用法用量】煎服，10～30g。宜劈破入煎。

【参考资料】

1. 本草文献　《神农本草经》："安中养脾。"《名医别录》："补中益气，强力，除烦闷。"

2. 化学成分及药理作用　本品含有机酸、三萜苷类、生物碱类、黄酮类、糖类、维生素类、氨基酸、挥发油、微量元素、cAMP等成分，具有增强肌力，增加体重，增加胃肠粘液，纠正胃肠病损，保护肝脏，增加白细胞内cAMP含量，抗变态反应，镇静，催眠，抑制癌细胞增殖，抗突变，镇痛及镇咳、祛痰等作用。

蜂　蜜　《神农本草经》

为蜜蜂科昆虫中华蜜蜂或意大利蜜蜂所酿的蜜。全国大部分地区均产。以春至秋季采收的蜜入药。生用或炼后用。

【性味归经】甘，平。归肺、脾、大肠经。

【功效】补脾肺气，润肺止咳，缓急止痛，通便，解毒。

【应用】

1. 用于脾气虚弱，营养不良及中虚脘腹疼痛　本品能补益脾气又富含营养成分，适宜用作脾气虚弱，营养不良者的营养调补药。可单味作食品服用，但更多以作为补脾益气的丸剂、膏剂的赋形剂，或作为炮炙补脾益气药的辅料的形式应用。对中虚脘腹疼痛，腹痛喜按，空腹痛甚，食后稍安者，本品兼能缓急止痛，有标本兼顾之效，可单用或与白芍、甘草等补中缓急止痛之品同用。

2. 用于肺虚久咳及燥咳证　本品既能补益肺气，又能润肺止咳，还可通过营养补脾补土以生金，适用于虚劳咳嗽日久，气阴耗伤，气短乏力，咽燥痰少者。单用或与补气养阴之品配伍，如《洪氏集验方》引铁瓮方琼玉膏以之与人参、生地黄等药同用。燥邪伤肺，干咳无痰或痰少而粘者，亦可用本品润肺止咳，可与阿胶、桑叶、川贝母等养阴清燥，润肺止咳之品配伍。本品用于润肺止咳，更多以作为炮炙止咳药的辅料，或作为润肺止咳的丸剂或膏剂的赋形剂的形式应用。

3. 用于便秘证　本品有润肠通便之效，适用于肠燥便秘者，可单用冲服，或随证与生地黄、当归、火麻仁等滋阴、生津、养血、润肠通便之品配伍。亦可将本品制成栓剂，纳入肛内，以通导大便，即《伤寒论》蜜煎导。本品作栓剂肛内给药，通便效果较口服更捷。

4. 用于解乌头类药毒　本品与乌头类药物同煎，可降低其毒性。服乌头类药物中毒者，大剂量服用本品，亦有一定解毒作用。

此外，本品外用，对疮疡肿毒有解毒消疮之效；对溃疡、汤火伤有解毒防腐，生肌敛疮之效。

【用法用量】 煎服或冲服，15～30g，大剂量 30～60g；外用适量。

【使用注意】 本品有助湿满中之弊，又能滑肠，故湿阻中满，湿热痰滞，便溏或泄泻者慎用。

【参考资料】

1. 本草文献　《神农本草经》："益气补中，止痛，解毒……和百药。"《本草纲目》："……清热也，补中也，解毒也，润燥也，止痛也。生则性凉，故能清热；熟则性温，故能补中。甘而和平，故能解毒；柔而濡泽，故能润燥。缓可以去急，故能止心腹、肌肉、疮疡之痛……张仲景治阳明结燥，大便不通，蜜煎导法，诚千古神方也。"

2. 化学成分及药理作用　本品含糖类、挥发油、蜡质、有机酸、花粉粒、泛酸、烟酸、乙酰胆碱、维生素、抑菌素、酶类、微量元素等成分，具有促进小肠推进运动，显著缩短排便时间，增强体液免疫功能，抑菌，解毒，加速肉芽组织生长，促进创伤组织愈合，保肝，降血糖，降血脂，降血压，抗肿瘤等作用。

3. 其他　来源于有毒植物的花蜜，或被剧毒农药污染的花蜜有毒。误食毒蜜，轻者可引起种种中毒症状，重者可致死。毒蜜多产于农历 6～7 月，此时无毒植物花期已过，而多数有毒植物正在开花。《千金要方》告诫云："七月勿食生蜜"，食之则"令人暴下霍乱"。毒蜜都带有苦、麻、涩等异味。食用未经严格检验、加工处理的蜂蜜（尤其是夏蜜）时，可先取少量品尝，若有上述异味，切勿服用。

饴　糖　《名医别录》

为米、麦、粟或玉蜀黍等粮食，经发酵糖化制成。全国各地均产。有软、硬两种，软者称胶饴，硬者称白饴糖，均可入药，但以胶饴为主。

【性味归经】 甘，温。归脾、胃、肺经。

【功效】 补脾肺气，缓急止痛，润肺止咳。

【应用】

1. 用于中虚里急，脘腹疼痛　本品亦为富含营养成分的补脾益气药，可改善脾气虚弱，营养不良症状。其补气之力平和，兼能缓急止痛为其特点，主要用于脾胃虚寒之脘腹疼痛喜按，空腹时痛甚，食后稍安者，单用有效。如脾胃虚寒，肝木乘土，里急腹痛者，宜与补虚柔肝，缓急止痛之品配伍，如《伤寒论》小建中汤以之与芍药、甘草、大枣等品同用。若气虚甚者，宜与黄芪、大枣、炙甘草等补中益气之品配伍。若中虚寒盛而脘腹痛甚者，宜与干姜、花椒等温中散寒止痛之品配伍。

2. 用于燥咳　咽喉干燥，喉痒咳嗽者，单用本品噙咽，有润燥止咳之效。对肺虚久咳，干咳痰少，少气乏力者，本品既能润燥止咳，又兼能补益肺气，可与人参、阿胶、杏仁等补肺润肺止咳之品配伍。

【用法用量】 入汤剂须烊化冲服，每次 15～20g。

【使用注意】 本品有助湿满中之弊，湿阻中满者不宜服。

【参考资料】

1. 本草文献　《名医别录》："补虚乏。"《食疗本草》："健脾胃气。"《日华子本草》："消痰止嗽。"《本草蒙筌》："润肺……治喉鲠鱼骨，疗误吞钱环。"

2. 化学成分　本品含大量麦芽糖及少量蛋白质、脂肪、维生素 B 等。

第二节 补阳药

补阳药性味甘温，以补助阳气，纠正阳气虚衰的病理偏向为主要作用，主治阳虚证，症见怯寒肢冷，倦怠乏力者。

补阳包括补肾阳、补脾阳、补心阳等分别对肾阳虚、脾阳虚、心阳虚等具体阳虚证的治疗作用。因擅助脾阳、心阳的药（还有部分补肾阳药）长于温里祛寒，按其主要功效分类，已在温里药一章中介绍，本节收载的主要是补肾阳的药，故补阳药主治肾阳虚证。肾阳虚可见多方面临床表现：形体不温，怯寒肢冷。筋骨不健，腰膝酸软冷痛，步履乏力。生殖功能低下，性欲淡漠，男子阳痿不育，女子宫寒不孕。精关不固，遗精、滑精、早泄。二便失司，小便频数、夜尿增多、遗尿、便溏、五更泄泻或便秘。冲任不摄，崩漏不止，带下清稀。水液代谢障碍，水肿、小便不利。肾不纳气，呼吸无力，呼多吸少，短气喘咳。肾阳虚，生化不足，导致精亏血虚，小儿可见行迟、齿迟、囟门迟合等生长发育迟缓见症；成年人可见生殖器官发育不良，或见须发早白、头晕眼花、耳鸣耳聋、筋骨痿软、步履乏力等早衰见症。一般来说，对上述肾阳虚诸证均可用本节药物温补肾阳以治本。由于部分补阳药分别兼具祛寒、强筋骨、壮阳（增强性功能）、固精、缩尿、止泻、润肠通便、利尿、固冲任、平喘、止嗽、益精、补血等功效，对相应的肾阳虚证可收标本兼顾之效，因而不同的补阳药各有所长。

本类药物，性偏温燥，易助火伤阴，故阴虚火旺者不宜使用。

鹿　　茸　　《神农本草经》

为鹿科动物梅花鹿或马鹿的雄鹿头上未骨化的幼角。前者习称花鹿茸，主产于吉林、辽宁、河北等地；后者习称马鹿茸，主产于青海、新疆、黑龙江等地。以夏秋二季锯取或砍取鹿的幼茸入药。用时燎去毛，刮净，横切薄片，或劈成块，研细粉用。

【性味归经】甘，温。归肾、肝经。

【功效】补肾阳，益精，补血，强筋骨，固冲任，托毒生肌。

【应用】

1. 用于肾阳虚证　肾阳虚所致的几类病证都可用本品峻补元阳以治本。其中，对筋骨不健者，本品兼能强筋骨；对冲任不固者，又能固冲任；对精亏血虚者，还能益精补血，有标本兼顾之效，故尤为临床多用。可单用，或随证配伍应用，如治肾阳虚筋骨不健，腰膝酸软冷痛，步履乏力，宜与杜仲、巴戟天等补肝肾、强筋骨之品配伍。治冲任虚寒不固，崩漏不止，宜与海螵蛸、禹余粮等止血固崩之品配伍。治小儿发育不良，宜与牛膝、山茱萸、熟地黄等补肝肾、益精补血之品配伍。治成人早衰，宜与补火助阳、益精补血之品配伍，如《济生方》十补丸以之与附子、山茱萸、熟地黄等品同用。

2. 用于疮疡塌陷不起或溃久不敛　本品内服，通过补肾阳，益精补血，可托脓毒外出，适用于疮疡已成，因正虚毒盛，不能托毒外达，疮顶塌陷不起，难溃难腐者，可与附子、黄芪、当归等补火助阳、补益气血之品配伍。疮疡后期，毒势已去，因气血虚弱，脓水清稀，溃久难敛者，用本品研末外用，有生肌敛疮之效，可与雄黄、升药、乳香等解毒生肌之品同用。

3. 用于血虚证　本品既能补血促进营血生成，又能温补肾阳，对血虚而肾阳虚衰者，较一般补血药照顾全面。临床用治再生障碍性贫血属肾阳虚衰型者，疗效在一般补血药之上。

【用法用量】1～3g，研细末，1日分3次冲服。或入丸散剂。

【使用注意】服用本品，宜从小剂量开始，缓缓增至治疗需要量，不可骤用大剂量，以免出现衄血、吐血、尿血、目赤、头晕、中风昏厥等不良反应。

【参考资料】

1. 本草文献　《名医别录》："疗虚劳……羸瘦，四肢酸疼，腰脊痛，小便利。"《本草纲目》："生精补髓，养血益阳，强筋健骨。治一切虚损。"《鹿茸通考》："鹿茸补精填髓之功效虽甚伟大，然服食不善，往往发生吐血、衄血、尿血、目赤头晕、中风昏厥等症。"

2. 化学成分及药理作用　本品含多种氨基酸、雌激素、雄激素、前列腺素、多种微量元素等成分，具有强壮，提高机体工作能力，减轻疲劳，改善睡眠，促进饮食，改善阳虚状态时能量代谢低下的病理变化，提高机体对冷热刺激的适应性，提高机体的免疫功能，增强胃肠道的运动和分泌功能，使离体子宫的张力提高、节律收缩增强，增加肾脏利尿功能，促进体重增长和子宫发育，抗衰老，增强再生过程，促进伤口、骨折的愈合，抗溃疡，消炎，增强红细胞、血色素和网质红细胞的新生，升高白细胞，强心，防治实验性心率失常，提高耐缺氧能力，加快急性失血性低血压的恢复，增强学习记忆能力，加速条件反射建立等作用。还有雌激素样作用。

附药

鹿角胶　为鹿角经水煎熬浓缩而成的固体胶。性味甘，温。归肾、肝经。功能温补肾阳，益精补血，止血。适用于肾阳虚衰，精亏血虚，虚劳羸瘦，及虚寒性的多种失血证。亦可用于阴疽。用法用量：烊化兑服，5～10g。或入丸、散、膏剂。

鹿角霜　为鹿角熬制取胶后剩余的角块。性味涩，温。归肾、肝经。功能补肾阳，收敛固涩，止血，敛疮。适用于肾阳不足，兼脾胃虚寒的崩漏带下，食少吐泻等症。外用可治创伤出血，疮疡溃久不敛。用法用量：煎服，10～15g。外用适量。

巴　戟　天　《神农本草经》

为茜草科多年生藤本植物巴戟天的根。主产于广东、广西、福建等地。以冬春季采挖的根入药。生用或盐水炙用。

【性味归经】甘、辛，微温。归肾、肝经。

【功效】补肾阳，益肾精，强筋骨，祛风湿。

【应用】

1. 用于肾阳虚证　本品为临床常用的补肾阳药。其性微温，不仅"补其火而不烁其水"，且略具益精作用。古方中将本品广泛用于肾阳虚所致的多种证候。除对肾虚筋骨不健者兼能强筋骨外，对肾阳虚之其他证候均旨在补肾阳、益肾精以治本。宜随证作相应的配伍，如治肾虚腰痛，宜与鹿茸、杜仲等补肾阳、强筋骨之品同用；治阳痿精衰，虚寒无子，宜与仙茅、淫羊藿、枸杞子等补肾阳、益肾精之品同用；治梦遗白浊，宜与鹿角霜、韭子、龙骨等补肾涩精之品同用；等等。

2. 用于风湿痹证　本品能祛风湿，但较少用于风湿痹证之实证。但对久患风湿，久病及肾，筋骨不健，或素体肾阳不足，筋骨不健之人又患风湿痹证者，其祛风湿、补肾阳、强筋骨三种作用可协同奏效，故尤为适宜，常与附子、牛膝等补肾阳、散寒止痛、强筋骨之品同用。

此外，本品还有一定降压作用，适用于高血压患者兼有肾阳不足表现者。

【用法用量】煎服，10～15g。

【参考资料】

1. 本草文献　《神农本草经》："主大风邪气，阴痿不起，强筋骨。"《本草备要》："补肾……益精，治五劳七伤。辛温散风湿。"

2. 化学成分及药理作用　本品主要含糖类，黄酮，甾体三萜，氨基酸，有机酸，强心苷，微量蒽醌类成分，维生素C，树脂和环烯醚萜苷，及铅、铁、锰、锌、钾、钙、铜等成分，具有促肾上腺皮质激素作用，增强下丘脑－垂体－卵巢促黄体功能，抑制幼年小鼠胸腺萎缩，增加小鼠体重，延长持续游泳时间，升高白细胞数，增加甲状腺功能低下小鼠耗氧量，及消炎、降压、抗肿瘤等作用。

3. 其他　除去木心的巴戟天药材称为"巴戟肉"。

淫 羊 藿　《神农本草经》

为小檗科多年生直立草本植物淫羊藿、箭叶淫羊藿、柔毛淫羊藿、巫山淫羊藿或朝鲜淫羊藿的地上部分。主产于陕西、辽宁、山西等地。以秋季茎叶茂盛时采割的地上部分入药。切丝生用或用炼过的羊脂油炙用。

【性味归经】甘、辛，温。归肾、肝经。

【功效】补肾壮阳，强筋骨，祛风湿，祛痰止咳。

【应用】

1. 用于肾阳虚之阳痿不育、宫寒不孕及尿频遗尿　本品在补肾阳方面，以壮阳起痿见长，主要用于肾阳虚之男子阳痿不育，单用有效，如《食医心镜》仙灵脾酒，即单用本品浸酒服。若兼肾精亏损者，须与熟地黄、枸杞子等补益肾精之品配伍，使阳得阴助，方能生化无穷。其次，治疗女子宫寒不孕，与肾阳虚之尿频遗尿的方中加入本品，可增强补肾助阳之力，有助于暖宫助孕与固脬缩尿。

2. 用于风寒湿痹　本品能祛风湿，但作用平和，对风寒湿痹实证非其所长。因其长于温补肾阳，兼能强筋骨，故尤宜于久患风湿痹证，久病及肾，或素体肾阳不足，筋骨不健之人患风湿痹证者，常与附子、巴戟天等补肾阳、强筋骨、祛风湿之品同用。

3. 用于咳嗽　本品能祛痰止咳，可治疗咳嗽有痰。以其长于温补肾阳，对兼肾阳不足者尤为适宜，可与五味子、贝母、款冬花等补肾、化痰止咳之品同用。

此外，本品还能降血压，适用于高血压患者有肾阳虚表现者。如妇女更年期高血压属阴阳两虚者，可与仙茅、巴戟天、知母、黄柏等补肾阳、滋阴降火之品同用。

【用法用量】煎服，5～10g。或入丸、散、酒剂。

【参考资料】

1. 本草文献　《神农本草经》："主阴痿。"《名医别录》："坚筋骨。"《日华子本草》："治一切冷风劳气……丈夫绝阳不起，女人绝阴无子。"

2. 化学成分及药理作用　本品主要含淫羊藿苷等黄酮苷、总黄酮、甾醇、多糖、生物碱、挥发油、维生素E、鞣质、脂肪酸等成分，具有雄性激素样作用，能促进精液分泌，提高性欲。还有双向调节机体免疫功能，抑菌，消炎，诱生干扰素，抑制脊髓灰质炎病毒及其他肠道病毒，促进试管内鸡胚股骨的生长及鸡胚股骨蛋白多糖的合成，降压，增加冠状动脉流量，提高耐缺氧能力，扩张外周血管，增加肢端血流量，改善微循环，扩张脑血管，增加脑血流量，抑制血栓形成，镇咳，祛痰，平喘，镇静，降血脂，降血糖，抗疲劳，抗衰老，抗惊厥等作用。

3. 其他　本品用羊脂炼油炙后，淫羊藿苷容易煎出，可增强温肾壮阳作用。

本品又名"仙灵脾"。

补骨脂　《药性论》

为豆科一年生草本植物补骨脂的成熟果实。主产于河南、四川、陕西等地。以秋季果实成熟时采收的成熟果实入药。生用或盐水炙用。

【性味归经】 甘、涩、苦，温。归肾、脾经。

【功效】 补肾阳，温脾阳，止泻，缩尿，固精，平喘。

【应用】

用于肾阳虚证　肾阳虚所致的多种证候都可用本品补肾阳以治本，宜随证配伍。以兼能缩尿、固精，长于温补固涩，故临床尤多用于肾虚不固之证。治命门火衰，遗尿或小便不禁，可单用，或与益智仁等温肾缩尿之品同用。治体虚肾亏，遗精、阳痿不育，宜与鹿角胶、菟丝子、鹿角霜等补肾阳、益肾精、固精止遗之品同用。以其既能补肾阳、温脾阳以治本，又能止泻以治标，故又为治脾肾阳虚五更泄泻之要药，常与温中涩肠止泻之品配伍，如《内科摘要》四神丸以之与肉豆蔻、五味子等品同用。对肾阳虚衰，肾不纳气的虚喘，本品除温补肾阳外，兼能平喘，有标本兼顾之效，故亦较为多用，常与温肾散寒，纳气平喘之品配伍，如《和剂局方》黑锡丹以之与附子、肉桂、沉香等品同用。另外，治疗肾阳不足，命门火衰之腰痛、四肢无力、崩漏、带下、水肿、早衰等症的古方中，亦有用本品温补肾阳者。

此外，本品还可治疗白癜风，可研末用酒制成 20%～30% 酊剂，外涂局部。

【用法用量】 煎服，5～15g；外用适量。盐炙补骨脂，可使挥发油含量降低，辛燥之性减弱。

【参考资料】

1. 本草文献　《药性论》："治男子腰疼，膝冷囊湿，逐诸冷痹顽，止小便利，腹中冷。"《开宝本草》："主五劳七伤，风虚冷，骨髓伤败，肾冷精流。"《本草纲目》："治肾泄，通命门，暖丹田。"

2. 化学成分及药理作用　本品含香豆素类、黄酮类、单萜酚类、脂类、豆甾醇、胡萝卜苷、三十烷、葡萄糖、挥发油、树脂、皂苷、不挥发萜类油、有机酸、糖苷等成分，具有较强的雌激素样作用，有兴奋离体子宫，兴奋离体和在位肠管，增强免疫和内分泌功能，调节神经系统功能，促进骨髓造血，止血，舒张支气管平滑肌，扩张冠状动脉，兴奋心脏，提高心脏功率，抗衰老，升白细胞，抗肿瘤，抑菌，杀虫等作用。补骨脂制剂还有致光敏作用。体外实验证明，补骨脂素对人白血病细胞有较强的杀伤作用。

3. 其他　本品在历代方书中多用其异名"破故纸"。因紫葳科植物木蝴蝶的种子有"故纸"、"云故纸"、"破布子"等异名，以致有些地区误将木蝴蝶当作补骨脂使用。木蝴蝶性味苦寒，功能清肺利咽，疏肝解郁，与补骨脂寒温有别，功效各异，不容混淆。因此，处方应分别使用正名补骨脂、木蝴蝶，不宜使用异名破故纸。

本品又名"黑固脂"、"黑故子"。

益智仁　《本草拾遗》

为姜科多年生草本植物益智的成熟果实。主产于海南岛、广东、广西等地。以夏秋采收的由绿变红的果实入药。生用或盐水炒用。用时捣碎。

【性味归经】甘、涩，温。归肾、脾经。

【功效】补肾阳，温脾阳，缩尿，固精，摄唾，止泻。

【应用】

1. 用于肾虚不固之尿频、遗尿、遗精　本品亦属补涩之品，对下元虚冷，肾虚不固之尿频、遗尿、遗精，有标本兼顾之效，但其作用略偏于固涩，固涩方面又以缩尿见长。如治肾虚不固之尿频、遗尿的名方《妇人良方》缩泉丸，即以本品为主，辅以乌药、山药而成。用于肾阳不足之梦泄遗精，可与菟丝子、沙苑子、龙骨等补阳涩精之品同用。

2. 用于脾肾虚寒之多唾、泄泻　长于摄唾为本品的另一特点。因能温补脾肾，故以用于脾阳不振，摄纳失职，水液上逸之多唾，或肾阳虚衰，气化不行，水液上泛之多唾为宜，可单用，或与附子、白术等温肾健脾之品同用。本品对中焦虚寒之泄泻，既能止泻，又能温中，多与黄芪、升麻、柴胡等补气升阳之品同用。若属脾肾虚寒之泄泻，宜与肉豆蔻、补骨脂等温补脾肾之品同用。

【用法用量】煎服，3～10g。盐水炒用可缓和其刺激性。

【参考资料】

1. 本草文献　《本草拾遗》："主遗精虚漏，小便余沥……夜多小便者，取二十四枚碎，入盐同煎服，有奇验。"《广志》："含之摄涎秽。"《本草正义》："温补脾肾，而尤以固涩为主。"

2. 化学成分及药理作用　本品含二苯庚体类、类倍半萜类、挥发油类、维生素、微量元素、氨基酸、油酸、亚油酸、胡萝卜苷、可溶性糖、类脂、蛋白质等成分，具有强心、健胃、抗利尿、减少唾液分泌、抑制回肠收缩、抗肿瘤、抑制前列腺素合成酶的活性等作用。

肉苁蓉　《神农本草经》

为列当科一年生寄生草本植物肉苁蓉带鳞叶的肉质茎。主产于内蒙古、甘肃、新疆等地。以春秋二季采挖的肉质茎入药。以春季苗未出土或刚出土时采挖者为佳。切厚片生用或酒制用。

【性味归经】甘、咸，温。归肾、大肠经。

【功效】补肾阳，益肾精，润肠通便。

【应用】

1. 用于肾虚筋骨痿弱、阳痿、不孕等证　本品既能补肾阳，又能益肾精。惟其作用和缓从容，难求速效。多与补肾阳、益肾精之品配伍应用，如治肾虚骨痿可与杜仲、菟丝子等品同用；治男子阳痿可与蛇床子、菟丝子、五味子等品同用；治妇女冲任损伤不孕，可与杜仲、补骨脂、熟地黄等品同用。此外，治肾阳不足，肾精亏虚之头晕眼花、耳鸣失聪及须发早白等症的古方中亦有用本品补肾阳、益肾精以治本者。

2. 用于肠燥便秘　本品又能润肠通便，可用于肠燥便秘，如《先醒斋医学广笔记》单味重用本品治高年血枯便秘。以其本属补肾阳、益肾精之品，故以用于老人或病后肠燥便秘而精亏血虚，肾阳不足者尤为适宜，如《景岳全书》济川煎，治病涉虚损，大便闭结不通，以之与当归、枳壳等品同用。

【用法用量】煎服，10～15g；单味大剂量煎服，可用至30g。

【参考资料】

1. 本草文献　《神农本草经》："主五劳七伤……益精气。"《日华子本草》："男绝阳不兴，女绝阴不产。润五脏，长肌肉，暖腰膝。"《本草汇言》："养命门，滋肾气，补精血之药也……此乃平补之剂，温而不热，补而不峻，暖而不燥，滑而不泄，故有从容之名。"

2. 化学成分及药理作用　本品含甜菜碱、β-谷甾醇、胡萝卜苷、三十烷醇、咖啡酸糖脂、甘露醇、硬脂酸、柳得洛苷、紫丁香苷、多种微量元素、微量生物碱等成分，具有调整内分泌，促进代谢，强壮，调整阳虚和阴虚动物的肝脾核酸含量，激活肾上腺释放皮质激素，增加实验动物的体重和肌力，使大白鼠垂体前叶质量、卵巢质量、子宫质量增加，抗衰老，增强免疫能力，提高小鼠小肠推进度，缩短通便时间，抑制大肠的水分吸收及降压等作用。

菟丝子　《神农本草经》

为旋花科一年生寄生缠绕草本植物菟丝子的成熟种子。我国大部分地区均有分布。主产于山东、河南、辽宁等地。以秋季果实成熟时采收的种子入药。炒用或盐水炙用。

【性味归经】甘、涩，温。归肾、肝、脾经。

【功效】补肾阳，益肾精，明目，固精，缩尿，止带，止泻，安胎。

【应用】

1. 用于肾虚证　本品既能补助肾阳，又能补益肾精，补而不峻，温而不燥，可随配伍广泛用于肾阳不足，肾精亏虚所致的多种证候。补而能涩，对肾虚不固之证有标本兼顾之效。治疗肾阳虚遗精，可与桑螵蛸、韭子等益肾固精之品同用。治疗下元虚冷之小便不禁或遗尿，可与益智仁、山茱萸等温肾缩尿之品同用。治疗肾阳虚衰，脾失温煦之泄泻，可与补骨脂、肉豆蔻等温肾暖脾止泻之品同用。治疗妇女血海不调，崩中不止，可与杜仲、艾叶等补肾固冲，温经止血之品同用。治疗肾虚带下，可与鹿茸、沙苑子等补肾固涩之品同用。《积善堂方》七宝美髯丹治疗肝肾不足，精亏血虚所致早衰、须发早白、腰膝酸软、牙齿动摇等症，以之与补肝肾、益精补血之枸杞子、何首乌等品同用。此外，治疗肾阳不足，肾精亏虚之男子阳痿不育，女子宫寒不孕，短气虚喘，水肿等证的古方中，亦有用本品补肾阳、益肾精以治本者。

2. 用于内障目昏　本品又能益精明目，为眼科治内障目昏的常用药，适用于肾精亏虚，精气不能上荣之内障目昏，常与熟地黄、枸杞子等益精养血明目之品同用。

3. 用于冲任不固，胎动不安　本品还是常用的安胎药，适用于肾虚冲任不固之胎动不安，常与桑寄生、续断等补肾安胎之品同用。

此外，本品还可治疗肾虚消渴，如《全生指迷方》菟丝子丸治疗消渴，单用本品为丸服。本品酒浸外涂，对白癜风亦有一定疗效。

【用法用量】煎服，10~15g。外用适量。本品质地坚硬，难于粉碎，炒后或盐炙后易于捣碎和煎出有效成分。

【参考资料】

1. 本草文献　《神农本草经》："补不足……久服明目，轻身延年。"《药性论》："添精益髓，去腰疼膝冷……又主消渴。"

2. 化学成分及药理作用　本品含胆甾醇、菜油甾醇、β-谷甾醇、豆甾醇、三萜酸类、树脂及糖类等成分，具有强心，增强机体免疫功能，促进造血功能，抑制肠运动，兴奋离体子宫，增强下丘脑-垂体-卵巢促黄体功能，增加大鼠垂体前叶、卵巢和子宫质量，降低胆固醇，软化血管，降低血压，抗衰老等作用。能延缓大鼠半乳糖性白内障的发展，并有一定治疗作用。

沙 苑 子　《本草图经》

为豆科多年生草本植物扁茎黄芪的成熟种子。主产于陕西，山西、内蒙古等地亦产。以秋末冬初果实成熟尚未开裂时采收的种子入药。生用或盐水炒用。

【性味归经】 甘、涩，温。归肾、肝经。

【功效】 补肾阳，益肾精，固精，缩尿，止带，明目。

【应用】

1. 用于肾虚遗精、遗尿、带下、腰痛及阳痿　本品能补肾阳，益肾精，其补益之力有限，其特点在于兼能固精、缩尿、止带，对肾虚不固之证有标本兼顾之效。常与补肾固涩之品配伍，如《医方集解》金锁固精丸治肾关不固，遗精滑泄，以之与芡实、莲子等品同用；治肾虚遗尿，常与桑螵蛸、山茱萸等品同用；治肾虚带下，常与鹿茸、菟丝子等品同用。对肾虚腰痛，本品还略具止痛作用，单用有效。本品虽不长于壮阳起痿，但治疗肾虚精亏阳痿的古方中亦有用本品补肾益精治本者。

2. 用于内障目昏　本品既能补益肾精，又有一定明目作用，适用于肾精不足，精气不能上荣，目失涵养之内障目昏，常与枸杞子、菟丝子等补肝肾明目之品同用。

【用法用量】 煎服，10～15g。

【参考资料】

1. 本草文献　《本草纲目》："补肾，治腰痛泄精，虚损劳乏。"《本草汇言》："补肾涩精之药也……能养肝明目，润泽瞳人。补肾固精，强阳有子，不烈不燥，兼止小便遗沥，乃和平柔润之剂也。"《本草从新》："治带下。"

2. 化学成分及药理作用　本品含三萜糖苷、黄酮、异黄酮及其糖苷、氨基酸、脂肪酸、生物碱、微量元素、维生素 A 样物质等成分，具有调节机体生理功能，增强机体免疫能力，抗疲劳，消炎，抗利尿，镇静、镇痛，保护肝糖原积累，降脂降酶，降血压，增加脑血流量，改善血液流变学指标，抑制血小板凝聚等作用。

3. 其他　唐代《药性论》将《神农本草经》所载的蒺藜子（即刺蒺藜）称为白蒺藜，且方书中亦多用白蒺藜之名。而沙苑子始载宋代《本草图经》，亦名白蒺藜，以致后世将沙苑子与刺蒺藜相混。实际上，刺蒺藜与沙苑子，性能功效各异，不容混淆。古方中的白蒺藜或蒺藜子，多数指刺蒺藜；古方中的沙苑子、沙苑蒺藜或潼蒺藜多指补阳药沙苑子。处方应分别使用正名刺蒺藜、沙苑子，不宜再使用白蒺藜等容易引起混乱的名称。

杜　　仲　《神农本草经》

为杜仲科落叶乔木植物杜仲的树皮。主产于四川、云南、贵州等地。以 4～6 月剥取的树皮入药。生用或盐水炙用。

【性味归经】 甘，温。归肾、肝经。

【功效】 补肾阳，强筋骨，止痛，安胎。

【应用】

1. 用于肾阳虚证　本品长于强筋骨，又能止痛，以治肾虚筋骨不健之腰膝酸痛，下肢痿软见长，如《不知医必要》单用本品，水、酒各半煎服，治肾虚腰痛脚软。古方中虽将本品广泛配伍用于肾虚所致的多种证候，但阳痿、尿频等其他肾阳虚证用本品，除可补肾阳以治本之外，别无所长，故多在复方中作辅助药使用，且以伴有腰膝酸痛，下肢痿软者更为适宜。

2. 用于肾虚胎动不安、胎漏下血或滑胎 本品又为常用的安胎药，以其长于补阳暖宫，故尤宜于肾阳不足，冲任不固，胎失所养导致的胎动不安证。治疗肾虚胎动不安、胎漏下血，常与菟丝子、续断等补肾安胎之品同用。其次，与黄芪、当归等补益气血之品同用，可治疗气血不足之滑胎；与当归、阿胶、菟丝子等活血养血安胎之品同用，亦可用于劳役伤胎，胎动不安。

此外，本品还能降血压。以其长于补肾阳，故尤宜于高血压患者有肾阳不足表现者，单用或入复方应用。如与平肝清肝之品同用，亦可用于高血压患者有肝阳上亢表现者，如《杂病证治新义》天麻钩藤饮。

【用法用量】煎服，10~15g。盐水炙后，有效成分更易溶出，疗效较生用为佳。

【参考资料】

1. 本草文献 《神农本草经》："主腰脊痛……益精气，坚筋骨……小便余沥。"《名医别录》："治脚中酸疼，不欲践地。"《本草备要》："肝充则筋健，肾充则骨强，能使筋骨相著。治腰膝酸痛……胎漏、胎坠。"

2. 化学成分及药理作用 本品含杜仲胶、杜仲苷、杜仲醇、酚类、有机酸、脂肪、黄酮类、醛糖、鞣质、多种游离氨基酸、多种微量元素、微量生物碱及一定量的维生素 C 等成分，具有增强机体免疫功能，调节细胞免疫，消炎，增强肾上腺皮质功能，镇静，镇痛，强心，利尿，抗衰老，抗应激，减少胆固醇的吸收，升高肝糖原含量和血糖含量，使离体子宫自主收缩减弱，拮抗子宫收缩剂（乙酰胆碱、垂体后叶素）而解痉，使收缩状态的子宫恢复正常（盐炙杜仲对离体子宫自主收缩的抑制作用增强），缩短出血时间，舒张血管平滑肌及降低血压（水煎剂的降压作用比乙醇提取物强，炒炭后的煎剂比生药强）等作用。

续 断 《神农本草经》

为川续断科多年生草本植物川续断的根。主产于四川、湖北、云南等地。以秋季采挖的根入药。生用或酒炒用。

【性味归经】甘、辛，微温。归肾、肝经。

【功效】补肾阳，强筋骨，活血通络，续骨，止痛，安胎。

【应用】

1. 用于肾阳虚证 本品补阳之力有限，其特点在于补而能行，兼能强筋骨、活血通络、止痛以起痿通痹，适用于肾阳不足，寒凝血滞，或风湿痹证而肾虚之腰痛脚弱或挛急疼痛。治疗肾虚腰痛，脚酸腿软，常与杜仲、牛膝等补肝肾、强筋骨之品同用。治疗久痹肾虚，筋脉拘挛，腰痛脚弱，行履艰难，宜与五加皮、牛膝、杜仲等祛风湿、活血通络、补肝肾、强筋骨之品同用。此外，古方亦将本品广泛配伍用于肾阳虚所致的其他证候，但多居辅助地位。

2. 用于跌扑损伤瘀肿疼痛，骨折，习惯性关节脱位 本品又为伤科常用药。对外伤肿痛，可活血消肿止痛，常与乳香、没药、桃仁、红花等活血止痛之品同用。对骨折，不仅可活血化瘀止痛，还可强筋续骨，常与䗪虫、骨碎补等活血化瘀、强筋续骨之品同用。对肾虚习惯性关节脱位，可强筋以防止脱位，常与杜仲、五加皮、牛膝等补肝肾、强筋骨之品同用。

3. 用于胎动不安，胎漏，滑胎 本品还是较常用的安胎药。对肾虚冲任不固之胎动不安、滑胎，能补肾、安胎，常与桑寄生、菟丝子等补肝肾、安胎之品同用。对外伤所致胎动不安、胎漏，亦能活血、安胎，常与当归、砂仁、杜仲等活血、行气、安胎之品同用。

【用法用量】煎服，10～15g。

【参考资料】

1. 本草文献 《神农本草经》："……补不足，金疮，痈伤，折跌，续筋骨……久服益气力。"《本草经疏》："为治胎产，续绝伤，补不足，疗金疮，理腰肾之要药也。"《本草正义》："能宣行百脉，通利关节，凡经络筋骨血脉诸病，无不主之，而通痹起痿，尤有特长。"

2. 化学成分及药理作用 本品含三萜皂苷类、挥发油、龙胆碱、β-谷甾醇、胡萝卜苷、蔗糖、无机元素等成分，具有抗维生素E缺乏症，促进子宫生长发育，镇痛，止血及促进组织再生等作用。

蛤　　蚧 　《海药本草》

为壁虎科动物蛤蚧除去内脏的干燥体。主产于广西，广东、云南亦产。全年均可捕捉。用时除去鳞片及头足，切成小块，黄酒浸润后烘干用。

【性味归经】甘，平。归肾、肺经。

【功效】补肾阳，益肾精，补肺气，定喘嗽。

【应用】

1. 用于劳嗽虚喘 本品能补肺肾，定喘嗽，为治疗劳嗽虚喘之要药。对肺虚劳嗽，能补肺气以止嗽，宜与麦冬、胡黄连、款冬花等养阴、退虚热、止咳祛痰之品同用。喘咳日久，肺气亏虚，久病及肾，本品既能补肺肾以纳气，又能定喘嗽，常与冬虫夏草、山药、贝母等补益肺肾、化痰止咳平喘之品同用。

2. 用于肾虚阳痿，早泄精薄 本品对肾阳不足，肾精亏虚所致的阳痿、早泄精薄，有补肾壮阳、起痿添精之效，可单用浸酒服，或与鹿茸、淫羊藿等补肾益精壮阳之品同用。

此外，本品用于肾虚早衰体弱，有补益强壮之效。

【用法用量】研末服，每次1～2g，日服3次。亦可浸酒服，或入丸、散剂。

【参考资料】

1. 本草文献 《海药本草》："主肺痿上气，咯血，咳嗽。"《本草纲目》："补肺气，益精血，定喘止嗽……助阳道。"

2. 化学成分及药理作用 本品含蛋白质、脂肪、丰富的微量元素和氨基酸，还有一定的胆固醇、正交硫、硫酸钙等成分（蛤蚧尾中锌、铁的含量均高于蛤蚧体，特别是锌的含量高42倍。蛤蚧尾中的8种游离的必需的氨基酸均高于蛤蚧体），具有增强机体免疫功能，解痉平喘，消炎，降低血糖，抗衰老等作用，既有雄激素样作用，又有雌激素样作用。

冬虫夏草 　《增订本草备要》

为麦角菌科真菌冬虫夏草寄生在蝙蝠蛾科昆虫幼虫上的子座及幼虫尸体的复合体。主产于四川、西藏、青海等地。以初夏子座出土，孢子未发散时挖取的子座与幼虫尸体的复合体入药。生用。

【性味归经】甘，平。归肾、肺经。

【功效】补肾阳，益肾精，补肺气，祛痰止咳平喘。

【应用】

1. 用于劳嗽虚喘 本品对肺虚劳嗽，能补益肺气，兼能祛痰止咳，可单用常服。若属气阴两虚者，宜与西洋参、北沙参、川贝母、阿胶等益气养阴，清肺化痰，止咳止血之品同用。若肺虚及肾，肾不纳气，虚喘短气者，又能补肺肾纳气，兼能平喘，宜与蛤蚧、山药、贝母等补益肺肾、化痰止咳平喘之品同用。

2. 用于肾虚阳痿，早泄精薄　本品对肾阳不足，肾精亏虚所致的阳痿、早泄、精薄，有一定补肾壮阳、起痿添精之效，可单用浸酒服，或与菟丝子、巴戟天、淫羊藿等补肾益精壮阳之品同用。

此外，本品用于病后体虚，易感外邪者，有补虚扶弱，促进机体功能恢复之效，可用本品同鸭、鸡、猪肉等炖服，或作散剂常服。

【用法用量】煎汤或炖服，5～10g。或入丸、散、酒剂。

【参考资料】

1. 本草文献　《本草从新》："保肺益肾，止血化痰，已劳嗽。"《药性考》："秘精益气，专补命门。"

2. 化学成分及药理作用　本品含蛋白质、多种氨基酸、糖类、醇类、核苷类、维生素、有机酸、微量元素、胆甾醇软脂酸、麦角甾醇过氧化物、麦角醇及生物碱、二十烷、β-谷甾醇等成分，具有平喘，镇咳，祛痰，抑菌，抗病毒，消炎，镇静，抗惊厥，调节恢复紊乱的性功能，增强肾上腺皮质激素的合成与分泌，改善肾衰患者的肾功能状态，提高细胞免疫功能，减慢心率，降血压，抗实验性心率失常，抗心肌缺血，抑制血栓形成，降低胆固醇、甘油三酯，抗应激，抗衰老，抗癌等作用。有一定的拟雄性激素样作用和抗雌激素样作用。

紫 河 车　《本草拾遗》

为健康人的胎盘。鲜用或干燥，研制成粉用。

【性味归经】甘，温。归肾、肺、心、脾经。

【功效】补肾阳，益肾精，补肺脾气，补血。

【应用】

1. 用于肾阳不足，精亏血虚诸证　本品既能补肾阳，又能益肾精，还能补血，以治疗肾阳不足，精亏血虚所致的生长发育不良和虚劳早衰见长，尤长于治疗生殖器官发育不良及因此而致的女子不孕、男子不育。本品不燥不腻，作用温和持久，对上述证候，需较长时间服药，疗效始著。可单用，或根据阴阳气血虚衰的具体情况作相应配伍。用于不孕、不育、女子月经不调、带下、男子阳痿、遗精等症，可与杜仲、人参、生地黄等补阳益阴，补气养血之品同用。用于腰痛遗精，骨痿不能起等症，可与熟地黄、人参等滋阴养血益气之品同用。

2. 用于喘嗽日久，肺肾两虚证　本品既能补益肺气，又能补肾纳气，适用于喘嗽日久，损肺及肾者，若兼脾虚者，还能补益脾气，补土以生金。可单用，或与人参、山药等补益肺肾之品同用。对哮喘而肺肾两虚者，发作期用本品与祛痰平喘之品配伍，标本兼顾，可提高疗效，愈后减少复发；缓解期用本品扶正固本，可减少发作。

3. 用于气血亏虚之萎黄消瘦及产后乳少　本品能补益气血以改善气血亏虚症状，令乳汁化源充足，可单用，或与人参、当归等补气养血之品同用。

4. 用于痫证恢复期　痫证时发，正气多虚。在痫证的恢复期，一般以正虚为本，痰浊瘀血为标。本品能补益气血阴阳，为痫证恢复期扶正固本良药，常与人参、远志、丹参等补气健脾、化痰、活血之品同用。

【用法用量】研末或装胶囊吞服，每次1.5～3g，每日2～3次；或用鲜品炖食，每次

0.5~1个。

【参考资料】

1. 本草文献　《本草拾遗》：“主血气羸瘦，妇人劳损。”《本草纲目》引吴球云：“治男女一切虚损劳极，癫痫失志恍惚，安心养血，益气补精。”《本经逢原》：“能峻补营血，用以治骨蒸羸瘦，喘嗽虚劳之疾。”

2. 化学成分及药理作用　本品含多种抗体，干扰素，多种激素（如促性腺激素 A 和促性腺激素 B，催乳素，促甲状腺素等），多种有价值的酶，还含有血液凝固有关成分，红细胞生成素，磷脂，多糖及多种氨基酸等成分，具有激素样作用，能提高免疫功能，增强机体的抗病力，促进乳腺、子宫、阴道、卵巢、睾丸、甲状腺的发育，延缓衰老，抗过敏。因所含有效成分多系蛋白质类物质，作注射剂使用疗效始佳。

附药

脐带　为新生儿的脐带（又名坎炁）。将新鲜脐带与银花、甘草、黄酒同煮，烘干入药。性味甘，温。归肾、肺经。功能补肾纳气，平喘，敛汗。主要用于肺肾两虚的喘咳，盗汗及痈证恢复期。用法用量：煎服，1~2条；研末服，每次 1.5~3g，日服 2~3 次。

仙　茅　　*《海药本草》*

为石蒜科多年生草本植物仙茅的根茎。主产于四川、云南、贵州等地。以秋冬二季采挖的根茎入药。切段生用。

【性味归经】甘、辛，温。有毒。归肾、肝、脾经。

【功效】补肾壮阳，强筋骨，祛风湿。

【应用】

1. 用于命门火衰之阳痿精冷、腰膝冷痛　本品为长于壮阳兼能强筋骨的补肾阳药。主要用于命门火衰之阳痿精冷、腰膝冷痛，如《本草纲目》仙茅酒单用本品浸酒饮用。若命门火衰而肾精亦亏虚者，宜与肉苁蓉、枸杞子、熟地等补益肾精之品配伍。其次，治疗命门火衰之遗精、尿频、崩漏及早衰等症的古方中，亦有用本品温补肾阳者。

2. 用于风湿久痹　本品又能祛风湿，对风湿久痹，肾阳不足，筋骨不健，或素体肾阳不足，筋骨不健，又患风湿痹证者有兼顾之效，故尤为适宜，可与威灵仙、姜黄等祛风湿，活血通络之品同用。

此外，本品还有一定的降压作用，适用于高血压患者有肾阳不足见症者。

【用法用量】煎服或浸酒服，3~10g。

【参考资料】

1. 本草文献　《海药本草》：“主风，补暖腰脚……强筋骨。”《开宝本草》：“主心腹冷气不能食，腰脚风冷挛痹不能行，丈夫虚劳，老人失溺，无子，益阳道。”《本草纲目》：“补三焦命门之药也，惟阳弱精寒，禀赋素怯者宜之。若体壮相火炽盛者服之，反能动火。”

2. 化学成分及药理作用　本品含多种环木菠萝烷型三萜及其糖苷，甲基苯酚及氯代甲基苯酚的多糖苷类，其他尚含氮类化合物，甾醇，脂肪类化合物和黄酮醇苷等成分，具有雄性激素样作用，还有增强免疫功能，消炎，镇痛，解热，抗衰老，轻度降压，镇静，抗惊厥，抗血栓等作用。

3. 其他　本品有毒，过量服用可引起全身出冷汗，四肢厥逆、麻木，舌肿胀吐露口外，烦躁，继而昏迷。

海狗肾　　*《药性论》*

为海豹科动物海豹或海狗的阴茎或睾丸。多分布于白令海和太平洋沿岸。我国渤海、黄海沿岸偶见。以春季冰裂时捕捉割取的阴茎及睾丸入药。滑石粉炒后用。

【性味归经】甘，温。归肾经。

【功效】补肾壮阳，益精。

【应用】

用于肾虚阳痿精少不育、腰膝酸软、遗精、带下　本品能补肾阳，益肾精，以壮阳起痿治疗肾虚阳痿精少不育见长。其次，亦可用于命门火衰，肾精亏虚所致的腰膝酸软、遗精、带下等证，多与补肾阳、益肾精之品配伍。如治真阳衰惫，阳事不举，宜与鹿茸、附子、阳起石等品同用；治肾脏衰惫，腰膝无力，形瘦骨痿，宜与附子、鹿茸等品同用；治诸虚百损，男子阳痿遗精，女子宫冷带下等症，宜与人参、补骨脂、杜仲等品同用。

此外，筋骨伤折而患者肝肾亏虚者，治疗应养血活血、补肝肾、强筋骨，本品补肾有助于壮骨强筋。治骨碎筋伤，宜与当归、没药等养血活血之品同用。

【用法用量】研末服，每次1～3g，日服2～3次。入丸、散或浸酒服，则随方定量。

【参考资料】

1. 本草文献　《药性论》：“主治……积冷，劳气羸瘦，肾精衰损，多色成肾劳瘦悴。”《日华子本草》：“……暖腰膝，助阳气。”

2. 化学成分　本品含雄性激素、蛋白质、脂肪等成分。

3. 其他　本品又名膃肭脐。

附药

狗肾（黄狗肾）　为犬科动物狗的阴茎和睾丸。性味甘，温。归肾经。功效与海狗肾相似而力稍弱。因海狗肾药源紧缺而价格昂贵，故临床多用本品。用法用量亦同海狗肾。亦可入汤剂，煎服，10～15g。

海　马　《本草拾遗》

为海龙科动物线纹海马、刺海马、大海马、三斑海马或小海马（海蛆）的干燥体。主产于广东、福建、台湾等沿海地区。夏秋二季捕捞。捣碎或碾粉用。

【性味归经】甘，温。归肾、肝经。

【功效】补肾壮阳，益肾精，活血祛瘀；外用生肌敛疮。

【应用】

1. 用于肾阳虚衰的阳痿精冷不育、宫寒不孕、腰膝酸软、遗精、夜尿频数　本品有补肾壮阳益精之效，临床多用于男子阳痿精冷不育，女子宫寒不孕。其次，亦可用于肾阳虚衰所致的腰膝酸软、遗精、夜尿频数等症，单用力弱，多入复方，常与鹿茸、淫羊藿、附子、补骨脂等补肾阳、益肾精、固精缩尿之品同用。

2. 用于癥瘕积聚及跌打损伤　对于癥瘕积聚、跌打损伤，本品除能活血祛瘀以散结、消肿、止痛外，对肾虚体弱者还可通过补虚扶弱，增强机体自身的抗病力、修复力及对破削药物的耐受力。单用力弱，多入复方。治积聚瘕块，宜与三棱、莪术等破血行气消癥之品同用。治跌打损伤宜与乳香、䗪虫、马钱子、骨碎补等活血化瘀、通络止痛、补肾健骨之品同用。

3. 用于阴疽疮疡　对于阴疽疮疡因正气虚弱，不能托毒外出而缠绵难愈，或此伏彼起者，本品内服可增强机体抗病力，托毒外出。治疗小儿暑疖、脓疱疮，此伏彼起，可单用本品炖猪瘦肉服。若正虚而毒势较盛者，宜与黄芪、当归、金银花、白芷等补益气血、解毒排脓之品同用。疮疡后期，因正气虚弱，脓水清稀，溃久难敛者，本品研末外用，有生肌敛疮之效，毒势不盛者，单用有效；正虚毒盛者，宜与雄黄、轻粉等拔毒去腐之品同用。

【用法用量】 研末服，1～1.5g。外用适量。

【参考资料】

1. 本草文献　《本草纲目》："暖水脏，壮阳道，消瘕块，治疗疮肿毒。"《本草新编》："入肾经命门，专善兴阳，功不亚于海狗。"

2. 化学成分及药理作用　本品含蛋白质、脂肪、糖类、多种维生素及多种微量元素等成分，具有雄性激素样作用（其效力较蛇床子、淫羊藿弱，但比蛤蚧强），有抗衰老作用。

锁　　阳 《本草衍义补遗》

为锁阳科多年生肉质寄生草本植物锁阳的肉质茎。主产于内蒙古、甘肃、新疆等地。以春季采挖的肉质茎入药。生用。

【性味归经】 甘，温。归肾、肝、大肠经。

【功效】 补肾阳，益肾精，强筋骨，润肠通便。

【应用】

1. 用于肾虚之腰膝痿软、阳痿、遗精　本品为兼能益肾精、强筋骨的补阳药，长于治疗肾虚精亏，筋骨不健之腰膝痿软。其补阳之力和缓，偏于肾阳虚者，宜与鹿茸、杜仲、巴戟天等补肾阳、强筋骨之品同用；偏于肾阴虚者，宜与补肾阴、强筋骨之品配伍，如《丹溪心法》虎潜丸以之与熟地黄、龟板等品同用。肾虚阳痿、遗精亦可用以补肾阳、益肾精。治疗肾虚阳痿，宜与鹿角胶、枸杞子等补肾益精之品同用。治疗肾虚精关不固，无梦频遗，宜与鹿角霜、芡实等补肾涩精之品同用。

2. 用于肠燥便秘　本品在常用剂量内，有一定的润肠通便作用，可治疗肠燥便秘。以其能补肾阳、益肾精，故尤宜于老人或病后肠燥便秘而精亏血虚，肾阳不足者，如《本草切要》用本品作膏剂，治阳弱精虚，阴衰血竭，大肠燥涸，便秘；亦可与肉苁蓉、当归等益精补血、润肠通便之品同用。

【用法用量】 煎服，10～15g。

【参考资料】

1. 本草文献　《本草衍义补遗》："益精血，利大便。虚人大便燥结者，啖之可代苁蓉。"《本草纲目》："润燥养筋，治痿弱。"《本草从新》："益精兴阳。"

2. 化学成分及药理作用　本品含三萜皂苷、花色苷、鞣质、淀粉、蛋白质、脂肪、还原糖、挥发油等成分，具有促进粒系祖细胞生长，促进免疫球蛋白的形成，增强免疫功能，提高"阳虚"小鼠血液中糖皮质激素的浓度，直接改善肾虚老人的衰老征象，增强肺功能及左右手握力，兴奋造血功能，通便（通便的有效成分为水溶性无机成分。在较高浓度下，可能引起肠管运动功能紊乱，导致排便次数减少）等作用。

韭　　子 《本草经集注》

为百合科多年生草本植物韭菜的成熟种子。全国均有栽培。以秋季果实成熟时采收的种子入药。生用。

【性味归经】 甘、涩，温。归肾、肝经。

【功效】 补肾阳，固精，缩尿，止带。

【应用】

用于肾虚遗精、遗尿、白带及阳痿、腰脚软弱　本品补肾阳而兼能固精、缩尿、止带，对肾虚不固之遗精、遗尿、带下，有标本兼顾之效，为较常用的温补固涩药，如《圣济总录》韭子丸单用本品为丸，治疗肾脏虚冷，梦寐遗泄，夜多小便，赤白带下等症；病重者宜配伍鹿茸、菟丝子等温补固涩之品。其次，肾虚阳痿、腰脚软弱等证亦可用本品温补肾阳，但多居辅助地位。

【用法用量】煎服，5～10g。

【参考资料】

1. 本草文献　《名医别录》："主梦泄精，溺白。"《滇南本草》："补肝肾，暖腰膝，兴阳道，治阳痿。"《本草纲目》："补肝及命门，治小便频数、遗尿……白带。"

2. 化学成分及药理作用　本品含生物碱、皂苷、硫化物、苷类物质、蛋白质、维生素C等成分，具有健胃，杀灭肠道内细菌，清理肠道等作用。临床用治慢性胃炎、呃逆有一定疗效。

阳 起 石　《神农本草经》

为硅酸类矿石阳起石或阳起石石棉的矿石。主产于河南、湖北、山西等地。全年可采。煅红透，黄酒淬过，碾细末用。

【性味归经】甘，温。归肾经。

【功效】温肾壮阳。

【应用】

用于肾阳虚的阳痿、宫冷、腰膝冷痹、遗精、溏泄、崩漏　本品能温助肾阳，以壮阳起痿见长，主要用于肾虚阳痿，如《普济方》单用本品煅研为末，盐酒送服，治阳痿；若兼肾精亏虚者，宜与巴戟天、熟地黄等补益肾精之品同用。其次，治下元虚冷之宫冷、腰膝冷痹、遗精、溏泄、崩漏等证的古方中亦有用本品温助肾阳者。

【用法用量】入丸、散服，3～6g。

【参考资料】

1. 本草文献　《神农本草经》："主……无子，阴痿不起。"《药性论》："主补肾气，精乏腰疼，膝冷湿痹，能暖女子子宫久冷。"《本草纲目》："阳起石，右肾命门气分药也，下焦虚寒者宜用之，然亦非久服之物。"

2. 化学成分及药理作用　本品主要含硅酸镁、硅酸钙，并含少量的铁、镁、铝、铬等成分，能增加血中矿物质。

3. 其他　钙和镁都是人体内最重要的宏量金属元素。钙、镁缺乏，可能导致种种疾病。但是，任何元素，不管它对人体健康是何等重要，过量摄入都是有害的。《本草衍义》在阳起石条下提出"凡石药冷热皆有毒"；《本草纲目》在阳起石条下提出"亦非久服之物"，非常正确。

胡 芦 巴　《嘉祐本草》

为豆科一年生草本植物胡芦巴的成熟种子。主产于安徽、四川、河南等地。以夏季果实成熟时采收的种子入药。捣碎用。

【性味归经】辛，温。归肾经。

【功效】温助肾阳，祛寒，止痛。

【应用】

用于肾阳不足，寒邪凝滞下焦所致诸证　本品补益之力较弱，其作用偏于温肾祛寒，兼能止痛，长于治寒邪凝滞下焦之小肠疝气疼痛，可与巴戟天、小茴香等温补肾阳，散寒行气止痛之品同用。其次，亦多用于肾阳不足，寒凝气滞或寒凝湿滞之腹胁胀满、腰痛、脚气疼痛。治肾脏气冷，腹胁胀满可与附子、小茴香等温肾祛寒行气之品同用。治腰痛，可与杜仲、胡椒等补肾阳、强筋骨、散寒止痛之品同用。治寒湿脚气，腿膝疼痛，行步无力，可与补骨脂、木瓜等补肾阳、化湿和胃、舒筋活络之品同用。此外，治下元虚冷之阳痿、遗精、尿频等症的古方中，亦有用本品温肾祛寒者。

【用法用量】煎服，5～10g；或入丸、散剂。

【参考资料】

1．本草文献　《嘉祐本草》："主元脏虚冷气。得附子、硫黄，治肾虚冷，腹胁胀满，面色青黑。得茴香子、桃仁，治膀胱气甚效。"《本草纲目》："治冷气疝瘕，寒湿脚气，益右肾，暖丹田。"

2．化学成分及药理作用　本品含龙胆宁碱、番木瓜碱、胆碱、胡芦巴碱、薯蓣皂苷、β-谷甾醇、雅姆皂苷元、荭草素、槲皮素、木犀草素、芸苔胺、粘液质、脂肪油、蛋白质、水苏糖、挥发油、苦味质及维生素 B_1 等成分，具有缓解胃肠平滑肌痉挛，致泻，催乳，镇咳，祛痰，驱肠线虫等作用。临床用治糖尿病，可明显降低糖尿病人的尿糖及血糖含量。

核 桃 仁　《食疗本草》

为胡桃科落叶乔木胡桃成熟果实的核仁。我国各地均有栽培。河北、山西、山东等地产量最大。以秋季果实成熟时采收的种仁入药。生用。

【性味归经】甘，温。归肾、肺、大肠经。

【功效】补肾阳，补肺气，强筋骨，止咳平喘，润肠通便。

【应用】

1．用于肾阳虚证　本品为兼能强筋骨、补肺气、止咳平喘的补阳药，对肾阳不足所致的腰膝酸痛与肺肾两虚，肾不纳气的久咳虚喘有标本兼顾之效而为临床多用。其作用平和，多作辅助药应用。如治疗肾虚腰痛，常与补骨脂、杜仲等补肾阳、强筋骨之品同用。《济生方》人参胡桃汤以之与人参等补肺肾之品同用，治疗肺肾虚衰喘嗽。此外，古方还将本品配伍用于肾阳虚所致的男子阳痿、遗精、女子白带、小便频数及须发早白等症。本品富含营养成分，作食品小量常服，有滋养强壮之效，尤宜于久病体虚，营养不良而肾阳不足者。

2．用于肠燥便秘　本品富含油脂，能润肠通便，可用于肠燥便秘，尤宜于老人或病后肠燥便秘而肾阳不足者，可单用，或与柏子仁、松子仁等润肠通便之品同用。

此外，古方还用本品治疗石淋。

【用法用量】煎服，10～30g。

【参考资料】

1．本草文献　《开宝本草》："食之令人肥健，润肌，黑发。"《本草纲目》："补气养血，润燥化痰，益命门……温肺润肠。治虚寒喘嗽，腰脚重痛。"

2．化学成分及药理作用　本品含脂肪油、蛋白质、糖类、微量元素、胡萝卜素、维生素 B_2、黄酮类、苷类、槲皮素、山奈醇等成分，具有增加体重，使血清蛋白增加及镇咳等作用。

第三节 补血药

补血药性味大多甘温，以滋养营血，纠正营血亏虚的病理偏向为主要功效，主治血虚证，症见面色苍白无华或萎黄，舌质较淡，脉细或细数无力者。

血虚证包括多种具体证型。不同证型因所涉及的脏腑不同，还有其特殊表现。血虚心失所养者，因心动不安，可见心悸、怔忡；心神不宁，可见心烦、失眠、健忘。血虚肝失所养者，因血不能上荣头面，可见眩晕，耳鸣；目失所养，可见两目干涩，视力减退，或成雀盲；筋脉失养，可见肢体麻木、拘急、震颤；妇女肝血不足，不能充盈冲任之脉，可见月经愆期、量少色淡，甚至经闭。

部分补血药还分别兼有滋肾养肝，滋阴润肺，补益心脾之气等功效，又可主治肝肾阴虚证，阴虚肺燥证或心脾气虚证；尤宜于阴血俱虚或气血不足之证。

部分补血药有一定滋腻性，可能妨碍脾胃运化，湿滞脾胃，脘腹胀满，食少便溏者应慎用。必要时，可配伍健脾消食药，以助运化。

当　归　《神农本草经》

为伞形科多年生草本植物当归的根。主产于甘肃，陕西、四川等地亦产。以秋末采挖的根入药。生用或酒炒用。

【性味归经】甘、辛，温。归肝、心、脾、大肠经。

【功效】补血，活血，止痛，调经，润肠通便。

【应用】

1. 用于血虚证　本品为补血要药，临床广泛用于血虚诸证。血虚心失所养之惊悸怔忡、心烦、失眠、多梦、健忘等症，均可用本品补血以养心，宜与养心安神之品配伍，如《摄生秘剖》天王补心丹以之与酸枣仁、柏子仁等品同用。血虚肝失所养之眩晕，耳鸣，两目干涩，视力减退，雀盲，肢体麻木、拘急、震颤，月经愆期、量少色淡，经闭等症，亦常用本品补血以养肝。因其既能补血，又能调经，还能活血、止痛，对血虚或血虚血滞之月经不调、痛经、经闭腹痛等症能较全面地照顾病情，故为妇科要药，常与补血行血之品配伍，如《和剂局方》四物汤以之与熟地、白芍、川芎同用。临床常用四物汤化裁，治疗各科疾病属于血虚或血虚血滞者。

2. 用于血瘀证　本品又为活血化瘀要药。临床还广泛用于妇科瘀滞证，跌打损伤，胸腹胁肋瘀滞疼痛，肢体经脉瘀滞疼痛、麻木、半身不遂，痹证，癥瘕积聚，疮痈，瘀滞所致出血等活血化瘀药所适应的各类与血滞血瘀有关的证候。以其兼能止痛，又长于补血，故尤宜于伴有疼痛的瘀血证及瘀滞与血虚并存者。对于妇科瘀滞证，本品不仅能活血、止痛，还长于调经，故尤为常用。常与活血化瘀药配伍，如《医宗金鉴》桃红四物汤治血瘀所致妇女月经不调，痛经，或血瘀而致的月经过多等症，以之与桃仁、红花、川芎等品同用；《医学衷中参西录》活络效灵丹治气血凝滞，心腹疼痛，腿臂疼痛，跌打损伤，癥瘕积聚及内外疮痈等症，以之与乳香、丹参等品同用。

3．用于肠燥便秘　本品还能润肠通便，可用于肠燥便秘。以其长于补血，尤宜于血虚肠燥便秘，宜与熟地黄、肉苁蓉、火麻仁等养血润肠之品同用。

此外，本品还有一定的平喘作用，可用于肺气壅遏之喘咳，宜与化痰平喘止咳药配伍，如《和剂局方》苏子降气汤以之与苏子、半夏、前胡等品同用。以其长于活血，故以用于喘咳日久，气滞导致血滞血瘀，或因外伤胸部瘀血，以致肺气壅滞上逆之喘咳气急者尤为适宜。

【用法用量】煎服，5~15g。一般生用，酒炒可增强其活血之力。

【参考资料】

1．本草文献　《神农本草经》："主咳逆上气。"《日华子本草》："破恶血，养新血及主癥癖。"《本草纲目》："治头痛、心腹诸痛，润肠胃筋骨皮肤，治痈疽，排脓止痛，和血补血。"《本草备要》："润燥滑肠。"

2．化学成分及药理作用　本品含挥发性成分、有机酸、糖类、维生素、氨基酸、无机元素、碱性成分及豆甾醇、谷甾醇等成分，具有促进血红蛋白及红细胞的生成，使白细胞和网织红细胞增加，扩张冠状动脉，增加冠状动脉血流量，降低降心肌耗氧量，抗心肌缺血，抗心律失常，镇静，降血脂，抗氧化，抑制自由基，减轻脑缺氧，降低眼压，减少房水，抗维生素 E 缺乏，防止流产，扩张外周血管，缓解外周血管平滑肌痉挛，增加血流量，改善外周循环，降低血小板聚集，抗血栓，镇痛，消炎，增强免疫功能，保肝，防止肝糖原降低，促进肝细胞再生和恢复肝脏某些功能，抗肿瘤，抑菌，松弛支气管平滑肌，兴奋小肠、膀胱平滑肌，保护肾脏，利尿，抗辐射损伤等作用。其挥发油能引起血压上升，水溶性物质可引起血压下降。所含挥发油和阿魏酸能抑制子宫平滑肌收缩，而其水溶性或醇溶性非挥发性物质，则能使子宫平滑肌兴奋，当归对子宫的作用取决于子宫的功能状态而呈双向调节作用。

3．其他　甘肃岷县（秦州）的当归产量大，质量好，习称"秦归"。

熟地黄　《本草图经》

为生地黄经加黄酒拌蒸至内外色黑、油润，或直接蒸至黑润而成。切厚片用。

【性味归经】甘，微温。归肾、肝、心经。

【功效】补血，滋肾肝阴，益肾精。

【应用】

1．用于血虚证　本品亦为补血要药，适用于血虚诸证。补血常与当归相须为用。血虚心失所养之心悸怔忡、心烦、失眠多梦、健忘等症常用本品补血以养心，常与当归、酸枣仁、柏子仁等补血养心安神之品同用。阴血俱虚者，本品又能滋阴，可与天门冬等养阴之品同用。血虚肝失所养所致眩晕，耳鸣，两目干涩，视力减退，雀目，肢体麻木、拘急、震颤，妇女月经愆期、量少、色淡，经闭等症，亦常用本品补血以养肝。可随证配伍，或以《和剂局方》四物汤为基础，随证化裁，治疗各科疾病之血虚证。

2．用于肝肾阴虚证　本品又长于滋肾阴，兼能养肝阴，可广泛用于肝肾阴虚诸证，为补阴要药，在滋阴剂中常居主药地位。真阴不足，不能滋养润泽，髓海空虚，头目眩晕，腰膝酸软者，宜与滋阴补肾之品配伍，如《景岳全书》左归丸以之与龟胶、枸杞子等品同用；阴虚火旺，骨蒸劳热，虚烦盗汗，腰脊酸痛，遗精者，宜与滋阴降火之品配伍，如《医宗金鉴》知柏地黄丸以之与知母、黄柏等品同用；阴虚阳亢眩晕者，可与龟甲、白芍等滋阴平肝之品同用。

3．用于肾精亏虚证　本品还能补益肾精，适用于肾精亏虚所致小儿生长发育迟缓及成人早衰诸证。因肾精为肾阴肾阳之本，所以，肾精亏虚者往往阴阳俱虚，治疗方面也常需阴阳双补。治小儿发育迟缓，骨髓不充而行迟者，可与鹿茸等品同用；用于成人早衰诸证，可与何首乌、肉苁蓉、补骨脂等品同用。

【用法用量】煎服，10～30g。

【使用注意】本品性质滋腻，有碍运化，凡湿滞脾胃，脘腹胀满，食少便溏者慎用。

【参考资料】

1. 本草文献 《珍珠囊》："补血气，滋肾水，益真阴。"

2. 化学成分及药理作用 本品含梓醇、地黄素、甘露醇、维生素A类物质、糖类及氨基酸等成分，具有促进红细胞的成熟和释放，促进血虚动物红细胞、血红蛋白的恢复，加快脾集落形成单位、红细胞集落形成单位的增殖、分化，升高外周白细胞，强心，改善心肌劳损和冠状动脉供血不足，改善脑血流量，镇静，降血压，降低胆固醇，利尿，抗甲状腺功能亢进，消炎，降血糖，止血，对抗凝血酶和内毒素诱发大白鼠弥散性血管内凝血的发生等作用。

白　芍　《神农本草经》

为毛茛科多年生草本植物芍药的根。主产于浙江、安徽、四川等地。以夏秋二季采挖的根加工后入药。生用。

【性味归经】甘、酸，微寒。归肝、脾、心经。

【功效】补血，平抑肝阳，缓急止痛，止汗。

【应用】

1. 用于血虚证 本品滋养生血之功虽远不及当归、熟地黄等药，但却是临床治疗血虚心肝失养诸证的常用之品。血虚心失其养之心悸怔忡、失眠等症用本品可补血以养心，常与当归、酸枣仁、柏子仁等养血、安神之品同用；血虚肝失其养诸证亦常用本品补血以养肝。对血虚肝阳上亢眩晕者，本品兼能平抑肝阳，可与当归、菊花等养血、平肝之品同用；血虚筋脉失养而拘急者，本品既能补血以柔肝，又能缓急，常与生地、当归、阿胶等养血之品同用。《和剂局方》四物汤中有本品，随证化裁，可用于各科疾病之血虚证。

2. 用于肝阳上亢证 本品能平抑肝阳，适用于肝阳上亢所致眩晕等症。对肝阳上亢之头痛，兼能止痛。肝阳上亢多因肝肾阴虚所致，故常与滋养肝肾之品配伍，如《医学衷中参西录》镇肝熄风汤以之与龟板、天冬等品同用。

3. 用于胁肋、脘腹、四肢拘急疼痛 本品还长于缓急止痛。因其对血虚肝失所养，筋脉拘急所致之拘急疼痛还能养血以柔肝，故尤为适宜，常与甘草同用，即《伤寒论》芍药甘草汤。临床常以此方为基础随证化裁，治疗多种疾病过程中出现的拘急疼痛。

4. 用于虚汗证 本品有一定止汗作用，适用于虚汗证。治阴虚盗汗，宜与知母、黄柏等滋阴降火之品同用；治气虚自汗，宜与黄芪、白术等益气固表之品同用。

【用法用量】煎服，10～15g；大量15～30g。

【使用注意】反藜芦。

【参考资料】

1. 本草文献 《神农本草经》："主邪气腹痛，除血痹……止痛。"《本草备要》："补血，泻肝，敛阴。"《本草求真》："赤芍与白芍主治略同。但白则有敛阴益营之力，赤则只有散邪行血之意；白则能于土中泻木，赤则能于血中活滞。"

2. 化学成分及药理作用 本品含芍药苷、牡丹酚、芍药花苷、芍药内酯苷、氧化芍药苷、苯甲酰芍药苷、芍药吉酮、苯甲酸、β-谷甾醇、鞣质、挥发油、脂肪油、树脂、糖、淀粉、粘液质、蛋白质和三萜类等成分，具有增加心肌营养血流量，镇静，抗惊厥，抗血小板聚集，抑制血栓形成，抑制子宫平滑肌，解除血管平滑肌痉挛，扩张外周血管，降压，消炎，抑菌，镇痛，保肝，降酶，抑制胃肠平滑肌，抑制胃酸分泌，预防大鼠应激性溃疡发生及调节免疫应答等作用。

何首乌 《日华子本草》

为蓼科多年生缠绕草本植物何首乌的块根。主产于河南、湖北、广西等地。以秋冬二季叶枯萎时采挖的块根入药。生用称生首乌；以黑豆汁拌匀，蒸至内外均呈棕褐色，晒干用，称制首乌。

【性味归经】 制首乌：甘，微温。归肝、肾、心经。生首乌：甘、苦，平。归心、肝、大肠经。

【功效】 制首乌：补血，益精，截疟。生首乌：截疟，解毒，止痒，通便。

【应用】

1．（制首乌）用于血虚之失眠、视力减退、筋脉拘急　制首乌的补血之功，在古方中主要用于血虚心肝失养之失眠、视力减退、筋脉拘急等症。治疗血虚不眠，可与熟地黄、当归、龙眼肉等补血安神之品同用。治疗肝肾不足，血虚精亏，目失涵养，两目干涩，视力减退者，用本品可补血益精，常与熟地黄、枸杞子等养血益精之品同用。治疗血虚不能荣筋之拘挛，宜与丹参、当归、苡仁等养血舒筋之品同用。

2．（制首乌）用于精亏血虚早衰之须发早白等症　制首乌既能补血，又能益精，性质温和，不燥不腻，临床常用于肝肾精亏血虚所致早衰诸症。其中，尤以延缓衰老以保持须发乌黑见长，常与菟丝子、女贞子等补肝肾、益精血之品同用。

3．（制、生首乌）用于久疟不止　制首乌、生首乌均能截疟，以治久疟见长。气血未衰者，常与柴胡、青皮、当归等疏肝理气，补血活血之品同用；久疟体虚者，宜与人参、当归等补益气血之品同用。

4．（生首乌）用于痈疽、瘰疬及皮肤瘙痒　生首乌内服外用均可解毒以消痈散结，适用于痈疽、瘰疬，单用或与金银花、连翘、苦参、白鲜皮等清热解毒之品同用。对于皮肤瘙痒，生首乌有止痒之效。用于血虚肝旺，生风生燥，肌肤失养所致之皮肤瘙痒，常与生地、当归、僵蚕等养血祛风之品同用。

5．（生首乌）用于肠燥便秘　生首乌还能缓下通便，适用于肠燥便秘，常与当归、火麻仁等养血润肠之品配伍。

【用法用量】 煎服，10～30g。

【参考资料】

1．本草文献　《开宝本草》："主瘰疬，消痈肿，疗头面风疮……益血气，黑髭鬓，悦颜色，久服长筋骨，益精髓，延年不老。"《本草纲目》："……所以能养血益肝，固精益肾，健筋骨，乌髭发，为滋补良药。不寒不燥，功在地黄、天门冬诸药之上。"

2．化学成分及药理作用　本品含蒽醌类衍生物、淀粉、粗脂肪、卵磷脂等成分，具有促进红细胞的生长发育，健脑益智，强心，降低血清胆固醇，防止或减轻动脉硬化，减慢心率，增加冠脉流量，预防心肌缺血，促进肾上腺皮质功能，使肝糖原增高（生首乌无效），保肝，抗衰老，增强免疫功能及促进肠蠕动（制首乌的泻下作用较生首乌弱）等作用。

阿 胶 《神农本草经》

为马科动物驴的皮经煎煮、浓缩制成的固体胶。主产于山东、浙江，河北等地亦产。捣成碎块用，或以蛤粉烫炒成珠用。

【性味归经】甘，平。归肺、肝、肾、心经。

【功效】补血，止血，滋肺心肝肾阴。

【应用】

1. 用于血虚证　本品亦为补血要药，适用于血虚诸症。因其长于止血、滋阴，故尤宜于失血所致血虚证与阴血俱虚者。治疗血虚心失其养之心悸怔忡、心烦、失眠、健忘等症，可用本品补血以养心，常与当归、丹参、酸枣仁等养血、安神之品同用。治疗血虚肝失其养之眩晕、两目昏花、筋脉拘挛、月经不调、经闭等症，亦可用本品补血以养肝，宜随证配伍。

本品滋养生血有助于养胎，止血又可治胎漏下血，故不少安胎方中都用有本品。

2. 用于出血证　本品又长于止血，适用于多种出血证。因其还长于补血、滋阴，故尤宜于失血而有血虚、阴虚表现者。单用或与止血药配伍。

3. 用于肺心肝肾阴虚证　本品能滋养肺心肝肾之阴，而以滋阴润肺见长。对阴虚肺燥，干咳痰少或无痰者，本品可滋阴润肺；兼肾阴亏损者，能肺肾双补；痰中带血者，又能止血。常与养阴润肺、化痰止咳之品配伍，如《医学心悟》月华丸以之与麦冬、天冬、川贝母、百部等品同用。燥热伤肺者，宜与清燥润肺、止咳之品配伍，如《医门法律》清燥救肺汤以之与麦冬、石膏、桑叶、杏仁等品同用。对心阴不足，心失所养，阴虚不能制阳，心火偏亢，心烦不眠者，本品可滋养心阴，常与鸡子黄、黄连等养阴清心之品同用。对肝肾阴虚，肝阳上亢，头目眩晕，筋脉失养，虚风内动者，本品可滋养肝肾之阴，常与生地、白芍、石决明、钩藤等滋阴潜阳熄风之品同用。

本品还可滋润肠燥，可用于阴血亏虚，大肠失濡之便秘，单用或与蜂蜜等润肠通便之品同用。

此外，本品还可用于阴虚小便不利。如《伤寒论》猪苓汤以之与猪苓、泽泻、滑石等品同用，治水热互结，邪热伤阴小便不利。

【用法用量】入汤剂，5～15g，烊化兑服。本品入丸散剂不易粉碎，用蛤粉烫成珠后，便于粉碎，并可克服腻胃的副作用。

【使用注意】本品性质滋腻，有碍运化，凡湿滞脾胃，脘腹胀满，食少便溏者慎用。

【参考资料】

1. 本草文献　《神农本草经》："主心腹内崩……女子下血，安胎。"《本草纲目》："疗吐血衄血，血淋尿血，肠风下痢。女人血痛血枯，经水不调，无子，崩中带下，胎前产后诸疾……虚劳咳嗽喘急，肺痿唾脓血……和血滋阴，除风润燥，化痰清肺，利小便，调大肠。"

2. 化学成分及药理作用　本品主要由骨胶原组成，经水解后可得到多种氨基酸，另含钙、硫等成分，具有补血，促进血中血红蛋白和红细胞生长，强壮，提高小鼠耐缺氧、耐寒冷、耐疲劳和抗辐射的能力，抗失血性休克，预防和治疗进行性肌营养障碍，促进健康人淋巴细胞转化，改善动物体内钙平衡，促进钙的吸收和在体内的存留，扩张血管，代偿性扩容，增加血小板计数，防治病理性血管通透性增加等作用。服用阿胶后，可提高血浆蛋白质，升高血中胶体渗透压，有利于利尿消肿。

龙 眼 肉　《神农本草经》

为无患子科常绿乔木植物龙眼的假种皮。主产于广东、福建、台湾等地。以初秋采摘的成熟果实的假种皮入药。生用。

【性味归经】甘，温。归心、脾经。

【功效】补血，益心脾气，安神。

【应用】

1. 用于心血虚证　本品为具营养作用的补血药。其补血作用主要用于血虚心失其养所致之心悸怔忡、心烦、失眠、健忘。兼心脾气虚，心神不安者，又能补益心脾之气、安神。常与补血益气、养心安神之品配伍，如《济生方》归脾汤以之与人参、当归、酸枣仁等品同用。

2. 用于气血不足证　病后或年老体弱，气血不足者，可用本品作食品常服以调补气血，如《老老恒言》龙眼肉粥以之与红枣、粳米一同煮粥服用；《随息居饮食谱》玉灵膏单用本品加白糖蒸熟，开水冲服。

【用法用量】煎服，10～15g，大量30～60g。

【参考资料】

1. 本草文献　《神农本草经》："安志厌食，久服强魂魄，聪明。"《滇南本草》："养血安神，长智敛汗，开胃益脾。"

2. 化学成分及药理作用　本品含葡萄糖、蔗糖、酒石酸、腺嘌呤、胆碱、蛋白质、脂肪及维生素 A、维生素 B_1、维生素 B_2、维生素 C、维生素 P 等成分，具有刺激造血系统，增加红细胞及血红蛋白，升高血小板，镇静，健胃，抗衰老，促进生长，增强体质，增加小鼠体重，抗应激，延长小鼠常压耐缺氧存活时间，减少低温下死亡率，延长动物高温下存活时间，增强免疫功能等作用。

第四节　补 阴 药

补阴药性味大多甘寒，以滋养阴液，纠正阴液亏虚的病理偏向为主要功效，主治阴虚证，症见皮肤、咽喉、口鼻、眼目干燥，肠燥便秘，午后潮热，盗汗，五心烦热，两颧发红或头晕目眩者。

补阴包括补肺阴、补胃阴、补脾阴、补肝阴、补肾阴、补心阴等具体功效。补肺阴之品主治肺阴虚证，症见干咳少痰、咯血或声音嘶哑者。补胃阴之品主治胃阴虚证，症见胃脘隐痛、饥不欲食，或脘痞不舒，或干呕、呃逆者。补脾阴之品主治脾阴虚证（大多是脾的气阴两虚），症见食纳减少、食后腹胀、便秘、嘴唇干燥少津、舌干苔少者。补肝阴之品主治肝阴虚证，症见头晕耳鸣、两目干涩，或肢麻筋挛、爪甲不荣者。补肾阴之品主治肾阴虚证，症见头晕目眩、耳鸣耳聋、牙齿松动、腰膝酸痛、遗精者。补心阴之品主治心阴虚证，症见心悸怔忡、失眠多梦者。

部分补阴药分别兼有清热或潜阳等功效，对阴虚不能制阳所致阴虚内热证或阴虚阳亢证有标本兼顾之效。

本类药物大多有一定滋腻性，可能妨碍脾胃运化，脾胃虚弱，痰湿内阻，腹满便溏者慎用。

北 沙 参　《本草汇言》

为伞形科多年生草本植物珊瑚菜的根。主产于山东、江苏，福建等地亦产。以夏秋两季采挖的根入药。生用。

【性味归经】甘、微苦,微寒。归肺、胃经。

【功效】补肺胃阴,清肺胃热。

【应用】

1. 用于肺阴虚证　本品能补肺阴,兼能清肺热,为治疗阴虚肺燥有热之干咳少痰、咳血或咽干音哑的常用药,常随证配伍润肺清肺、止咳平喘、止血、利咽开音之品。治燥热伤肺,发热咳喘或咳血,宜与麦冬、南沙参、杏仁、茜草等品同用。治肺受火刑,咳嗽音哑,宜与麦冬、天冬、诃子等品同用。

2. 用于胃阴虚证　本品又能补胃阴,兼能清胃热,胃阴虚有热之口干多饮、饥不欲食、大便干结、舌苔光剥或舌红少津及胃痛、胃胀、嘈杂诸证均可用以养阴清胃,常与石斛、玉竹、乌梅等养阴生津之品同用。胃阴脾气俱虚者,宜与石斛、玉竹、山药、山楂等养阴、益气健脾之品同用。

【用法用量】煎服,10～15g。

【参考资料】

1. 本草文献　《本草汇言》引林仲先医案:"治一切阴虚火炎,似虚似实,逆气不降,清气不升,为烦,为渴,为胀,为满,不食,用真北沙参五钱水煎服。"《本草从新》:"专补肺阴,清肺火,治久咳肺痿。"《饮片新参》:"养肺胃阴,治劳咳痰血。"

2. 化学成分及药理作用　本品主含生物碱、淀粉、多糖、多种香豆素类成分,微量挥发油及佛手柑内酯等成分,具有降温,镇痛,抑制免疫功能,强心,升压,加强呼吸等作用。

3. 其他　《本草从新》谓北沙参"反藜芦"。《中华人民共和国药典》(1995年版)亦云北沙参"不宜与藜芦同用"。这是将北沙参亦列入十八反"诸参"之中。据考证,中药十八反中"诸参"中的沙参应为南沙参而非北沙参。另据实验报道:"在食物、药物中毒,食积证便秘等胃肠有积滞这一特定条件下,可用北沙参藜芦配伍,增强肠蠕动,有利于积滞排泄";"在脂肪肝、胃肠功能紊乱、急慢性胃肠炎、消化不良等有腹泻这一特定条件下,不宜北沙参藜芦合用,可加重或诱发腹泻";"北沙参单用,对肝损伤无明显影响,$P>0.05$。藜芦单用,可加重肝损伤,$P<0.01$。北沙参藜芦合用,明显加重肝损伤,且与藜芦单用比较,差异显著,$P<0.01$";"北沙参与藜芦混合后化学成分基本上没有变化,说明二药体外混合,没有产生新的化合物,也没有增加藜芦的溶出率,而动物实验二药配合毒性明显增强,可能是混合后在体内各种酶、酸、碱的影响下发生了一系列化学变化的结果"。

南 沙 参 　《神农本草经》

为桔梗科多年生草本植物轮叶沙参或杏叶沙参的根。主产于安徽、江苏、浙江等地。以春秋二季采挖的根入药。生用。

【性味归经】甘,微寒。归肺、胃经。

【功效】补肺胃阴,清肺胃热,益脾肺气,祛痰。

【应用】

1. 用于肺阴虚证　本品亦能补肺阴、清肺热,适用于阴虚肺燥有热之干咳痰少、咳血或咽干音哑等证。其润肺清肺之力均略逊于北沙参。但对肺燥痰粘,咯痰不利者,本品兼能祛痰;对气阴两伤者,还略能补益肺气,可气阴两补。宜与润肺清肺及对症之品配伍。治阴虚劳损,咳嗽,吐衄,可与麦冬、百合、生地等品同用。治燥热伤肺,发热咳喘或咳血,可与麦冬、北沙参、杏仁、茜草等品同用。

2.用于胃阴虚证　胃阴虚有热之口燥咽干、大便秘结、舌红少津及饥不欲食、呕吐等证用本品亦能养胃阴、清胃热，其养阴清胃之力亦不及北沙参，但对胃阴脾气俱虚之证，本品还能补益脾气，有气阴双补之效，对热病后期，气阴两虚而余热未清，不受温补者，尤为适宜。宜与玉竹、麦冬等养胃阴、清胃热之品同用；食少纳差者，可再配伍谷芽等消食健胃之品；胃气上逆，呕吐呃逆者，还应配伍半夏、旋覆花、代赭石等降逆和胃之品。

【用法用量】煎服，10～15g。

【使用注意】反藜芦。

【参考资料】

1.本草文献　《神农本草经》："补中，益肺气。"《名医别录》："疗胃痹心腹痛，结热邪气。"《本草纲目》："清肺火，治久咳肺痿。"《饮片新参》："清肺养阴，治虚劳咳呛痰血。"

2.化学成分及药理作用　轮叶沙参含三萜类皂苷、黄酮类化合物、油状物、蒲公英萜酮、β-谷甾醇、胡萝卜苷、饱和脂肪酸、沙参酸甲酯和沙参醇等成分；杏叶沙参含呋喃香豆精类等成分。南沙参具有强心作用。轮叶沙参具有祛痰作用。杏叶沙参具有调节免疫平衡的作用。

玉　竹　《神农本草经》

为百合科多年生草本植物玉竹的根茎。主产于湖南、河南、江苏等地。以秋季采挖的根茎入药。切厚片或段用。

【性味归经】甘，微寒。归肺、胃、心经。

【功效】补肺胃心阴，清肺胃心热。

【应用】

1.用于肺阴虚证　本品用于阴虚肺燥有热的干咳少痰、咳血、声音嘶哑等症，能养肺阴，兼清肺热。宜与润肺清肺及对症之品配伍，如《温病条辨》沙参麦冬汤以之与沙参、麦冬、桑叶等品同用，治疗燥伤肺阴，干咳无痰。治疗阴虚火炎，咳嗽失血，咽破失音，可与麦冬、山药、贝母、茜草等品同用。

2.用于胃阴虚证　本品用于胃阴虚有热之口干舌燥、纳差、消渴、呕吐、肠燥便秘等症，亦能养胃阴，兼清胃热。宜与养阴生津及对症之品配伍。治疗燥伤胃阴，口干舌燥，食欲不振，可与麦冬、沙参等品同用。治疗胃热津伤之消渴，可与石膏、知母、麦冬、天花粉等品同用。治疗胃热阴伤，气逆呕吐，可与人参、知母、芦根等品同用。治疗肠燥便秘，可与枳壳、生首乌等品同用。

3.用于心阴虚有热之烦热惊悸　本品还能养心阴，并略能清心热，可用于热伤心阴之烦热多汗、惊悸等证，宜与麦冬、甘草、远志等清热养阴安神之品配伍。

此外，因本品滋阴而不碍邪，故《重订通俗伤寒论》加减葳蕤汤以之与疏散风热之薄荷、淡豆豉等品同用，治疗阴虚之体感冒风温，及冬温咳嗽，咽干痰结等证，可使发汗而不伤阴，滋阴而不留邪。

【用法用量】煎服，10～15g。

【参考资料】

1.本草文献　《神农本草经》："主中风暴热，不能动摇，跌筋结肉，诸不足。"《日华子本草》："除烦闷，止渴，润心肺，补五劳七伤虚损。"《本草正义》："治肺胃燥热，津液枯涸，口渴嗌干等症，而胃火炽盛，燥渴消谷，多食易饥者，尤有捷效。"

2.化学成分及药理作用　本品含甾体皂苷、黄酮及其糖苷、微量元素、氨基酸、其他含氮化合物、粘液质、白屈菜酸、维生素 A 样物质等成分，具有促进实验动物抗体生成，提高实验动物腹腔巨噬细胞的吞噬百分数和吞噬指数，促进干扰素合成，抑制结核杆菌生长，降血糖，降血脂，缓解动脉粥样斑块形成，使外周血管和冠脉扩张，延长耐缺氧时间，强心，抗氧化，抗衰老等作用。还有类似肾上腺皮质激素样作用。

3. 其他　本品又名"葳蕤"、"萎蕤"。

麦　冬　《神农本草经》

为百合科多年生草本植物麦冬的块根。主产于四川、浙江、江苏等地。以夏季采挖的块根入药。生用。

【性味归经】甘、微苦，微寒。归胃、肺、心经。

【功效】补胃肺心阴，清胃肺心热，除烦安神。

【应用】

1. 用于胃阴虚证　本品以滋养胃阴见长，兼清胃热，临床治疗胃阴虚有热之舌干口渴、胃脘疼痛、饥不欲食、呕逆、大便干结等症常用为主药。常与养阴生津及对症之品配伍。如治疗热伤胃阴，口干舌燥及胃阴虚有热之胃脘隐痛，饥不欲食，可与生地、玉竹、沙参等品同用。治疗消渴，可与乌梅等品同用。《金匮要略》麦门冬汤以之与半夏等品同用，治疗胃阴不足之气逆呕吐。《温病条辨》增液汤以之与生地、玄参同用，治疗热邪伤津之便秘。

2. 用于肺阴虚证　本品又能养肺阴，并兼能清肺热，适用于阴虚肺燥有热的鼻燥咽干、干咳痰少、咳血、咽痛音哑等症。宜与润肺清肺及对症之品配伍。《医门法律》清燥救肺汤以之与阿胶、石膏、桑叶、枇杷叶等品同用，治疗燥伤肺阴，鼻燥咽干，干咳痰少。治疗燥热伤肺，咳嗽痰少，痰中带血，咽痛音哑，可与天冬、诃子等品同用。

3. 用于心阴虚证　本品还能养心阴，兼清心热，并略具除烦安神作用。可用于心阴虚有热之心烦、失眠多梦、健忘、心悸怔忡等症，宜与养阴安神之品配伍，如《摄生秘剖》天王补心丹以之与生地、酸枣仁、柏子仁等品同用。温热病热伤心营，神烦少寐者，宜与清热凉血养阴之品配伍，如《温病条辨》清营汤以之与黄连、生地、玄参等品同用。

【用法用量】煎服，10～15g。

【参考资料】

1. 本草文献　《神农本草经》："主心腹结气……胃络脉绝，羸瘦短气。"《本草衍义》："治心肺虚热。"《本草汇言》："清心润肺之药。主心气不足，惊悸怔忡，健忘恍惚，精神失守；或肺热肺燥，咳声连发，肺痿叶焦，短气虚喘，火伏肺中，咯血咳血；或虚劳客热，津液干少；或脾胃燥涸，虚秘便难。"

2. 化学成分及药理作用　本品含多种甾体皂苷、β-谷甾醇、豆甾醇、高异黄酮类化合物、多种氨基酸、各种类型的多聚糖、维生素 A 样物质、铜、锌、铁、钾等成分，具有增强网状内皮系统吞噬能力，升高外周白细胞，提高免疫功能，增强垂体肾上腺皮质系统作用，提高机体适应性，提高实验动物耐缺氧能力，增加冠脉流量，保护缺血心肌，抗心律失常，改善心肌收缩力，改善左心室功能，抗休克及镇静等作用。

天　冬　《神农本草经》

为百合科多年生攀援草本植物天冬的块根。主产于贵州、四川、广西等地。以秋冬二季采挖的块根入药。生用。

【性味归经】甘、苦，寒。归肺、肾、胃经。

【功效】补肺肾胃阴，清肺胃热，降肾火，止咳祛痰。

【应用】

1. 用于肺阴虚证　本品以养肺阴见长，兼能清肺热，适用于阴虚肺燥有热之干咳痰少、咳血、咽痛音哑及上消等症。对咳嗽咯痰不利者，兼能止咳祛痰；若兼肾阴亏虚，肾火刑金者，本品又能滋肾阴、降肾火。常与润肺清肺及对症之品配伍。治疗肺胃燥热，咳嗽痰少，痰中带血，咽痛音哑，可与麦冬、诃子等品同用。治疗肾火刑金而致内伤嗽血，可与生地、栀子等品同用。治疗肺火炽盛，阴液消亡之上消，可与北沙参、石斛、麦冬等品同用。

2. 用于肾阴虚证　本品用于肾阴亏虚之眩晕、耳鸣、腰膝酸痛及阴虚火旺之骨蒸潮热，内热消渴等症，又能滋肾阴、降肾火。治疗肾阴亏虚，眩晕耳鸣，腰膝酸痛，常与熟地、枸杞子、紫河车、牛膝等滋肾益精、强筋骨之品同用。治疗阴虚火旺，骨蒸潮热，宜与滋阴降火之生地黄、麦冬、知母、黄柏等品同用。治疗肾阴久亏，内热消渴之下消证，可与生地黄、山药、女贞子、车前子等滋阴补肾，清热利水之品同用。

3. 用于热病伤津之食欲不振、口渴及肠燥便秘等症　对热病伤津之证，本品还有一定益胃生津作用，并兼能清泄胃热。属气阴两伤，食欲不振，口渴者，宜与生地黄、人参等养阴生津益气之品同用。津亏肠燥便秘者，宜与生地、当归、肉苁蓉等养阴生津，润肠通便之品同用。

【用法用量】煎服，10～15g。

【参考资料】

1. 本草文献　《本草衍义》："治肺之功为多。"《本草汇言》："润燥滋阴，降火清肺之药也。统理肺肾火燥为病，如肺热叶焦，发为痿痹，吐血咳嗽，烦渴传为肾消，骨蒸热劳诸证，在所必需者也。"《长沙药解》："清金化水，止渴生津。"

2. 化学成分及药理作用　本品含天门冬素（天冬酰胺）、粘液质、β-谷甾醇及5-甲氧基甲基糖醛、甾体皂苷、多种氨基酸、新酮糖、寡糖及多糖A、多糖B、多糖C等成分，具有平喘镇咳祛痰，抑菌，升高外周白细胞，增强网状内皮系统吞噬能力，增强体液免疫功能，促进抗体生成，延长抗体生存时间，抗细胞突变，升高肿瘤细胞cAMP水平，抑制肿瘤细胞增殖，扩张外周血管，降血压，强心，减慢心率，增强尿量，阻止口服阿司匹林引起的胃粘膜损伤，抗风湿性关节炎等作用。

石　　斛　《神农本草经》

为兰科多年生草本植物环草石斛、马鞭石斛、黄草石斛、铁皮石斛或金钗石斛的茎。主产于四川、贵州、云南等地。全年均可采收其茎入药。以秋季采收者为佳。生用或鲜用。

【性味归经】甘，微寒。归胃、肾经。

【功效】补胃肾阴，清胃热，降肾火。

【应用】

1. 用于胃阴虚证　本品以补胃阴见长，兼能清胃热，适用于胃阴虚有热之低热烦渴，口燥咽干、胃脘嘈杂、隐痛或灼痛等症。宜与养阴生津及对症之品配伍。如治疗热病伤津、烦渴、舌干苔黑之症，可与天花粉、鲜生地、麦冬等品同用。治疗胃热阴虚之胃脘疼痛、牙龈肿痛、口舌生疮可与生地、麦冬、黄芩等品同用。治疗胃阴虚有热之饥不欲食、干呕、呃逆、大便干结等症的古方中，亦有用本品养胃阴、清胃热者。

2. 用于肾阴虚证　本品用于肾阴亏虚之目暗不明、筋骨痿软及阴虚火旺骨蒸劳热等证，又能滋肾阴，兼能降肾中虚火。肾阴亏虚，目暗不明者，常与补肝肾明目之品配伍，如《原机启微》石斛夜光丸以之与枸杞子、熟地黄、菟丝子等品同用。肾阴亏虚，筋骨痿软者，常与干地黄、山茱萸、杜仲、牛膝等补肝肾、强筋骨之品同用。肾虚火旺，骨蒸劳热者，宜与生地黄、枸杞子、黄柏、胡黄连等滋肾阴、退虚热之品同用。

【用法用量】煎服，10～15g。鲜用，15～30g。

【参考资料】

1. 本草文献　《神农本草经》："强阴，久服厚肠胃。"《日华子本草》："治虚损劣弱，壮筋骨。"《本草纲目拾遗》："清胃，除虚热，生津，已劳损。"《本草再新》："清胃火，除心中烦渴，疗肾经虚热。"

2. 化学成分及药理作用　本品含石斛碱、石斛胺、石斛次胺、石斛星碱、石斛因碱、粘液质、淀粉等成分，具有促进胃液分泌，促进肠蠕动（用量增大，反使肠肌麻痹），扩张肠系膜血管，镇痛，解热，提高巨噬细胞吞噬作用，促进免疫功能恢复，阻止、纠正晶状体中的异常生化变化，延缓半乳糖性白内障（其保持透明晶状体的百分率为36.8%，而且有一定的治疗作用），抑制心脏，降低血压，抑制呼吸，引起子宫收缩及升高血糖等作用。

百　合　《神农本草经》

为百合科多年生草本植物百合或细叶百合的肉质鳞叶。全国各地均产。以湖南、浙江产者为多。以秋季采挖的肉质鳞叶入药。生用或蜜炙用。

【性味归经】甘，微寒。归肺、心经。

【功效】补肺心阴，清肺心热，止咳祛痰，安神。

【应用】

1. 用于肺阴虚证　本品以补肺阴见长，兼能清肺热。其作用平和，润肺清肺之力虽不及北沙参，但兼有一定的止咳祛痰作用。适用于阴虚肺燥有热之干咳少痰、咳血或咽干音哑等证。宜与润肺清肺及对症之品配伍，如《慎斋遗书》百合固金汤以之与生地、玄参、桔梗、贝母等品同用，治劳嗽痰血，咽燥而痛。治疗肺被火灼，咳痰不爽，喉痒，大便干燥，可与麦冬、天冬、桔梗、贝母等品同用。治疗肺燥失音不语，可与诃子等品同用。

2. 用于百合病心肺阴虚内热证　本品既能养心肺之阴，又能清心肺之热，还有一定的安神作用。其作用平和，补虚不碍邪，去邪不伤正，故为治疗虚不受补，实不任攻，以恍惚迷离，如不能自主，口苦、小便赤、脉微数等为主要见症的百合病心肺阴虚内热证的主药。常与生地黄、知母等养阴清热之品同用。

此外，临床将本品配伍用于糜烂性胃炎、萎缩性胃炎等胃阴虚有热见症者，取得较好疗效。

【用法用量】煎服，10～30g。蜜炙可增强润肺作用。

【参考资料】

1. 本草文献　《药性论》："除心下急满痛……热咳逆。"《本草衍义》："治伤寒坏后百合病。"《本草纲目拾遗》："清痰火，补虚损。"

2. 化学成分及药理作用　本品含酚酸甘油酯、丙酸酯衍生物、酚酸的糖苷、酚酸甘油酯糖苷、甾体糖苷、甾体生物碱、微量元素、淀粉、蛋白质、脂肪等成分，具有止咳祛痰，对抗组织胺引起的蟾蜍哮喘，强壮，镇静，抗过敏，耐缺氧，防止环磷酰胺所致白细胞减少症等作用。

黄　精　《名医别录》

为百合科多年生草本植物黄精、滇黄精或多花黄精的根茎。黄精主产于河北、内蒙古、陕西；滇黄精主产于云南、贵州、广西；多花黄精主产于贵州、湖南、云南等地。春秋二季采挖。切厚片用。

【性味归经】 甘，平。归脾、肺、肾经。

【功效】 补肺肾脾阴，益肾精，补脾气。

【应用】

1. 用于阴虚肺燥，干咳少痰及肺肾阴虚的劳嗽久咳　本品对于阴虚肺燥之干咳少痰或肺肾阴虚之劳嗽久咳，不仅能滋养肺肾，而且能补益脾气脾阴，有补土生金、补后天以养先天之效。其作用缓和，难求速效，适宜用作慢性久病及病后之充填调补药。多单用熬膏服用；亦可与滋养肺肾、化痰止咳之品同用。

2. 用于脾脏气阴两虚证　本品虽能补益脾气以改善脾气不足之困倦乏力等症，但因属营养充填之品，蒸熟长服疗效始著；其性又十分滋腻，容易壅中助湿，而脾气虚弱者脾运不健，又容易停湿，故临床很少将本品用于一般脾气虚证。对于脾脏气阴两虚，症见面色萎黄、困倦乏力、口干食少、大便干燥者，本品能气阴双补，则较为适宜，单用或与山药等益气养阴药同用。尤宜于久病或病后作调补药服食。

3. 用于肾精亏虚早衰　本品能补益肾精以改善头晕、腰膝酸软、须发早白等早衰症状，蒸熟或熬膏长服疗效始著。《千金要方》黄精膏方单用本品熬膏服。亦可与枸杞子等补益肾精之品同用。

此外，还可用于消渴，可单用，或与养阴生津之品配伍。

【用法用量】 煎服，10～30g。

【参考资料】

1. 本草文献　《名医别录》："补中益气……久服轻身延年。"《日华子本草》："益脾胃，润心肺。"《本草纲目》："补诸虚……填精髓。"

2. 化学成分及药理作用　本品含黄精多糖、低聚糖、粘液质、淀粉及多种氨基酸（囊丝黄精还含多种蒽醌类化合物）等成分，具有提高机体免疫功能，促进 DNA、RNA 及蛋白质合成，促进淋巴细胞转化，降低血浆 cAMP 和 cGMP 含量，抑制结核杆菌、伤寒杆菌、金黄色葡萄球菌及致病真菌，增加冠脉流量，降血压，降血脂，减轻冠状动脉粥样硬化程度，抑制肾上腺素引起的血糖过高及抗衰老等作用。

枸杞子　《神农本草经》

为茄科落叶灌木植物宁夏枸杞的成熟果实。主产于宁夏、甘肃、新疆等地。以夏秋二季采收的橙红色果实入药。生用。

【性味归经】 甘，平。归肝、肾经。

【功效】 补肝肾阴，益精，补血，明目。

【应用】

1. 用于肝肾阴虚证　本品能补肝肾之阴，适用于肝肾阴虚诸证。若兼精亏、血虚者，本品还能益精、补血。以其还长于明目，故尤多用于肝肾阴虚或精亏血虚之两目干涩，内障目昏，常与滋肾养肝明目之品配伍，如《医级》杞菊地黄丸以之与熟地、山茱萸、山药、菊花等品同用。治疗肝肾阴虚所致的头晕目眩、腰膝酸软、遗精滑泄、胁痛、耳聋、牙齿松动、失眠多梦、潮热盗汗及消渴等症的古方中，都有用本品滋养肝肾者。

2. 用于精亏血虚所致早衰诸证　本品能益精补血，适用于精亏血虚之须发早白、视力减退、腰膝酸软、梦遗滑精等症。单用，或与补肝肾，益精补血之品配伍，如《寿世保元》枸杞膏单用本品熬膏服；《积善堂方》七宝美髯丹以之与怀牛膝、菟丝子、何首乌等品同用。

【用法用量】煎服，10~15g。

【参考资料】

1.本草文献　《本草经集注》："补益精气，强盛阴道 。"《药性论》："补益精，诸不足，易颜色，变白，明目……令人长寿。"《本草经疏》："为肝肾真阴不足，劳乏内热补益之要药……故服食家为益精明目之上品。"《本草汇言》："能补血生营。"

2.化学成分及药理作用　本品含甜菜碱、多糖、粗脂肪、粗蛋白、维生素 B_1、维生素 B_2、烟酸、胡萝卜素、维生素 C、尼克酸、β-谷甾醇、亚油酸、微量元素及氨基酸等成分，具有促进、调节免疫功能，提高血睾酮水平、强壮，刺激生长，增加体重，促进造血功能，升高白细胞，抗衰老，抗突变，抗肿瘤，降血脂，保肝，抗脂肪肝，降血糖，降血压，促进乳酸杆菌生长，并刺激其产酸等作用。

墨旱莲　《新修本草》

为菊科一年生草本植物鳢肠的地上部分。主产于江苏、江西、浙江等地。以花开时采割的地上部分入药。切段生用。

【性味归经】甘、酸，寒。归肝、肾经。

【功效】补肝肾阴，凉血止血。

【应用】

1.用于肝肾阴虚诸证　本品能补益肝肾之阴，适用于肝肾阴虚所致的须发早白、头晕目眩、失眠多梦、腰膝酸软、遗精、耳鸣等症。单用或与滋养肝肾之品配伍，如《医灯续焰》旱莲膏单用本品熬膏服；《医方集解》二至丸以之与女贞子同用。

2.用于阴虚血热的失血证　本品又能止血，适用于多种出血证。以其长于补益肝肾之阴，还能凉血，故尤宜于阴虚血热的出血证，可单用或与生地黄、阿胶等滋阴凉血止血之品同用。

【用法用量】煎服，10~15g；外用适量。

【参考资料】

1.本草文献　《新修本草》："洪血不可止者，傅之立已。汁涂发眉，生速而繁。"《本草正义》："入肾补阴而生长毛发，又能入血，为凉血止血之品。"

2.化学成分及药理作用　本品含皂苷、鞣质、维生素 A 样物质、鳢肠素、三噻嗯甲醇、三噻嗯甲醛、螃蜞菊内酯、去甲螃蜞菊内酯、去甲螃蜞菊内酯苷及烟碱等成分，具有提高机体非特异性免疫功能，消除氧自由基以抑制 5-脂氧酶，保护染色体，保肝，促进肝细胞的再生，增加冠状动脉流量，延长小鼠在常压缺氧下的生命，提高在减压缺氧情况下小鼠的存活率，镇静，镇痛，促进毛发生长，使头发变黑，止血，抗感染，抗阿米巴原虫，抗癌等作用。

女贞子　《神农本草经》

为木犀科常绿乔木植物女贞的成熟果实。主产于浙江、江苏、湖南等地。以冬季采收成熟果实入药。生用或酒制用。

【性味归经】甘、苦，凉。归肝、肾经。

【功效】补肝肾阴，乌须明目。

【应用】

用于肝肾阴虚诸证 本品以补益肝肾之阴见长，适用于肝肾阴虚所致的目暗不明、视力减退、须发早白、眩晕耳鸣、失眠多梦、腰膝酸软、遗精、消渴及阴虚内热之潮热、心烦等症。以其兼能乌须明目，故尤宜于肝肾阴虚所致的目暗不明及须发早白。其作用平和，需较长时间服药疗效始著。治疗肝肾阴虚诸证，常与墨旱莲配伍，即《医方集解》二至丸。阴虚有热，目微红羞明，眼珠作痛者，宜与生地黄、石决明等滋阴清肝明目之品同用。肾阴亏虚消渴者，宜与生地、天冬、山药等滋阴补肾之品同用。阴虚内热，潮热心烦者，宜与生地、知母、地骨皮等养阴、清虚热之品同用。

【用量用法】煎服，10～15g。因主要成分齐墩果酸不易溶于水，故以入丸剂为佳。

【参考资料】

1. 本草文献 《本草蒙荃》："黑发黑须。"《本草纲目》："强阴，健腰膝，变白发，明目。"《本草备要》："补肝肾。"

2. 化学成分及药理作用 本品含齐墩果酸、乙酰齐墩果酸、熊果酸、甘露醇、葡萄糖、棕榈酸、硬脂酸、油酸、亚油酸等成分，具有调节免疫功能，升高白细胞，促进红系造血，降低血清胆固醇，减少冠状动脉粥样硬化病变数并减轻其阻塞程度，抗衰老，降低正常家兔眼压（但不能阻止水负荷所致的兔眼压升高），强心，利尿，保肝，降血糖，止咳，缓泻，抑菌及抗肿瘤等作用。

3. 其他 女贞子的作用平和，用量一般都较大，而且虚证病人服药时间都较长，而女贞子生用有缓泻作用，且补益作用不如制用强，若较大剂量长时间服用生品，则有滑肠之虑，故现代临床多制用。但如阴虚有热，特别是又兼有便秘者，又以生用为宜。

龟 甲 《神农本草经》

为龟科动物乌龟的腹甲及背甲。主产于浙江、湖北、湖南等地。全年均可采集其腹甲及背甲入药。以砂炒后醋淬用。

【性味归经】甘，寒。归肾、肝、心经。

【功效】补肾肝阴，潜阳，健骨，止血，养血安神。

【应用】

1. 用于肝肾阴虚证 本品长于滋补肾阴，兼能养肝阴，故适用于肝肾阴虚所致阴虚阳亢、阴虚内热、阴虚风动诸证。对阴虚阳亢，头目眩晕之证，本品兼能潜阳，常与滋阴潜阳之品配伍，如《医学衷中参西录》镇肝熄风汤以之与天冬、白芍、牡蛎等品同用。阴虚内热、骨蒸潮热、盗汗、遗精者，宜与滋阴降火之品配伍，如《丹溪心法》大补阴丸以之与熟地、知母、黄柏等品同用。阴虚风动，神倦瘛疭者，宜与滋阴养液之品配伍，以柔肝熄风，如《温病条辨》大定风珠以之与阿胶、鳖甲、生地等品同用。

2. 用于肝肾亏虚，筋骨痿弱及小儿鸡胸、龟背、囟门不合等证 本品又能健骨，以其长于滋肾养肝，故多用于肝肾亏虚之筋骨痿弱诸证。阴虚火旺者，宜与滋阴降火、强筋壮骨之品配伍，如《丹溪心法》虎潜丸以之与熟地、知母、黄柏、锁阳等品同用。小儿脾肾不足，阴血亏虚，发育不良，出现鸡胸、龟背等症者，宜与紫河车、鹿茸、山药、当归等补脾益肾、益精养血之品同用。

3. 用于阴虚血热，冲任不固的崩漏、月经过多等证 本品还能止血，以其长于滋养肝肾，性偏寒凉，故尤宜于阴虚血热，冲任不固之崩漏、月经过多，常与生地、栀子、黄芩、地榆等滋阴清热、凉血止血之品同用。

4. 用于阴血亏虚之惊悸、失眠、健忘 本品又能养血安神，适用于阴血不足，心失所养之惊悸、失眠、健忘。对心肾不足，神明失聪之健忘，又能心肾双补。宜与安神药配伍，如《千金要方》孔子大圣知枕中方（现简称枕中丹）以之与石菖蒲、远志、龙骨等品同用。

【用法用量】 煎服，15～30g。宜先煎。本品经砂炒醋淬后，有效成分更容易煎出。

【参考资料】

1．本草文献　《神农本草经》："主……小儿囟不合。"《本草纲目》："补心、补肾、补血，皆以养阴也……观龟甲所主诸病，皆属阴虚血弱。"《本草通玄》："大有补水制火之功，故能强筋骨，益心智……止新血。"

2．化学成分及药理作用　本品含动物胶、角蛋白、脂肪、骨胶原、18种氨基酸，及钙、磷、锶、锌、铜、二氧化硅等成分（龟上甲与下甲所含成分相似），具有降低动物"阴虚"证群病理模型耗氧量和血浆cAMP，纠正cAMP系统的异常反应，改善甲亢型阴虚动物功能状态，使其体重增加，血浆粘度及血清T_3、T_4含量降低，对抗大剂量T_3造成的甲亢阴虚大鼠胸腺明显萎缩及甲状腺、肾上腺、脾脏质量减轻，使之恢复正常，增强免疫功能，双向调节DNA合成率，兴奋离体和在体子宫，解热，补血，镇静，抗凝血，增加冠脉流量，提高耐缺氧能力，提升白细胞数，降低血清铜（可能是其缓解阴虚证症状的机制之一）等作用。

鳖　甲　《神农本草经》

为鳖科动物鳖的背甲。主产于湖北、湖南、安徽等地。全年均可采集其背甲入药。以砂炒后醋淬用。

【性味归经】 甘、咸，寒。归肝、肾经。

【功效】 补肝肾阴，退虚热，软坚散结，潜阳。

【应用】

1．用于肝肾阴虚证　本品对肝肾阴虚所致阴虚内热、阴虚风动、阴虚阳亢诸证，除能滋养肝肾之阴以治本外，对阴虚内热者兼能退虚热，对阴虚阳亢者兼能潜阳，有标本兼顾之效。温病后期，阴液耗伤，邪伏阴分，夜热早凉，热退无汗者，常与清热凉血、养阴生津、清虚热之品配伍，如《温病条辨》青蒿鳖甲汤以之与丹皮、生地、青蒿等品同用。杂病阴血亏虚，骨蒸潮热者，常与养血、清虚热之品配伍，如《卫生宝鉴》秦艽鳖甲散以之与当归、秦艽、地骨皮等品同用。阴虚风动，手足瘛疭者，常与滋阴养液之品配伍以育阴潜阳熄风，如《温病条辨》大定风珠以之与阿胶、生地、麦冬等品同用。肝肾阴分大亏，风阳翕张，眩晕较甚者，亦可用大定风珠育阴潜阳。

2．用于癥瘕积聚　本品还长于软坚散结，适用于肝脾肿大等癥瘕积聚，常与活血化瘀药配伍，如《金匮要略》鳖甲煎丸以之与丹皮、桃仁、䗪虫、厚朴、半夏等品同用，治疗疟疾日久不愈，胁下痞硬成块，结成疟母。

【用法用量】 煎服，15～30g。宜先煎。本品经砂炒醋淬后，有效成分更容易煎出。

【参考资料】

1．本草文献　《神农本草经》："主心腹癥瘕坚积。"《本草衍义补遗》："补阴。"《本草汇言》："除阴虚热疟，解劳热骨蒸之药也。"

2．化学成分及药理作用　本品含动物胶、骨胶原、角蛋白、17种氨基酸、碳酸钙、磷酸钙、碘、维生素D及锌、铜、锰等成分，具有降低实验性甲亢动物血浆cAMP含量，提高淋巴母细胞转化率，延长抗体存在时间，增强免疫功能，保护肾上腺皮质功能，促进造血功能，提高血红蛋白含量，抑制结缔组织增生，防止细胞突变及镇静等作用。

桑 椹　　《新修本草》

为桑科落叶灌木植物桑的果穗。主产于江苏、浙江、湖南等地。以 4～6 月果实变红时采收的果穗入药。生用。

【性味归经】 甘，寒。归肝、肾经。

【功效】 补肝肾阴，补血，生津，润肠。

【应用】

1. 用于肝肾阴虚诸证　本品能补益肝肾之阴，适用于肝肾阴虚之头晕耳鸣、目暗昏花、关节不利、失眠、须发早白等症。对肝肾阴虚兼血虚血不养肝者，兼能补血养肝。其作用平和，宜熬膏常服，或与生地黄、菟丝子、何首乌等滋阴、益精、补血之品同用。

2. 用于津伤口渴、内热消渴及肠燥便秘等症　本品又能生津止渴，润肠通便。兼阴血亏虚者，又能补阴养血。治津伤口渴、内热消渴及肠燥便秘等症，鲜品大量食用有效，亦可随证配伍。

【用法用量】 煎服，10～15g。

【参考资料】

1. 本草文献　《新修本草》："主消渴。"《本草拾遗》："利五脏、关节。"《滇南本草》："益肾脏而固精，久服黑发明目。"《本草经疏》："为凉血补血益阴之药。"《随息居饮食谱》："滋肝肾，充血液。"

2. 化学成分及药理作用　本品含糖，鞣酸，苹果酸，维生素 B_1、B_2、C，胡萝卜素，蛋白质，芸香苷等成分，具有中度促进淋巴细胞转化，促进 T 细胞成熟，使衰老的 T 细胞功能恢复，促进体液免疫功能，促进粒系祖细胞生长，降低红细胞膜 Na^+-K^+-ATP 酶的活性（可能是其滋阴的作用原理之一），防止环磷酰胺所致白细胞减少症等作用。

黑 芝 麻　　《神农本草经》

为脂麻科一年生草本植物脂麻的成熟种子。我国各地有栽培。以秋季果实成熟时采收的种子入药。生用或炒用。

【性味归经】 甘，平。归肝、肾、大肠经。

【功效】 益精，养血，润肠。

【应用】

1. 用于精亏血虚诸证　本品为具营养作用的益精养血药。其性平和，甘香可口，为食疗佳品。古方多用于精亏血虚，肝肾不足所致之头晕眼花、须发早白、四肢无力等症。如《寿世保元》扶桑至宝丹（又名桑麻丸）以之配伍桑叶为丸服，可使步健目明，白须返黑。亦常与巴戟天、熟地黄等补肾益精养血之品同用以延年益寿。

2. 用于肠燥便秘　本品富含油脂，能润肠通便，适用于精亏血虚之肠燥便秘，可单用，或与肉苁蓉、女贞子、火麻仁等润肠通便之品同用。

此外，本品外用可治疮疡痛痒及诸虫咬伤。

【用法用量】 煎服，10～30g；或炒熟入丸、膏剂。

【参考资料】

1. 本草文献　《玉楸药解》："补益精液，润肝脏，养血舒筋。"《本草备要》："补肝肾，润五脏，滑肠。"

2. 化学成分及药理作用　本品含脂肪油类（油中含油酸、亚油酸等），植物蛋白类，氨基酸类，木脂素类，植物甾醇类，糖类，磷脂类，微量元素，烟酸，维生素 B_2，维生素 B_6、维生素 E，细胞色素 C，胡麻苷及草酸等成分，具有抗衰老，降低血中胆固醇含量，防治动脉硬化，抑制实验动物的肾上腺皮质功能，降低血糖，增加肝脏及肌肉中糖原含量（但大剂量下可使糖原含量下降），缓下通便，补充营养等作用。新鲜灭菌的芝麻油涂布皮肤粘膜，有减轻刺激，促进炎症恢复等作用。

3. 其他　本品又名"胡麻"、"巨胜子"。

自学指导

【重点难点】

1. 在性能方面　除掌握各节药物在性、味、归经方面的共性之外，还应认识其不同的个性特点。如补气药中，除西洋参清火、生甘草清热解毒具寒性外，其余补气药具温性或平性。本节的温性药，其温性均不强，其主要适应证气虚证虽以虚寒证为多见，但亦可见于热病耗伤气阴之气阴两虚证。一般来说，温性的补气药对气虚有寒者并无温里祛寒之功，对于热伤气阴之证，助热之弊亦不大，均可配伍应用。正如《医学心悟》所言："有温热之温，有温存之温，参、芪、归、术，和平之性，温存之温也，春日煦煦是也……和煦之日，人人可近。"由于温性的补气药对于气虚有寒或热伤气阴之证，均只能针对气虚的一面，故应分别与温里祛寒药或清热养阴之品配伍以全面照顾病情。寒性的补气药其清热泻火之力亦有限，唯对热伤气阴之证较之温性的补气药更适宜而已。与温补之品配伍，亦可用于虚寒之证。甘草生用具清热作用，其性微寒，炙后即不具清热作用，药性转温。故用于热毒所致疮疡、咽喉肿痛宜用生品。补阳药主治阳虚证，阳虚多寒，故补阳药一节药物药性均偏温。其中，补骨脂、益智仁生用略偏温燥；鹿茸、淫羊藿、肉苁蓉、菟丝子、沙苑子、杜仲、紫河车性温而不燥；巴戟天、续断性微温；蛤蚧、冬虫夏草性平，主要用于虚寒证，但阴虚有热的劳嗽虚喘亦可配伍应用。补血药中，白芍微寒，生首乌、阿胶性平，其余药物药性皆温。补血药一节的温性药物其温性均不强，属温煦之温，临床虽多用于寒证，但亦常与养阴清热之品配伍，用于阴血亏虚而有热者。补阴药中，除黄精、枸杞子具平性外，本节药物多具有一定的清热作用，能消除或减轻阴虚内热证，故多具寒凉药性，但其清热力并不强，多数药物药性微寒，部分标寒性的药物，其寒性亦不强。补虚药中，各药除具有甘味外，常因兼有不同功效等原因而有不同的药味。如补气药中，西洋参能清火，太子参为清补之品，白术兼能燥湿而有苦味。补阳药中，肉苁蓉能润下通便，故又标有咸味；巴戟天、淫羊藿兼能祛风湿，续断兼能活血通脉，故标有辛味；补骨脂还能平喘，故还标有苦味；补骨脂、益智仁、菟丝子、沙苑子还能收敛固涩，故还标有涩味。补血药中，当归能活血，还具辛味；白芍能敛汗，还具酸味；生首乌能通便，具通泄之性，还具苦味。补阴药中，北沙参、麦冬、天冬、女贞子滋味微苦，又具清热之功，而有苦味（其余具清热之功而滋味不苦者，古代本草多未标苦味，现代本草亦多未标苦味，根据五味理论，能清热者，可标苦味）；墨旱莲还能收敛止血而有酸味；鳖甲能软坚散结，还具咸味。补气药除均归脾经外，常因兼有不同功效还有不同归经，如人参、西洋参、太子参、党参、黄芪、山药、蜂蜜、饴糖均能补益肺气还归肺经；甘草能祛痰止咳平喘亦可归肺经；人参、西洋参、太子参、甘草还能补益心气可归心经；人参、西洋参、山药还能补益肾气可归肾经。补阳药除均归肾经外，部分药物因兼有不同功效还有不同归经，如能强筋骨的鹿茸、巴戟天、淫羊藿、杜仲、续断等药除归肾经外，还归肝经；肝开窍于目，故能明目的菟丝子、沙苑子亦归肝经；补骨脂、益智仁、菟丝子能温肾暖脾止泻，治脾肾阳虚之泄泻，故还归脾经；肉苁蓉能润肠通便，还归大肠经；蛤蚧、冬虫夏草、紫河车兼能补肺气，故还可归肺经。补血药除主归心肝经外，熟地黄、制何首乌能益肾精，熟地黄、阿胶能益肾阴还归肾经；阿胶能滋肺阴，润肺燥，还可归肺经；当归、白芍能治腹痛还可归脾经；生首乌、当归能润肠通便，还可归大肠经。补阴药的归经不统一，应分类掌握：北沙参、南沙参、玉竹、麦冬、天冬、百合黄精均能补肺阴而归肺经；北沙参、南沙参、玉竹、麦冬、天冬、石斛能补胃阴而归胃经；天冬、石斛、黄精、枸杞子、墨旱莲、女贞子、龟甲、鳖甲能补肾阴而归肾经；枸杞子、墨旱莲、女贞子、龟甲、鳖甲能补肝阴而归肝经；玉竹、麦冬、百合、能补心阴，龟甲能安心神而归心经；黄精能补脾阴、补脾气还归脾经。

2. 在功效方面　补气药以补气为主要功效，补阳药以补阳为主要功效，补血药以补血为主要功效，补阴药以补阴为主要功效，但应理解补脾气、补肺气、补心气、补肾气、补肾阳、补脾阳、补心阳、补心血、补肝血、补肺阴、补胃阴、补肝阴、补肾阴、补心阴、补脾阴等功效术语所反映的不同补虚特点，在于分别纠正不同的气血阴阳虚衰的病理偏向。对于具体药物，仅仅知道某药能补气（或补阳、补血、补阴）是不够的，还必须准确地掌握该药具体能补些什么气（或阳、血、阴），才能准确地指导临床用药。

在兼有功效方面应当注意　补益脾气之品中，白术、白扁豆分别兼能燥湿、化湿；黄芪、白术兼能利水；黄芪兼能升阳举陷；党参兼能补血；甘草、蜂蜜兼能缓急止痛；蜂蜜兼能通便；黄芪、白术兼能固表止汗。补肺气之品中，蜂蜜兼能润肺止咳（甘草亦能祛痰止咳平喘）；西洋参兼能养肺阴、清肺火；黄芪兼能益卫固表。补益心气之品中，人参兼能安神益智。补阳药中，补骨脂、益智仁兼温脾阳；鹿茸、巴戟天、淫羊藿、杜仲、续断兼能强筋骨；补骨脂、益智仁、菟丝子、沙苑子兼能固精、缩尿；补骨脂、益智仁、菟丝子兼能止泻；肉苁蓉兼能润肠通便；鹿茸兼能固冲任；菟丝子、杜仲、续断兼能安胎；菟丝子、沙苑子兼能止带；补骨脂、蛤蚧、冬虫夏草兼能平喘；淫羊藿、蛤蚧、冬虫夏草兼能止咳；鹿茸、巴戟天、肉苁蓉、菟丝子、沙苑子、蛤蚧、冬虫夏草、紫河车兼能益肾精；鹿茸、紫河车兼能补血；此外，巴戟天、淫羊藿兼能祛风湿；蛤蚧、冬虫夏草、紫河车兼能补肺气。补血药中，熟地黄、阿胶补血而兼能滋阴；熟地黄、何首乌兼能益肾精；当归、生首乌兼能润肠通便；当归、白芍兼能止痛；制首乌、生首乌均能截疟；阿胶还能止血；当归还能活血、调经；白芍还能平抑肝阳、止汗；生首乌还能解毒、止痒。补肺阴药中，北沙参、南沙参、玉竹、麦冬、天冬、百合兼能清肺热；南沙参、天冬、百合兼能祛痰；天冬、百合还兼能止咳。补胃阴药中，北沙参、南沙参、玉竹、麦冬、天冬、石斛兼能清胃热。补肝阴药中，枸杞子、女贞子兼能明目；龟甲、鳖甲兼能潜阳。补肾阴药中，天冬、石斛兼能降肾火。鳖甲补肝肾阴兼能退虚热。补心阴药中，玉竹、麦冬、百合兼能清心热；麦冬、百合兼能安神（龟甲亦能安神）；麦冬还能除烦。补脾阴的黄精还兼能补脾气。此外，黄精、枸杞子兼能益肾精；枸杞子、龟甲兼能补血（养血）；墨旱莲、龟甲兼能止血；墨旱莲兼能凉血；龟甲兼能健骨；鳖甲兼能软坚散结。

3. 在主治（应用）方面　补气药均可主治脾气虚证。但在各药的相应主治（应用）中，还必须认识其个性特点。而这些特点往往是由于各药在性能、作用强度及兼有功效等方面的原因而决定的，对于这些原因亦应掌握。如人参、党参广泛用于脾虚所致多种病证，其功旨在补益脾气治本，改善倦怠乏力，食少便溏等脾虚症状。白术尤宜于脾虚湿滞证。黄芪尤宜于脾虚中气下陷之久泻脱肛、内脏下垂等症。白术、黄芪还宜于脾气虚水肿，小便不利者。山药、大枣富含营养成分，尤宜于脾气虚弱，营养不良者作营养调补药应用。甘草还长于治疗中虚脘腹疼痛。西洋参属补气药中的清补之品，对脾气胃阴两虚之证有兼顾之效，较其他温补脾气之品更为适宜。人参、西洋参、党参、黄芪、山药均可主治肺气虚之少气懒言，声音低微等症。人参尤宜于肺气虚之短气喘促或肺肾两虚肾不纳气者。党参可代替人参用于肺气虚的轻证。西洋参尤宜于火热耗伤气阴之短气喘促，咳嗽痰少，或痰中带血。黄芪尤宜于肺气虚卫气不固表虚自汗者。山药兼能养肺阴，作用平和，多入复方作辅助药应用，尤宜于作久病或病后调补药应用。人参、西洋参、甘草均可主治心气虚之心悸怔忡等证。人参还宜于心气不足之失眠健忘。西洋参宜于心气阴两虚之心悸失眠。甘草以益气复脉见长，宜于心气不足所致脉结代，心动悸。人参、西洋参、山药均宜于肾气虚证，但人参宜于肾不纳气之短气虚喘，还可用于肾气不足之阳痿。西洋参、山药宜于肾气阴两虚之遗精、滑精等肾气不固之证。人参、西洋参均宜于元气虚衰之证，但人参作用更强，能大补元气，主治元气虚极欲脱，气短神疲，脉微欲绝的重危证候，为拯危救脱要药。西洋参补益元气之力不及人参，但性偏寒凉，兼能养阴，更宜于热病耗伤元气阴津的气阴两脱证。补阳药一节药物对肾阳虚所致的几类证候均可温补肾阳以治本，但在各药的相应主治（应用）中，还必须认识其个性特点。而这些特点亦是由于各药在性能、作用强度及兼有功效（能针对肾阳虚所致各类证候的相应功效）等方面的原因而决定的，对于这些原因亦应掌握。如鹿茸尤宜于肾阳虚之筋骨不健，腰膝酸软冷痛，步履乏力；冲任不固，崩漏不止及肾阳不足，精亏血虚之小儿发育不良，成人早衰。淫羊藿宜于肾阳虚之男子阳痿不育。菟丝子宜于肾虚不固之遗精、小便不禁、遗尿及带下等症。杜仲宜于肾阳虚筋骨不健之腰膝酸痛。续断宜于肾阳不足，寒凝血滞，或风湿痹证而肾虚之腰痛脚弱或挛急疼痛。此外，熟悉药中，巴戟天宜于肾阳虚筋骨不健，腰膝冷痛；补骨脂宜于肾阳虚之遗尿、遗精，脾肾阳虚之五更泄泻及肾不纳气之上气喘促；蛤蚧、冬虫夏草宜于肺肾两虚之久咳虚喘；紫河车宜于肾阳不足，精亏血虚，生殖器官发育不良及因此而致的女子不孕、男子不育等，亦应了解。补血药一节药物一般都可主治血虚心肝失养诸证。但当归兼能活血，对血虚血滞之证有兼顾之效；又兼能调经，尤宜于血虚或血虚血滞之月经不调、痛经、经闭腹痛，为妇科要药。熟地黄兼能滋养肝肾之阴，对阴血俱虚之证有兼顾之效。白芍兼能平抑肝阳、缓急止痛，对血虚肝阳上亢眩晕及血虚筋脉失养之拘急疼痛有兼顾之效。制何首乌在古方中主要用于血虚心肝失养之失眠、视力减退、筋脉拘急等症。阿胶长于止血，尤宜于失血所致的血虚证；又能滋阴，对阴血俱虚者有兼顾之效。补阴药一节药物均可主治阴虚证，但各药主治证分别有肺、胃、肝、肾、心、脾阴虚的不同。如北沙参、玉竹、麦冬、天冬、百合均能补肺阴主治肺阴虚所致诸证；因均兼能清肺热，故尤宜于阴虚肺燥有热之证；其中，天冬、百合兼能祛痰，还能止咳，尤宜于阴虚肺燥干咳痰少，咯痰不爽者。北沙参、玉竹、麦冬、天冬、石斛均能补胃阴主治胃阴虚所致诸证；因均兼能清胃热，故尤宜于胃热阴虚之证。天冬、石斛、枸杞子、龟甲、鳖甲均能补肾阴主治肾阴虚所致诸证；其中，天冬、石斛兼能降肾火，尤宜于肾虚火旺之骨蒸劳热；鳖甲兼能退虚热，尤宜于阴虚内热证。枸杞子、龟甲、鳖甲能补肝阴主治肝阴虚所致诸证；其中，枸杞子兼能明目、益精、补血，尤宜于肝肾阴虚或精亏血虚之两目干涩，内障目昏；龟甲、鳖甲兼能潜阳，尤宜于阴虚阳亢证。玉竹、麦冬、百合能补心阴主治心阴虚所致诸证；其中，麦冬兼能清心热、除烦安神，尤宜于心阴虚有热之心烦、失眠多梦、健忘、心悸怔忡；百合兼能清心肺之热，并能安神，且作用平和，补虚不碍邪，去邪不伤正，为治疗虚不受补，实不任攻之百合病心肺阴虚内热证主药。

此外，还应注意：人参长于益气补虚，又可生津止渴，除常配伍用于热病气津两伤，口渴，脉大无力之证外，消渴病气阴两伤证亦常用人参补气生津止渴。西洋参为清补之品，具清火生津之功，对热伤气津之身热汗多，口渴心烦，体倦少气，脉虚数者，较温补的人参更为适宜。亦适用于消渴气阴两伤者。党参的补气生津之功弱于人参，可代替人参用于热伤气津，气短口渴之轻证。党参还具补血之功，无论气虚不能生血，还是血虚无以化气之气血两虚证，均可配伍使用以气血双补。黄芪的托毒生肌之功只适宜于外疡中期，因气血不足不能托毒外达，疮形平塌，根脚散漫，难溃难腐的虚证；或溃疡后期，毒势已去，气血虚弱，再生能力低下，脓水清稀，疮口难敛者。《珍珠囊》称黄芪"为疮家圣药"，实际并非一切疮疡皆可应用之品。若疮疡初起，红肿热痛的阳热实证，则不可误用。白术的安胎之功主治脾虚胎气不安。脾虚胎萎不长者，可补气健脾，促进水谷运化以养胎；脾虚失运，湿浊中阻，呕恶不食，四肢沉重者，又可补气健脾燥湿以安胎；脾虚妊娠水肿小便不利者，还能补气利水消肿。其配伍因证而异。甘草的清热解毒之功除可主治热毒所致的疮疡、咽喉肿痛外，还可用治多种药物、食物中毒。但并非对各种毒药都有解毒之效，如对大戟、甘遂、芫花等有毒药物，甘草不仅没有解毒作用，还可能使其毒性增强（相反）。甘草在许多方剂中都有调和药性之功，调和药性表现为：通过解毒以降低方中某些药物的毒性；通过缓急止痛以缓解方中某些药物刺激胃肠引起的腹痛；利用其浓郁的甜味以矫正方中药物的滋味。但并非任何方剂都适宜用甘草调和药性。如用大戟、甘遂、芫花攻逐水饮治疗痰饮水肿时，因甘草与大戟、甘遂、芫花具有"相反"的配伍关系，且甘草还有助湿壅气之弊，大量久服还可导致水钠潴留，引起浮肿，故《伤寒论》十枣汤，选用大枣保护胃气，缓和甘遂等药的毒烈药性而不用甘草。大枣的安神之功主治心神无主的脏躁证，亦可用于虚劳烦闷不得眠。鹿茸内服能托毒外达，主治疮疡已成，因正虚毒盛，不能托毒外达，疮顶塌陷不起，难溃难腐者；外用可生肌，主治疮疡溃后，毒势已去，因气血虚弱，脓水清稀，溃久难敛者。巴戟天、淫羊藿能祛风湿，可主治风湿痹证，尤宜于久痹及肾，或肾阳虚衰又患风湿者。淫羊藿的祛痰止咳之功，主要用于咳嗽有痰而肾阳不足者。菟丝子长于明目，又能补益肾精，可主治肾精亏虚，精气不能上荣之内障目昏。菟丝子、杜仲、续断的安胎之功，主治肾虚冲任不固之胎动不安或滑胎。杜仲的止痛之功，主治肾虚腰痛。续断既能活血通络、止痛，又能续骨，主治跌打损伤瘀肿疼痛、骨折及习惯性关节脱位，为伤科要药。蛤蚧、冬虫夏草、紫河车既补肺气又补肾阳，可治肺气虚衰之劳嗽久咳，尤宜于肺肾两虚之久咳虚喘。蛤蚧、冬虫夏草的止咳平喘之功，主治劳嗽虚喘以肺气虚或肺肾两虚者为宜。当归能活血，为活血化瘀要药，对妇科瘀滞证，跌打损伤，胸腹胁肋瘀滞疼痛，肢体经脉瘀滞疼痛、麻木、半身不遂，痹证，癥瘕积聚，疮痈及瘀滞所致出血等活血化瘀药所适应的各类与血滞血瘀有关的证候，不仅都适用，而且常用，宜随证配伍。因其长于补血，故尤宜于瘀滞与血虚并存者；又能止痛，对伴疼痛的瘀滞证有兼顾之效；还能调经，尤常用于瘀滞痛经、月经不调等妇科瘀滞证。当归还能润肠通便，可治肠燥便秘，以其长于补血，故尤宜于血虚肠燥便秘。熟地黄能补肾肝之阴，以滋肾阴见长，兼能养肝阴，常用为滋阴剂主药，广泛用于阴虚不能滋养润泽，髓海空虚，头目眩晕，腰膝酸软；阴虚火旺，骨蒸劳热，虚烦盗汗，腰脊酸痛，遗精；阴虚阳亢眩晕等肝肾阴虚所致诸证。熟地黄的益肾精之功，可主治肾精亏虚所致小儿生长发育迟缓及成人早衰诸证。中药的功效是从其对于具体病症的疗效中总结出来的。熟地黄既主治肾阴虚证，又主治肾精亏虚证，故既能补肾阴，又能益肾精。白芍的平抑肝阳之功，可主治肝阳上亢眩晕等证。白芍缓急止痛之功，可主治胁肋、脘腹、四肢拘急疼痛，尤宜于因血虚肝失所养，筋脉拘急所致拘急疼痛，常与甘草同用。白芍的止汗之功，可主治虚汗证。制首乌的益精之功，可主治精亏血虚所致早衰诸证，尤以延缓衰老以保持须发乌黑见长。制、生首乌的截疟之功，可主治久疟不止。生首乌能解毒、止痒，可主治痈疽、瘰疬及皮肤瘙痒。生首乌能缓下通便，可主治肠燥便秘证。阿胶的止血之功，可主治出血证，对失血而有血虚、阴虚表现者有兼顾之效。阿胶的滋肺心肝肾阴之功，可主治阴虚肺燥，干咳痰少或无痰；心阴不足，心火偏亢，心烦不眠；肝肾阴虚，肝阳上亢之头目眩晕，筋脉失养，虚风内动等肺心肝肾阴虚证，其中，尤长于滋阴润肺。枸杞子的益精、补血之功，可主治精亏血虚之须发早白、视力减退、腰膝酸软、梦遗滑精等早衰诸证。龟甲的健骨之功，可主治成人腰膝酸软，步履乏力及小儿鸡胸、龟背、囟门不合等筋骨痿弱证，以其长于滋肾养肝，故尤宜于肝肾阴虚之筋骨痿弱诸证。龟甲的止血之功，可主治失血证，以其长于滋阴，性偏寒凉，故尤宜于阴虚血热，冲任不固之崩漏、月经过多，宜与滋阴清热、凉血止血之品配伍。鳖甲的软坚散结之功，可主治肝脾肿大等癥瘕积聚。

4. 在配伍方面　着重理解人参配附子，人参配解表药、攻下药，黄芪配柴胡、升麻，黄芪配当归，黄芪配防风，补阳药配温里药、补气药、补血药，补血药配补气药（当归配黄芪），白芍配甘草，补阴药配补气药、补阴药配补血药的主要意义。

5. 在药物比较方面　注意人参与党参、人参与西洋参、白术与苍术、熟地黄与生地黄、北沙参与南沙参、麦冬与天冬、龟甲与鳖甲在功效与应用（主治）方面的异同。

6. 在用法用量方面　注意记忆和理解本章药物的以下特殊用法和用量：人参用于挽救虚脱可用15～30g。人参、西洋参入汤剂宜文火另煎分次兑服。白扁豆用于健脾止泻及作丸散剂服用时宜炒用。甘草清热解毒宜生用，补益心脾之气和止咳宜炙用。大枣宜劈破入煎。鹿茸宜入丸散剂，不宜入汤剂。鹿茸内服宜从小剂量开始，缓缓增加至治疗需要量。淫羊藿用羊脂炼油炙后，可增强温肾壮阳作用。补骨脂、益智仁用盐水炙后可降低其辛燥之性。菟丝子、杜仲宜用盐水炙后用。蛤蚧宜入丸散酒剂，不宜入汤剂。当归活血宜酒炒用，其余宜生用。何首乌补血、益精宜制用，解毒、止痒、通便宜生用，截疟则制用、生用均可。阿胶入汤剂宜烊化兑服，入丸散剂宜蛤粉烫成阿胶珠后应用。百合润肺可蜜炙用。女贞子以入丸剂为佳。龟甲、鳖甲均宜砂炒醋淬后用，入煎剂均宜先煎。

7. 在使用注意方面　注意记忆和理解本章药物在概述中介绍的共有的使用注意，并着重掌握以下部分药物特殊的使用注意：人参不宜与藜芦配伍（十八反）。甘草不宜与海藻、大戟、甘遂、芫花配伍（十八反）；因有助湿壅气之弊，故湿盛胀满、水肿者不宜用；大剂量久服可导致水钠潴留，引起浮肿。蜂蜜有助湿满中之弊，又能滑肠，故湿阻中满，湿热痰滞，便溏或泄泻者慎用。鹿茸内服应从小剂量开始，缓缓增至治疗需要量，不可骤用大剂量。熟地黄、阿胶性质滋腻，有碍运化，凡湿滞脾胃，脘腹胀满，食少便溏者慎用。白芍不宜与藜芦配伍（十八反）。南沙参不宜与藜芦配伍（十八反）。

【复习思考题】

1. 试述补虚药的配伍应用和使用注意。
2. 补气药的性能特点、功效和主治病证各是什么？
3. 补阳药的性能特点、功效和主治病证各是什么？
4. 简述人参的功效和主治病证。
5. 简述菟丝子的功效和主治病证。
6. 简述当归的功效和主治病证。
7. 简述麦冬的功效和主治病证。
8. 简述甘草在调和药性方面的特点。是否任何方剂中都可用甘草调和药性？为什么？
9. 简述白术在安胎方面的特点及应用。
10. 党参在哪些方面可作为人参的代替品，在哪些方面不能作为人参的代替品？
11. 龟甲与鳖甲在性能、功效和应用方面有哪些相同和不同之处？
12. 熟地黄与生地黄在性能、功效和主治方面有哪些相同和不同之处？

第二十五章 收敛固涩药

【目的要求】

1. 通过本章及章内各节概述部分的学习，应当了解收敛固涩药、止汗药、止泻药、涩精缩尿止带药以及有关收涩功效术语的含义；熟悉收涩药的分类；掌握收敛固涩药及几类收涩药在功效、主治病证、性能特点、配伍原则和使用注意。

2. 通过本章具体药物的学习：

掌握五味子、乌梅、山茱萸、桑螵蛸、莲子的性能功效、应用及特殊用法。

熟悉诃子、肉豆蔻、芡实、海螵蛸的功效、主治、特殊用法和特殊使用注意。

了解麻黄根、浮小麦、赤石脂、五倍子、覆盆子、金樱子的功效。

【自学时数】

6学时。

1. 含义 以收敛固涩为主要功效，常用以治疗滑脱不禁证的药物，称为收敛固涩药，也称收涩药或固涩药。

此类药物往往一药兼具多种收涩作用，但一般根据药物的主要作用特点，将本章药物分为止汗药，止泻药和涩精、缩尿、止带药三节。

2. 功效与主治 收涩药均有收敛固涩功效，这种作用具体包括止汗、止泻、固精、缩尿、止带等。收涩药主治因久病体虚，或因治疗不当，正气耗散，脏腑功能衰退，某些脏腑或器官对物质的约束控制能力降低，无节制地向体外排除物质的滑脱不禁证。其证既有无节制地排除物质的表现，又有正气亏虚，脏腑功能衰退的表现，但其证尚未发展到虚脱阶段。具有不同收涩作用的药物分别适用于自汗、盗汗、久泻、久痢、遗精、滑精、遗尿、尿频、带下等滑脱不禁证。部分药物还分别兼有止咳、止血作用，可分别用于咳嗽、失血诸证。由于收敛固涩作用大多有敛邪之弊，不宜用于邪实之证，故兼具止咳或止血作用者，以用于肺肾虚损的久咳虚喘或肝肾亏虚，冲任不固之崩漏等证更为适宜。

3. 性能特点 收敛固涩药能收能涩，根据五味理论一般具有酸味或涩味。部分兼有补益作用的药物，可有甘味。收涩药大多具温性或平性。个别药物兼能除骨蒸劳热或清热降火，具寒凉药性。收敛固涩的作用趋向向内，故本类药均具沉降之性。肺合皮毛，咳为肺病，能固表止汗或止咳的药可归肺经；汗为心液，能养心益气止汗的药物可归心经；止泻药可归大肠经；涩精药、缩尿药可归肾经；止带药可归肾经或脾经。本章药物除罂粟壳有毒外，其余药物在常用剂量内安全可靠，一般视为无毒。

4. 配伍应用 由于导致滑脱不禁证的根本原因是正气虚弱，而收涩药大多不具有补益作用，只能收敛固涩以治其标，少数收涩药虽兼有一定补益作用，然而其补益之力亦十分有限，故常需与补虚药配伍，标本兼顾，才能取得满意的疗效。如气虚自汗者须配伍补气药；阴虚盗汗者须配伍补阴药；脾肾阳虚之久泻、久痢须配伍温补脾肾药；肾虚不固之遗精、滑精、遗尿、尿频须配伍补肾药；脾气亏虚或肾阳不足之带下，须配伍补气健脾药或温补肾阳药。滑脱不禁证可由实证发展而来，若正气虽衰而余邪未尽者，单用收涩药有留邪之弊，须适当配伍相应的祛邪药，如久泻、久痢余邪未尽者，可适当配伍清热解毒燥湿药，等等。

5. 使用注意　收涩药有敛邪之弊，故凡表邪未解、湿热方盛及郁热未清者不宜过早使用，以免闭门留寇。滑脱不禁而余邪未尽者，需兼清理余邪，不宜单纯使用收涩药，以免敛邪。

第一节　止汗药

以收敛止汗为主要功效，常用以治疗虚汗证的药物，称为止汗药。也称固表止汗药。

本类药物均具有收敛止汗的功效。所谓收敛止汗，即固腠理，实毛窍，以制止自汗、盗汗的治疗作用。其作用旨在固腠理以止汗治标。其主治有二：一为气虚自汗；二为阴虚盗汗。气虚自汗主要责之肺脾心，肺脾心气虚则固摄作用减弱，皮毛不固，腠理疏松，津液外泄而自汗常作。阴虚盗汗主要责之肺肾心，肺肾心阴亏虚，阴虚生内热，虚热迫汗外出而作盗汗。

本类药的性味以涩凉为主，个别药物具平性。其中兼能益气、生津者，可有甘味。因肺合皮毛，所以止汗药主要归肺经。汗为心液，具益心气、养心阴作用的止汗药可归心经。

使用本类药物治疗气虚自汗证和阴虚盗汗证时，除应结合其兼有功效综合考虑外，其用于气虚自汗证，常与补益肺脾心气的药物配伍，以益气固表止汗；用于阴虚盗汗证，多与滋养肺肾心阴和清退虚热的药物配伍，以滋阴退热敛汗，标本兼顾，方能取得满意的疗效。

本类药物忌用于实热证的出汗。虚脱证的出汗，虽属虚汗当止，但其证急需拯危挽脱，当以大补元气、回阳救逆为主，本类药缓不济急，难当重任。

麻黄根　《本草经集注》

为麻黄科多年生草本植物草麻黄或中麻黄的根及根茎。主产于河北、山西、内蒙古等地。以立秋后采收的根及根茎入药。干燥切段。生用。

【性味归经】涩，平。归肺经。

【功效】止汗。

【应用】

用于体虚自汗、盗汗　本品收敛止汗作用较强，不论内服外用均有止汗效果，为临床主治体虚多汗的常用之品。气虚自汗、阴虚盗汗均可配伍应用。治气虚自汗，常与黄芪、白术等益气固表止汗之品同用。治阴虚盗汗，宜与鳖甲、地骨皮、牡蛎等养阴退虚热止汗之品同用。

古方还以之配牡蛎为细粉，外用扑身以止汗。

【用法用量】煎服，3～9g。外用适量。

【参考资料】

1. 本草文献 《名医别录》："止汗，夏月杂粉用之。"《本草正义》："其根专于止汗。"《四川中药志》："敛汗固表。治阳虚自汗，阴虚盗汗。"

2. 化学成分及药理作用 本品含麻黄新碱A、麻黄新碱B、麻黄新碱C、麻黄新碱D，阿魏酸组胺、麻黄宁A、麻黄宁B、麻黄宁C，麻根素。此外，还含铜、锌等微量元素。麻黄根的生物碱部分能够抑制微热或烟碱所致的发汗；所含麻黄新碱、阿魏酸组胺、麻黄宁具降压作用；麻根素有类似麻黄碱的升压作用；麻黄根提取物尚能兴奋呼吸，抑制离体蛙心，扩张蛙后肢血管，并能使豚鼠及家兔离体子宫收缩。

浮 小 麦 《本草蒙筌》

为禾本科一年生草本植物小麦未成熟的颖果。全国产麦区均产。夏季果实成熟时采收。扬场后，取其瘪瘦轻浮的麦粒入药。生用，或炒用。

【性味归经】涩、甘，凉。归心经。

【功效】止汗。

【应用】

用于自汗、盗汗 本品以止汗见长。对自汗而心气不足或盗汗而心阴不足者，还兼有一定的益心气、养心阴作用；对阴虚内热盗汗还略能清虚热，有标本兼顾之效。单用即《卫生宝鉴》独圣散。多入复方使用。治气虚自汗，常与黄芪、白术等益气固表止汗之品同用。治阴虚内热盗汗，宜与麻黄根、龙骨、生地黄、黄柏等敛汗养阴清热之品同用。

【用法用量】煎服，15～30g。研末服，3～5g。

【参考资料】

1. 本草文献 《本草纲目》："益气除热，止自汗盗汗，骨蒸虚热，妇人劳热。"

2. 化学成分及药理作用 本品含淀粉、蛋白质、脂肪、钙、磷、铁和维生素B等。浮小麦有止汗、镇静及抗利尿作用。

附药

小麦 为小麦的成熟果实。性味甘，微寒。归心经。功能益心气，养心阴，除烦。常用于妇人脏躁等证。用法用量：煎服，30～60g。

糯稻根须 《本草再新》

为禾本科一年生草本植物糯稻的根茎及根。全国各地均有栽培。9～10月糯稻收割后采挖。取根茎及根入药。生用。

【性味归经】涩，凉。归肺、胃经。

【功效】止汗。

【应用】

用于体虚自汗、盗汗 本品亦以止汗见长，气虚自汗、阴虚盗汗均可配伍使用。对阴虚内热盗汗，兼有一定清退虚热作用；汗出津伤口渴者，还略具生津止渴作用。其作用平和，宜入复方使用。惟应用历史较短，缺乏成熟方剂，可随证配伍益气固表止汗或滋阴清热敛汗之品。

【用法用量】煎服，15～30g。

【参考资料】

本草文献 《中国医学大辞典》："养胃，清肺，健脾，退虚热。"《药材资料汇编》："止盗汗。"

第二节 止 泻 药

以涩肠止泻为主要功效，常用以治疗滑脱不禁之久泻、久痢的药物，称为止泻药。

本类药物均具有涩肠止泻的功效，涩肠止泻，即固涩大肠以制止滑脱不禁之久泻、久痢的一种治标作用。该功效主治的久泻、久痢，以邪气已尽或仅存余邪而正气虚衰，滑泻无度为特征。此外，本类药物常分别兼有敛汗、涩精、止带、止血、止咳等不同功效，还分别可用治其他滑脱不禁证、失血证或久咳肺气耗散者。

本类药物的药味以酸涩为主。其中，具补益作用者，可有甘味；具行气作用者，可有辛味。药性以温或平为主。个别药物能清热降火，其性寒凉。止泻药主要归大肠经。其中，能温中者，可归脾胃经；能滋肾者，可归肾经；具止咳作用者，可归肺经。除罂粟壳有毒外，其余药物在常用剂量内可视为无毒。

使用本类药物治疗滑脱不禁之久泻、久痢时，除应结合其兼有功效综合考虑外，还应针对不同病情作相应配伍。对脾胃气虚者，需配补中益气之品；脾肾阳虚者，需配温补脾肾之品；阴血亏虚者，需配滋阴养血之品；余邪未清者，宜针对病邪作相应配伍，以清理余邪；久泻、久痢损伤肠道络脉便血者，多选用或配伍能止血的药物，以制止出血。

本类药物忌用于热毒泻痢、湿热泻痢或食积腹泻等实证腹泻。

五 味 子 《神农本草经》

为木兰科多年生落叶木质藤本植物五味子或华中五味子的成熟果实。前者习称"北五味子"，为传统使用正品，主产于东北、河北等地；后者习称"南五味子"，主产于西南及长江流域以南地区。以秋季采取的成熟果实入药。生用或用醋拌蒸晒干用，用时打碎。

【性味归经】酸、甘，温。归肺、肾、心、脾、大肠经。

【功效】止咳祛痰，止泻，敛汗，涩精；补肺肾心脾气，养心肾阴，生津，安神。

【应用】

1. 用于咳喘痰多 本品有较强的止咳祛痰作用，可用于咳嗽痰多者；因其具温补固涩作用，故多用于虚寒证。属寒饮内蓄者，常与干姜、细辛等温肺化饮之品配伍，如《金匮要略》苓甘五味姜辛汤。若寒饮内停而兼风寒外束者，宜与麻黄、桂枝、细辛、干姜等解表散寒、温肺化饮之品配伍，如《伤寒论》小青龙汤。对肺虚久咳痰多者，本品又能补益肺气。常与人参、黄芪、紫菀等补益肺气、祛痰止咳之品同用。对肾虚肾不纳气的虚喘短气，本品既能补肾气，又能益肾阴以纳气定喘。治肺肾气虚的虚喘短气，可与人参等补益肺肾之品同用。治肾阴亏虚，肾不纳气之气喘，常与熟地黄、山茱萸等滋阴补肾之品配伍，如《医宗己任编》都气丸。

2. 用于久泻不止 本品亦能涩肠止泻。对脾肾虚寒之久泻不止，兼能补益脾肾之气，常与补骨脂、吴茱萸、肉豆蔻等温补脾肾、涩肠止泻之品配伍，如《内科摘要》四神丸。

3. 用于自汗、盗汗 本品又能收敛止汗。对肺心气虚自汗者，兼能补益肺心之气；对肾阴虚盗汗者，兼能滋养肾阴；对汗多伤津口渴者，还能生津止渴。治气虚自汗，常与人参、麦冬等补益肺心之品配伍，如《内外伤辨惑论》生脉散。治阴虚盗汗，常与熟地黄、山茱萸、麦冬等滋养肾阴之品配伍，如《医级》麦味地黄丸。

4. 用于遗精、滑精　本品还能补肾涩精，适用于肾气亏虚，精关不固之遗精、滑精，常与枸杞子、菟丝子、覆盆子等补肾涩精之品同用，如《医学入门》五子衍宗丸。

5. 用于津伤口渴及消渴　本品能生津止渴，适用于津伤口渴。对热伤气阴，汗多口渴之症，兼能补益心肺之气、敛汗，常与益气生津之品配伍，如《内外伤辨惑论》生脉散。消渴病肾虚胃燥者亦常用以滋肾生津止渴，常与黄芪、山药、天花粉等益气生津之品配伍，如《医学衷中参西录》玉液汤。

6. 用于失眠多梦、心悸　本品还能安定心神，适用于心神不安之失眠多梦、心悸等症。对心气不足者，又能补益心气；对心肾阴虚者，又能滋养心肾。治心气不足之心悸、失眠，常与人参、茯神、酸枣仁等补心气、安心神之品同用。治心肾阴虚之失眠心悸，常与生地黄、当归、人参、柏子仁等滋阴养血、补心安神之品配伍，如《摄生秘剖》天王补心丹。

【用法用量】煎服，3～10g；研末服，每次1～3g。捣破入煎，核内有效成分才易煎出。入嗽药生用，入补药熟用。

【参考资料】

1. 本草文献　《神农本草经》："主益气，咳逆上气。"《用药法象》："生津止渴，治泻痢，补元气不足。"

2. 化学成分及药理作用　本品含挥发性成分，有机酸类，木脂素类（五味子素、戈米辛等），柠檬醛，叶绿素，甾醇，维生素C，维生素E，树脂，鞣质及少量糖类。五味子有镇咳、祛痰作用；有明显的呼吸兴奋作用；有与人参相似的适应原样作用，能增强机体对非特异性刺激的防御能力；五味醇有较强的免疫抑制作用；对大鼠应激性溃疡有预防作用，对胃液分泌有调节作用，有促进胆汁分泌的作用；对离体豚鼠回肠、气管和结肠带具有松弛活性；有舒张血管及强心作用，能增加冠脉血流；对血压似有调节作用；能促进肝糖原异生及分解，改善机体对糖的利用；能增强大脑皮质兴奋和抑制过程的灵活性，并促进两过程趋于平衡，从而提高大脑的调节功能；有镇静、抗惊厥作用；有镇痛、安定及一定的解热作用；能降低血清转氨酶；在体外对多种细菌有抑制作用；在体内和体外都有抗病毒作用；γ-五味子素对癌细胞DNA合成有一定抑制作用；有兴奋子宫作用。

3. 其他　五味子所含酸性成分有祛痰作用，挥发油有一定的镇咳作用，木脂素类成分有强壮和降酶保肝作用。炒制后五味子的酸性成分及挥发油均有一定程度的破坏或损失，酒制或醋制后挥发油亦略有减少，而各炮制品中具强壮作用的木脂素类成分均比生品偏高。提示五味子入补药宜熟用，入嗽药宜生用的传统认识有一定科学性。

乌　梅　《神农本草经》

为蔷薇科落叶乔木植物梅的近成熟果实。主产于浙江、福建、四川等地。以夏季采收的近成熟果实入药。低温烘干后闷至皱皮，色变黑时去核生用或炒炭用。

【性味归经】酸，平。归大肠、肺、脾、肝经。

【功效】止泻痢，止咳，安蛔，生津，止血。

【应用】

1. 用于久泻、久痢　本品有较强的涩肠止泻痢作用。用于久泻，常与人参、肉豆蔻等补气健脾、温中涩肠之品同用，如《证治准绳》之固肠丸。对于久痢便血者，本品兼能止血。久痢久泻而湿热邪毒未尽者，宜与黄连、黄柏等清热燥湿解毒之品配伍，如《伤寒论》乌梅丸。

2．用于久咳　本品又能止咳，主要用于肺虚久咳少痰或干咳无痰证。单用有效，如《杂病源流犀烛》乌梅膏，即单用本品煎膏含化，治久咳经年。亦常与罂粟壳相须而用。如气虚咳嗽痰多者，宜与人参、半夏、桔梗等补气化痰之品同用。

3．用于蛔厥腹痛　蛔虫得酸则伏，本品滋味极酸，为安蛔要药，适用于蛔虫所致的以腹痛，呕吐，四肢厥逆为主症的蛔厥证。以其证多系寒热错杂，令蛔虫躁动不安所致，故常与蜀椒、干姜、黄连等温里祛寒、清热之品配伍，如《伤寒论》乌梅丸。

4．用于暑热口渴及虚热消渴　本品味酸，善能生津液，止烦渴。单用有效。治暑热作渴，常与葛根等生津止渴之品同用，如《药物大全》之梅苏冲剂。治虚热消渴，常与麦冬、人参、天花粉等养阴益气、清热生津之品同用，如《沈氏尊生书》之玉泉丸。

5．用于便血、尿血、崩漏、咳血　本品又能止血。单用有效，如《济生方》治便血，《本草纲目》治尿血，《妇人良方》治血崩，皆单用本品。属血热妄行者，宜与生地、小蓟等凉血止血之品同用。对于咳血，本品既能止血，又能止咳，通过止咳，使肺部安宁，亦有助于止血，宜与人参、麦冬等益气养阴润肺之品同用。

此外，本品外敷能消疮毒、平胬肉。

【用法用量】煎服，3～10g，大剂量可用至30g。外用适量，捣烂或炒炭研末外敷。止血、平胬肉可去核炒炭存性用。

【参考资料】

1．本草文献　《名医别录》："治下痢。"《本草纲目》："敛肺涩肠，止久嗽泻痢……蛔厥吐利。"

2．化学成分及药理作用　本品含挥发性成分、脂类、简单酸类化合物、氨基酸、三萜脂肪酸酯、黄酮苷、苦杏仁苷、氢氰酸、谷甾醇、齐墩果酸样物质、葡萄糖苷酶、过氧化物歧化酶、赤霉素 A_{32} 和其他赤霉素系列物。乌梅煎剂对离体兔肠有抑制作用。体外试验证明，乌梅对宋内氏痢疾杆菌等多种细菌及须疮癣菌等多种致病真菌有抑制作用，其抗菌谱较广；有脱敏作用；能增强机体免疫功能；单味乌梅煎剂对猪蛔虫有兴奋作用，在30％的乌梅丸溶液中，经2分钟蛔虫趋于完全静止，若将其移至生理盐水中，经2～3分钟即能逐渐恢复活动；能增加胆汁的分泌，并使胆汁趋于酸性；灌服乌梅煎剂的狗的胆汁有刺激蛔虫后退的作用；有轻度收缩胆囊作用；乌梅水煎剂对华支睾吸虫有显著抑制作用。

3．其他　关于胬肉，目前一般辞书中都只谓胬肉即中医眼科学中的"翼状胬肉"（初起有赤脉从眦角发出，逐渐变厚增肥，形成如脂状或似膏膜而韧的三角形筋膜，横布白睛表面。如逐渐侵入黑睛，称为"胬肉攀睛"）？但这只是胬肉中的一种。中医外科学中还有一种胬肉，古代文献中又写作"弩肉"（《本草正·乌梅》），或"努肉"（《外科正宗·甲疽》）。弩与努通，有凸出之意。中医外科所称胬肉，指疮面肉芽增生凸出，高于正常皮肤。乌梅所平胬肉系疮痈胬肉。

诃　子　《药性论》

为使君子科落叶乔木植物诃子的成熟果实。主产于云南、广东、广西等地。以秋冬二季采取的成熟果实入药。生用或煨用。若用果肉则去核。

【性味归经】涩、苦，平。归大肠、肺经。

【功效】熟诃子，止泻；生诃子，清肺止咳，利咽开音，止血。

【应用】

1．用于久泻、久痢　本品煨用长于涩肠止泻，对于滑脱不禁证中的久泻、久痢，单用本品即可，如《金匮要略》之诃黎勒散。脾胃虚寒者，宜与干姜、橘皮等同用，如《兰室秘藏》之诃子皮散。余热未尽者，宜与黄连等清热解毒燥湿之品同用。

2. 用于咳嗽、失音　本品能止咳、利咽开音，适用于肺虚咳嗽、久咳失音，不论生用、煨用均可，但生品更为临床多用，可单用或与桔梗、甘草等祛痰止咳利咽之品同用，如《宣明论》之诃子汤。

3. 用于便血、咳血等证　本品有一定的止血作用，除对久痢下血有兼顾之效外，亦可用于便血、咳血等出血证。治肠风泻血，宜与防风、白芷等祛风药同用，如《本草汇言》治肠风泻血方。治肺热咳嗽咯血，宜与青黛、海蛤粉等清肺化痰之品同用。

【用法用量】煎服，3～10g。涩肠止泻宜煨用。

【参考资料】

1. 本草文献　《图经本草》："治痰嗽，咽喉不利。"《本经逢原》："生用清金止嗽，煨熟固脾止泻。"

2. 化学成分及药理作用　本品含大量鞣质（可达 20%～40%），主要为诃子酸、原诃子酸等；尚含有番泻苷 A、诃子素、鞣酸酶等。诃子所含鞣质能抑制肠蠕动，有收敛止泻作用；诃子素对平滑肌有罂粟碱样的解痉作用；诃子对痢疾杆菌等多种细菌都有抑制作用，尤以诃子皮为佳；诃子经炮制（煨、炒）后，鞣质含量较生品增高，抑制肠蠕动和抑菌作用增强；诃子除鞣质外，还含有致泻成分，故与大黄相似，先致泻而后收敛；鞣质有止血作用；诃子还有强心、抗肿瘤作用。

附药

藏青果　为诃子的幼果，9～10 月采收，经蒸后晒干。性味涩、苦，微寒。本品功用与诃子相似，但更长于清肺利咽。用法用量：煎服，1.5～5 g。

五倍子　《本草拾遗》

为漆树科落叶灌木或小乔木植物盐肤、木青麸杨或红麸杨叶上的虫瘿。主要由五倍子蚜寄生而形成。我国大部分地区均产，而以四川、贵州、云南为主。以秋季摘下的虫瘿入药。生用。

【性味归经】涩，寒。归大肠、肺、肾经。

【功效】止泻，止血，敛汗，涩精，化痰止咳。

【应用】

1. 用于久泻、久痢　本品酸涩能涩肠止泻，适用于久泻、久痢。对兼便血者，本品还能止血。如《本草纲目》单用本品半生半烧，为末制丸，治泻痢不止。亦可与诃子、枯矾等涩肠止泻之品同用。

2. 用于出血证　本品具有较强的收敛止血作用，不论内服外用均有效。可用于多种出血证，而以便血、崩漏及外伤出血尤为多用，单用有效，如《永类钤方》五倍丸治便血；《朱氏集验方》五倍散治血崩；《圣济总录》五倍散治金疮血不止：皆单用本品内服或外用。

3. 用于自汗、盗汗　本品内服外用均有敛汗作用，适用于虚汗证。如《本草纲目》用本品与荞面等分作饼，煨熟，夜卧待饥时干食，治寐中盗汗；单用本品研末，水调填脐中，缚定，治自汗、盗汗。

4. 用于遗精、白浊　本品能涩精止遗，可治肾虚不固之遗精、白浊，常与龙骨等涩精止遗之品同用，如《太平惠民和剂局方》之玉锁丹。

5. 用于久咳痰多　本品能化痰止咳，其性寒凉，可用于肺热痰嗽；但对外感咳嗽或肺热咳嗽而肺热移于大肠者，因其兼能敛汗、涩肠，有敛邪之弊，非其所宜。临床主要用于久咳痰多而有热者，常与瓜蒌仁、贝母等化痰止咳清肺之品同用。

此外，本品外用能解毒敛疮，可用于痈肿疮毒及口舌生疮。对于痈肿疮毒，初起者有解毒消痈之效；溃后又能促其敛合。单用或与清热解毒之品配伍。本品煎汤熏洗或研末外掺，可治脱肛、子宫脱垂及湿疹。

【用法用量】煎服，3～9g；入丸散服，每次1～1.5g。外用适量。研末外敷或煎汤熏洗。

【参考资料】

1. 本草文献　《本草拾遗》："肠虚泄痢，熟汤服。"《本草纲目》："敛肺降火，化痰饮，止咳嗽、消渴、盗汗、呕吐、失血、久痢。"

2. 化学成分及药理作用　本品含大量结构较为复杂的五倍子鞣质（其鞣质遇酸水解可产生没食子酸），少量游离没食子酸，以及树脂、淀粉、糖、纤维等。五倍子所含鞣酸有沉淀蛋白质作用，可促使皮肤、粘膜、溃疡等部位的组织蛋白凝固而呈现收敛作用；使腺体细胞的蛋白质凝固而抑制分泌，可使粘膜干燥；其收敛作用可减轻肠道炎症而有止泻功效；有止血作用；使神经末梢的蛋白质沉淀，可呈现微弱局部麻醉现象；五倍子煎剂对痢疾杆菌等革兰阴性菌和肺炎双球菌等革兰阳性菌均有不同程度的抑制作用；对流感甲型 PR_8 株病毒有抑制作用；有一定的保肝和抗氧化作用；对亚硝酸胺致癌过程可能有抑制作用；五倍子鞣酸可与多种金属、生物碱或苷类形成不溶解化合物，因而可起到解毒作用；体外试验显示有良好的杀精子作用。

罂粟壳　《本草发挥》

为罂粟科一年生或二年生草本植物罂粟成熟蒴果的外壳。原产于国外。我国部分地区的药物种植场有少量栽培，以供药用。以夏季采收的果壳入药，醋炒或蜜炙用。

【性味归经】涩，平。有毒。归大肠、肺经。

【功效】止泻，敛肺止咳，止痛。

【应用】

1. 用于久泻、久痢　本品有较强的涩肠止泻作用，但无去邪之功，故以用于久泻久痢滑脱不禁而无邪滞者为宜。兼能止痛，对泻痢伴腹痛者有兼顾之效。单用或与乌梅、大枣等涩肠止泻、补中益气之品同用。

2. 用于久咳　本品有较强的敛肺止咳作用，适用于肺虚无火或邪尽而咳不止者。可单用或与乌梅、诃子、葶苈子等止咳化痰之品同用。

3. 用于腹痛及筋骨疼痛　本品还有较强的止痛作用，《本草纲目》用于心腹筋骨诸痛。若属中寒腹痛，宜与干姜等温中散寒之品同用；兼气滞胀满者，宜与木香、陈皮等理气消胀之品同用。筋骨疼痛属瘀血阻滞者，宜与乳香、没药等活血化瘀之品同用。

【用法用量】煎服，3～6g。醋炒可增强涩肠止泻作用，并可降低其致吐的副作用。蜜炙主要用于止咳。

【使用注意】本品有成瘾性，不宜常服。

【参考资料】

1. 本草文献　《丹溪心法》："治嗽多用粟壳，不必疑，但要先去病根，此乃收后药也。治痢亦同。"《本草纲目》："止泻痢，固脱肛，治遗精久咳，敛肺涩肠，止心腹筋骨诸痛。"

2. 化学成分及药理作用　本品含20多种生物碱，主要有：吗啡、可待因、蒂巴因、那可汀、罂粟壳碱、罂粟碱。其他尚含多糖等成分。吗啡可提高胃肠道及其括约肌张力，并使消化液分泌减少和便意迟钝，以致肠道内容物向前推进的运动大大延缓而导致便秘；可待因抑制肠蠕动的作用远弱于吗啡，不易引起便秘；罂粟碱能抑制肠平滑肌，但作用很弱；吗啡能抑制咳嗽中枢，止咳作用很强，止咳所需剂量比止痛小（2～4mg 即可产生显著止咳作用，而止痛则需 5～15mg）；可待因镇咳作用不及吗啡强；那可汀具有与可待因相等的镇咳作用；呼吸中枢麻痹为吗啡中毒的直接死亡原因；可待因抑制呼吸的作用远较吗啡为轻；吗啡有镇痛作用，对持续性疼痛（慢性痛）效力胜过其对间断性的锐痛；吗啡还有催眠作用；吗啡可使胆道压力显著增加，病人感觉上腹不适，甚则发生胆绞痛，胆道痉挛时不宜使用（或与解痉药物同用）。

石 榴 皮　《名医别录》

为石榴科落叶灌木或乔木石榴的果皮。我国大部分地区有栽培。以秋季果实成熟后收集的果皮入药。生用或炒炭用。

【性味归经】涩，温。归大肠经。

【功效】止泻，止血。

【应用】

1. 用于久泻、久痢　本品能涩肠止泻，对于久泻久痢，单用本品有效，如《普济方》神授散。久痢下血者，本品还能止血。如久痢而湿热较盛者，可与黄连、黄柏等清热解毒燥湿之品同用，如《千金要方》之黄连汤。

2. 用于便血、衄血　本品能止血，可用于便血、衄血等出血证。如《千金要方》用本品炙为末，以茄子枝煎汤服，治粪前有血。《医级》榴灰散用石榴一个烧灰存性，为末，鼻衄者，吹鼻；下血者，内服。

【用法用量】煎服，3～10g。用于止血多炒炭用。

【参考资料】

1. 本草文献　《滇南本草》："治日久水泻，同炒砂糖煨服；又治痢脓血，大肠下血。"《本草纲目》："止泻痢、下血、脱肛、崩中带下。"

2. 化学成分及药理作用　本品含鞣质（约 10.4%～21.3%）、没食子酸（约 4%）、树脂、甘露醇、树胶、果胶及异槲皮苷等。体外试验证明，石榴皮煎液对痢疾杆菌等多种细菌及多种致病性皮肤癣菌均有明显抑制作用，其抗菌谱广，杀菌力强，其中，对志贺痢疾杆菌的作用最强；石榴皮煎剂稀释到 1:10 000～1:100 000 仍有抑制流感病毒的作用。

3. 其他　有的《中药学》认为石榴皮有"杀虫"作用，可"用于蛔虫、蛲虫、绦虫等肠道寄生虫病"。《本草拾遗》即提出（石榴）"东引根及皮，主蛔虫"，《圣惠方》石榴皮散以之与胡粉、槟榔等药同用，治诸虫心痛不可忍。然而长于杀虫的应是石榴的根皮，而不是果皮；根皮中才含有具杀虫作用的石榴皮碱。杀虫的古方中亦多用石榴根皮，很少用石榴果皮。石榴根皮毒性较大，现已很少用以杀虫。

肉 豆 蔻　《药性论》

为肉豆蔻科高大常绿乔木植物肉豆蔻的成熟种仁。主产于马来西亚、印度尼西亚；我国广东、广西、云南亦有栽培。以冬春两季果实成熟时采收的种仁入药。煨制去油用或生用。

【性味归经】涩、辛，温。归脾、胃、大肠经。

【功效】温中，行气；煨用止泻。

【应用】

1. 用于脾胃虚寒久泻、久痢　对于中焦虚寒，脾失健运之腹泻，本品能温暖脾胃，促进脾胃运化以治泻，煨用又具有一定的涩肠止泻作用，兼气滞胀满疼痛者，又能行气以消胀止痛。脾胃虚寒较甚者，宜与干姜、肉桂、白术、人参等温中健脾之品同用。脾肾虚寒之五更泻，又常与补骨脂、吴茱萸等温补脾肾之品配伍，如《内科摘要》四神丸。久痢脾胃虚寒而湿热未尽者，宜与黄连等清热燥湿治痢之品同用。

2．用于胃寒气滞，食滞不消，脘腹胀痛　本品能温中理脾，行气止痛，开胃消食，可用于胃寒气滞之食滞不消，脘腹胀痛，常与干姜、白术、槟榔等温中健脾导滞之品同用。

【用法用量】煎服，3～9g；入丸散服，每次0.5～1g。止泻宜煨用。

【使用注意】肉豆蔻油有麻醉性能，用量不能过大。

【参考资料】

1．本草文献　《本草纲目》："暖脾胃，固大肠。"《本草备要》："治积冷心腹胀痛……又能涩大肠，止虚泻冷痢。"

2．化学成分及药理作用　本品含挥发油，脂肪油，淀粉，蛋白质及没食子酸类的鞣酸性成分等。挥发油中含肉豆蔻醚、黄樟醚、榄香脂素、甲基丁香酚及多种萜烯类化合物等。少量服用肉豆蔻挥发油能增进胃液分泌及胃肠蠕动，而有开胃促进食欲、消胀止痛的功效，但大量服用则有抑制作用；肉豆蔻生品煎液对正常家兔离体回肠略有兴奋作用，而各种炮制品的水煎液对肠管均呈现抑制作用；不同炮制品中的挥发油对小鼠腹泻有很好的止泻作用；肉豆蔻挥发油的萜类成分对细菌和真菌有抑制作用；肉豆蔻醚、榄香脂素对正常人有致幻作用，对人的大脑有中度兴奋作用。

3．其他　据报道，人服7.5g肉豆蔻粉可引起眩晕乃至谵妄与昏睡。曾有服大量而致死的病例报告。

赤石脂　《神农本草经》

为硅酸盐类矿物多水高岭石族多水高岭石。主含含水硅酸铝。主产于福建、山东、河南等地。全年均可采挖。研末水飞或火煅水飞用。

【性味归经】涩，温。归大肠、脾经。

【功效】止泻，止血，止带；外用收湿敛疮生肌。

【应用】

1．用于久泻、久痢　本品收敛涩肠止泻作用较强，属治标之药，只可暂用，不宜久服，过用可导致大便困难，腹胀。临床除与涩肠止泻之品同用外，中焦虚寒者，宜配伍温中健脾药，如《伤寒论》桃花汤以之与干姜、粳米同用。脾肾虚寒者，宜与干姜、白术、附子等温补脾肾之品同用。单味应用对泻痢而湿热积滞未尽者，敛邪之弊明显，应适当配伍清热解毒燥湿之品以清理余邪，可与干姜、附子、黄连、黄柏等品同用。

2．用于便血、崩漏及外伤出血　本品内服外用均能止血。以其具涩肠作用而不宜用于中焦有热者，临床主要用于虚寒性的便血、崩漏，可与附子、吴茱萸等温里祛寒之品同用。《济阳纲目》赤石脂散单用本品为细末外敷，治诸般打扑伤损，皮破出血。

3．用于带下　本品还能收湿止带，适用于虚寒性带下增多，宜与干姜、附子、肉桂、乌贼骨等温补脾肾，收湿止带之品同用。

4．用于疮疡久溃、烧烫伤及黄水疮　本品外用对久溃疮疡、烧烫伤及黄水疮有收湿敛疮生肌之效。可与煅石膏等收湿敛疮之品同用；有热者，宜与大黄等清热解毒之品同用。

【用法用量】煎服，10～20g；外用适量，研末撒患处或调敷。

【使用注意】不宜与官桂同用（十九畏）。

【参考资料】

1. 本草文献 《本经》："主泄痢，肠澼脓血。"《本草汇言》："去湿气，敛疮口，固滑脱。"

2. 化学成分及药理作用 本品主要含水化硅酸铝，尚含较多的铁、锰、镁、钙的氧化物。赤石脂内服能吸附消化道内的毒物，如磷、汞、细菌毒素及食物异常发酵的产物等；能保护消化道粘膜，减轻有害物的刺激并吸附炎性渗出物，使炎症得以缓解；能止胃肠道出血；能显著缩短家兔血浆钙化时间；其煎剂对伤寒杆菌、金黄色葡萄球菌有抑制作用；煅后，其钙、铝溶出量增多，铁的溶出量减少，吸附性增强，收敛固涩作用相应增强。

禹 余 粮 《神农本草经》

为氢氧化物类矿物褐铁矿，主含碱式氧化铁。主产于浙江、广东等地。全年可采。火煅醋淬用。

【性味归经】涩，平。归大肠、脾经。

【功效】止泻，止血，止带。

【应用】

1. 用于久泻、久痢 本品有类似赤石脂而稍弱于赤石脂的涩肠止泻作用，亦适用于虚寒性滑泻、久痢。兼便血者，亦能止血。常与赤石脂同用，即《伤寒论》赤石脂禹余粮汤。中焦虚寒者，宜与干姜、白术、人参等温中健脾之品同用。脾肾虚寒者，宜与干姜、附子等温补脾肾之品同用。泻痢滑脱尚存余邪者，亦当在温补固摄的同时清理余邪，可与干姜、黄连等品同用。

2. 用于便血、崩漏 本品亦能止血，亦适用于中焦无热之便血、崩漏等出血证，亦常与温里祛寒之品配伍。

3. 用于虚寒性带下 对于虚寒性带下，本品有止带作用，但只能治标，宜与白术、干姜、附子等温补脾肾之品同用。

【用法用量】煎服，10～20g。

【参考资料】

1. 本草文献 《药性本草》："主崩中。"《本草纲目》："固大肠。"

2. 化学成分及药理作用 本品主含碱式氧化铁 [FeO·（OH）]。尚有较多的石英（SiO₂）和赤铁矿（Fe₂O₃）并存。尚含少量 Mn、Al、Ca、Mg、K、Na、P、Ti 等元素。禹余粮富含可溶性铝，可发挥胶溶体的物理吸附效应，而收止泻、止血之效；禹余粮具有酶激活剂作用和抗衰老作用；其所含铁、钙为人体必需的元素；镁离子还能激活酶参与人体氧化磷酸化过程，与抗衰老有关。

第三节 固精缩尿止带药

以固涩精关为主要功效，常用以治疗男子肾虚精关不固的遗精、滑精的药物，称为固精药（又称涩精药）；以缩尿为主要功效，常用以治疗肾虚不固，膀胱失约的遗尿、尿频的药物，称缩尿药；以止带为主要功效，常用以治疗脾虚不运，脾湿下注或肾虚下元不固的带下增多的药物，称止带药。由于分别以固精、缩尿、止带为主要功效的药物数量不多，而且大多数药物具有固精、缩尿、止带三种功效中的两种甚至三种，故将以三种不同功效为主要作用的药物合并为一节介绍。

固精、缩尿、止带都属治标性作用。所谓固精，即固涩精关以制止肾虚精关不固之遗精、滑精的治疗作用。该功效主治因肾气虚或肾阳虚精关不固所致的男子遗精、滑精。至于因湿热扰动精室，或肾阴不足，相火妄动，以及心有妄想，相火妄动之遗精则非固精药所宜。所谓缩尿，即固脬涩尿以制止肾虚不固，膀胱失约之遗尿、尿频的治疗作用。该功效主治因小儿发育不良，身体虚弱或成人病后体虚，肾气不足或肾阳虚衰，膀胱约束无权所致的遗尿、尿频。至于小儿因习惯不良，懒惰尿床者，非缩尿药力所能及；湿热淋证之尿频则非缩尿药所宜。所谓止带，即约束带脉以制止脾虚不运，脾湿下注或肾虚下元不固之带下增多的治疗作用。该功效主治因脾虚不运，水谷之精微不能上输，反聚而为湿，流注下焦伤及任脉所致带下增多；及下元亏虚，带脉失约，任脉不固，精液滑脱所致带下增多。至于生理性的白带增多，无须止带；湿毒秽浊之气内侵，损伤冲任所致的带下增多，则非止带药所宜。本节药物常分别兼有益肾、健脾、止泻、止血等不同功效，还可主治其他肾虚证、脾虚证、久泻、久痢或出血证。

本类药物的药味以涩或酸为主。其中具补益作用者，可有甘味。药性主要是温或平。能涩精者可归肾经；能缩尿者可归肾、膀胱经；能止带者，可归脾、肾经。其中能涩肠止泻者，还可归大肠经；能补肝阴或能明目、止血者，还可归肝经（肝开窍于目，藏血）；能养心安神者，还可归心经。本类药物在常用剂量内均可视为无毒。

在应用固精、缩尿、止带药时，虽然部分药物兼有益肾、健脾作用，有一定标本兼顾之效，但力量有限，故使用本类药治疗遗精、滑精、遗尿、尿频、带下时，常需根据病情配伍补肾药或补脾药以标本兼顾。

山 茱 萸　　《神农本草经》

为山茱萸科落叶小乔木植物山茱萸的成熟果肉。主产于浙江，安徽、河南等地亦产。秋末冬初采收。用文火烘焙或置沸水中略烫，及时挤出果核。晒干或烘干，以果肉入药。

【性味归经】甘、酸，微温。归肾、肝经。

【功效】补肾气，益肾精，固精，敛汗，缩尿，止血。

【应用】

1. 用于肾虚证　本品既能补肾气，又能益肾精。既常与附子、肉桂等补肾阳之品配伍组成补肾阳的方剂应用，如《金匮要略》肾气丸；又常与熟地黄、山药等补肾阴之品配伍组成补肾阴的方剂应用，如《小儿药证直诀》六味地黄丸。也可随配伍广泛用于肾虚所致的多种证候。其中，对肾虚精关不固之遗精、滑精，还能固精止遗；对肾虚小便失司所致的遗尿、尿频，还能缩尿；对肾虚冲任不固所致的经水不固，还能止血，有标本兼顾之效。对肾虚所致的其他证候的作用，则主要在于补肾气、益肾精以治本。

2. 用于虚汗证　本品还有敛汗作用，可用于虚汗证。气虚自汗者，宜与黄芪、白术、五味子等补气固表止汗之品同用。阴虚盗汗者，宜与滋阴降火，清退虚热之品配伍，如《医宗金鉴》知柏地黄丸以之与熟地、知母等品同用。本品大剂量使用，对大汗不止，体虚欲脱之证，可收敛汗固脱之效，可与人参、白芍、牡蛎等品同用。

此外，本品还可用于消渴证。以其长于补肾气、益肾精，故尤宜于消渴有肾虚见症者。可与天花粉等品同用。

【用法用量】煎服，5～10g；急救固脱，20～60g。

【参考资料】

1. 本草文献　《雷公炮炙论》："壮元气，秘精。"《药性本草》："止月水不定，补肾气，兴阳道……止老人尿不节。"

2. 化学成分及药理作用　山茱萸果实含山茱萸苷（即马鞭草苷）、莫诺苷、獐牙菜苷、马钱子苷或番木鳖苷等苷类及熊果酸（乌苏酸）、环烯醚萜类等苷元，还含山茱萸鞣质、没食子酸、苹果酸、酒石酸、维生素 A 样物质及挥发性成分等。山茱萸注射液能增强动物心肌收缩性，提高心脏效率，扩张外周血管，明显增强心脏泵血功能，使血压升高；山茱萸注射液有抗失血性休克作用；山茱萸注射液静注，有迅速升高血压的作用，对临床抢救有肯定意义；山茱萸注射液能抑制血小板聚集、抗血栓形成，对缓解 DIC（弥散性血管内凝血）形成有一定意义，有利于休克治疗；山茱萸有胰岛素样作用，乌苏酸是抗糖尿病的活性成分；山茱萸鞣酸能抑制脂质过氧化，阻止脂肪分解，也能抑制肾上腺素和肾上腺皮质激素促进脂肪分解的作用；对于因化学疗法及放射疗法引起的白细胞下降，有使其升高的作用；有抗实验性肝损害的作用；山茱萸能对抗组织胺、氯化钡及乙酰胆碱所引起的肠管痉挛；没食子酸有止血、止泻作用；体外试验有抑菌作用；体外试验能杀死腹水癌细胞。

覆 盆 子　《本草经集注》

为蔷薇科落叶灌木植物华东覆盆子的未成熟果实。主产于浙江、福建、湖北等地。以夏初采收的绿黄色果实入药。入沸水中略浸，晒干用。

【性味归经】甘、酸，微温。归肾、肝经。

【功效】益肾养肝，缩尿，固精，明目。

【应用】

1. 用于肾虚所致的遗尿、尿频、遗精、滑精及腰痛阳痿不育等症　本品补而能涩，既能益肾气，又能缩尿固精，但作用平和，多在复方中作辅助药应用。常与菟丝子、五味子等益肾缩尿固精之品同用。

2. 用于肝肾亏虚之目暗不明　本品又能益肾养肝明目，适用于肝肾亏虚之目暗不明，常与枸杞子、菊花等养肝肾明目之品同用。

【用法用量】煎服，5～10g。

【参考资料】

1. 本草文献　《药性本草》："男子肾精虚竭……阴痿。"《本草备要》："益肾脏而固精，补肝虚而明目，起阳痿，缩小便。"

2. 化学成分及药理作用　本品含枸橼酸、苹果酸等有机酸，糖类及少量维生素 C。覆盆子似有雌激素样作用。

桑 螵 蛸　《神农本草经》

为螳螂科昆虫大刀螂、小刀螂或巨斧螳螂的卵鞘。全国大部分地区均产。以深秋至次春采收的卵鞘入药。置沸水浸杀其卵，或蒸透，晒干用。

【性味归经】甘、涩，平。归肾经。

【功效】补肾阳，缩尿，固精。

【应用】

1. 用于肾虚不固的遗尿、尿频、遗精、滑精　本品以收敛固涩作用为主，兼有温和的补助肾阳作用，特点在于补而能涩，固摄方面以缩尿见长。适用于肾虚不能固摄之遗尿、尿频、遗精、滑精，可单用，或与补骨脂、菟丝子等益肾缩尿固精之品配伍。如《圣惠方》桑螵蛸散。

2. 用于肾虚阳痿　本品用于肾虚阳痿有一定助阳起痿之效。其补肾助阳之力有限，在补肾壮阳的复方中多居辅助地位。宜与鹿茸、人参等品同用。

【用法用量】煎服，6～10g。

【参考资料】

1. 本草文献　《名医别录》："疗男子虚损，五脏气微，梦寐失精，遗溺。"《药性本草》："炮熟空心食之，止小便不利。"

2. 化学成分及药理作用　本品含蛋白质、脂肪、粗纤维、铁、钙及胡萝卜素类色素。试验证明，桑螵蛸具有轻微抗利尿及敛汗作用。

海 螵 蛸　《神农本草经》

为乌鲗科动物无针乌贼或金乌贼的内壳。产于辽宁、江苏、浙江等省沿海。收集其骨状内壳，洗净，干燥。生用。

【性味归经】涩，微温。归肝、肾经。

【功效】止带，止血，固精，制酸；外用收湿敛疮。

【应用】

1. 用于带下　本品能收涩止带，适用于虚证带下不止。常与收涩止带之品同用。如脾肾亏虚者，宜与白术、茯苓、鹿角霜等补脾益肾之品同用。若脾虚而有湿热者，宜与芡实、黄柏等补脾止带、清热燥湿之品同用。

2. 用于吐血、衄血、便血、崩漏及外伤出血　本品内服外用均有止血作用，可用于多种出血证。单用或与止血药等配伍，如《圣惠方》治吐血及鼻衄不止，《普济方》螵蛸散治跌破出血，皆单用本品。治便血，可与地榆、槐花等同用。《医学衷中参西录》固冲汤治血崩，以之与山茱萸、黄芪、棕榈炭同用。

3. 用于遗精、滑精　本品固精之力平和，治肾虚不固之遗精，宜与补骨脂、菟丝子等补肾、固精之品同用。

4. 用于胃痛泛酸　对于胃痛泛酸，本品内服有良好的制酸作用，并可缓解因胃酸过多所致的胃痛。单用或与浙贝母同用。

5. 用于湿疹、湿疮及溃疡不敛　本品外用，有收湿敛疮之效。可单用，或与清热解毒燥湿药或生肌敛疮药配伍。如治耳道湿疹，可与朱砂、冰片等品同用；治黄水脓疮，可与枯矾、五倍子等品同用；治疮疡溃久不敛，可与血竭、乳香等品同用。

【用法用量】煎服，6～12g；散剂酌减。外用适量。

【参考资料】

1. 本草文献　《本经》："主女子漏下赤白经汁，血闭。"《现代实用中药》："为制酸药，对胃酸过多，胃溃疡有效。"

2. 化学成分及药理作用　本品主要含碳酸钙（87.3%～91.7%）、壳角质（6%～7%）、粘液质（10%～15%），还含 17 种水解氨基酸，尚含多种微量元素。海螵蛸所含碳酸钙能中和胃酸，可缓解泛酸及胃烧灼感等，同时能促进溃疡面愈合，还可改变胃内容物 pH 值，降低胃蛋白酶活性；所含胶质与胃中有机质和胃液作用后，可在溃疡面上形成保护膜，使出血趋于凝结；有促进骨折愈合作用，可缩短骨折愈合时间，促进纤维细胞和成骨细胞增生与骨化；还有抗肿瘤、抗放射作用。

3. 其他　本品又名"乌贼骨"。

金 樱 子　《雷公炮炙论》

为蔷薇科常绿攀援灌木植物金樱子的成熟果实。主产于广东、江西、浙江等地。以9～10月采收的果实入药。纵切两瓣，除去毛刺，生用。

【性味归经】涩，平。归肾、膀胱、大肠经。

【功效】固精，缩尿，止带，止泻。

【应用】

1. 用于遗精、滑精、遗尿、尿频、带下　本品以固精见长，兼能缩尿、止带。单用即有一定疗效，如《明医指掌》金樱子膏治梦遗，精不固；《寿亲养老新书》金樱子煎治小便利；《闽东本草》治女子白带，均单用本品熬膏或煎服。本品系固涩治标之品，临床更多与补益脾肾之品配伍以标本兼顾。治遗精、尿频，可与菟丝子、五味子、桑螵蛸等同用；治赤白带下，可与白扁豆、莲子等品同用。

2. 用于久泻、久痢　本品又能涩肠止泻，可用于久泻、久痢。如《饮食辨录》金樱子粥以之与粳米煮粥食，治脾虚久泻。脾虚甚者，宜与党参、白术等补气健脾之品同用。

【用法用量】煎服，6～12g。

【参考资料】

1. 本草文献　《蜀本草》："疗脾泄下痢，止小便利，涩精气。"

2. 化学成分及药理作用　本品含柠檬酸、苹果酸、鞣质、树脂、维生素C、皂苷，另含丰富的糖类，以及少量的淀粉。金樱子口服能促进胃液分泌，又可使肠粘膜分泌减少，而有止泻作用；金樱子对大肠杆菌、金黄色葡萄球菌、绿脓杆菌、破伤风杆菌及钩端螺旋体均有抑制作用；金樱子煎剂对流感病毒 PR_3 株抑制作用很强，而且对亚洲甲型57-4株、乙型Lee株、丙型1233株和丁型仙台株也有作用；金樱子还有抗动脉粥样硬化作用。

莲 子　《神农本草经》

为睡莲科多年生水生植物莲的成熟种子。主产于湖南、福建、江苏等地。以秋季采收的种子入药。生用。

【性味归经】甘、涩，平。归脾、肾、心经。

【功效】补脾肾心气，止泻，止带，缩尿，固精，安神。

【应用】

1. 用于脾虚食少，久泻及噤口痢（下痢饮食不入）　本品既能补气健脾，又能醒脾开胃增进食欲，还能涩肠止泻，故适用于脾虚食少，久泻及噤口痢。本品富含营养成分，可作食品服食，尤宜于久病体虚及病后体虚营养不良者作营养调补药。本品作用平和，脾虚甚者，宜与补气健脾之品配伍，如《和剂局方》参苓白术散以之与人参、茯苓、白术等品同用。中焦虚寒者，还应配伍干姜、白术等温中散寒之品。噤口痢邪盛正虚者，宜与黄连、人参等清热燥湿、补虚之品同用，如《本草经疏》治下痢饮食不入方。

2. 用于脾肾亏虚之带下病　本品既能补气健脾，又能固涩止带，可用于脾虚湿浊下注之带下病。又能益肾，对脾肾俱虚者有兼顾之效。宜与山药、茯苓、芡实等补脾益肾、除湿止带之品同用。

3．用于肾虚尿频、遗精　本品既能补益肾气，又能缩尿固精，可用于肾虚不固之尿频、遗精。病轻者单用有效；病重者，宜与补肾缩尿固精之品配伍。治小便滑数，可与鹿茸、菟丝子、补骨脂等品同用。《医方集解》金锁固精丸治遗精滑泄，以之与沙苑蒺藜、芡实、龙骨等品同用。

4．用于心虚不寐　本品能补益心气，还能安神，可用于心气亏虚之心神不安，夜卧不寐。其性平和，尤宜作病后调补药。宜与人参、酸枣仁、茯神等养心安神之品同用。

【用法用量】煎服，10～15g。

【参考资料】

1．本草文献　《本经》："补中养神，益气力。"《本草纲目》："交心肾，厚肠胃，固精气，强筋骨，补虚损，利耳目，除寒湿，止脾泄久痢，赤白浊，女人带下崩中诸血病。"

2．化学成分及药理作用　本品含多量淀粉和棉子糖，以及蛋白质、脂肪、碳水化合物、钙、磷、铁等。子荚含荷叶碱、N－去甲基荷叶碱、氧化黄心树宁碱和N－去甲亚美罂粟碱。莲子具收敛、镇静作用。氧化黄心树宁碱尚有抑制鼻咽癌生长的作用。

附药

莲须　为莲花中的雄蕊。甘、涩，平。归肾经。功能固肾涩精。主治肾虚不固之遗精、滑精、尿频、带下。用法用量：煎服，1.5～5g。

莲房　为莲的成熟花托。苦、涩，微温。归肝经。功能止血化瘀。主治崩漏、尿血、痔疮出血及产后瘀阻，恶露不尽。炒炭用。用法用量：煎服，5～10g。

莲子心　为莲子中的青嫩胚芽。苦，寒。归心、肾经。功能清心安神，涩精，止血。主治热入心包，神昏谵语；心肾不交，失眠遗精；血热吐衄。用法用量：煎服，1.5～3g。

荷叶　为莲的叶片。苦、涩，平。归脾、心、肝经。功能清暑利湿，升阳止血。主治暑热夹湿证、脾虚泄泻和多种出血证。用法用量：煎服，3～10g。

芡　实　《神农本草经》

为睡莲科一年生水生草本植物芡的成熟种仁。主产于江苏、山东、安徽等地。以秋末冬初采收的成熟果实的种仁入药。捣碎生用或炒用。

【性味归经】甘、涩，平。归脾、肾经。

【功效】补脾肾气，止泻，止带，固精，化湿。

【应用】

1．用于脾虚久泻　本品既能补气健脾，又能涩肠止泻，还兼能化湿，适用于脾虚湿盛之久泻。脾肾两虚者，又能脾肾双补。本品亦富含营养成分，可作食品服食，亦宜于久病体虚或病后体虚营养不良者作营养调补药服用。治脾肾两虚久泻，宜与山药、茯苓、莲肉等补益脾肾、利水渗湿之品同用。

2．用于带下病　本品既能益肾健脾除湿，又能固涩止带，适用于脾虚湿浊下注或脾肾两虚，精液滑脱之带下病，宜与山药、莲子、茯苓等健脾益肾、渗湿止带之品同用。若脾虚而有湿热者，宜与清热燥湿之品配伍，如《傅青主女科》易黄汤以之与山药、白果、黄柏等品同用。

3．用于遗精、滑精　本品又能益肾固精，适用于肾虚不固之遗精、滑精，常与补肾涩精药配伍，如《医方集解》金锁固精丸以之与沙苑蒺藜、莲须、龙骨等品同用。

此外，脾肾气虚，不能制水，泛滥横溢所致水肿，可用本品补脾益肾除湿。但本品作用平和，宜与肉桂、白术、茯苓等温补脾肾、利水消肿之品同用。

【用法用量】煎服，10～15g。

【参考资料】

1. 本草文献　《本草纲目》："止渴益肾，治小便不禁，遗精白浊带下。"《本草求真》："味甘补脾，故能利湿……味涩固肾，故能闭气，而使遗带小便不禁皆愈。"

2. 化学成分及药理作用　本品含蛋白质、脂肪、淀粉、糖类、钙、磷、铁、维生素 B_1、维生素 B_2、烟酸、维生素 C 等。芡实有收敛、滋养作用。临床报道，用芡实 30 g，白果 10 枚，糯米 30 g 煮粥食，每日 1 次，10 日为 1 疗程，间歇服 2～4 疗程。并配合辨证施治，治疗 73 例慢性肾小球肾炎，总有效率达 89.1%。

自 学 指 导

【重点难点】

1. 在性能方面　除掌握各药性、味、归经的共性之外，还应认识其不同的个性特点。止泻药在药性方面，除五倍子可用于肺热痰嗽，热毒疮痈等热证而具寒凉之性以外，大多以温或平为主，其中肉豆蔻能温中，其温性较强，其余药物的温性主要表示其多用于虚寒证。药味方面，以酸或涩为主，具体药物的药味是标酸还是标涩，多结合其实际滋味来标定，即滋味酸者标酸，滋味涩或物理性涩者标涩，其余药味根据兼有功效而定，如五味子因具补益之功而有甘味，肉豆蔻能行气而有辛味。归经以归大肠经为主。此外，因五味子、乌梅、诃子、五倍子、罂粟壳皆能止咳（五味子还能补肺气）又归肺经；五味子还补肾心脾气又归此三经；肉豆蔻温中、行脾胃滞气，又归脾胃经；五倍子涩精又归肾经。止泻药中，除罂粟壳有毒外，其余药物在常用剂量内均可视为无毒。固精缩尿止带药在药味方面多以酸或涩为主，具体是标酸还是标涩，主要参考其实际滋味，滋味酸者标酸，滋味不酸者标涩；山茱萸、桑螵蛸、莲子、芡实具补益之功而有甘味。药性以微温或平为主，其微温药性仅表示其较多用于虚寒证。归经以归肾经为主，此外因山茱萸、海螵蛸止血又归肝经，莲子、芡实补脾又归脾经，莲子安神又归心经。

2. 在功效方面　止汗药的共有功效是收敛止汗，简称止汗。止汗是一种治标作用。麻黄根研末外扑亦有止汗之效。浮小麦止汗而兼有一定的益心气，养心阴，清虚热之功，对心气虚自汗或心阴虚内热盗汗有标本兼顾之效。

止泻药的共有功效是涩肠止泻。五味子止泻而兼补脾肾之气；肉豆蔻兼能温中、行气；乌梅、诃子、五倍子、赤石脂兼能止血；罂粟壳兼能止痛；五味子、五倍子兼能敛汗、涩精；赤石脂兼能止带；五味子、乌梅、诃子、五倍子、罂粟壳兼能止咳；五味子、五倍子还能祛痰（或化痰）；诃子兼能利咽开音；乌梅兼能安蛔。固精缩尿止带药分别长于固精、缩尿、止带，但不少药物都兼具此三种功效中的两种甚至三种，本节全部药物都能固精，山茱萸、桑螵蛸、金樱子、莲子均能缩尿，海螵蛸、金樱子、莲子、芡实均能止带。

在兼有功效方面：除上所述止泻药中五味子还具补肺心之气、养心肾阴、生津止渴、安神之功，乌梅、生诃子兼具止血、止咳之功，生诃子还能清肺，乌梅尚有生津之功。固精缩尿止带药中山茱萸尚有补肾气、益肾精、止血、敛汗之功，桑螵蛸能补肾阳，莲子、芡实尚有补脾肾之气、止泻之功，莲子还能补心气、安神，芡实还有化湿，海螵蛸可制酸、外用能收湿敛疮。

3. 在主治（应用）方面　止汗药均可用于虚汗证（气虚自汗、阴虚盗汗）。止泻药均可用于以久泻、久痢，但在各个药物的具体应用中，还必须认识其个性特点。而这些特点往往是由于各药在性能、作用强度及兼有功效等方面的原因而决定的，对于这些原因亦应掌握；如五味子宜于脾肾虚寒之久泻不止，乌梅宜于久泻、久痢便血者，诃子亦宜于久泻、久痢便血者，肉豆蔻宜于脾胃虚寒、运化不健、消化不良之久泻兼气滞胀满者。固精缩尿药均可主治遗精、滑精；山茱萸、桑螵蛸、金樱子、莲子均可主治遗尿、尿频；海螵蛸、金樱子、莲子、芡实均可主治带下。在各药的相应主治（应用）中，还必须认识其个性特点。如山茱萸、金樱子长于治遗精、滑精；桑螵蛸长于治遗尿、尿频；海螵蛸、莲子、芡实长于治带下。

此外，还应注意五味子既能补肺肾心之气、养肾心阴，又可收敛止汗、生津、安神、止咳祛痰，可主治肺心气虚自汗与肾阴虚盗汗；汗多伤津口渴，消渴病肾虚胃燥；心肾阴虚之失眠、心悸；肾气亏虚，精关不固之遗精、滑精；寒饮内停而兼风寒外束者、肺虚之久咳痰多或肾气不足，肾不纳气之虚喘短气及肾阴亏虚，肾不纳气之虚喘。乌梅、生诃子兼具止血之功，可以主治便血、咳血、尿血、崩漏等失血证。乌梅兼能止咳，可用于肺虚咳嗽痰多者。生诃子清肺止咳、利咽开音之功，主要用于咳嗽、失音，尤宜于咳嗽所致音哑。乌梅尚能安蛔，可以主治蛔虫所致的以腹痛、呕吐、四肢厥逆为主症的蛔厥证。乌梅还能生津，主要用于暑热伤津口渴及虚热消渴。生肉豆蔻兼能温中行气，可以主治胃寒气滞，食滞不消，脘腹胀痛。山茱萸有补肾益精、敛汗、止血之功，可主治肾阳虚、肾阴虚诸证；气虚自汗，阴虚盗汗，大汗不止，体虚欲脱以及肾虚冲任不固所致妇女经水不固之证。桑螵蛸能补肾阳，可主治肾虚阳痿。莲子补脾气、止泻之功，可主治脾虚食少，久泻及噤口痢。莲子补心气、安神之功，可主治心气亏虚之心神不安，夜卧不寐。芡实补脾气、止泻、化湿之功，可主治脾虚运化失健之久泻，或脾虚湿滞。海螵蛸的止血、制酸、外用收湿敛疮之功，可主治吐血、衄血、便血、崩漏及外伤出血；溃疡病胃痛泛酸以及湿疹、湿疮及溃疡不敛等证。

4. 在药物比较方面　应注意肉豆蔻与白豆蔻、莲子与芡实在性能、功效与应用方面的相同与不同之处。

5. 在用法用量方面　注意记忆和理解本章药物的以下特殊用法。如五味子捣破入煎其有效成分才易煎出；五味子入嗽药宜生用，入补药宜熟用；诃子用于涩肠止泻宜煨用；罂粟壳涩肠止泻宜醋炒、润肺止咳宜蜜炙；肉豆蔻煨用既可增强其涩肠止泻作用，又可降低其毒性。

6. 在使用注意方面　注意记忆部分药物的特殊使用注意：如罂粟壳有成瘾性，过服会成瘾，故不宜常服。肉豆蔻用量不宜过大，否则易致中毒。

【复习思考题】

1. 简述收涩药的分类及其适应证。

2. 简述收涩药的使用注意。

3. 海螵蛸为何常用于治疗胃溃疡？

4. 简述五味子收涩作用的临床应用。

5. 常用于治疗自汗、盗汗的药物有哪些？其特点是什么？

第二十六章 涌吐药

【目的要求】

1. 通过本章概述部分的学习，了解涌吐药的适应范围、使用注意。
2. 通过本章具体药物的学习：

熟悉常山的功效、主治、用量与特殊用法。

了解瓜蒂、胆矾的功效、用量与特殊用法。

【自学时数】

1学时。

1. 含义 具强烈涌吐功效的药物，称为涌吐药。又称催吐药。

由于吐法在现代临床上已较少采用，故本类药物作为涌吐药应用的机会不多。相对而言，各具体药物的其他功效在临床上应用的机会更多。从临床实践的角度来说，本章药物只是一些具有强烈涌吐功效的药，而不是以涌吐为主要功效的药。

2. 功效与主治 涌吐药均有涌吐的功效，即通过诱发呕吐以排出蓄积体内的毒物、宿食及痰涎等有形实邪的治疗作用。这种治疗作用主要用于误食毒物，且毒物尚停胃中，未被充分吸收；或宿食停滞不化，尚未入肠，胃脘胀痛不适；或痰涎壅滞于咽喉，呼吸困难；或痰浊壅滞胸膈，痰迷心窍，癫痫发狂等证。本类药物分别还兼有截疟，祛湿退黄，外用解毒收湿、蚀疮去腐等不同功效，分别还可主治疟疾，黄疸及肿毒不溃、牙疳及风眼赤烂等皮肤或五官疾患。

3. 性能特点 本类药物均具苦味。本类药均可治疗热证，故多具寒性。涌吐的作用趋向为向上，故本类药物均具升浮性能。涌吐是本类药直接作用于胃的结果，涌吐药均适用于毒物、宿食停留胃中需要涌吐的病证，故可归胃经。其中，能截疟治疗疟疾者，可归胆经（疟属少阳）；能祛湿退黄治疗黄疸者，可归肝经。本类药物都有毒。

4. 配伍应用 因涌吐药药力峻猛，奏效迅速，所服药物大部分会随呕吐吐出，而不能被机体吸收，故本类药物用于涌吐时，其他对证药物与涌吐药共剂服用意义不大。本类药物用于涌吐，主要与以下两类药物配伍：一是能增强其涌吐作用的药物，目的是为了在保证涌吐效果的前提下，降低单味涌吐药的用量，以避免因单味药用量过大，导致中毒；二是配伍药物作为赋形剂，用以降低涌吐药在药剂中的浓度，以降低其烈性。

5. 使用注意 涌吐药都有毒性，剧烈的呕吐极易伤中败胃，损津耗气，故只适用于体壮邪实者，对体质虚弱者及老人、小儿、妇女胎前产后，以及素患失血、头晕、心悸、劳嗽喘咳等证者，均应忌用或慎用。使用涌吐药涌吐，应注意用量用法。用量以能诱发呕吐为度。用量过大，涌吐太过，易伤正气。用量偏小，多令患者恶心，欲吐不得，徒增难受，不能达到祛邪治病的目的；不能诱发呕吐，药物停留体内过久，被机体吸受过多，反而容易导致药物中毒。如由于个体差异，患者服用常用涌吐剂量的涌吐药后未能诱发呕吐，可饮热开水，或用翎毛探喉以助涌吐。涌吐药只可暂投，不可久服，服药应中病即止。呕吐后宜适当休息，切勿立即进食，以免因食物刺激再导致呕吐，重伤胃气。待胃肠功能恢复后方可进食少量流质或半流质等容易消化的食物，以养胃气。如服药后呕吐不止者，应及时解救。一般可用降逆止呕药止呕。张子和在《儒门事亲》中说："吐至昏眩，慎勿惊疑……如发头眩，可饮冰立解，如无冰时，新汲水亦可。"

常　　山　　《神农本草经》

为虎耳草科落叶小灌木植物常山的根。主产于四川、贵州，湖南等地亦产。以秋季采收的根入药。晒干。切片生用或酒炒用。

【性味归经】 苦，寒。有毒。归胃、胆经。

【功效】 涌吐，截疟。

【应用】

1. 用于胸脘痰结　本品具有强烈的涌吐作用。配伍甘草、蜂蜜可增强其涌吐作用。与甘草、蜂蜜同用，可以在保证涌吐效果的前提下降低常山的用量。现代临床较少将本品作涌吐药使用。古方主要用以涌吐痰涎。如《补缺肘后方》以之与甘草、蜂蜜同用，治胸中多痰，头疼不欲饮食及饮酒；《丹溪心法附余》以之与藜芦同用，治中风，痰迷心窍，颠狂烦乱，人事昏沉，痰涎壅盛等证。

2. 用于疟疾　本品为截疟要药。治疟古方中少有不用常山或蜀漆（常山的嫩枝叶）者。单用有效，如《外台秘要》常山汤单用本品煎服，治疟疾。常山用于截疟，其涌吐作用即成为不为病情所需的副作用。将常山用酒浸炒透，再配伍槟榔可使其涌吐作用减弱。如《和剂局方》胜金丸即用常山酒浸，蒸，焙，配伍槟榔，治一切疟病。本品截疟作用虽强，但因不能消除兼感邪气，亦无补虚扶弱之功，对有兼感邪气，或患者正气虚弱者，单用本品截疟，即使取效一时，疗效也难以巩固持久，容易复发。故用本品截疟的同时，还应辨证施治，以祛除兼感邪气，或扶正固本。

【用法用量】 煎服，4.5～9g；入丸散每次服 0.25～0.5g。涌吐可生用，截疟宜酒制用。治疗疟疾宜在寒热发作前 4 小时、2 小时、1 小时各服药 1 次。

【参考资料】

1. 本草文献　《神农本草经》："主伤寒，寒热，热发温疟……胸中痰结吐逆。"《药性论》："治诸疟，吐痰涎。"《本草纲目》："常山、蜀漆，有劫痰截疟之功。"

2. 化学成分及药理作用　本品主含常山碱甲、常山碱乙、常山碱丙，总称常山碱。此外还含有常山次碱、4－喹唑酮及常山素 A、常山素 B。常山能刺激胃肠道，并作用呕吐中枢，引起呕吐；常山碱乙主要通过胃肠道的迷走神经与交感神经末梢引起反射性呕吐；常山有抗疟作用，以常山碱丙的抗疟作用最强，约相当于奎宁的 100 倍，常山碱乙约为奎宁的 50 倍，常山碱甲与奎宁相当；常山叶抗疟效价约为根的 5 倍；常山有解热作用，并对流感病毒 PR$_8$有抑制作用；常山碱乙有抑制溶组织阿米巴原虫的作用，效力较盐酸依米丁强 1 倍；常山碱乙还有抗肿瘤作用；常山碱甲、常山碱乙、常山碱丙对离体子宫均有兴奋作用。

瓜　　蒂　　《神农本草经》

为葫芦科一年生草质藤本植物甜瓜的果蒂。全国各地均有栽培。以夏季采集的未老熟的果实的果蒂入药。生用。

【性味归经】苦，寒。有毒。归胃、肝经。

【功效】涌吐，清热利湿，退黄。

【应用】

1. 用于毒物、宿食停滞胃中，或痰涎壅滞胸脘　本品具较强的涌吐作用，为临床较常用的涌吐药，凡适宜用吐法治疗的病证，都可用以催吐。如《辨证录》以之配生甘草、玄参、地榆煎服，催吐，治服砒霜中毒；《辨证录》还以之配白茅根、芦根煎服，催吐，治食河豚中毒；《卫生宝鉴》以之配赤小豆为末服，催吐，治饮食过度，填塞胸脘；《奇效良方》用瓜蒂为末服，服药后一食顷，含砂糖一块，催吐，治大人、小儿久患风痫，缠喉风等症。

2. 用于湿热黄疸　本品能清热利湿退黄，可治湿热黄疸。内服或吹鼻均有效。如《外台秘要》治黄疸，心下坚硬，手不可近，渴欲饮水，气息喘粗，上部有脉，下部无脉者，以之配赤小豆为散服；若病轻，直吹鼻中，当鼻中黄水出即歇。本品用治湿热黄疸，若不兼需吐之证，其涌吐作用即属不为病情所需之副作用，故用本品治黄疸的古方更多采用散剂经鼻腔给药。药物经鼻粘膜吸收可避免刺激胃粘膜引起呕吐。

3. 用于湿热所致水肿、身痛、头痛　本品能清热利湿，可用治湿热所致的水肿、身痛、头痛。内服或作散剂吹鼻均有效。如《医宗金鉴》一物瓜蒂汤单用本品煎服，治身面四肢浮肿；《金匮要略》一物瓜蒂汤亦单用本品煎服，治夏月伤冷水，水行皮中所致的身热疼重；《食疗本草》则以之配丁香、赤小豆为末，吹鼻，治身面浮肿；《类证活人书》单用本品为末，吹鼻，治湿家头痛。

【用法用量】煎服，2.5～5g；入丸散服，每次0.3～1g。外用适量。

【使用注意】用于涌吐必须口服；不欲催吐者，可研末吹鼻，但吹鼻后，鼻中黄水不能吞下，误吞黄水亦可致吐。

【参考资料】

1. 本草文献　《神农本草经》："咳逆上气，及食诸果，病在胸腹中，皆吐下之。"《名医别录》："疗黄疸。"《本草纲目》："吐风热痰涎，治风眩头痛，癫痫喉痹，头目有湿气。"

2. 化学成分及药理作用　本品含葫芦素B、葫芦素E（即甜瓜素或甜瓜毒素）、葫芦素D、葫芦素异B及葫芦素B苷等。甜瓜素和甜瓜蒂服后通过刺激胃粘膜，引起呕吐中枢兴奋导致呕吐；口服催吐作用强烈，皮下或静脉注射，催吐效果不确实；葫芦素B、葫芦素E、葫芦素B苷均有保肝、降酶作用；葫芦素B能明显抑制受损肝脏的纤维增生；瓜蒂能提高机体的细胞免疫功能；体外实验证明，几种葫芦素对人鼻咽癌细胞及子宫癌细胞均有细胞毒作用，可引起艾氏腹水癌、固体黑瘤及腹水黑瘤细胞变性。

胆　矾　《神农本草经》

为天然的硫酸盐类矿物胆矾或人工制成的含水硫酸铜。主产于云南、山西。随时可采。研末或煅后研末用。

【性味归经】苦、涩，寒。有毒。归胃、肝经。

【功效】内服涌吐；外用解毒收湿，蚀疮去腐。

【应用】

1. 用于喉风、喉痹痰涎壅塞，痰厥及毒物停滞胃中　本品具强烈的涌吐作用，适宜用吐法治疗的病证都可用以涌吐。对于喉证痰涎壅塞，本品不仅能涌吐痰涎，而且药物与咽喉的病变部位直接接触，还有解毒收敛制止分泌之效，故较之其他方面更为常用。治疗喉证痰壅，多采用研末吹喉咽下的方法吐涎。如《济生方》以之配白僵蚕为末，每服少许，吹入喉中，吐涎，治缠喉风、急喉痹，牙关紧急，痰涎壅塞者；《救急选方》以之配雄黄、滑石为末服，吐顽痰，治痰厥。据报道，用胆矾配藜芦、防风煎服，催吐，治白砒、硫黄中毒，治3例服毒者均痊愈。

2. 用于口疮、牙龈肿痛溃烂、风眼赤烂及鼻疳蚀烂　本品少量外用，或用其稀溶液，有解毒收湿作用。古方多用于五官溃疡。如治口疮经久，肿痛赤烂，可与麝香、轻粉等为末，每取少许，掺疮上，良久吐出涎水；治齿龈肿痛生疮，可与蟾酥、轻粉等为末，每用少许，食后、临卧敷贴患处，吐津；《明目经验方》单用本品烧研，泡汤日洗，治风眼赤烂。临床报道，用胆矾配成0.25%的溶液滴眼，治疗沙眼有显效。《濒湖集简方》用胆矾烧令烟尽，研末，掺患处，治小儿鼻疳蚀烂。

3. 用于疮疡　本品用于疮疡，初起者可解毒消疮；脓成不溃者，可蚀疮以排脓；溃后胬肉高突者，可蚀疮以平胬。如《医宗金鉴》以之配蟾酥、麝香等药制成锭，凉水磨浓涂之，治疗毒肿毒，一切皮肉不变，漫肿无头；《类编朱氏集验方》以之配硇砂为细末，点肿处，蚀疮破头，治疮疡未溃；《圣济总录》单用本品烧令烟尽，为细末，敷疮上，治甲疽胬肉疼痛，脓水不止。

【用法用量】温水化服，0.3～0.6g；外用适量，研末撒或调敷，或以水溶化后外洗。

【参考资料】

1. 本草文献　《神农本草经》："主明目，目痛，金疮，主痫痉。"《图经本草》："吐风痰。"《本草汇言》："消喉痹，疗齿疳龈烂。"

2. 化学成分及药理作用　本品主含含水硫酸铜（$CuSO_4 \cdot 5H_2O$）。胆矾能刺激胃粘膜，引起呕吐中枢兴奋而催吐；胆矾外用能与蛋白质结合，生成不溶性的蛋白化合物而沉淀，故其稀溶液有收敛制泌作用；浓溶液对局部粘膜具有腐蚀作用；胆矾对常见化脓性球菌和肠道伤寒、副伤寒、痢疾杆菌和沙门菌等均有较强的抑制作用。

自 学 指 导

【重点难点】

1. 在性能方面　本类药物的共同特点是性寒，归胃经。关于药味，由于作为中药性能的五味理论中，没有与涌吐作用相对应的味，而大多数的书籍中都将常山、瓜蒂标为苦味，大概是根据药物的实际滋味。此外常山能截疟又归胆经（疟属少阳）。瓜蒂祛湿退黄又归肝经。三药均有毒。

2. 在功效方面　本类药的共有功效是涌吐。通过涌吐以达到"涌吐痰涎"、"涌吐宿食"或"涌吐毒物"的目的。在兼有功效方面应当注意：由于本类药物只是一些具有强烈涌吐作用的药，而不是以涌吐为主要作用的药，且吐法在现代临床上已较少采用，因此各具体药物的其他功效在临床上应用的机会更多。如常山截疟；瓜蒂清热利湿，退黄；胆矾外用解毒收湿，蚀疮去腐。

3．在主治（应用）方面　本类药物均可主治误吞毒物，尚停胃中，未被充分吸收；或宿食停滞不化，尚未入肠，胃脘胀满不适；或痰涎壅滞于咽喉，呼吸困难；或痰浊阻滞胸膈，痰迷心窍，癫痫发狂等需要涌吐的证候。但在各药的相应主治中，还必须认识其个性特点。这些特点往往是由于各药在作用强度、兼有功效及是否有常用名方等方面的原因而决定的。对于这些原因亦应了解。如常山在古方中除用于胸脘痰结外，较少专门作涌吐药使用。相对而言，瓜蒂的涌吐作用比较平和，又有《伤寒论》瓜蒂散、《儒门事亲》三圣散等常用涌吐名方，故临床作为涌吐药应用的机会较多，凡毒物、宿食停滞胃中，或痰涎壅滞胸脘、咽喉等需要用吐法治疗的证候都可用瓜蒂涌吐。胆矾尤宜于喉证痰涎壅塞，呼吸困难而需要涌吐者。

此外，还应注意常山的截疟之功，可以主治疟疾，治疟古方中少有不用常山或蜀漆（常山的嫩枝叶）者。

4．在配伍方面　着重理解常山配甘草、蜂蜜，常山配槟榔的主要意义。

常山配甘草、蜂蜜主要是增强常山的涌吐作用，宜用于需要涌吐的证候，在保证涌吐效果的前提下，可降低常山的用量。常山配槟榔主要是降低常山的涌吐作用，宜用于疟疾等不需要涌吐的病证。

5．在用法方面　注意记忆和理解本章药物的以下特殊用法。常山涌吐生用，截疟宜酒炒用的意义，常山生用涌吐力强，酒炒常山可缓和其涌吐作用。《本草通玄》云："常山发吐，惟生用与多用为然，与甘草同行则必吐，若酒浸炒透，但用钱许，余每用必见奇功，未有见其吐也。"瓜蒂口服与为末吹鼻的意义，瓜蒂口服后直接刺激胃粘膜，引起呕吐中枢兴奋才有涌吐效果，作注射剂皮下、静脉注射，其催吐效果不确实，故用于涌吐需口服。瓜蒂为末吹鼻，药物有效成分可经鼻粘膜吸收入血发挥治疗作用，而不会刺激胃粘膜而诱发呕吐。故用于湿热黄疸或湿热所致水肿、身痛、头痛时，若不兼需吐之证，则可经鼻腔给药。经鼻腔给药后，鼻中黄水不能吞下，误吞黄水亦可致吐。胆矾外用，解毒收湿宜用稀溶液，治眼病宜制成0.25%的稀溶液应用；蚀疮去腐宜作散剂应用。

【复习思考题】

1．涌吐药使用的意义是什么？
2．常山配伍甘草、蜂蜜的意义是什么？

第二十七章 攻毒杀虫去腐敛疮药

【目的要求】

1. 通过本章概述部分的学习，掌握攻毒杀虫去腐敛疮药的功效、主治、配伍原则和使用注意；了解攻毒药、杀虫药、去腐药、敛疮药及攻毒杀虫去腐敛疮药的含义；了解攻毒、杀虫、去腐、敛疮等功效术语的含义。

2. 通过本章具体药物的学习：

掌握硫黄、雄黄、炉甘石、蛇床子的性能、功效、应用、用量、特殊用法和特殊使用注意。

熟悉轻粉、升药、硼砂、白矾的功效、主治、用量与特殊用法。

了解土荆皮、砒石、铅丹的功效、用量与特殊用法。

【自学时数】

4学时。

1. 含义　以外用攻毒消肿或杀虫止痒或化腐排脓或生肌敛疮为主要功效的药物，分别称为攻毒药、杀虫药、去腐药、敛疮药。

由于上述药物的使用形式都是以外用为主，且按主要功效分类，攻毒药、杀虫药、去腐药、敛疮药各自的数量均不多，多数药物其功效又有交叉，不便各自独立成章，故将分别以外用攻毒消肿、杀虫止痒、去腐排脓、敛疮生肌为主要功效的药合并为一章介绍。

2. 功效与主治　本章药物多数具有攻毒消肿的功效。所谓攻毒，即具有毒性的外用药对疮痈肿毒、蛇虫咬伤等毒邪所致病证的治疗作用；部分药物具杀虫功效，杀虫主要是指外用药对疥虫等体表寄生虫的毒杀作用；部分药物具去腐排脓的功效，即外用药促使溃疡内腐败组织与健康组织分离脱落的治疗作用；部分药物还具有生肌敛疮功效，生肌敛疮即外用药促进溃疡内新肉生长，促使疮口愈合的治疗作用。

此外本类药物常分别兼有外用消肿、止痛、收湿、止痒、明目退翳等功效，可分别适用于疮痈肿痛、湿疹或疮疡多脓湿、疥癣瘙痒、目生翳膜等皮肤或五官病证。本类药物的内服功效及其适应证不存在共性。

3. 性能特点　攻毒消肿、杀虫止痒、去腐排脓、生肌敛疮几种外用功效在五味理论中，没有与之相对应的味，对适应证的寒热亦无明显的选择性，对机体部位也无明显选择性，故不便按外用功效标注药物的性味归经。本章药物的性味归经，主要依据其内服功效确定，缺乏共性。本章多数药物都具有一定毒性。

4. 配伍应用　外用攻毒消肿、去腐排脓、生肌敛疮药主要适用于疮疡。由于"诸痛痒疮皆属于心火"，"热胜则肉腐，肉腐则为脓"（《灵枢·痈疽》），疮疡的发生发展变化多与热毒火毒有关，治病必求于本，故常与清热解毒药配伍；疮疡多属因营血壅滞所致的局部化脓性疾病，营血壅滞是疮疡发生发展变化的病理基础，因此亦常与活血药配伍，以消除营血壅滞，促进痈肿消散，或推陈致新，促进溃疡愈合；溃疡滋水淋漓，疮口不敛，及皮肤病糜烂流滋，多有湿邪阻滞，又常与收湿药配伍，使死肌败肉失水干燥，容易与正常组织分离而收腐去肌生之效。疮疡虽属局部病变，但人体是个统一整体，局部病变可能影响全身，全身病变也可反应于局部。若纯属局部病变，尚未引起机体内在气血阴阳发生大的病理改变时，单纯局部用药直接对病灶发挥作用，即可迅速收效。若局部病变已导致机体气血阴阳发生明显病理变化；或局部病变本身就是机体内在病变在局部的反应者，必须内外治结合，才能取得满意疗效。内治方面，一般来说，疮疡初期，火热炽盛，红肿热痛，尚未成脓时，应清热解毒，活血化瘀以促其消散；脓成未溃者应和营清热托毒以促疮疡破溃排脓；后期如正气虚弱，久溃不敛，应调补气血阴阳以促进生肌敛口。

5. 用法　本类药多作外用，为适应治疗的需要，可制成多种剂型，常用的有：膏剂、散剂、丹剂、锭剂等。具体用法如：研末，掺布于患处；或将药末掺布于硬膏或软膏上敷贴；或将药末粘于纸捻上再插入疮口或瘘管；或制成药条插入瘰疬、痔核；或研末后，用猪脂、羊脂、松脂、麻油、黄蜡、白蜡、凡士林等作赋形剂，制成软膏外敷；或加入熬炼好的植物油中制成硬膏敷贴；或研末吹喉；或制成眼药点眼。

6. 使用注意　本章药物毒性较强，即使外用亦可通过皮肤、粘膜吸收，吸收过量，亦可导致中毒，因此使用时应充分警惕其毒性。大毒之药在药剂中的浓度不宜过大、不宜大面积使用及不宜长期持续使用，以免引起中毒。有毒之药内服，更应严格控制剂量，避免过量、持续服用；并且应注意通过合理炮制，选择恰当的配伍和用法，以确保用药安全。有毒之药一般宜制成丸剂内服，使之缓缓溶解吸收。患者对某些药有过敏史者，禁用该药；在用药过程中，如出现过敏反应者，应立即停药。本类药中，有的药腐蚀性强烈，使用时应注意勿伤及周围健康组织；亦不宜用于头面、指、趾等肉薄近骨之处，如必须使用，需加赋形剂以减低其药力，以免损伤筋骨，或有损容貌。脓毒未清，腐肉未尽时，不宜使用敛疮收口药，使用过早，不仅无益，反增溃烂，延缓治愈，甚至引起迫毒内攻之变；若已成瘘管之证，即使用敛疮收口药勉强收口，因脓毒藏内，必然再溃。

雄　　黄　　《神农本草经》

为硫化物类矿物雄黄的矿石。主含硫化砷。主产于湖南、湖北、贵州等地。随时可采。以矿石入药。研成细粉或水飞用。

【性味归经】苦，平。有毒。归肝、肺、心经。

【功效】攻毒，杀虫。

【应用】

1. 用于疮疡，湿疹疥癣，蛇虫咬伤　本品单用，不论外用还是内服，均有良好的解毒疗疮作用，故《本草纲目》誉之为"治疮杀毒要药"。如《世医得效方》用雄黄为末，醋调涂，并用酒送服治蛇缠疮。本品外用还能杀虫疗疥癣。单用有效，但更常与攻毒杀虫、收湿止痒之品同用。如《医宗金鉴》二味拔毒散以之与白矾等分为末，茶清调涂，治风湿热毒所致的疮疡、湿疹，红肿痒痛，及疥癣、毒虫咬伤。

2．用于蛔虫、蛲虫证　本品对蛔虫、蛲虫亦有祛杀作用，但临床较少专门用以驱虫。宜与槟榔等驱虫药同用，如《沈氏尊生方》之牵牛丸。治蛲虫病肛门瘙痒，可用本品与凡士林制成纱条，纳入肛内。

此外，古方中有用本品化痰截疟，治疗哮喘、疟疾及小儿惊风等证者。

【用法用量】外用适量，研末撒敷，或以香油、醋调敷；入丸散服，每次 0.15～0.3g。

【使用注意】本品有毒，内服不宜过量久服。孕妇忌服。外用亦不可大面积涂敷及长期使用，以免经皮肤吸收过多，导致中毒。切忌火煅，煅烧后可生成剧毒的三氧化二砷（As_2O_3 即砒霜）。

【参考资料】

1．本草文献　《神农本草经》："主寒热鼠瘘恶疮，疽痔死肌，杀……百虫毒。"《日华子本草》："主疥癣，风邪癫痫、岚瘴、一切虫兽伤。"

2．化学成分及药理作用　本品含硫化砷（As_2S_2），并含少量其他重金属盐。雄黄有较强的抑菌作用，0.125％的雄黄即对金黄色葡萄球菌有100％的杀灭作用，浓度为2％时对大肠杆菌有100％的杀灭作用，且灭菌作用较同浓度的黄连素水溶液强；对人型结核杆菌、牛型结核杆菌有抑制作用（1：100 的浓度即有效）；雄黄水浸剂（1：2）在试管内对堇色毛癣菌、同心性毛癣菌、许兰黄癣菌、奥杜盎小芽孢癣菌、铁锈色小芽孢癣菌、红色表皮癣菌、紧密着色芽生菌、星形奴卡菌等皮肤真菌有不同程度的抑制作用；有抗血吸虫作用。

3．其他　如雄黄药材中含有砒则使用不安全。含砒雄黄为白色结晶，或打碎后外红内白。应注意鉴别。

本品过量服用可致中毒。中毒可见恶心、呕吐、腹痛和腹泻等急性胃肠症状；重者可见血尿、血水便、发热、烦躁，甚则呼吸、循环衰竭而死亡。

硫　黄　《神农本草经》

为天然硫黄矿的提炼加工品。主产于山西、山东、河南等地。全年均可采挖。采后加热熔化，除去杂质，取出上层溶液，冷却后即得。生硫黄只作外用。若内服需与豆腐同煮，至豆腐呈黑绿色为度，取出漂净，阴干。用时研末。

【性味归经】甘，温。有毒。归肾、大肠经。

【功效】外用杀虫，攻毒，收湿，止痒；内服补火助阳。

【应用】

1．用于疥癣、白秃疮（发白癣）及湿疹　本品长于杀疥虫，古今皆视为治疥疮要药。以外用为主（用药后宜用火烘烤以助药力透入），内服亦有效。如《肘后方》治卒得疥疮，用麻油摩硫黄涂之；或与大枫子、轻粉等杀虫止痒之品同用，如《串雅》扫疥方。《实用中医外科学》用5％硫黄膏配合拔发，治疗白秃疮。本品用于湿疹，有收湿止痒之效，常与枯矾、青黛、冰片等收湿止痒之品同用。

2．用于命门火衰所致的虚喘冷哮、阳痿及阴寒内盛的大便滑泻或冷秘　本品内服能补火助阳，可治疗肾阳不足，命门火衰所致的多种证候，可单用内服，如《和剂局方》金液丹。临床更多与附子、补骨脂、沉香等补肾助阳之品配伍，治疗真阳不足，肾不纳气，上气喘促，及阳痿精冷等证。如《和剂局方》黑锡丹。此外，对命门火衰所致的滑泻或便秘，多与黄蜡或与半夏、生姜汁同用。

【用法用量】外用适量，研末撒敷或香油调涂；入丸散服，每次 1～3g。

【使用注意】 不宜与朴硝同用（十九畏）。

【参考资料】

1. 本草文献　《神农本草经》："主妇人阴蚀，疽痔，恶血，坚筋骨，除头秃。"《本草纲目》："补命门不足，阳气暴脱，阴毒伤寒，小儿慢惊。"

2. 化学成分及药理作用　本品之纯品主含硫（S），并夹杂有少量的砷、碲、铁等杂质。硫黄与皮肤或组织的分泌物接触后，生成硫化氢与五硫磺酸（$H_2S_5O_6$），具有杀虫、杀菌，软化表皮、溶解角质等作用；硫黄对实验小鼠咳嗽有明显镇咳作用；适量硫黄对实验动物的炎症有治疗作用，并能使各级支气管慢性炎症细胞浸润减轻，使各级支气管粘膜杯状细胞数有不同程度的减少，还能促进支气管分泌物增加；硫黄在胃不起变化，在肠中所形成的硫化物及硫化氢，能刺激肠管，促进蠕动，软化粪便发生泻下，一部分经吸收从肺及皮肤排出，而有祛痰发汗之效；硫黄对氯丙嗪及硫喷妥钠的中枢抑制作用有明显的加强，说明对脑干有影响。

3. 其他　硫黄所治疥疮，系疥虫寄生所致的传染性皮肤病。好发于皮肤的皱褶部位，如指间、腋窝、肘窝等处。瘙痒异常，手部皮肤可有散在的大小不等的丘疹和水疱。很容易感染化脓，成为脓疱。

本品服用过量可致中毒。中毒可见头晕、头痛，全身无力，恶心、呕吐、腹痛、腹泻、便血，体温升高，意识模糊，瞳孔缩小、对光反应迟钝，血压下降，继则出现昏迷，甚至休克死亡。

白　矾　《神农本草经》

为天然矿物硫酸盐类明矾石经加工提炼而成的结晶。主产于浙江、安徽、山西等地。生用或煅用。煅后称枯矾。

【性味归经】 酸，寒。归肺、脾、大肠、肝经。

【功效】 外用收湿，止痒，攻毒，杀虫；内服止泻，止血，清热化痰，退黄。

【应用】

1. 用于湿疹、湿疮及疥癣　本品低浓度外用，以收湿止痒见长，多用于湿疹、湿疮等创面湿烂瘙痒的皮肤疾患，可单用，或与攻毒收湿、杀虫止痒之品配伍。如《普济方》矾石散单用本品为末，入冷水洗患处，治阴囊湿疹，黄水流注；也可配伍煅石膏、黄连、冰片等研末外用。又能攻毒杀虫，可治疗疥癣瘙痒，常用枯矾配硫黄、花椒为末，香油调搽；《中医皮肤病学简编》白矾酊用白矾粉溶于乙醇外搽，治癣；《医宗金鉴》二味拔毒散以之与雄黄同用，对上述诸证及疮疡溃后多脓湿均有效。

2. 用于久泻、久痢　本品内服既能涩肠止泻，又可攻毒治痢，对于久痢便脓血者，还能止血，以达标本兼顾的作用，常与五倍子、诃子等涩肠止泻之品同用。

3. 用于衄血、便血、崩漏及外伤出血　本品内服外用均有止血作用，可用治多种出血证。可单用，或随证配伍。如《圣济总录》单用枯矾吹鼻，可治鼻衄；与炮姜等品为丸服，可治肠风下血久不止；与海螵蛸等品为丸服，可治赤白带下，崩漏不止；枯矾为末外敷，可治刀斧金疮出血。

4. 用于痰饮咳喘、癫痫及中风痰厥　本品内服又能清热化痰。不少治痰浊阻肺之咳喘，或痰迷心窍之癫痫痰厥的古方中，都用有本品。如与半夏、南星、生姜同用，可治咳嗽痰喘；《医方考》白金丸以之与郁金同用，治癫痫痰多；《圣济总录》救急稀涎散以之与牙皂同用，治中风闭证，痰涎壅盛。

5. 用于黄疸　本品尚有去湿退黄作用，适用于湿热阳黄。单用有效。若兼小便不利者，宜与茵陈、滑石等清热利湿通淋之品配伍。

此外，本品还可治疗脱肛、子宫脱垂及妇女带下阴痒等证。

【用法用量】外用适量，研末外敷，或化水熏洗；入丸散服，每次 1～3g。

【参考资料】

1. 本草文献　《神农本草经》："主寒热泄痢，白沃，阴蚀，目痛，坚骨齿。"

2. 化学成分及药理作用　本品主含硫酸铝钾[KAl(SO_4)_2·12H_2O]。明矾有强烈凝固蛋白的作用。低浓度有收敛、消炎、防腐作用；高浓度可引起组织腐烂；有广谱抗菌作用；能促进小血管收缩及缩短凝血时间，有止血作用；内服能制止肠粘膜分泌而有止泻作用；有明显的利胆作用；有抗阴道滴虫作用；有抗癌作用；内服明矾能刺激胃粘膜，引起反射性呕吐。

3. 其他　本品过量服用可致中毒，中毒可见牙龈溃烂，恶心、呕吐、腹痛、腹泻、胃出血，蛋白尿或血尿，甚则虚脱而死亡。

蛇床子　《神农本草经》

为伞形科一年生草本植物蛇床的成熟果实。全国各地均产，以河北、广西、江苏等地为多。以夏秋二季采收的成熟果实入药。生用。

【性味归经】辛、苦，温。归肾经。

【功效】外用止痒、燥湿、杀虫；内服温肾壮阳，祛寒燥湿。

【应用】

1. 用于阴部湿痒、湿疹、疥癣及皮肤瘙痒　本品外用长于祛风燥湿，杀虫止痒，多用于阴部湿痒、湿疹、疥癣及皮肤瘙痒等瘙痒性皮肤病。单用煎汤熏洗有效。临床常与收湿止痒杀虫之品配伍。如治肾囊风，疙瘩作痒，可与苦参等品煎水，先熏后洗；《濒湖集简方》治妇人阴痒，可与白矾煎汤频洗；治湿疹，可用蛇床子粉以白凡士林调成软膏外涂；治疥疮，可与苍耳子、硫黄、轻粉等品为末，菜油调涂；治癣，《千金要方》单用本品为散，以猪油调敷；治皮肤瘙痒症及神经性皮炎，可用本品与百部等分为末，用75%乙醇浸泡，外涂。

2. 用于男子阳痿不育，女子宫冷不孕及寒湿带下　本品内服能温肾助阳，尤长于壮阳。主要用于肾阳不足之男子阳痿不育。常与鹿茸、肉苁蓉、附子等补肾壮阳之品同用，如《圣济总录》骨补丸。本品内服外用均可暖宫祛寒燥湿，可治女子宫寒不孕及寒湿带下。内服宜与温补肾阳之品配伍。如治下元冷惫，女子绝阴不育，可与菟丝子、肉苁蓉、五味子等品同用；治寒湿白带，可与鹿角胶、枯矾等品同用。治妇人阴中久冷，白带淋漓，久无子息，可用本品与吴茱萸、白芷、枯矾等品作蜜丸，绵裹纳阴中。

3. 用于寒湿久痹　本品能祛寒燥湿，可用于寒湿痹证。以其能温肾助阳，故尤宜于寒湿久痹而肾阳不足者。宜与杜仲、附子、细辛等补肾阳，逐寒湿之品同用，如《太平圣惠方》杜仲浸酒方。

【用法用量】外用，适量，煎汤外洗，或研末外掺，或制成油膏、软膏、栓剂外用；煎服，3～10g。

【参考资料】

1. 本草文献　《神农本草经》："主妇人阴中肿痛，男子阴痿湿痒，除痹气，利关节，癫痫，恶疮。"《名医别录》："温中下气，令妇人子脏热，男子阴强。"

2. 化学成分及药理作用　本品含多种香豆素类成分，并含挥发油。蛇床子有局部麻醉作用；能明显拮抗组胺、慢反应物质，故有抗变态反应作用；有抗微生物、抗寄生虫作用；蛇床子有雄性激素样作用，能增加子宫、卵巢质量，延长交尾期，对小鼠前列腺、精囊、提肛肌质量有增加作用；蛇床子总香豆素尚有平喘、祛痰、催眠等作用。

大 风 子　《本草衍义补遗》

为大风子科常绿乔木植物大风子的成熟种子。主产于广东、台湾、广西等地。以夏秋采收的成熟种子入药。取出种仁，晒干。研末用，或制霜用，或取油用。

【性味归经】有毒。

【功效】攻毒，杀虫，祛风止痒，润肤。

【应用】

用于麻风、杨梅疮、疥癣及皲裂疮　本品历来为治疗麻风的要药。如《普济方》用大风子油与苦参为丸服，治大风诸癞；《岭南卫生方》用大风子烧存性和麻油、轻粉调涂，并以壳煎汤外洗，治大风裂疮及杨梅恶疮。现已较少内服，因内服毒性较大，不可能大剂量服用，故疗效并不显著，因而多入复方，很少单用，且多作外用。此外，本品外用能攻毒杀虫，可治疥癣。其油脂有润肤作用，可用治皲裂疮。如《中医教学》报道，单用大风子仁捣烂布包，用时先将药包挤出油（冬天可用火烘烤后再挤），用以反复涂擦患处，治疥疮疗效颇佳。《血证论》以之与雄黄、枯矾、硫黄同用，治癣痒。《寿域神方》用本品捣泥外涂，治手背皲裂。

此外，大风子油还可用作油膏基质使用。

【用法用量】外用适量，捣敷或烧存性研末调敷；入丸散服，每次 0.3～1g。

【使用注意】本品内服性烈有毒，不可过量和持续服用，以免中毒。孕妇、体虚及肝肾功能不全者忌服。

【参考资料】

1. 本草文献　《本草纲目》："能治风癣疥癞，杨梅疮等病，有攻毒杀虫作用。"《本草经疏》："大风子，辛能祛风，苦能杀虫燥湿，温热能通行经络，世人用以治大风疠疾，及风癣疥癞诸疮。"

2. 化学成分及药理作用　本品种仁含脂肪油约 50%。油的脂肪酸有大风子油酸、次大风子油酸、去氢大风子油酸的甘油酯、大风子烯酸及少量油酸甘油酯和软脂酸甘油酯等。次大风子油酸抗麻风的药效强于大风子油酸，而二者并用时又强于独用；大风子虽然对麻风杆菌有抑制作用，但不易穿透麻风杆菌细胞壁，故疗效不显著，且内服毒性强，副作用大，故现已少作内服，但外用可改善麻风病症状；大风子油及其脂肪酸钠盐在试管中对结核杆菌及其他抗酸杆菌的抗菌作用比酚强 100 倍以上，对其他细菌则不敏感；水浸液在试管内对奥杜盎氏小芽孢癣菌有抑制作用。

3. 其他　本品的中毒症状有头晕、头痛、发热、四肢乏力、胸腹痛、恶心、呕吐，严重的可出现溶血、蛋白尿及管型、肝脂肪变性等。

土 荆 皮　《本草纲目拾遗》

为松科落叶乔木植物金钱松的根皮或近根树皮。主产于江苏、浙江、安徽等地。以根皮或树皮入药。晒干。生用。

【性味归经】有毒。

【功效】杀虫，止痒。

【应用】

用于癣、湿疹及皮肤瘙痒　本品具有良好的杀虫疗癣，祛湿止痒的功效，因其有毒，不作内服，只作外用。主要用于各种癣病、湿疹及皮肤瘙痒等瘙痒性皮肤疾患。可单用，或与杀虫止痒之品同用。如《疡医大全》单用本品研末，醋调或酒泡外搽，治癣疾。《中药通报》报道，单用20%土槿皮酊可治体癣、股癣。对角质层较厚的脚癣等，单用土槿皮酊往往效果不佳，可加入能软化角质，提高土槿皮酊渗透作用的水杨酸、苯甲酸，制成复方土槿皮酊使用。《全国中草药汇编》单用本品，以白酒浸泡，治阴囊湿疹。治风湿癣及痒风（瘙痒症）等证，亦可以之配雄黄、明矾、砒石、蛇床子等品作散剂酒调搽。

【用法用量】外用适量，浸酒涂擦，或研末调涂。

【参考资料】

1. 本草文献　《中药大辞典》引《药材资料汇编》："辛，温，有毒。治疥癣。"

2. 化学成分及药理作用　本品含有多种新二萜酸，即土荆皮甲、土荆皮乙、土荆皮丙、土荆皮丙$_2$、土荆皮丁、土荆皮戊酸，土荆皮甲酸苷，土荆皮乙酸苷，在醚溶部分中含有金钱松呋喃酸和白桦酸，此外，还有 β-谷甾醇和 β-谷甾酸-β-D-葡萄糖苷与一些酚性成分、鞣质及挥发油。土荆皮的水浸液与醚浸液体外实验无抗真菌作用，但土荆皮的乙醇浸膏及苯浸膏对奥杜益氏小芽孢菌、铁锈色小芽孢菌、红色癣菌、玫瑰色癣菌、叠瓦癣菌、许兰黄癣菌、絮状表皮癣菌、石膏样癣菌、白色念珠菌等多种真菌均有不同程度的抗菌作用；土荆皮醇提取物制成10%止血粉，对实验动物有良好的止血作用；土荆皮还有抗肿瘤、抗生育作用。

3. 其他　本品又名"土槿皮"。

蜂　房　《神农本草经》

为胡蜂科昆虫果马蜂、日本长脚胡蜂或异腹胡蜂的巢。全国均有，南方尤多。全年可采，但以冬季为多。晒干，或略蒸，除去死蜂、死蛹，晒干。生用或炒用。

【性味归经】辛，温。归肝、胃经。

【功效】攻毒，杀虫，祛风，止痒，止痛。

【应用】

1. 用于疮疡　本品长于攻毒疗疮。对于疮疡，不论初期还是溃后均可应用，初期可促其消散，有消肿止痛之效；溃后创面溃烂化脓者，可清洁创面以促进愈合。内服外用均可。但因其还具一定的通乳作用（《圣济总录》露蜂房散单用本品炒研，酒调服，治产后乳无汁），故尤长于治乳痈。可单用，或与解毒疗疮之品同用。如治产后乳痈可单用本品为末服；治瘰疬，有消肿化脓之效，可与玄参、蛇蜕、黄丹等品制成药膏外贴；治发背溃后，毒气未散，脓水不绝，可与黄芩、大黄、赤小豆等品作散剂服用；《普济方》蜂窠膏用本品为末，猪脂调敷，治蜂瘘，常出恶脓水。

2. 用于癣疮，瘾疹瘙痒　本品祛风杀虫止痒可治瘾疹癣痒。如治癣疮，可与明矾同用；治皮肤瘙痒不止，可用炙蜂房与蝉蜕等分为末服，或用露蜂房煎汁，入芒硝外敷。

3. 用于牙痛　本品的祛风止痛作用还可用治牙痛。如《十便良方》以此烧存性，酒调，含漱，治风热牙痛；治风虫牙痛，可与乳香、细辛煎水含漱，如《普济方》之牙痛方。治蛀牙痛，可以之与樟脑、僵蚕为末，皂角肉取浓浆，煮少顷，和作小丸，塞痛孔。

4. 用于风湿痹痛　本品能祛风止痛，对风湿痹痛有较好疗效。如治寒痹关节肿痛而有冷感者，可用本品配生川乌、生草乌，用乙醇浸泡，擦关节肿痛处，或浸纱布湿敷；治风寒湿痹而肾虚者，可与淫羊藿、鹿衔草、乌梢蛇等品同用，煎汤内服。

此外，本品还可配伍用于乳腺癌、胃癌等恶性肿瘤。

【用法用量】外用适量，研末油调敷，或煎水洗患处，或煎水含漱；煎服，6～12g。

【参考资料】

1. 本草文献　《名医别录》：“主治蜂毒、毒肿。”《本草汇言》：“驱风攻毒，散疔肿恶毒。”

2. 化学成分及药理作用　本品主含蜂蜡、树脂和一种有毒的“露蜂房油”。还含灰分、钙、铁、氨等。蜂房对葡萄球菌、痢疾杆菌、伤寒杆菌有一定抑菌作用；有消炎、镇痛作用；蜂房挥发油可驱绦虫，但毒性很强，能致急性肾炎，故不宜作驱虫药；蜂房的乙醇、乙醚及丙酮浸出物均能促进血液凝固，尤以丙酮浸出物作用为强；上述各种浸出物还能增强心脏运动，使血压短时下降，并有利尿作用；蜂房丙酮提取物还能扩张离体兔耳血管，轻度抑制家兔离体肠管。

3. 其他　本品又名“露蜂房”。

大　蒜　《本草经集注》

为百合科多年生草本植物大蒜的鳞茎。全国各地均有栽培。5月叶枯时采挖。晾干。生用。

【性味归经】甘，平。归脾、胃、肺经。

【功效】解毒，杀虫。

【应用】

1. 用于疮疡　本品外用长于解疮毒。用于疮疡，初期可解毒消肿，促其消散；溃后可刺激疮面，改善局部循环，令疮面红活，可促进新肉生长。亦可用作隔蒜灸。如《食物本草会纂》以独头蒜捣烂，入麻油和研，厚贴肿处，干即易之，治一切肿毒；《圣济总录》蒜灰散将蒜闷煅后，研细，干敷疮上，治诸恶疮下注，气血冷，新肉不生。临床报道，用本品与生姜等分，捣烂，加95%乙醇适量，拌成稀糊状，密封浸渍3～5小时，滤取汁，用纱布浸药汁湿敷，治颈淋巴结结核溃破者。

2. 用于头癣　本品外用还可疗癣。如《子母秘录》治小儿白秃（发白癣）团团然，切蒜日日揩之。亦可将本品制成30%凡士林软膏外擦。

3. 用于泄泻、痢疾　本品内服可解毒杀虫治泻痢。对脾运不健，食欲不振者，还可开胃增进食欲。临床用大蒜浸出液灌肠，或口服大蒜制剂或食用生蒜，对菌痢与阿米巴痢均有效。

4. 用于肺痨、顿咳　本品内服又可解毒治肺痨与顿咳。治肺痨咳嗽，可经常食用生大蒜，或用大蒜煮粥送服白及粉。治顿咳可用大蒜捣烂，凉开水浸12小时后，取液加白糖调服。

5. 用于蛲虫病及预防钩虫感染　本品有一定杀虫作用。治小儿蛲虫病可用大蒜泥与等量凡士林调匀，每晚睡前涂于患儿肛门周围，同时吃煨熟的大蒜。另外，将大蒜捣烂，于下田前涂抹四肢，可预防钩虫感染。

【用法用量】外用适量，捣烂外敷或切片外擦，或切片用作隔蒜灸；煎服或生食或制成糖浆服，5～10g。

【使用注意】各种大蒜制剂应现配现用，室温中置9天以上会完全失效。不宜高温消毒或煎煮时间过长。生大蒜局部贴敷有引赤发疱作用。一般敷后4～6小时，局部可有痛痒及灼热感，8～10小时局部可出现水疱。若不欲发疱者，不宜贴敷过久。

【参考资料】

1. 本草文献　《名医别录》：“散痈肿……杀毒气。”《食疗本草》：“杀虫。”《四川中药志》：“治肺结核、血痢及崩中带下。"

2. 化学成分及药理作用　本品含挥发性成分、糖类、肽与氨基酸类、酶类、硫苷类、甾体苷类等成分。大蒜被誉为"天然广谱抗生素"，对多种细菌，尤其是真菌，具有较强的杀灭、抑制作用；紫皮蒜的抗菌作用较白皮蒜的作用强；能显著激活肺泡巨噬细胞溶菌酶活性，这可能是抗感染作用的机制之一；大蒜属免疫激发型药物；对阿米巴痢疾有显著疗效，对阴道滴虫有明显的杀灭作用；可促进胃液分泌，促进维生素 B 族的吸收，增进食欲；大蒜含有一种能刺激垂体的物质，有助于控制内分泌腺的分泌，从而调节人体对脂肪和糖类物质的消化、吸收，促进机体的代谢活动；大蒜还有降血脂、降血糖、抗血小板聚集、增加纤维蛋白溶解活性、降压、利尿、保肝、兴奋子宫、抗衰老及抗肿瘤等作用。

升　药　《药材资料汇编》

为水银、火硝、白矾各等分混合升华而成。又名三仙丹、升丹、小升丹。红色者称红升，黄色者称黄升。各地均有生产，以河北、湖北、湖南等地产量较大。研细入药。

【性味归经】大毒。

【功效】攻毒，化腐。

【应用】

本品外用，长于攻疮毒，并可使与药物接触的病变组织凝固坏死，逐渐与健康组织分离而收祛腐之效。常用于疮疡、烫伤、创伤、脱疽、臁疮、褥疮等外科疾病的溃疡初期，脓栓未落，腐肉未脱，或脓水不净，新肉未生者。为中医外科提脓祛腐的主药。《疡科纲要》云："一切溃疡皆可通用，拔毒提脓最为应验。"本品在中医外科临床上使用频率极高，涉及的处方不胜枚举。因升药纯品刺激性、腐蚀性较强，故临床较少使用纯品。通常根据溃疡面脓腐的多少，加入适量收湿敛疮的煅石膏粉作为赋形剂，制成不同浓度的升药制剂应用。煅石膏与升药的用量比为 9:1 者，即《医宗金鉴》九一丹；为 8:2 者，即《外伤科学》八二丹；为 7:3 者，即《中医外科学讲义》七三丹；为 1:1 者，即《外伤科学》五五丹；为 1:9 者，习称九转丹，这几种升药制剂的拔毒去腐之力依次递增。另外，低浓度的升药只具温和的防腐和刺激作用，通过其对疮面的刺激，可促进局部血循环，使疮面红活，从而促进肉芽生长而收生肌之效。临床可根据病情的需要选用相应的制剂。用时可将药粉撒于患处，或将药粉粘附棉纸上，制成药捻插入脓腔中。亦可随证配伍。

此外，本品外用，有较强的攻毒防腐之效。临床还广泛用于湿疹、黄水疮、癣、梅毒、阴蚀（女阴溃疡）、发际疮、粉刺（痤疮）等皮肤疾患。一般亦不用纯品，宜随证配伍。

【用法用量】外用适量。

【使用注意】本品有毒，一般只作外用，不作内服。外用亦不宜大量持续使用。

【参考资料】

1. 本草文献　《疡医大全》："提脓长肉。"《沈氏经验方》："治痈疽烂肉未清，脓水未净。"

2. 化学成分及药理作用　本品主要含氧化汞，另含少量硝酸汞。氧化汞与组织接触后，逐渐为组织蛋白质及盐类所溶解，经常游离出微量汞离子，汞离子有杀菌作用；升药溶液对绿脓杆菌、乙型溶血性链球菌、金黄色葡萄球菌及大肠杆菌均有不同程度的抑制作用；硝酸汞溶于水，生成的酸性溶液具有腐蚀性，可使病变组织与药物接触面的蛋白凝固坏死，逐渐与健康组织分离而后脱落，起到去腐作用；氧化汞对组织的刺激性较低，通过对组织温和的刺激，能使局部血管扩张，促进毛细血管内血循环，增加局部免疫体液的渗出，又能加强局部营养，帮助炎性产物的吸收，可促进机体组织的再生和伤口愈合。

3. 其他　红升丹系以水银、火硝、明矾、雄黄（不同文献所载处方药味不完全相同，但一般都有这 4

味药）等五六味药为原料升炼成的。红升丹亦主要含氧化汞，也含少量的硝酸汞，但另外还含三氧化二砷（As₂O₃）。红升丹的毒性与腐蚀性均大于升药。

本品的中毒表现与轻粉相似。

轻　　粉　　《本草拾遗》

为水银、白矾、食盐等经升华法制成的氯化亚汞结晶性粉末。主产于湖南、河北、湖北等地。避光保存。研细末用。

【性味归经】淡，寒。有大毒。归大肠、小肠经。

【功效】攻毒，杀虫，止痒，收湿，敛疮。

【应用】

1. 用于疥癣、梅毒、黄水疮、湿疹及荨麻疹、皮肤瘙痒　本品有毒，内服宜慎，外用有较强的攻毒杀虫止痒作用，对皮损浸淫湿烂者，还能收湿、敛疮，故尤宜于瘙痒性、湿烂性皮肤病。如治疥疮，可与硫黄、枯矾等品同用；治干湿癣，可与硫黄、铅丹、风化石灰同用；治下疳皮损腐烂，可与珍珠、青黛同用；治黄水疮，瘙痒浸淫，皮肤湿疹，可与黄连同用；治荨麻疹、皮肤瘙痒，可配白芷、煅石膏外擦。

2. 用于疮疡　本品长于攻疮毒，古方有用本品内服攻毒消疮者。现已很少内服，多作外用。外用不仅能攻疮毒，而且能止痒收湿敛疮，故尤宜于疮疡溃烂，脓水淋漓作痒者。治疮疡痛痒，流水流血，可与萝卜子、桃仁为末，外擦；治湿毒流注，脓水浸溃，可与黄丹、黄柏、儿茶等品同用；治痈疽发背溃烂等症，可与血竭、当归、紫草等品同用。

此外，本品内服，能利水通便以逐水退肿。古方有用于水肿、鼓胀，二便不利的实证者。

【用法用量】外用适量，研末调涂，或制膏外敷；入丸散服，每次 0.1～0.2g。

【使用注意】本品有毒，内服宜慎。服后应及时漱口，以免口腔糜烂及损伤牙齿。孕妇忌服。外用亦不可过量持续使用，以防中毒。

【参考资料】

1. 本草文献　《本草拾遗》："通大肠……杀疮疥癣虫及鼻上酒齄。"《本草纲目》："治痰涎积滞，水肿臌胀，毒疮。"

2. 化学成分及药理作用　本品主含氯化亚汞（Hg₂Cl₂ 或 HgCl），并含少量的氯化汞（HgCl₂）。轻粉对堇色毛癣菌等多种皮肤真菌和金黄色葡萄球菌等多种细菌均有不同程度的抑制作用。对蛋白质有沉淀反应，可用作消毒剂。轻粉对梅毒螺旋体仅有微弱的抑制作用，但可增加病人的抗病力，使梅毒病损的皮疹消退，肿大的淋巴结缩小。内服能阻碍肠中电解质与水分的吸收而导致泻下；影响肾小管的再吸收功能而有利尿作用。用以利尿消肿，对心性水肿较适用；对肝硬化水肿则效果不确切；而对肾性水肿因其能损害肾脏，故禁用。

3. 其他　轻粉在古代为治梅毒要药，现代研究亦证明其对梅毒确有一定药理作用，但因其对人体毒性较大，现今已很少使用。

在多种汞剂中，轻粉的毒性相对较小，但与水共煮，则生成氯化汞（HgCl₂）及金属汞，二者都有剧毒，故不宜作汤剂。曝光时，轻粉颜色渐渐变深亦起同样变化而具剧毒，故应避光储存。轻粉作丸剂应临时配制，因轻粉遇水易分解。

本品过服可致中毒。口服中毒可见口腔及咽部烧灼痛，粘膜肿胀，出血糜烂，口内有金属味，恶心呕吐，腹痛，腹泻，粘液便或血便，甚至出现出血性肠炎，肠穿孔，惊厥，震颤。汞吸收入血后，可致"汞毒性肾病"，出现水肿，尿少，蛋白尿，管型尿，严重者可发生急性肾功能衰竭，出现昏迷，抽搐，血压下降，甚至休克，呼吸浅表，急促，最终因呼吸衰竭而死亡。

砒　石　《日华子本草》

为氧化物类矿物砷华的矿石。因天然砒石很少大量产出，目前所用砒石多系以毒砂、雄黄、雌黄为原料的加工制成品。主产于江西、湖南、广东等地。全年可采制。商品有红砒、白砒之分，白砒质量更纯。研细粉用。砒石升华之精品为白色粉末，称砒霜。

【性味归经】 苦，热。有大毒。归肺、肝、大肠经。

【功效】 外用蚀疮去腐，攻毒，杀虫；内服劫痰平喘。

【应用】

1．用于疥癣、鸡眼、千日疮（寻常疣）、皮肤癌等皮肤病　砒石毒性剧烈，外用可以毒攻毒，能杀灭、抑制皮肤寄生虫及多种病原微生物，并有强烈的腐蚀性，可蚀死肌，去恶肉，还有一定的止痒作用，可用治疥癣等皮肤病。以其毒性剧烈，腐蚀性强，多入复方，很少单用。治疥疮，可与硫黄、花椒等品同用；治秃疮（头癣），可与硫黄、枯矾等品同用。砒石具强烈的腐蚀性，外用可使恶肉死肌呈干性坏死而逐渐脱落。可用治鸡眼、赘疣及皮肤癌。如治鸡眼、千日疮，可与轻粉、五倍子、乳香等品同用；《辽宁中医》报道，用红砒与大枣等品制成红砒药膏外敷，或用白砒与白面制成白砒药条插入（注意保护健康组织），治疗鳞状细胞癌与基底细胞癌，多数患者获临床治愈。

2．用于疮疡　疮疡用本品，主要用以蚀疮去腐，以利排脓生新。如《许订外科正宗》白降丹以之与白矾、食盐、火硝、水银等品用降丹法炼制备用。肿疡脓成不穿者，用津唾调少许点毒顶，以膏盖之即穿；如溃疡根坚硬如石，可用以消化；如再用生半夏与丹药对掺，再加冰片少许，能令肉麻不痛。治痈疽成管，可与白矾同煅后，加乳香、没药等品制成细条，插入瘘管内尽头处。

3．用于内痔、肛瘘　内痔（适用于脱出肛门外的Ⅰ、Ⅱ期内痔，禁用于Ⅰ期内痔及外痔）、肛瘘用砒石，均取其强烈的腐蚀作用，使痔核、瘘管呈渐进性干性坏死而脱落。治痔疮，可与白矾同煅后加入朱砂少许外用。《中医杂志》报道，用本品与明矾、雄黄、乳香为主，治疗低位肛瘘有较好疗效。

4．用于走马牙疳　走马牙疳中期，溃烂处有大量腐肉坏死脱落者，可用本品攻毒去腐。治走马牙疳，可以之与红枣同煅后加入冰片、芦荟、人中白为末外擦。

5．用于冷哮　本品内服能劫痰平喘，其性大热，为治远年冷哮的要药。《普济本事方》紫金丹为临床治冷哮常用名方，以本品配淡豆豉为丸服。

此外，古方还用本品内服治疟疾、休息痢及虫痛，现代临床少用。

【用法用量】 外用适量，研末撒、调敷，或入膏药、药捻、药饼、药丁中使用；入丸散剂内服，每次 0.01～0.04g。

【使用注意】 本品剧毒，内服宜慎用，须严格掌握用量。不可持续服用。不能作酒剂服用。孕妇忌服。外用也不宜过量，以防局部吸收中毒。不宜与水银配伍（十九畏）。

【参考资料】

1．本草文献　《本草纲目》："蚀痈疽败肉，枯痔杀虫，杀人及禽兽。"

2．化学成分及药理作用　天然砒石以砷华为主，主要含三氧化二砷（As_2O_3），并夹有残存的雌黄（As_2O_3）、雄黄（As_2S_2）等原生矿物以及云母、石英等矿物。人工砒石主要含三氧化二砷。红砒含三氧化二砷 96%，此外，尚含少量硫化砷等红色矿物质；白砒质较纯，含三氧化二砷 99%。砒为原生质毒，可杀灭微生物、螺旋体和原虫；有抑制活体细胞所含巯基酶的活性，杀灭活体细胞及使其崩坏的作用，对恶性肿瘤、梅毒性象皮肿的新生物也有同样作用；枯痔散给兔耳每日涂敷，可致干性坏死，以致脱落，去掉白砒则无此作用；砒石还可抑制白细胞过多增殖，并对小鼠 S_{180} 肉瘤有抑制作用；砒石局部应用，还对末梢神经有抑制其呼吸和传导的作用；砒可引起缺氧，但缺氧到一定程度（砒制剂的用量超过一定限度时），则引起显著的组织崩坏、变性、脂肪化而产生酸中毒，合成力消失，并可明显引起所有脏器功能麻痹。

3. 其他　本品又名"信石"。近年还以之配轻粉制成注射剂"癌灵一号"肌内或静脉注射，治疗急性粒细胞型白血病。

砒石的内服有效量一般为 0.01～0.04g。成人中毒量为 0.01g；致死量为 0.1～0.2g。另外，砒石的中毒剂量，由于个体差异而有不同。据报道，有人对砒石特别敏感，0.001g 就能引起严重的中毒症状，服至 0.02g 时，即可危及生命。因此，砒石内服，应从 0.001g 开始，逐步增加至常用有效量。

砒中毒初期，可见口咽灼热，剧烈腹痛，随后发生呕吐，吐出物初似米汤，渐呈粘液，含胆汁，甚者吐血。腹泻呈水样便，严重者呈血水样大便。口渴，喉干，头痛眩晕，烦躁不安，尿少尿闭，或血尿、蛋白尿。肌肉痉挛疼痛，皮肤变白发冷，后期发绀，终则血压下降，循环衰竭而死亡。

铅　丹　《神农本草经》

为纯铅经加工炼制成的氧化物。主产于河南、广东、福建等地。生用或炒用。

【性味归经】 有毒。

【功效】 攻毒，生肌，杀虫，收湿，止痒，去腐肉死肌。

【应用】

1. 用于湿疹、黄水疮、疥癣、鸡眼、疣痣等皮肤病　本品外用，可攻毒、杀虫；并能收湿，减少粘膜分泌；适量使用，可生肌敛疮；此外，还有一定止痒作用。湿疹、黄水疮皮肤糜烂，滋水淋漓，瘙痒难忍者，可用铅丹攻毒敛疮，收湿止痒。宜与清热解毒燥湿之品配伍。治浸淫疮（急性泛发性湿疹），可与黄连、松香等品同用；治黄水疮，可与枯矾、松香等同用。疥癣可用铅丹攻毒杀虫止痒。如治疥疮，可与硫黄等品同用；治小儿秃疮（头白癣），可与轻粉、枯矾等品同用。高浓度的铅丹具有一定的腐蚀作用，可蚀死肌，去恶肉，可用治鸡眼、疣痣。如治鸡眼，可与普鲁卡因、水杨酸、白糖同用，用乙醇调成糊状外贴。治疣痣，可与硇砂、石矿灰、白丁香等品同用。

2. 用于疮疡溃后腐肉难脱或脓水淋漓，口不收敛　疮疡溃后，腐肉难脱者，可用本品攻毒去腐，宜与攻毒去腐之升药同用，外撒或作药捻插入疮口。疮疡溃后脓水淋漓，口不收敛者，可用本品攻毒收湿生肌敛疮，宜与轻粉、煅石膏等攻毒收湿敛疮之品同用。

另外，铅丹与植物油熬制成的膏剂，具有胶粘之性，可紧密附着于皮肤，故本品又常与植物油加热熬成膏药用。这种膏药本身既是治疗剂（具有保护创面，收敛制泌，抑菌，消肿，生肌等作用），又是赋形剂。临床常以此作为基础剂，随证配入其他药物制成用途不同的各种膏药供用。外科治疮肿的药多采用这种剂型。另外，伤科治伤肿，内科治痹痛的药亦常采用这种剂型。

此外，古方还用本品内服治癫痫、疟疾，现代临床很少用。

【用法用量】 外用适量，研末撒、调敷或作药捻、膏药使用；入丸、散内服，每次 0.3～0.6g。

【使用注意】 本品有毒，不可持续服用，以防蓄积中毒。

【参考资料】

1. 本草文献 《神农本草经》："主吐逆胃反，惊痫癫疾。"《药性论》："煎膏药用，止痛生肌。"《本草纲目》："能解热拔毒，长肉去瘀，故治恶疮肿毒，及入膏药，为外科必用之药也。"

2. 化学成分及药理作用 本品主含四氧化三铅（Pb_3O_4），或一氧化铅（PbO）及过氧化铅（PbO_2）。尚含铅的其他氧化物。铅丹能直接杀灭细菌、寄生虫，并有抑制粘液分泌的作用。

3. 本品又名"黄丹"。过量服用可致中毒。中毒可见口内有金属味，流涎，恶心，呕吐，吐出物带血丝，脐周剧痛，按之痛减，腹泻，粪呈灰黑色，头痛，烦躁不安，谵妄，幻觉，震颤；有时可出现癫痫样发作，或类似麻痹性痴呆的表现。小儿常有脑水肿，颅内压增高的表现，还可见多发性神经炎。此外，尚可见中毒性肝炎，中毒性肾病，肺出血，肺水肿，循环衰竭等。

炉 甘 石 《外丹本草》

为碳酸盐类矿物菱锌矿石。主产于广西、四川、湖南等地。采挖后除去泥土、杂石。制用，称为"制炉甘石"，有火煅水浸淬或火煅醋淬或火煅后用三黄（黄连、黄柏、大黄）汤淬等制法。研末，水飞用。

【性味归经】 有毒。

【功效】 收湿，止痒，生肌敛疮，解毒防腐，明目退翳。

【应用】

1. 用于湿疹、黄水疮、皮肤瘙痒等皮肤病 本品煅后外用长于收湿止痒，为治皮肤湿痒要药。无论有无皮损皆宜。对皮损糜烂者，还长于生肌敛疮，兼能解毒防腐，保护创面。惟其解毒力不强，宜与清热解毒之品配伍。如治急性湿疹，可与马齿苋、苦参、大黄等品同用；治慢性湿疹、皲裂性湿疹，可与五倍子、黄柏、青黛等品同用；治黄水疮，可与黄连、乳香等品同用；治皮肤瘙痒、神经性皮炎等症，可与轻粉、铅粉等品同用。

2. 用于疮疡溃后脓水淋漓，久不收口 本品解毒之力不强，对于疮疡，以收湿防腐，生肌敛疮见长，故疮疡初起及成脓阶段较少应用，多用于疮疡溃后，脓水淋漓或脓腐已净而疮口不敛者。常与收湿敛疮生肌之品配伍。如治诸疮疡腐肉已净，脂水淋漓，久不收口，可与铅丹、煅石膏、乌贼骨、冰片同用；治溃疡腐肉已尽，疮口不敛者，可与煅石膏等品同用。

3. 用于目赤肿痛刺痒、睑缘湿烂、多泪怕光、目赤翳障 本品能明目退翳，长于治目疾，为眼科外用药中退翳除障的通用药。睑缘湿烂者，可用炉甘石收湿防腐生肌。治眼眶破烂，畏日羞明，可与黄连、冰片同用；治暴发火眼，眼红肿刺痒，眼边赤烂，迎风流泪，云翳及胬肉攀睛，可与珍珠、麝香、琥珀同用。

【用法用量】 外用适量，研末撒或调敷，水飞点眼、吹喉。

【使用注意】 本品专作外用，一般不作内服。误服过量易中毒。

【参考资料】

1. 本草文献 《本草品汇精要》："主风热赤眼，或痒或痛，渐生翳膜，及治下部湿疮。调敷。"《本草纲目》："止血，消肿毒，生肌，明目，去翳退赤。"

2. 化学成分及药理作用 本品主要成分为碳酸锌（$ZnCO_3$），尚含少量氧化钙、氧化镁、氧化锰。有的炉甘石品种中，尚含少量钴、铜、镉、铅。煅炉甘石的主要成分为氧化锌（ZnO）。炉甘石有一定抑菌作用；含炉甘石的葱叶生肌散对炎症组织有抑制作用，对健康组织和新生上皮组织有保护作用，用药后能很快使炎症局限，并能促使突出创面的肉芽及坏死组织液化，使创面清洁平整，易于修复，收到腐尽肌生的效果，方中炉甘石有收敛抑制分泌或部分吸收创面分泌液，减少化脓，保护创面的作用。

3.其他　炉甘石不作内服，有资料表明，大剂量的锌盐口服可引起胃肠道功能紊乱，如恶心和腹泻。长期服用锌的病人可出现继发性的铜不足，从而导致低色素巨细胞贫血。

硼　　砂　《日华子本草》

为天然矿物硼砂的矿石，经提炼精制而成的结晶体。主产于青海、西藏等地。须置于密闭容器中以防止风化。生用或煅用。

【性味归经】苦，微寒。有毒。归肺经。

【功效】外用清热解毒；内服清热化痰。

【应用】

1.用于咽喉肿痛、口舌生疮、鹅口疮、目赤翳障及阴痒、痔疮等　本品外用主要能清热解毒防腐。对粘膜无刺激是其优点。多用于咽喉口舌眼目及二阴粘膜部位的急性炎症或溃疡。其作用平和，多入复方使用。如《外科正宗》冰硼散以之与冰片、朱砂、玄明粉同用，治咽喉口齿新久肿痛及久嗽痰火咽哑作痛；治口疮，可与石膏、冰片、青黛同用；治鹅口疮，可与雄黄、冰片、甘草同用；治一切火热眼及翳膜胬肉，可与炉甘石、冰片、玄明粉同用；《新医药学》报道，用97%硼砂与3%冰片混合后再加入占总药量的50%～60%的冷霜调匀备用，用时均匀涂抹于阴道壁四周及外阴，治真菌性阴道炎带下阴痒，有较好疗效；治痔疮肿痛，可与黄连、熊胆、冰片、孩儿茶等品同用。

2.用于热痰咳嗽　本品内服能清热化痰，可治疗热痰壅肺所致咳嗽，可与桔梗、薄荷、甘草等品同用。

【用法用量】外用适量，研末撒布或调敷患处，或配制成眼药外用；入丸散服，每次1.5～3g。

【使用注意】本品有毒，内服不能过量。

【参考资料】

1.本草文献　《日华子本草》："消痰止嗽。"《本草纲目》："治上焦痰热，生津液，去口气，消胀翳。"

2.化学成分及药理作用　本品含四硼酸钠（$Na_2B_4O_7 \cdot 10H_2O$）。硼砂为弱碱，对多种细菌和真菌有抑制作用；对皮肤、粘膜有收敛和保护作用。因其为碱性，可使粘膜去垢，可用以冲洗溃疡、脓肿，特别是发炎的粘膜；口服可用于尿道杀菌，特别是尿为酸性时，可使之成碱性；硼砂有抗惊厥作用，在其他抗癫痫药的配合下，硼砂可迅速控制癫痫急性大发作和癫痫持续状态。

3.其他　本品又名"蓬砂"、"月石"。过服本品中毒，轻者可见恶心呕吐，腹痛，腹泻。重者可见皮肤冷湿，肢端青紫，脉搏细数，血压下降，呼吸快，体温低下，皮疹，粘膜可出现粉红色，肌肉和动脉血都可变粉红色，四肢麻木，烦躁，谵妄，可因循环衰竭与休克而死亡，或引起肝肾损害，尿闭，尿毒症等。根据文献记载，硼砂的成人致死量在10g以内，婴儿致死量约100mg。Birch报告1例死亡病例，是由于治疗小孩鹅口疮，而咽下硼砂、甘油、蜂蜜的混合剂而死亡。目前尚缺解毒剂。

自 学 指 导

【重点难点】

1. 在性能方面　攻毒消肿、杀虫止痒、去腐排脓、生肌敛疮这几种外用功效在五味理论中，没有与之相对应的味，对适应证的寒热亦无明显的选择性，对机体部位也无明显选择性，故不便按外用功效标注药物的性味归经。古代文献给本类药物标订的性味归经，缺乏共性。本类多数药物都具有一定毒性（本草文献认为无毒的炉甘石、硼砂，实际上内服也是有毒的）；砒石、升药、轻粉等药有大毒。

2. 在功效方面　本类药物涉及攻毒消肿、杀虫止痒、去腐排脓、生肌敛疮 4 种主要功效。教材中，将有毒药物对疮疡等邪毒所致病证的治疗作用提为"攻毒"，有"以毒攻毒"之意；将炉甘石、硼砂等少数药物对疮疡等邪毒所致病证的治疗作用提为"解毒"，意在反映这些药自身无毒（传统认为无毒，今天看来，炉甘石、硼砂内服亦有毒）的特点。

在兼有功效方面应当注意　硫黄、白矾、蛇床子、轻粉、铅丹、炉甘石外用还能收湿（燥湿）止痒。土荆皮亦能止痒。砒石外用还能蚀疮。铅丹外用还能去死肌。

3. 在主治（应用）方面　疮疡、疥癣、溃疡方面：虽然疮疡、疥癣、溃疡都是本类药物的主治病症，但由于各药的功效不尽相同，其主治也不完全相同。如雄黄、硫黄、白矾、升药、轻粉均可主治疮疡肿毒；雄黄还主治蛇虫咬伤；雄黄、硫黄、白矾、蛇床子、轻粉均可主治疥癣等皮肤寄生虫病。升药可主治溃疡初期，脓栓未落，腐肉未脱，新肉未生之证。轻粉、炉甘石均可主治溃疡后期，腐肉已脱，脓水将尽，新肉不生，疮口难敛之证。在各药的相应主治（应用）中，还必须认识其个性特点。而这些特点往往是由于各药在作用强度及兼有功效等方面的原因而决定的。对于这些原因亦应掌握。如雄黄尤宜于疮痈肿毒；硫黄尤宜于疥疮，并治湿疹瘙痒；白矾尤宜于湿疹、湿疮等创面湿烂瘙痒的皮肤疾患；蛇床子宜于阴部湿痒、湿疹、疥癣及皮肤瘙痒等瘙痒性皮肤病。升药尤宜于疮疡等多种外科疾病的溃疡初期，脓栓未落，腐肉未脱，或脓水不净，新肉未生者。轻粉宜于疥癣、梅毒、黄水疮、湿疹等瘙痒性、湿烂性皮肤病；炉甘石宜于湿疹、黄水疮、皮肤瘙痒等以湿痒、糜烂为特点的皮肤病及疮疡溃后，脓水淋漓，或脓腐已净而疮口不敛者；硼砂宜于咽喉肿痛、口舌生疮、鹅口疮、目赤翳障及阴痒、痔疮等咽喉口舌眼目及二阴粘膜部位的急性炎症或溃疡。

此外，还应注意：硫黄内服能补火助阳，可以主治肾阳不足，命门火衰所致的虚喘冷哮、阳痿及阴寒内盛大便滑泻或冷秘等症。蛇床子内服能温肾壮阳，可以主治男子阳痿不育、女子宫寒不孕及寒湿带下；白矾尚有清热化痰、止泻、止血、退黄之功，可以主治痰饮咳喘、癫痫及中风痰厥，久泻、久痢滑脱不禁；衄血、便血、崩漏及外伤出血以及黄疸，尤宜于湿热阳黄；硼砂内服能清热化痰，可主治热痰咳嗽。炉甘石兼能明目退翳，可以主治目赤肿痛刺痒、睑缘湿烂、多泪怕光、目赤翳障。

4. 在用法用量方面　着重了解本类药物多数都有毒，内服必须将剂量严格控制在安全范围内。但值得指出的是，目前一般《中药学》中，对待大毒药物的剂量，有偏重安全，忽视疗效的现象。如将砒石等药的剂量降到最低有效量之下，用药如不能取得疗效，不仅失去了用药的意义，而且由于药物未能控制住病势，病情会发展加重。对于砒石之类大毒药物，如无特殊必要，一般不宜作内服，如有必要内服，则不仅应当将剂量严格控制在安全范围内，而且也应当将剂量确定在有效量之内，使用药既安全又有效。

历版《中药学》教材给砒石标订的剂量，从 0.09～0.15g 逐渐降至目前的 0.002～0.004g。但从目前砒石的临床应用情况来看，0.003～0.006g 只是试探用量。砒石的内服有效量应为 0.01～0.04g。据报道，砒石的成人中毒量为 0.01g，致死量为 0.1～0.2g。其治疗有效量已超过最低中毒剂量，但未达致死量。另外，砒石的中毒剂量，由于个体差异而有所不同。据报道，有人对砒石特别敏感，0.001g 就能引起严重的中毒症状，服至 0.02g 时即可危及生命。因此，砒石内服，应从 0.001g 开始，逐步增加至常用有效量。如在加量过程中，出现中毒反应，应立即停药。

历版《中药学》教材给铅丹标订的剂量，从内服不得超过 1.5g 降至目前的 0.3～0.6g。由于现代临床很少将铅丹内服，故无法根据现代临床实践来确定铅丹对不同疾病的内服常用有效量。从部分古方的用量来看，铅丹内服最低为每次服 0.45g（《博济方》驱风散，治风痫），最高为每次服 4.5g（《三因极一病证方论》乌金散，治消渴）。目前教材 0.3～0.6g 的用量，很可能没有达到最低有效量，然而却大大超过了铅的 1 日内安全摄入量（600μg），亦超过了铅的临床中毒量（0.04g），因此既无效，又不安全。由于铅丹内服并没有不可替代的功效，而内服又不安全，因此，目前一般不作内服。

5. 在使用注意方面　着重了解雄黄切忌火煅的原因，因为雄黄的成分为硫化砷，经火煅后会生成三氧化二砷（As_2O_3，即砒霜），有剧毒。炉甘石一般不作内服的原因，《本草纲目》等本草均认为炉甘石无毒，但均只作外用而不作内服。本品外用对皮肤粘膜无刺激性、腐蚀性，内服的不良反应尚未见诸文献。但炉甘石的主要成分为碳酸锌，煅炉甘石的主要成分为氧化锌，有资料表明，大剂量的锌盐口服，可引起胃肠道功能紊乱，如恶心和腹泻。锌盐的催吐剂量约为 300mg。长期服用锌的病人可出现继发性的铜不足，从而导致低色素巨细胞贫血。另外，在应用炉甘石时，还须考虑到铅、镉的摄入而致中毒的可能。硼砂内服不能过量，虽《本草纲目》亦认为硼砂无毒，但实际上过量服本品可导致中毒，轻者可见呕吐，腹痛，腹泻；重者可见皮肤冷湿，肢端青紫，脉搏细数，血压下降，呼吸快，体温低下，皮疹，粘膜可出现粉红色，肌肉和动脉血都可变粉红色，四肢麻木，烦躁，谵妄，可因循环衰竭与休克而死亡；亦可引起肝肾损害，尿闭，尿毒症等。

【复习思考题】

1. 简述外用药的功效、适应证、用药方法及注意事项。
2. 硼砂外用有何特点，主要用于哪些证候？
3. 使用有毒药时，应怎样警惕其毒性？

附　篇

模拟试题及参考答案

模拟试题（一）

一、单项选择题（在备选答案中选择1个最佳答案，并把它的标号写在题后的括号内）

1. 郁金为《新修本草》首先记载，其有关资料不可能见于（　　）

　　A.《神农本草经》　　　B.《证类本草》　　　C.《本草纲目》　　　D.《中国药学大辞典》

2. 在影响中药性能的下列因素中，最重要的是（　　）

　　A. 产地　　B. 采集　　C. 品种　　D. 贮存

3. 用液体辅料拌炒药物的炮制方法称为（　　）

　　A. 煮　　B. 炒　　C. 淬　　D. 炙

4. 与四气相对的是药物所治病证的（　　）

　　A. 寒热　　B. 虚实　　C. 病位　　D. 病势

5. 苦味不能概括的作用是（　　）

　　A. 平喘　　B. 平肝　　C. 清热　　D. 燥湿

6. 具有"二向性"的药物是（　　）

　　A. 麻黄　　B. 羌活　　C. 黄连　　D. 朱砂

7. 临床用药时应当尽量避免的配伍关系是（　　）

　　A. 相畏　　B. 相杀　　C. 相使　　D. 相恶

8. 属于"十八反"的药对是（　　）

　　A. 半夏与乌药　　B. 甘遂与紫草　　C. 辛夷与藜芦　　D. 丹参与藜芦

9. 不属于"十九畏"的药对是（　　）

　　A. 硫黄与朴硝　　B. 丁香与郁金　　C. 白扁豆与牵牛子　　D. 人参与五灵脂

10. 入汤剂需要先煎的药物是（　　）

　　A. 钩藤　　B. 乌头　　C. 薄荷　　D. 白豆蔻

11. 治疗风寒感冒，头痛身疼，首选（　　）

　　A. 羌活　　B. 紫苏　　C. 桑叶　　D. 荆芥

12. 兼能疏风热的清热解毒药是（　　）

　　A. 薄荷　　B. 金银花　　C. 夏枯草　　D. 黄连

13. 治疗湿热痢疾，首选（　　）

　　A. 黄芩　　B. 黄连　　C. 黄柏　　D. 龙胆草

14. 既清实热，又清虚热的药物是（　　）

　　A. 石膏　　B. 黄连　　C. 龙胆草　　D. 牡丹皮

15. 治疗肠燥便秘，宜选（　　）

　　A. 火麻仁　　B. 甘遂　　C. 大戟　　D. 巴豆

16. 治疗湿热痹证，首选（　　）

　　A. 威灵仙　　B. 川乌　　C. 防己　　D. 木瓜

17. 治疗风湿寒痹兼外感风寒夹湿表证，首选（　　）

　　A. 秦艽　　B. 独活　　C. 五加皮　　D. 香薷

18. 治疗湿阻中焦，气滞不利，脘腹胀满，首选（　　）

　　A. 苍术　　B. 藿香　　C. 佩兰　　D. 厚朴

19. 治疗湿热黄疸，首选（　　）

　　A. 茵陈　　B. 金钱草　　C. 茯苓　　D. 车前子

20. 治疗亡阳证，宜选（　　）

　　A. 肉桂　　B. 干姜　　C. 吴茱萸　　D. 丁香

21. 治疗湿阻中焦，脾胃气滞之证，宜选（　　）

　　A. 橘皮　　B. 枳实　　C. 木香　　D. 川楝子

22. 治疗肝郁气滞，月经不调，宜选（　　）

　　A. 乌药　　B. 香附　　C. 沉香　　D. 枳实

23. 治疗油腻肉食积滞，宜选（　　）

　　A. 山楂　　B. 神曲　　C. 麦芽　　D. 鸡内金

24. 治疗绦虫病，宜选（　　）

　　A. 使君子　　B. 苦楝皮　　C. 槟榔　　D. 榧子

25. 治疗血热夹瘀的出血证，首选（　　）

　　A. 白及　　B. 白茅根　　C. 茜草　　D. 三七

26. 治疗肺热咳嗽，痰中带血，宜选（　　）

　　A. 地榆　　B. 艾叶　　C. 侧柏叶　　D. 仙鹤草

27. 治疗瘀血头痛，首选（　　）

　　A. 川芎　　B. 郁金　　C. 丹参　　D. 益母草

28. 治疗痰饮呕吐，宜选（　　）

　　A. 半夏　　B. 天南星　　C. 桔梗　　D. 瓜蒌

29. 治疗痰浊阻肺喘咳而兼水肿小便不利，首选（　　）

　　A. 百部　　B. 苦杏仁　　C. 苏子　　D. 葶苈子

30. 治疗心火亢盛，烦躁失眠，首选（　　）

　　A. 磁石　　B. 龙骨　　C. 远志　　D. 朱砂

31. 治疗肝热阳亢，头晕头痛兼恶心呕吐，首选（　　）

　　A. 石决明　　B. 牡蛎　　C. 代赭石　　D. 全蝎

32. 治疗温热病热极生风，痉挛抽搐，首选（　　）

　　A. 羚羊角　　B. 钩藤　　C. 天麻　　D. 石决明

33. 治疗闭证神昏，首选（　　）

　　A. 麝香　　B. 冰片　　C. 苏合香　　D. 石菖蒲

34. 治疗脾气虚弱，水湿失运，浮肿尿少，首选（　　）

A. 人参　　B. 黄芪　　C. 甘草　　D. 山药

35. 治疗血虚而兼瘀滞的月经不调, 痛经, 首选（　　）

A. 熟地黄　　B. 当归　　C. 阿胶　　D. 白芍

36. 治疗蛔厥腹痛, 宜选（　　）

A. 芡实　　B. 莲子　　C. 乌梅　　D. 诃子

37. 治疗肾虚不固的遗尿, 首选（　　）

A. 桑螵蛸　　B. 肉豆蔻　　C. 莲子　　D. 五味子

38. 涌吐药不适应的证候是（　　）

A. 毒物在胃　　B. 毒物在肠　　C. 痰壅咽喉　　D. 癫痫发狂

39. 治疗疥疮, 首选（　　）

A. 升药　　B. 硫黄　　C. 雄黄　　D. 白矾

40. 既能生肌敛疮, 又能明目退翳的药物是（　　）

A. 硫黄　　B. 雄黄　　C. 蛇床子　　D. 炉甘石

二、多项选择题（在备选答案中有2～5个是正确的, 将其全部选出并将他们的标号写在题后的括号内, 错选或漏选均不给分）

1. 入汤剂应包煎的药物是（　　）

A. 蒲黄　　B. 海金沙　　C. 车前子　　D. 旋覆花　　E. 人参

2. 具有透疹作用的药物是（　　）

A. 桂枝　　B. 紫苏　　C. 薄荷　　D. 升麻　　E. 葛根

3. 能清肺热的药物是（　　）

A. 石膏　　B. 芦根　　C. 鱼腥草　　D. 射干　　E. 黄芩

4. 能治湿热痢疾的药物是（　　）

A. 黄芩　　B. 黄柏　　C. 生地黄　　D. 胡黄连　　E. 地骨皮

5. 能利尿的药物是（　　）

A. 防己　　B. 川乌　　C. 五加皮　　D. 狗脊　　E. 独活

6. 能止呕的药物是（　　）

A. 藿香　　B. 苍术　　C. 厚朴　　D. 白豆蔻　　E. 砂仁

7. 能行气疏肝的药物是（　　）

A. 橘皮　　B. 青皮　　C. 香附　　D. 佛手　　E. 薤白

8. 能利尿的药物是（　　）

A. 小蓟　　B. 白茅根　　C. 血余炭　　D. 三七　　E. 白及

9. 能行气的药物是（　　）

A. 川芎　　B. 郁金　　C. 姜黄　　D. 红花　　E. 莪术

10. 能软坚散结治疗瘰疬的药物是（　　）

A. 川贝母　　B. 浙贝母　　C. 海藻　　D. 昆布　　E. 竹茹

11. 能润肠通便的药物是（　　）

A. 杏仁　　B. 砂仁　　C. 苏子　　D. 车前子　　E. 菟丝子

12. 既能平抑肝阳, 又能息风止痉的药物是（　　）

A. 石决明　　B. 天麻　　C. 羚羊角　　D. 钩藤　　E. 牡蛎

13. 能补肺阴的药物是（　　）

A. 北沙参　　B. 麦冬　　C. 玉竹　　D. 石斛　　E. 百合

14. 既能止泻, 又能止咳的药物是（　　）

A. 乌梅　　B. 五味子　　C. 肉豆蔻　　D. 诃子　　E. 五倍子

15. 具有补益作用的药物是（　　）

　　A. 海螵蛸　　B. 桑螵蛸　　C. 莲子　　D. 芡实　　E. 麻黄根

三、填空题

1. 化湿药一章药物都归_____经，开窍药一章药物都归_____经，补阳药一节药物都归_____经。

2. 黄柏的功效：_____，_____，_____。

3. 附子的功效：_____，_____，_____。

4. 延胡索的功效：_____，_____，_____。

5. 瓜蒌的功效：_____，_____，_____。

四、简答题

1. 简述柴胡的功效与主治。

2. 简述知母的功效与主治。

3. 大黄用于泻热通便时，可采用哪些措施来保证取得最强的泻热通便效果？

4. 利水渗湿药适用于哪些与水湿停滞有关的病症？

五、论述题

人参的哪些功效、主治可用党参代替？哪些功效、主治是党参代替不了的？

模拟试题（二）

一、单项选择题（在备选答案中选择 1 个最佳答案，并把它的标号写在题后的括号内）

1. 首先记载中药"有毒无毒"性能的本草文献是（　　）

　　A.《神农本草经》　　B.《证类本草》　　C.《本草纲目》　　D.《新修本草》

2. 不属于中药性能的内容是（　　）

　　A. 四气　　B. 滋味　　C. 毒性　　D. 归经

3. 幼果入药的药物是（　　）

　　A. 山楂　　B. 川楝子　　C. 瓜蒌　　D. 枳实

4. 与归经相对的是疾病的（　　）

　　A. 病性　　B. 虚实　　C. 病位　　D. 病程

5. 辛味不能概括的作用是（　　）

　　A. 活血　　B. 补血　　C. 行气　　D. 化湿

6. 能概括固精止带功效的药味是（　　）

　　A. 苦味　　B. 甘味　　C. 咸味　　D. 酸味

7. 可降低或消除药物毒副反应的配伍关系是（　　）

　　A. 相反　　B. 相杀　　C. 相使　　D. 相恶

8. 不属于"十八反"的药对是（　　）

　　A. 瓜蒌与川乌　　B. 甘遂与甘草　　C. 辛夷与藜芦　　D. 玄参与藜芦

9. 概括出"十九畏"的药对是在（　　）

　　A. 唐代　　B. 汉代　　C. 宋代　　D. 金元以后

10. 宜醋制的药物是（　　）

A. 大黄　　B. 甘遂　　C. 芒硝　　D. 巴豆

11. 治疗风寒表证而喘咳者，首选（　　）

A. 羌活　　B. 白芷　　C. 麻黄　　D. 荆芥

12. 兼能清热解毒的疏散风热药是（　　）

A. 牛蒡子　　B. 柴胡　　C. 夏枯草　　D. 黄连

13. 治疗肺热咳嗽、阴虚燥咳，首选（　　）

A. 知母　　B. 麻黄　　C. 决明子　　D. 龙胆草

14. 具有清热利湿功效的清热泻火药是（　　）

A. 葛根　　B. 栀子　　C. 石膏　　D. 天花粉

15. 治疗热结便秘，首选（　　）

A. 甘遂　　B. 大黄　　C. 大戟　　D. 巴豆

16. 祛风湿又退虚热的药物是（　　）

A. 威灵仙　　B. 川乌　　C. 秦艽　　D. 独活

17. 治疗肝肾不足、风湿痹证，首选（　　）

A. 木瓜　　B. 独活　　C. 桑寄生　　D. 羌活

18. 治疗湿阻中焦而呕吐者，首选（　　）

A. 苍术　　B. 藿香　　C. 佩兰　　D. 厚朴

19. 治疗石淋，首选（　　）

A. 茵陈　　B. 车前子　　C. 茯苓　　D. 金钱草

20. 具有回阳救逆功效的药物是（　　）

A. 肉桂　　B. 干姜　　C. 吴茱萸　　D. 丁香

21. 治疗湿阻中焦、湿痰咳嗽，宜选（　　）

A. 橘皮　　B. 枳实　　C. 木香　　D. 川楝子

22. 治疗胸痹，宜选（　　）

A. 木香　　B. 香附　　C. 佛手　　D. 薤白

23. 兼可回乳的消食药是（　　）

A. 山楂　　B. 神曲　　C. 麦芽　　D. 鸡内金

24. 具有杀虫疗癣功效的药物是（　　）

A. 使君子　　B. 苦楝皮　　C. 鹤草芽　　D. 榧子

25. 治疗痔疮出血、便血，首选（　　）

A. 蒲黄　　B. 小蓟　　C. 槐花　　D. 益母草

26. 治疗虚寒性崩漏出血证，宜选（　　）

A. 地榆　　B. 艾叶　　C. 侧柏叶　　D. 大蓟

27. 喻为妇科经产要药的是（　　）

A. 川芎　　B. 郁金　　C. 延胡索　　D. 益母草

28. 治疗咽痛、音哑，宜选（　　）

A. 半夏　　B. 天南星　　C. 桔梗　　D. 瓜蒌

29. 治疗咳喘而兼肠燥便秘，宜选（　　）

A. 百部　　B. 苦杏仁　　C. 白前　　D. 葶苈子

30. 治疗烦躁失眠兼体虚出汗，首选（　　）

A. 琥珀　　B. 酸枣仁　　C. 远志　　D. 朱砂

31. 治疗肝热阳亢，头晕头痛兼目赤肿痛，首选（　　）

A. 石决明　　B. 牡蛎　　C. 代赭石　　D. 全蝎

32. 不具有明目功效的药物是（　　）

A. 羚羊角　　B. 钩藤　　C. 珍珠母　　D. 石决明

33. 五官及皮肤疾病，宜选（　　）

A. 琥珀　　B. 冰片　　C. 苏合香　　D. 石菖蒲

34. 治疗热病气阴两伤，身热口渴及消渴，首选（　　）

A. 人参　　B. 白术　　C. 甘草　　D. 大枣

35. 治疗血虚而兼多种出血证，首选（　　）

A. 熟地黄　　B. 当归　　C. 阿胶　　D. 龙眼肉

36. 治疗大汗不止，体虚欲脱，宜选（　　）

A. 麻黄根　　B. 莲子　　C. 山茱萸　　D. 诃子

37. 治疗久泻不止兼心悸、失眠、多梦，首选（　　）

A. 桑螵蛸　　B. 肉豆蔻　　C. 乌梅　　D. 五味子

38. 治疗疟疾，宜选（　　）

A. 瓜蒂　　B. 常山　　C. 莲子　　D. 大蒜

39. 具有良好拔毒化腐排脓作用的药物是（　　）

A. 升药　　B. 硫黄　　C. 蛇床子　　D. 白矾

40. 既能杀虫止痒，又能补火助阳的药物是（　　）

A. 升药　　B. 雄黄　　C. 硫黄　　D. 炉甘石

二、多项选择题（在备选答案中有2～5个是正确的，将其全部选出并将他们的标号写在题后的括号内，错选或漏选均不给分）

1. 不宜入汤剂的药物是（　　）

A. 青黛　　B. 麝香　　C. 冰片　　D. 琥珀　　E. 苏合香

2. 具有止痛作用的药物是（　　）

A. 羌活　　B. 藁本　　C. 苍耳子　　D. 白芷　　E. 防风

3. 能治湿热黄疸的药物是（　　）

A. 大黄　　B. 黄芩　　C. 栀子　　D. 龙胆草　　E. 知母

4. 能治下焦湿热证的药物是（　　）

A. 黄连　　B. 黄柏　　C. 苦参　　D. 龙胆草　　E. 地骨皮

5. 能强筋健骨的药物是（　　）

A. 五加皮　　B. 桑寄生　　C. 木瓜　　D. 狗脊　　E. 独活

6. 能治呕吐的药物是（　　）

A. 藿香　　B. 紫苏　　C. 生姜　　D. 白豆蔻　　E. 砂仁

7. 能治肝郁气滞的药物是（　　）

A. 薄荷　　B. 柴胡　　C. 香附　　D. 青皮　　E. 薤白

8. 能安胎的药物是（　　）

A. 小蓟　　B. 苎麻根　　C. 血余炭　　D. 艾叶　　E. 白及

9. 能止痛的药物是（　　）

A. 川芎　　B. 郁金　　C. 乳香　　D. 红花　　E. 莪术

10. 能祛风止痉的药物是（　　）

A. 半夏　　B. 防风　　C. 天南星　　D. 禹白附　　E. 竹茹

11. 对脾虚水肿、小便不利能标本兼顾的药物是（　　）

A. 茯苓　　B. 泽泻　　C. 猪苓　　D. 滑石　　E. 薏苡仁

12. 能明目的药物是（　　）

A. 石决明　　B. 珍珠母　　C. 羚羊角　　D. 钩藤　　E. 牡蛎

13. 能补胃阴的药物是（　　）

A. 北沙参　　B. 麦冬　　C. 玉竹　　D. 石斛　　E. 鳖甲

14. 既能固精，又能止带的药物是（　　）

A. 山茱萸　　B. 莲子　　C. 桑螵蛸　　D. 菟丝子　　E. 海螵蛸

15. 具有止泻作用的药物是（　　）

A. 五味子　　B. 乌梅　　C. 菟丝子　　D. 芡实　　E. 麻黄根

三、填空题

1. 七情所涉及的六种配伍关系中，_____可使治疗效应提高；_____可使毒副作用降低或消除；_____临床用药时应尽量避免的配伍关系。

2. 鱼腥草的功效：_____，_____，_____。

3. 肉桂的功效：_____，_____，_____。

4. 丹参的功效：_____，_____，_____。

5. 桔梗的功效：_____，_____，_____。

四、简答题

1. 简述菊花的功效与主治。

2. 简述石膏的功效与主治。

3. 为什么化痰药要配伍行气药？

4. 简述开窍药的使用注意。

五、论述题

试比较黄芪与白术在功效、应用方面的相同之处和不同之处。

模拟试题（三）

一、单项选择题（在备选答案中选择1个最佳答案，并把它的标号写在题后的括号内）

1. 首先采用按药物自然属性分类的本草专著是（　　）

A.《神农本草经》　　B.《证类本草》　　C.《本草纲目》　　D.《本草经集注》

2. 药物归经的理论基础是（　　）

A. 阴阳学说　　B. 五行学说　　C. 脏腑经络学说　　D. 卫气营血辨证

3. 制首乌采用的炮制方法是（　　）

A. 蒸　　B. 炙　　C. 淬　　D. 炒

4. 性味相结合才能反映其作用特点的是（　　）

A. 通泄　　B. 清泄　　C. 燥湿　　D. 降泄

5. 药性偏于寒凉的是（　　）

A. 补阴药　　B. 补气药　　C. 补阳药　　D. 补血药

6. 药性升浮的是（　　）

A. 平肝潜阳药　　B. 止呕药　　C. 利尿药　　D. 开窍药

7. 大黄与芒硝配伍、麻黄与桂枝配伍，应属于哪种配伍关系（　　）

A. 相须　　B. 相使　　C. 相杀　　D. 相恶

8. 属于"十八反"的药对是（　　）

A. 硫黄与朴硝　　B. 人参与五灵脂　　C. 半夏与乌头　　D. 太子参与藜芦

9. 属于"十九畏"的药对是（　　）

A. 甘遂与甘草　　B. 贝母与乌头　　C. 大戟与紫草　　D. 硫黄与朴硝

10. 入汤剂不宜久煎的药物是（　　）

A. 附子　　B. 人参　　C. 薄荷　　D. 乌头

11. 治疗风寒夹湿，肢体酸楚者，首选（　　）

A. 桂枝　　B. 羌活　　C. 麻黄　　D. 香薷

12. 治外感风热咳嗽，首选（　　）

A. 桑叶　　B. 荆芥　　C. 薄荷　　D. 菊花

13. 治疗气分实热亢盛，壮热烦渴，脉洪大，首选（　　）

A. 知母　　B. 天花粉　　C. 芦根　　D. 石膏

14. 治温热病后期，阴分伏热，夜热早凉，或低热不退，热退无汗者，宜选（　　）

A. 石膏　　B. 牡丹皮　　C. 龙胆草　　D. 黄连

15. 以上何药宜入汤剂（　　）

A. 甘遂　　B. 芦荟　　C. 巴豆　　D. 商陆

16. 治湿浊阻滞中焦，吐泻转筋，首选（　　）

A. 威灵仙　　B. 秦艽　　C. 木瓜　　D. 独活

17. 长于"透骨搜风"，治疗风湿顽痹，日久难愈及中风不遂的药是（　　）

A. 蕲蛇　　B. 独活　　C. 五加皮　　D. 木瓜

18. 治脾经湿热，口中甜腻多涎，首选（　　）

A. 苍术　　B. 白豆蔻　　C. 佩兰　　D. 厚朴

19. 治疗暑热烦渴，胸闷，尿赤者，首选（　　）

A. 滑石　　B. 金钱草　　C. 茵陈　　D. 车前子

20. 细辛不具有的功效是（　　）

A. 止痛　　B. 止呕　　C. 止咳　　D. 散寒

21. 治疗脾胃气滞，脘腹胀痛的最佳药物是（　　）

A. 橘皮　　B. 枳实　　C. 木香　　D. 乌药

22. 治疗肝气郁滞，胁肋作痛而兼烦热者，首选（　　）

A. 木香　　B. 香附　　C. 沉香　　D. 川楝子

23. 具有活血化瘀作用的消食药是（　　）

A. 神曲　　B. 麦芽　　C. 山楂　　D. 鸡内金

24. 治绦虫症，兼见饮食积滞者，以下药物最宜选用（　　）

A. 槟榔　　B. 雷丸　　C. 使君子　　D. 榧子

25. 善治肺胃出血的药物是（　　）

A. 槐花　　B. 白及　　C. 茜草　　D. 小蓟

26. 既能止血，又能止痢的药物是（　　）

A. 白及　　B. 槐花　　C. 侧柏叶　　D. 仙鹤草

27. 广泛用于气滞血瘀所致的跌打伤痛、胸痹心痛、四肢或周身痛、胸胁痛、脘腹痛、疝气痛的活血药是（　　）

A. 桃仁　　B. 川芎　　C. 延胡索　　D. 丹参

28. 既能凉血，又能活血，对血热瘀滞较为相宜的药物是（　　）

A. 川芎　　B. 丹参　　C. 莪术　　D. 五灵脂

29. 治疗脾不化湿，痰饮内生之咳嗽痰多，恶心呕吐，胸脘痞闷者，首选（　　）

A. 半夏　　B. 苦杏仁　　C. 桔梗　　D. 贝母

30. 朱砂的使用注意，下列哪种说法是错误的（　　）

A. 宜作丸散剂服　　B. 宜煅后用　　C. 不宜久服　　D. 内服不宜过量

31. 治疗痰迷心窍所致的神志恍惚或惊悸、失眠、健忘等，最宜选（　　）

A. 酸枣仁　　B. 柏子仁　　C. 远志　　D. 合欢皮

32. 羚羊角对以下何证不宜使用（　　）

A. 温热病壮热、神昏谵语　　B. 小儿急惊风　　C. 肝火炽盛之目赤、头痛　　D. 小儿慢惊风

33. 以下哪组药均具有息风止痉与散结作用（　　）

A. 羚羊角、钩藤　　B. 天麻、牛黄　　C. 全蝎、地龙　　D. 蜈蚣、白僵蚕

34. 湿浊蒙蔽清窍所致的神志恍惚或惊悸、失眠等，最宜选用（　　）

A. 麝香　　B. 石菖蒲　　C. 冰片　　D. 苏合香

35. 治大失血、大吐泻及其他疾病因元气虚极而见短气神疲、脉微欲绝的虚脱证，首选（　　）

A. 人参　　B. 党参　　C. 黄芪　　D. 附子

36. 治疗精血亏虚，腰酸脚软，头晕眼花，须发早白，宜选（　　）

A. 白芍　　B. 阿胶　　C. 制首乌　　D. 龟板

37. 收涩药最常与何类药配伍以求标本兼治（　　）

A. 温里药　　B. 补虚药　　C. 理气药　　D. 解表药

38. 既补脾气，又益脾阴药物是（　　）

A. 莲米　　B. 芡实　　C. 扁豆　　D. 山药

39. 使用雄黄的注意事项中，以下哪项是错误的（　　）

A. 不能大面积涂搽　　B. 火煅研细　　C. 孕妇忌服　　D. 不能长期使用

40. 制作黑膏药的原料是（　　）

A. 铅丹　　B. 明矾　　C. 轻粉　　D. 升药

二、多项选择题（在备选答案中有2～5个是正确的，将其全部选出并将它们的标号写在题后的括号内，错选或漏选均不给分）

1. 下列哪些药宜先煎（　　）

A. 金石类药　　B. 贝壳、甲壳类药　　C. 川乌、草乌、附子类等有毒药物　　D. 朱砂、甘遂等难溶于水的药物　　E. 藿香、香薷等化湿、解表类药物

2. 能解热毒的药物是（　　）

A. 薄荷　　B. 桑叶　　C. 菊花　　D. 升麻　　E. 牛蒡子

3. 既能治湿热痢疾，又能治湿热黄疸的药物是（　　）

A. 黄连　　B. 龙胆草　　C. 黄柏　　D. 黄芩　　E. 白头翁

4. 下列清热药中，能止血的药物是（　　）

A. 黄芩　　B. 黄连　　C. 马勃　　D. 栀子　　E. 生地黄

5. 既能祛风湿，又能止痛的药物是（　　）

A. 防己　　B. 川乌　　C. 木瓜　　D. 雷公藤　　E. 独活

6. 既能化湿或燥湿，又能行气的药物是（　　）

A. 藿香　　B. 苍术　　C. 厚朴　　D. 白豆蔻　　E. 砂仁

7. 具有止痛作用的行气药有（　　）

    A. 橘皮　　　B. 乌药　　　C. 香附　　　D. 川楝子　　　E. 木香

8. 能解毒的药物是（　　）

    A. 小蓟　　　B. 大蓟　　　C. 槐花　　　D. 地榆　　　E. 白及

9. 能活血化瘀止血、止痛的药物有（　　）

    A. 川芎　　　B. 丹参　　　C. 三七　　　D. 茜草　　　E. 五灵脂

10. 能泻肺平喘、利水消肿的药物有（　　）

    A. 半夏　　　B. 葶苈子　　　C. 杏仁　　　D. 桑白皮　　　E. 苏子

11. 龙骨、牡蛎的共同功效是（　　）

    A. 息风止痉　　　B. 软坚散结　　　C. 平肝潜阳　　　D. 收敛固涩　　　E. 镇心安神

12. 具有补脾健脾作用的药物有（　　）

    A. 芡实　　　B. 人参　　　C. 山药　　　D. 甘草　　　E. 党参

13. 具有生津作用的药物有（　　）

    A. 人参、北沙参　　　B. 麦冬、五味子　　　C. 玉竹、乌梅　　　D. 石斛、芦根　　　E. 西洋参、天花粉

14. 具有止汗作用的药物有（　　）

    A. 五倍子　　　B. 五味子　　　C. 麻黄根　　　D. 山茱萸　　　E. 酸枣仁

15. 常山用于截疟，为增强其治疗作用或减轻其副作用，应当采用以下哪些措施（　　）

    A. 酒炒入药　　　B. 与槟榔、草果同用　　　C. 适当控制剂量　　　D. 与甘草同用　　　E. 与半夏、陈皮同用

三、填空题

1. 按中药五味所表示的作用，解表药、行气活血药的药味均应具有_____味，补虚药的药味均应具有_____味，清热药的药味均应具有_____味。

2. 黄芩的功效：_____，_____，_____。

3. 干姜的功效：_____，_____，_____。

4. 川芎的功效：_____，_____。

5. 半夏的功效：_____，_____，_____，_____。

四、简答题

1. 简述葛根的功效与主治。

2. 为什么清热药使用时常需配伍养阴、生津药？

3. 简述治疗亡阳证，附子与干姜各自的功效及配伍之临床意义？

4. 简述茯苓的功效与主治。

五、论述题

试述补气药的基本作用及主要应用范围。

参 考 答 案

模拟试题（一）

一、单项选择题

1.A 2.C 3.D 4.A 5.B 6.A 7.D 8.D 9.C 10. B 11. A 12. B
13. B 14. D 15. A 16. C 17. B 18. D 19. A 20. B 21. A 22. B
23. A 24. C 25. C 26. C 27. A 28. A 29. D 30. D 31. C 32. A
33. A 34. B 35. B 36. C 37. A 38. B 39. B 40. D

二、多项选择题

1.ABCD 2.CDE 3.ABCDE 4.ABD 5.AC 6.ADE 7.BCD 8.ABC 9.ABCE
10.ABCD 11.AC 12.BCD 13.ABCE 14.ABDE 15.BCD

三、填空题

1.脾 心 肾
2.清热燥湿 泻火解毒 退虚热
3.回阳救逆 补火助阳 散寒止痛
4.活血 行气 止痛
5.清热化痰 宽胸散结 润肠通便

四、简答题

1.功效：疏散退热，疏肝解郁，升阳举陷。
  主治：寒热往来，感冒发热；肝郁气滞，月经不调，胸胁疼痛；气虚下陷，久泻脱肛。
2.功效：清热泻火，滋阴润燥。
  主治：热病烦渴；肺热咳嗽；阴虚燥咳；骨蒸潮热；阴虚消渴；肠燥便秘。
3.可采用的措施有：生用；入汤剂后下微煎或用开水泡服；适当提高剂量；配伍芒硝。
4.水肿、淋证、黄疸、湿温、暑湿、湿泻、带下、痰饮、湿痹、湿疮、湿疹等与水湿停滞有关的病证。

五、论述题

人参能补益脾肺之气，治疗脾肺气虚证；补益气血，治疗气血俱虚证；补气生津，治疗气津两伤证；扶正祛邪，保护正气，治疗气虚外感及正虚邪实之证。以上几方面都可用党参代替人参用于轻证。

人参还能大补元气，治疗气虚欲脱，脉微欲绝的重危证候；补心气，可安神，治疗心悸、失眠、健忘；补肾气，治疗肾虚阳痿。以上几方面则是党参代替不了的。

模拟试题（二）

一、单项选择题

1．A　2．B　3．D　4．C　5．B　6．D　7．B　8．C　9．D　10．B　11．C　12．A
13．A　14．B　15．B　16．C　17．C　18．B　19．D　20．B　21．A　22．D　23．C
24．B　25．C　26．B　27．D　28．C　29．B　30．B　31．A　32．B　33．B
34．A　35．C　36．C　37．D　38．B　39．A　40．C

二、多项选择题

1．ABCDE　2．ABCDE　3．ABCD　4．ABCD　5．ABD　6．ABCDE　7．ABCD　8．BD　9．
ABCDE　10．BCD　11．AE　12．ABC　13．ABCD　14．BDE　15．ABCD

三、填空题

1．相须、相使　相畏、相杀　相恶、相反
2．清热解毒　清泻肺热　清利湿热
3．补火助阳　散寒止痛　温经通脉
4．活血祛瘀　凉血消痈　除烦安神
5．祛痰止咳　利咽　排脓

四、简答题

1．功效：疏散风热，清肺热，清肝平肝。
　主治：风热表证及温热犯肺；肝热目疾、肝肾阴虚视物昏花；肝阳上亢或肝火上攻之眩晕头痛。
2．功效：清热泻火，除烦止渴，煅后外用收湿敛疮。
　主治：温热病气分证（热病烦渴）；肺热喘咳；牙龈肿痛等胃热证；疮疡不敛、湿疹及水火烫伤。
3．化痰药主治痰证。痰浊易阻碍人体气机，而气滞又可使湿聚生痰，即"气滞则痰凝"，其相互影响，故化痰药常配伍行气药以畅利气机有助于痰浊消除，即"气行则痰消"。
4．开窍药为急救治标之品，其气辛香走窜，易耗正气，故只能暂服，不可久用，中病即止；其芳香成分易于挥发，内服不宜入煎剂，多入丸、散剂或其他新制剂；少数药物有毒，应注意用法并控制剂量；多数药物孕妇慎用或忌用；本类药主治闭证，而忌用于脱证。

五、论述题

　黄芪与白术均为补气药，均有补脾气，利尿，固表功效；均可用于脾气虚及脾虚水肿，气虚表卫不固之自汗等。
　不同之处：黄芪补脾气作用强，并能升阳举陷，尤宜于脾虚中气下陷之脏器下垂、脱肛等，还可用于脾虚消渴、脾不统血失血及气血两虚等证；还能补肺气，用于肺气虚证；尚可托毒生肌，治气血亏虚，疮疡难溃难腐，或溃久难敛。此外，还可治气血虚之痹证、中风后遗症。
　白术补脾气还可燥湿，宜于脾虚夹湿泄泻；亦可治中气下陷、脾不统血失血及气血两虚等证，但其力不及黄芪；尚能安胎，主治胎气（动）不安之证。

模拟试题（三）

一、单项选择题

1.D 2.C 3.A 4.B 5.A 6.D 7.A 8.C 9.D 10.C 11.B 12.A
13.D 14.B 15.D 16.C 17.A 18.C 19.A 20.B 21.C 22.D
23.C 24.A 25.B 26.D 27.C 28.B 29.A 30.B 31.C 32.D
33.D 34.B 35.A 36.C 37.B 38.D 39.B 40.A

二、多项选择题

1.ABC 2.CDE 3.ACD 4.ACDE 5.ABDE 6.CDE 7.BCDE 8.ABD 9.CE
10.BD 11.CD 12.ABCDE 13.ABCDE 14.ABCDE 15.ABCE

三、填空题

1.辛　甘　苦
2.清热燥湿　泻火解毒　凉血止血
3.温中散寒　回阳通脉　温肺化饮
4.活血行气　祛风止痛
5.燥湿化痰　降逆止呕　消痞散结　外用消肿止痛

四、简答题

1.功效：解表退热，透疹，生津止渴，升阳止泻。
　主治：外感表证，发热头痛；麻疹初起疹出不透；热病口渴及消渴；脾虚泄泻。
2.热为阳邪，最易耗伤阴津；而有的清热药苦寒性燥又有伤阴的偏性；虚热证又多为阴虚所致，故清热药最常与养阴、生津的药物同用。
3.附子在治疗亡阳证时既可发挥其上助心阳以复脉，针对亡阳证之脉细欲绝，又可温助肾阳以追回散失之元阳，针对亡阳证之四肢厥冷，干姜也能温心阳以复脉。两者配伍，相须、相杀为用，干姜既可增强附子回阳救逆之作用，又可减轻附子的毒副作用。
4.功效：利水渗湿，健脾补中，宁心安神
　主治：水湿所致的小便不利、水肿、泄泻、痰饮、带下等多种水湿内停之证；脾虚证；心神不宁，失眠，心悸等。

五、论述题

　　补气药是以补益脏气，纠正脏气虚衰的病理偏向为主要功效，常用以治疗气虚证的药物。补气药具有补脾气、补肺气、补心气、补肾气、补元气等作用。补脾气药可用于脾气虚，症见食欲不振，脘腹虚胀，大便溏薄，体倦神疲，面色萎黄，消瘦或一身虚浮，甚或脏器下垂，血失统摄等证；补肺气药可用于肺气虚，症见气少不足以息，动则益甚，咳嗽无力，声音低怯，甚或喘促，体倦神疲，易出虚汗等；补心气药可用治心气虚，症见心悸怔忡，胸闷气短，活动后加剧，脉虚等。补肾气药可用于肾气虚，症见尿频，或尿后余沥不尽，或遗尿，或小便失禁，或男子滑精早泄，女子带下清稀，甚或短气虚喘，呼多吸少，动则喘甚汗出等。补元气药可用于元气虚极欲脱，症见气息短促，神疲，脉微欲绝等重危证候。

中药中文名索引

十八画以上

参 考 书 目

1　国家药典委员会. 中华人民共和国药典（一部）. 2000 年版. 北京：化学工业出版社，2000.

2　雷载权，张廷模. 中华临床中药学. 北京：人民卫生出版社，1998.

3　凌一揆. 中药学. 上海：上海科学技术出版社，1984.

4　中华本草编委会. 中华本草（全 10 册）. 上海：上海科学技术出版社，1999.

5　郑虎占，董泽宏，佘靖. 中药现代研究与应用. 北京：学苑出版社，1999.

6　唐慎微. 证类本草. 上海：上海古籍出版社，1991.

7　李时珍. 本草纲目（校点本）. 北京：人民卫生出版社，1978.

8　孙星衍，孙冯翼辑. 神农本草经. 上海：商务印书馆，1955.

图书在版编目（CIP）数据

中药学／张廷模主编． —长沙：湖南科学技术出版社，
2010.6（2024.12 重印）

全国高等中医药院校成人教育教材

ISBN 978－7－5357－0397－2

Ⅰ．①中… Ⅱ．①张… Ⅲ．①中药学—成人教育：高
等教育—教材 Ⅳ．①R28

中国版本图书馆 CIP 数据核字（2010）第 125785 号

全国高等中医药院校成人教育教材

中 药 学

委托修订：国家中医药管理局人事教育司
主编单位：成都中医药大学
主　　编：张廷模
出 版 人：潘晓山
责任编辑：鲍晓昕　黄一九　石　洪
出版发行：湖南科学技术出版社
社　　址：长沙市芙蓉中路一段 416 号泊富国际金融中心
网　　址：http：//www.hnstp.com
印　　刷：长沙市宏发印刷有限公司
　　　　　（印装质量问题请直接与本厂联系）
厂　　址：长沙市开福区捞刀河大星村343号
邮　　编：410153
版　　次：2019 年 11 月第 3 版
印　　次：2024 年 12 月第 57 次印刷
开　　本：787mm×1092mm　1/16
印　　张：29
字　　数：713 千字
书　　号：ISBN 978－7－5357－0397－2
定　　价：49.00 元